第3版

常用中药
配伍与鉴别
应用速查手册

祁公任　陈　涛　主编

U0389449

化学工业出版社
·北京·

内容简介

中药配伍应用是中医处方的基础，中药鉴别应用是合理正确选药组方的关键，笔者长期从事临床中药学的教学与研究工作，对于中药配伍和鉴别应用积累了丰富的经验，本书详细介绍了常用的 400 余味中药的常规临床配伍、鉴别的应用经验，对于提高中医师处方的临床疗效、加深中医药专业学生对药性的认识具有很好的参考价值。

图书在版编目（CIP）数据

常用中药配伍与鉴别应用速查手册/祁公任，陈涛主编.—3 版.—北京：化学工业出版社，2023.6
ISBN 978-7-122-43248-3

Ⅰ.①常…　Ⅱ.①祁…②陈…　Ⅲ.①中药配伍-手册②中药鉴定学-手册　Ⅳ.①R289.1-62②R282.5-62

中国国家版本馆 CIP 数据核字（2023）第 058622 号

责任编辑：李少华　　　　　　　　装帧设计：刘丽华
责任校对：王鹏飞

出版发行：化学工业出版社（北京市东城区青年湖南街 13 号　邮政编码 100011）
印　　刷：北京云浩印刷有限责任公司
装　　订：三河市振勇印装有限公司
880mm×1230mm　1/32　印张 19½　字数 662 千字
2023 年 8 月北京第 3 版第 1 次印刷

购书咨询：010-64518888　　　　售后服务：010-64518899
网　　址：http://www.cip.com.cn
凡购买本书，如有缺损质量问题，本社销售中心负责调换。

定　　价：68.00 元　　　　　　　　　　　版权所有　违者必究

编写人员名单

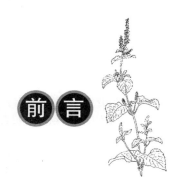

前　言

　　《常用中药配伍与鉴别应用速查手册》（第三版）目录中共收载常用中药447种，目录外76种，共计523种。后者在药物鉴别应用中涉及并有所叙述。全书药物按功能分为20章，每一药物条目分基源、性味归经、功效主治、配伍应用、鉴别应用、单方验方、用量用法、使用注意8个方面，书后附药物索引。

　　中药临床应用大多以复方形式出现，这里涉及药物的配伍问题。《神农本草经》序例中提到"药有阴阳配合，子母兄弟……有单行者，有相须者，有相使者，有相畏者，有相恶者，有相反者，有相杀者。凡七情，合和当视之，相须、相使者良，勿用相恶、相反者。若有毒宜制，可用相畏、相杀，不尔，勿合用也。"这段文字概括了药物七种配伍模式，即后世所称的药物配伍"七情"。但具体药物配伍应用，则需要依靠长期临床实践经验的积累。几千年来，前人在这方面积累了极其丰富的宝贵经验，体现在历代医药学家临床用药心得及本草和方剂文献典籍中。本书药物条目设配伍应用专项，以药物主要功效为纲，结合临床不同病证，采用不同的配伍形式应对。代表性方剂均标文献出处，方便读者参考查阅。配伍禁忌则在本书"使用注意"项中作了警示。三版修订时对药物配伍条目作了必要增删，对部分方剂文献出处进行了核对纠错。

　　临床应用中药遇到的另一个问题就是如何鉴别应用。这里涉及功效相似中药的鉴别应用，不同炮制品的鉴别应用，同名但属不同植物基源或药名相似易混淆的中药鉴别应用，以及同一植物基源，但入药部位不同的中药鉴别应用。本书根据上述四种情况择其要者作了相关叙述。三版修订时对行文作了删繁就简，对药物功能特点作了重点比较，明确鉴别应用要点。有些中药性味功效相似，但适应证并不完全相同，盲目选用，必然影响疗效。有毒中药材必须炮制后入药，对此人们基本上已形成共识，但一般药材炮制的必要性可能仍会被忽视。事实上，生品和炮制品有效成分含量不同，性味可能有微妙变化，使用中不良反应发生概率也有差异。例如炮制后某些干扰疗效的成分或产生不良反应的成分含量发生了变化，炮制过程中添加的某些辅料，或经物理方法处理后对药物有效成分溶出率的影响等，都会影响药效。另外，由于用药历史和不同地域对药物命名的不统一性，出现同名中药不同植物基源的现象较多，或同一植物基源，但入药部位不同，其性味效用不同，或部分相似，或毒性有差异。凡此种种，临床必须认真鉴别后才能正确选用。在所设鉴别应用专项中涉及目录外药物76种，其基源、性味归经、功效主治、用量用法、使用注意等这次修订后得到了完善，对其性能特点和适应病证作了重点介绍。这些药物大多也是临床常用药，或应用历史悠久、应用地域较广的民间草药，现都列入书后索引中，方便查阅。

单方验方内容以现代临床报道为主，多为复方，所治疾病大多用现代医学疾病命名，符合目前临床病证结合辨证用药用方的实际情况。所谓验方，乃是在中医药理论指导下通过辨证论治获得一定疗效的处方。病证结合，用辨证论治的认识观来看待验方，体现了中医对疾病诊治认识论和方法论的有机统一。

使用注意事项，保留了本草文献中相关内容，如十八反、十九畏，慎用、禁用等记载，还将临床应用中曾发生的药物不良反应扼要纳入其中。

目录中药物一律按《中国药典》正名命名，部分药典未予收载的药物，则参考中医药高等院校最新教材命名。部分药物的异名、别名，具有地域性特点，但也有国内广为流传的，一并放在"基源"条目中，并列入书后药物索引中。

本书编写过程中对资料的取舍和行文可能存在不当之处或疏漏，祈请广大读者批评指正。

中国药科大学 祁公任
2023 年 3 月

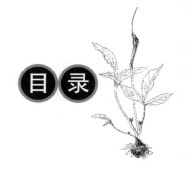

目录

第三章　泻下药

第四章　祛风湿药

第十二章　平肝息风药

第十三章　安神药

第十四章　开窍药

第一章　解表药

第一节　辛温解表药

麻　黄

【基源】　为麻黄科植物草麻黄、中麻黄或木贼麻黄的干燥草质茎。

【性味归经】　辛、微苦，温。归肺、膀胱经。

【功效主治】　发汗散寒，宣肺平喘，利水消肿。用于风寒感冒，咳嗽气喘，风水水肿。

【配伍应用】

（1）用于发汗解表

麻黄配桂枝　发汗散寒。用于风寒表实证，症见恶寒、发热、头痛无汗、脉浮紧等。如麻黄汤（《伤寒论》）。

麻黄配薏苡仁　解表祛湿。用于风湿在表证，症见一身尽痛、发热、日晡加剧等。如麻杏薏甘汤（《金匮要略》）。

麻黄配黄芪　益气解表，祛邪。用于气虚外感表证。

麻黄配葛根　升散发汗，解表祛邪。用于风寒客于肌表，卫气被外邪郁闭所致的发热、无汗、项背强直不适等。如葛根汤（《伤寒论》）。

麻黄配羌活、独活　祛风解表，除湿止痛。用于外感风寒表实证之身痛无汗，及风湿痹痛。

（2）用于宣肺平喘

麻黄配杏仁 宣肺解表，止咳平喘。用于感冒风邪，症见鼻塞声重、语音不出、咳嗽胸闷等。如三拗汤（《太平惠民和剂局方》）。

麻黄配生石膏 清肺平喘。用于表邪未解，肺热咳喘证，症见发热、喘急、苔黄、脉数等。如麻杏石甘汤（《伤寒论》）。

麻黄配细辛 温肺化痰止咳。用于寒痰停饮，症见咳嗽气喘、痰多清稀等。如小青龙汤（《伤寒论》）。

麻黄配射干 宣肺降气，消痰平喘。用于风寒束表、肺失宣降、痰饮上逆之喘咳气急等症。如射干麻黄汤（《伤寒论》）。

（3）用于利水消肿

麻黄配赤芍 利水消肿，凉血活血。用于血热夹瘀之小便不利、水肿、尿血，血热所致的衄血、吐血等（《施今墨对药》）。

麻黄配白术 发汗解表，散寒祛湿。用于风寒袭表，肺失宣降，水道不通所致的头面眼睑水肿之风水证。

麻黄配浮萍 发表宣肺，利水消肿。用于水肿，小便不利兼风热表证。

麻黄配车前子 利水消肿，平喘止咳。用于外邪袭肺，肺气郁闭，水道不通所致的发热恶风，头面四肢水肿兼有胸闷气喘、咳嗽痰多者。

【鉴别应用】

（1）生麻黄、蜜炙麻黄、麻黄绒 生麻黄发散力强，多用于风寒表实证及风水水肿。蜜炙麻黄发散力弱，兼有润肺作用，多用于喘咳证。麻黄绒其发散之力缓于麻黄，适用于体虚及老弱患者而外感风寒者。

（2）麻黄、麻黄根 虽来源于同一植物，但功效及临床应用完全不同。麻黄的药用部位为地上部分草质茎，具有发汗解表、宣肺平喘、利水消肿的作用。麻黄根的药用部位为根及根茎，其性收涩，具有敛汗固表之功，常用于自汗、盗汗症。

（3）麻黄、桂枝 二者均能解表散寒发汗，用于风寒表证。但麻黄发汗解表力强，适用于风寒表实证，桂枝发汗力不及麻黄，外感风寒表实、表虚证皆可用。麻黄且有宣肺平喘、利水消肿的功效，用于各种原因的咳喘及风水、小便不利。而桂枝能温阳化饮可治痰饮水湿，温通经脉可用治寒凝所致的月经不调、风湿痹痛及中焦虚寒证。

（4）麻黄、香薷 皆能发汗解表，利水退肿，用于表证无汗、水肿及小便不利。但麻黄性温，发汗力强，善治风寒表实无汗，且能宣肺平喘，治肺气壅遏之咳喘。香薷微温，兼能和中化湿而祛暑，习称"夏月麻黄"，善治暑天感寒饮冷、阳气被遏之头痛、形寒、发热无汗及腹痛吐泻。此外，香薷兼治脚气肿痛。

（5）麻黄、浮萍　皆有发汗解表、利水消肿之功，用于外感发热，无汗及水肿、小便不利兼有表证者。但麻黄性温，适用于风寒表证；浮萍性寒，适用于风热表证，且能透疹止痒而治麻疹不透、风疹瘙痒等。

【单方验方】

（1）治疗变应性鼻炎　加味麻黄附子细辛汤：麻黄 5g，制附子 10g，细辛 3g，黄芪 30g，熟地黄 10g，防风 6g，白术 15g，墨旱莲、苍耳子、干地龙、鹿角霜各 10g，全蝎 3g，乌梅 10g。每日 1 剂，水煎，分 2 次服。[林丹娜．中医药学刊，2006，24（11）：2133]

（2）治疗老年皮肤瘙痒症　桂枝二麻黄一汤：桂枝 12g，白芍 12g，杏仁 10g，甘草 6g，炙麻黄 6g，生姜 3 片，大枣 5 枚。每日 1 剂，10 天为 1 个疗程。[景文川．山东中医杂志，1999（12）：567]

（3）治疗恶性胸水　生麻黄、芥子、熟地黄、生黄芪各 30g，干姜 3g，附子 12g，鹿角胶 10g（烊化），桂枝 5g。每日 1 剂，水煎，分 2 次温服。[刘淑英．湖北中医杂志，2006，28（10）：25]

（4）治疗小儿咳嗽变异性哮喘　射干 10g，炙麻黄 10g，细辛 3g，半夏 10g，紫菀 15g，款冬花 15g，五味子 5g，生姜 10g，大枣 6 枚，地龙 10g，蝉蜕 10g。每日 1 剂，水煎，分 2 次服。[李虹乐．中国现代医生，2007，45（22）：81]

（5）治疗小儿遗尿症　生麻黄，5～7 岁 3g，8～15 岁 5g，15 岁以上 10g。水煎 1 次，去上沫，每晚临睡前顿服。连服 1 个月。[宋立人，祁公任．临床验方手册．福州：福建科学技术出版社，2005：322]

【用量用法】　水煎服，3～10g。发汗宜生用，止咳平喘多炙用。

【使用注意】　表虚自汗、阴虚盗汗、肺虚喘咳、失眠、高血压、甲状腺功能亢进症、心脏病患者忌用。哺乳期妇女、前列腺增生患者慎用。

桂　枝

【基源】　为樟科植物肉桂的干燥嫩枝。

【性味归经】　辛、甘，温。归心、肺、膀胱经。

【功效主治】　发汗解肌，温通经脉，助阳化气。用于风寒感冒，寒凝血滞诸痛证，痰饮，蓄水证，心悸。

【配伍应用】

（1）用于发汗解肌

桂枝配白芍　调和营卫，解肌发表。用于风寒表虚证，症见发热，恶风，汗出，脉浮缓。如桂枝汤（《伤寒论》）。调和脾胃，缓急止痛。用于中气虚弱之脘腹疼痛等症。如小建中汤（《伤寒论》）。

桂枝配柴胡　解表退热，透泄少阳。用于风寒表证未解，半里邪热已见之太阳、少阳合病者。如柴胡桂枝干姜汤（《伤寒论》）。

桂枝配石膏　一解表清里，用于风寒表证未解，里热已盛之表寒里热证。二清热通痹，用于风寒湿邪瘀滞经络，久而化热之热痹。如白虎加桂枝汤（《金匮要略》）。

桂枝配青蒿　透达调卫，解肌退热。用于无汗之久热不退。

（2）用于温经通脉

桂枝配枳实、薤白　温经通阳，理气止痛。用于胸阳不振，心脉瘀阻之胸痹心痛。如枳实薤白桂枝汤（《金匮要略》）。

桂枝配牛膝　温中散寒，活血止痛。用于肢节疼痛、血寒闭经诸症。

桂枝配当归、吴茱萸　温经散寒，活血止痛。用于血寒瘀阻之经闭腹痛、脉沉紧等。如温经汤（《妇人大全良方》）。

桂枝配附子　温经通脉，散寒祛湿。用于风寒湿痹之肩臂疼痛等。如桂枝附子汤（《金匮要略》）。

桂枝配丹参　温阳活血，通脉止痛。用于胸阳不振、瘀血痹阻之胸痛、心悸等。

桂枝配川芎　祛风寒，温经脉，利关节，止痹痛。用于风寒湿痹，胸痹属胸阳闭阻、脉络不通者及痛经、闭经属寒凝经脉者。

桂枝配姜黄　温经散寒，活血通脉，止痛。用于风湿痹证，气血瘀滞之痛经、闭经、产后腹痛及跌打损伤，瘀阻肿痛。

桂枝配海风藤　温经通络止痛。用于风寒湿痹，关节疼痛，经脉拘挛者。

（3）用于助阳化气

桂枝配茯苓　温阳化饮，健脾利湿。用于脾阳不运，痰饮眩悸、舌苔白滑、脉弦滑等。如苓桂术甘汤（《金匮要略》）。

桂枝配防己　祛风除湿，通阳利水。用于着痹，水肿，脚气。

桂枝配甘草、人参　温阳补心安神。用于心气不足之心动悸，脉结代。

如炙甘草汤（《伤寒论》）。

桂枝配泽漆　温阳化痰止咳。用于水饮内停，湿痰犯肺而致喘咳。如泽漆汤（《金匮要略》）。

【单方验方】

（1）治疗白癜风　内服：九味羌活汤，由羌活、防风、白芷、川芎、生地黄、苍术、黄芩、细辛、甘草组成。外用：加减九味羌活汤酊，由羌活 10g、防风 10g、白芷 10g、川芎 10g、细辛 5g、红花 5g 组成，加入 75% 乙醇 200ml 中，浸泡 1 周过滤备用。每日 2～3 次，外涂白斑区。[顾仲明．上海中医药杂志，2005，39（5）：25]

（2）治疗肩周炎　羌活、秦艽、木瓜、防风各 10g，海风藤 30g，五加皮、川续断各 15g，细辛 3g。每日 1 剂。文火煎，上下午分 2 次服。10 天为 1 个疗程。[赵国英．浙江中医杂志，2008，43（5）：280]

【用量用法】　水煎服，3～10g。

【使用注意】　温热病、阳盛阴虚之证，血热妄行所致的血证均忌用。孕妇慎用。

紫 苏

【基源】　为唇形科植物紫苏的全草。

【性味归经】　辛，温。归肺、脾经。

【功效主治】　解表散寒，行气宽中，安胎，解鱼蟹毒。用于风寒感冒，脾胃气滞，胸闷呕吐，妊娠恶阻，食鱼蟹中毒。

【配伍应用】

（1）用于解表散寒

紫苏配广藿香　疏解表邪，化湿理气，和胃止呕。用于外感风寒湿邪夹有里湿者，内伤暑湿之呕吐，及脾胃气滞、湿浊内停者。如藿香正气散（《太平惠民和剂局方》）。

紫苏配前胡、杏仁　轻宣凉燥，理肺止咳。用于外感凉燥证，症见恶寒无汗，咳嗽痰稀，咽干，苔白，脉弦。如杏苏散（《温病条辨》）。

紫苏配香附　发汗散寒，理气化滞。用于风寒外感兼有气滞胸闷者。如香苏饮（《太平惠民和剂局方》）。

（2）用于行气宽中

紫苏梗配桔梗　开胸顺气，消胀除满。用于气机不畅致胸闷不舒及气逆诸证（《施今墨对药》）。

紫苏梗配藿香梗　理气宽中，消胀止痛。用于脾胃不和，气机不畅，湿滞中阻，症见胸腹满闷、纳食不化、嗳气呕吐等（《施今墨对药》）。

紫苏配黄连　清热和胃，宣肺畅中。用于湿热困阻上中二焦，症见恶心呕吐，胸闷不舒；胃中气滞热郁，胃失和降之胃脘痞满、噫气、呕恶、不寐、眩晕等；肝胃郁热，胃气上逆所致的妊娠恶阻、胎动不安；外感风寒或脾胃气滞兼见呕恶，腹泻偏有里热者。如苏叶黄连汤（《温热病篇》）。

（3）用于解鱼蟹毒

紫苏配生姜、广藿香　解鱼蟹毒。用于食鱼蟹中毒致腹痛吐泻。

【鉴别应用】

紫苏叶、紫苏梗　两者同出一物，皆能调气，由于用药部位不同，其功效与临床应用又有一定的差别。紫苏叶善于发散风寒，解鱼蟹毒，适用于外感风寒表证及鱼蟹中毒。紫苏梗发汗解表之力较弱，长于理气宽中、安胎，适用于气郁食滞、胸腹满闷、胎动不安、恶心呕吐等。

【单方验方】

（1）治疗慢性原发性肾小球疾病　紫苏叶、蝉蜕、桔梗、薄荷各15g，金银花、白茅根各20g，僵蚕、地肤子、牛蒡子、玄参、麦冬各10g，甘草6g。每日1剂，水煎，分2次服。[潘竞霞，等.新中医，2008，40（9）：40]

（2）治疗慢性胃炎　紫苏、草豆蔻、党参各15g，吴茱萸6g，黄连、半夏、川楝子、枳实、桔梗、甘草各10g，白芍30g。每日1剂，水煎，分2次服。[张玉润，刘周怀.陕西中医，2008，29（7）：843]

（3）治疗胆汁反流性胃炎　香附、法半夏各10g，紫苏叶、陈皮各6g，甘草5g，党参15g，黄连3g。每日1剂，水煎，分2次服。[阮兜喜.新中医，2005，37（1）：38-39]

（4）治疗荨麻疹　取新鲜樟树叶和新鲜紫苏叶各500g，洗净，加水5000g，烧开后用小火煎15min，将煎液倒入小桶中，用毛巾搅拌让蒸气熏浴全身，待水温降至40℃左右时，再用煎剂擦洗全身10min，每日1次，连用7天。[陈细定，廖华.湖北中医杂志，2007，29（10）：41]

【用量用法】　水煎服，5～10g。不宜久煎。

香薷

【基源】 为唇形科植物石香薷或江香薷的干燥地上部分。

【性味归经】 辛，微温。归肺、胃经。

【功效主治】 发汗解表，和中化湿，利水消肿。用于夏月外感风寒兼脾胃湿困，症见恶寒发热，头痛无汗，脘腹疼痛，呕吐腹泻，水肿脚气。

【配伍应用】

（1）用于发汗解表、和中化湿

香薷配广藿香、佩兰　祛暑解表，和中化湿。用于夏令外感之头痛身热、呕恶脘闷、腹痛腹泻等。

香薷配厚朴、扁豆　发汗解表，化湿和中。用于暑天贪凉饮冷，感冒风寒兼脾胃湿困，恶寒发热，头痛身重，无汗胸闷，或腹痛吐泻者。如三物香薷饮（《太平惠民和剂局方》）。

香薷配白茅根　和中利湿。用于夏日外感之身热头痛、小便赤涩不利之证候。

香薷配生石膏　清热透暑，透表退热。用于暑热外感，高热烦渴无汗者。

香薷配苦杏仁　发散表邪，降肺和胃。用于夏月外感寒湿所致的恶寒发热、无汗咳嗽等症。

香薷配车前子　和中渗湿止泻。用于暑热吐泻，烦闷口渴，小便不利。如车前子散（《证治准绳》）。

（2）用于利水消肿

香薷配白术　宣肺利水，健脾消肿。用于水气泛溢之小便不利，脚气水肿。如香薷术丸（《僧深集方》）。

【鉴别应用】

香薷、广藿香　芳香辛散，具有解暑发表、芳化湿浊功效，用于暑季形寒饮冷而寒热头痛，呕吐腹泻及湿阻中焦之证，常配伍同用。香薷发汗解表之力较广藿香强，主要用于夏令感暑伤寒；广藿香善于止呕，治湿郁呕吐，四季皆可使用。香薷且有利水消肿的作用，用于水肿、小便不利。

【单方验方】

（1）治疗口疮　香薷草液，清洗口腔溃疡面，然后再含液并保留3min。每天用药 3 次，严重者用药 4 次，1 周为 1 个疗程。[戴珍华．湖南

（2）治疗暑湿感冒　香薷 15g，柴胡 10g，广藿香 10g，羌活 10g，薄荷（后下）8g，川厚朴 10g，金银花 15g，板蓝根 15g，六一散（包）10g，每日 1 剂，水煎服。[王靖．江苏中医，2000，21（2）：17]

（3）治疗小儿疱疹性咽炎　香薷、佩兰、厚朴各 3g，金银花、连翘各 5g，生大黄 2g（另包），白扁豆 6g，共为粗末，每日 1 剂，年长儿剂量酌加。将上药倒入保温杯中，加开水 200ml 左右浸泡 30min 以上。首次服药 20～30ml，以后可小量频服。[张硕，等．陕西中医，2003，24（3）：224-225]

（4）治疗湿疹　香薷 12g，天竺黄 10g，蝉蜕、杭菊花各 10g，防风 8g，黄芪、金银花各 15g，牡丹皮、玄参各 12g，水牛角 15g，石决明 10g，陈皮 6g。每日 1 剂，水煎，分 2 次服。[王业龙．光明中医，2006，21（4）：68]

【用量用法】　水煎服，3～10g。用于发表，量不宜过大，且不宜久煎；用于利水消肿，量宜稍大，且须浓煎。

【使用注意】　本品发汗力强，表虚有汗及阳暑证当忌用。

荆　芥

【基源】　为唇形科植物荆芥的干燥地上部分。

【性味归经】　辛，微温。归肺、肝经。

【功效主治】　祛风解表，透疹消疮，止血。用于外感表证，麻疹不透，风疹瘙痒，疮疡初起兼有表证，吐衄下血。

【配伍应用】

（1）用于发表散风

荆芥配防风　发散风寒。用于风寒感冒，症见恶寒，发热，头痛，无汗，脉浮；也用于风疹瘙痒、荨麻疹等。如荆防败毒散（《摄生众妙方》）。

荆芥配当归　养血祛风。用于肠风下血、产后外感、产后血虚之风动晕仆等证候。

荆芥配黄芩　解表退热。用于外感风寒，内有郁热，症见恶寒发热，身痛无汗，口渴烦躁，脉浮紧或浮数（《施今墨对药》）。

（2）用于透疹消疮

荆芥配蝉蜕、薄荷　解表透疹。用于表邪外束，小儿麻疹不透。如透疹汤（《太平惠民和剂局方》）。

荆芥配苦参　疏风清热，除湿止痒。用于风疹，湿疹。症见皮肤疹出色红，或遍身云片斑点，瘙痒，抓破后渗出津水，苔白或黄，脉浮数等。如消风散（《外科正宗》）。

荆芥配僵蚕　祛风清热，清肝明目；行血散瘀，消肿散结；胜湿止带；通络止痛。用于外感风寒，症见恶寒发热、头痛身痛、鼻塞流涕等；亦可用于咽喉肿痛，目赤口疮；赤白带下，崩漏诸证；中风失音，小儿惊痫诸证。

荆芥配胡荽　发汗透疹。用于风寒外束，疹出不畅，或疹出又复隐者。

（3）用于止血

荆芥炭配升麻炭　止血升提。用于气虚下陷之下焦出血证，如尿血、便血、妇女崩漏、月经过多等。

荆芥炭配槐花　凉血止血。用于肠风痔漏下血。

【鉴别应用】

（1）荆芥、荆芥穗、荆芥炭　荆芥为全草，性较平和，为发表散风之通用药，且能透表消疮。荆芥穗为荆芥之花穗，性味功能与荆芥相同，唯发汗之力更胜一筹。荆芥炭为荆芥经炮制，炒炭存性之物，无辛散之性，功专收涩，止血较好。

（2）荆芥、防风　皆有祛风解表、止痒的作用。可用于风寒、风热表证，以及风疹皮肤瘙痒等病证。常配伍同用。但荆芥性质轻扬宣散，发汗之力比防风强，且能解血中之风热，有利咽喉、清头目、透疹之效，荆芥炭可止血。防风偏温而质润，为"风药中之润剂"，祛风之力比荆芥强，以发散风寒为主，且能胜湿、止痛、止痉，又可用于外感风湿，头痛如裹、身重肢痛者。

【单方验方】

（1）治疗银屑病　荆芥10g，防风10g，刺蒺藜6g，乌梢蛇9g，赤芍6g，牡丹皮10g，红花5g，当归10g，川芎6g，甘草6g，土茯苓12g，白鲜皮12g，苦参6g，栀子6g，玄参6g，首乌藤6g，桑白皮5g，牛膝3g。每日1剂，水煎2次取汁300ml，早晚分2次服。[单友琴.河北中医，2008，30（7）：708]

（2）治疗慢性下肢溃疡　荆芥20g，防风12g，白芷12g，柴胡6g，薄荷12g，连翘15g，黄芩15g，黄连15g，黄柏20g，栀子15g，生地黄15g，川芎12g，枳壳12g，黄芪25g，甘草3g，当归15g，白芍15g，桔梗15g。每日1剂。加水1500～2000ml，煎熬15min后断火。稍后待温，以不烫为宜，将患部置入药液中浸泡30min。若分泌物多者每日4～5次，分泌物少者每日2～3次，创面干净者每日2次，泡后无菌敷料覆盖创面。若患部不便浸泡者，可用消毒敷料蘸洗及湿敷亦可。治疗以1个月为1个疗程。[刘学清，等．江西中医药，2006，37（2）：33]

（3）治疗中重度寻常痤疮　生地黄15g，荆芥、连翘、当归、白芍（或赤芍）、川芎、黄芩、栀子、防风、枳壳、柴胡、白芷、桔梗各10g，黄连、薄荷、甘草各6g。水煎取汁300ml，口服，每日2次。[刘立．陕西中医，2007，28（12）：1639]

（4）治疗外阴白色病变　用荆芥、防风、苏木、艾叶、川花椒、黄柏、川乌、草乌各10g，将药物倒入能加温的盆中，加水至1500ml，浸泡30min后，文火煮沸10～15min即可使用。首先用蒸汽熏洗，待药液稍凉后，再用毛巾热敷外阴，而后坐于药液中，使外阴浸在药液中，每次约20min，每日1～2次。熏洗坐浴后用干净纱布拭干外阴。局部用氟轻松（肤轻松软膏）外涂，药液每天1剂1煎。10次为1个疗程。[石增兰．现代医药卫生，2008，24（3）：404]

（5）治疗支气管哮喘　荆芥、防风、前胡、柴胡、黄芩各10g，炙麻黄6g，当归12g，川芎、紫苏子、郁金各15g，黄芪30g，五味子、补骨脂各20g，生甘草3g。每日1剂，水煎，分2次服。[柳慧明．陕西中医学院学报，2008，31（5）：19]

【用量用法】　水煎服，5～10g，不宜久煎。发表透疹消疮宜生用，止血宜炒炭用。荆芥穗祛风解表更好。

【使用注意】　表虚自汗、阴虚头痛者慎用。内服有引起变态反应（过敏反应）的报道，出现上腹不适、腹痛、恶心、呕吐、胸闷、皮肤疼痛、瘙痒、瘀血及皮疹等。

防　风

【基源】　为伞形科植物防风的干燥根。

【性味归经】　辛、甘，微温。归膀胱、肝、脾经。

【功效主治】　祛风解表，胜湿止痛，止痉，止泻。用于感冒头痛，风湿痹痛，风疹瘙痒，破伤风，腹痛腹泻。

【配伍应用】

（1）用于发表散风

防风配黄芪　祛风固表。用于表虚腠理不密之自汗盗汗，及卫气不固肌表易于感冒者。如玉屏风散（《医方类聚》）。

防风配苦参　疏风清热，除湿止痒。用于风疹，湿疹。症见皮肤疹出色红，或遍身云片斑点，瘙痒，抓破后渗出津水，苔白或黄，脉浮数等。如消风散（《外科正宗》）。

防风配白芷　祛风止痛。用于外感风寒头痛及鼻渊头痛。

防风配川芎　祛风止痛。用于外感之头痛、身痛。

防风配羌活　祛风散寒，胜湿止痛。用于风湿在表之偏正头痛，或身重关节痛而偏于游走性者。如九味羌活汤（《此事难知》）。

防风配苍耳子　祛风止痒。用于风邪所致的瘾疹瘙痒。

防风配菊花　疏风清热。用于风热袭表之恶风、头痛目痒；风疹。

防风配大黄、黄芩　表里双解。用于外感风邪，内有蕴热，表里俱实之证。如防风通圣散（《宣明论方》）。

防风配谷精草　疏风明目，止痒。用于目生翳膜，视物不清；风邪客于肌表之瘙痒。

（2）用于胜湿止痛

防风配防己　祛风胜湿，利水止痛。用于风湿热痹，全身关节疼痛者。

防风配土茯苓　解毒除湿，祛风止痛。用于风湿痹痛，筋脉拘挛者。

防风配乌梢蛇　祛风通络。用于手足缓而无力不能伸举之行痹。如乌蛇丸（《太平圣惠方》）。

防风配秦艽　祛风除湿，通络止痛。用于风寒湿痹、筋脉拘急、肢体麻木等（《中药药对大全》）。

（3）用于止痉

防风配天麻、天南星　祛风定痉。用于破伤风，症见牙关紧闭、角弓反张等。如玉真散（《外科正宗》）。

（4）用于止泻

防风配白术　补脾柔肝，益卫固表。用于肝郁侮脾，症见腹痛泄泻、脉弦而缓等。如痛泻要方（《医学正传》）。亦可用于表虚易感者。如玉屏风散（《医方类聚》）。

【鉴别应用】

（1）防风、炒防风、防风炭　防风生用解表、祛风力强，常用于风寒感冒，头痛，风湿痹痛，破伤风，风疹，湿疹。炒防风辛散作用减弱，有良好的止泻作用，多用于脾失健运所致的大便泄泻，腹中肠鸣。防风炭几无辛散作用，但有止血之功，多用于肠风下血、痔出血。

（2）防风、羌活　皆为辛温解表药，有祛风解表、除湿的功效，可用于外感表证，风湿痹痛。但防风祛风力强，风寒或风热表证皆可应用；其胜湿之力较羌活弱。羌活以祛散表寒为主，且胜湿力强，故外感风寒或风湿表证皆可应用，是治疗风寒湿痹的常用药。

【单方验方】

（1）治疗肠易激综合征　白术（土炒）、白芍各 15～20g，陈皮、防风各 9～12g，粉葛 10～15g，枳实 6～9g，木香 7～10g，甘草 6～10g 为基本方，治疗肠易激综合征属于肝旺脾虚者。[李伟，王作斌 . 陕西中医，2000，21（6）：255]

（2）治疗寻常型痤疮　防风 15g，白芷 10g，桔梗 6g，桑白皮 10g，枇杷叶 10g，黄芩 9g，白花蛇舌草 15g，生地黄 12g，滑石粉 15g，丹参 15g，姜半夏 6g，牡丹皮 10g。水煎取汁 250ml，每日 3 次，饭后半小时口服。[叶文伟 . 浙江临床医学，2006，8（5）：471]

（3）治疗慢性溃疡性结肠炎　防风 10g，苍术 10g，白术 10g，茯苓 10g，白芍 10g，党参 15g，黄芪 30g，佛手 10g，肉桂 3g（后下），黄连 3g，三七 5g。每日 1 剂，水煎，分 2 次内服。[王小婷 . 湖南中医杂志，2002，18（1）：20]

【用量用法】　水煎服，5～10g；或入丸、散。外用适量，煎水熏洗。

【使用注意】　血虚发痉，阴虚火旺者慎用。个别患者内服可引起变态反应（过敏反应），停药后即愈。

羌 活

【基源】　为伞形科植物羌活或宽叶羌活的干燥根茎及根。

【性味归经】　辛、苦，温。归膀胱、肾经。

【功效主治】　解表散寒，祛风除湿，止痛。用于风寒感冒头痛，风寒湿痹，肩背酸痛。

【配伍应用】

（1）用于解表散寒

羌活配细辛、苍术　祛风解表止痛。用于外感风寒夹湿，恶寒发热，肌表无汗，头痛项强，肢体酸痛较重者。如九味羌活汤（《此事知难》）。

（2）用于祛风胜湿止痛

羌活配独活、川芎　发散风寒，除湿通痹，活络止痛。用于风寒湿痹，头痛身痛。如羌活胜湿汤（《内外伤辨惑论》）。

羌活配威灵仙　祛风湿，通经络，止痹痛。用于风寒湿痹，尤以上半身痹痛最宜。

羌活配当归、姜黄　活血祛风，胜湿止痛。用于风寒湿痹，肩背肢体疼痛，腿脚沉重。如蠲痹汤（《足斋百一选方》）。

羌活配川芎、藁本　祛风湿，通瘀滞，止痹痛。用于风寒湿邪侵袭肌表、凝阻脉络之偏正头痛，或一身肢节疼痛、重着酸楚之症，太阳少阴头痛、痛连头顶后项者，及风湿痹痛、风湿合并血瘀之疼痛等症。如羌活芎藁汤（《审视瑶函》）。

【鉴别应用】

羌活、独活　皆为辛温之品，都有祛风胜湿止痛作用，用于风寒湿痹，常配伍同用。但羌活性较燥烈，发散力强，长于发散肌表及上半身之风寒湿邪，又可通利关节而止痛，常用于治疗风寒或风湿在表之头痛、身痛及上半身之风湿痹痛。独活性较和缓，发散力较羌活为弱，而祛风胜湿、通痹止痛作用较羌活为强，长于祛下半身风湿，常用于治疗风湿痹痛而以腰以下为甚者及少阴头痛。

【单方验方】

治疗偏头痛　川芎 30g，白芷 12g，羌活 15g，藁本 10g，当归 15g，白芍 20g，僵蚕 10g，蔓荆子 10g，红花 10g。随证加减。每日 1 剂，水煎服。15 天为 1 个疗程。[张玲，朱雪珍 . 时珍国医国药，2005，16（7）：647]

【用量用法】　水煎服，3～10g。

【使用注意】　本品燥烈，易伤阴动血，故阴虚外感，血虚痹痛者慎用。

白芷

【基源】　为伞形科植物白芷或杭白芷的干燥根。

【性味归经】　辛，温。归肺、胃、大肠经。

【功效主治】　解表散寒，止痛，通窍，燥湿止带，消肿排脓。用于风寒感冒，头痛，眉棱骨痛，牙痛，鼻塞，鼻渊，带下过多，疮疡肿痛。

【配伍应用】

（1）用于解表散寒

白芷配葛根　发表解肌，退热。用于外感风寒，表邪未解，郁于肌腠化热之恶寒发热、无汗项强、头痛心烦等。

白芷配藁本　祛风解表，散寒止痛。用于风寒头痛偏巅顶为甚者；妇人湿胜之带下病；湿盛下注之腹痛腹泻。

（2）用于通窍止痛

白芷配僵蚕　祛风止痛，胜湿止带。用于风热上攻，眉棱骨痛；妇人带下；黄褐斑（《施今墨对药》）。

白芷配防风、川芎　疏风止痛。用于外感风寒之头痛、偏正头痛及血虚血瘀之头痛。如川芎茶调散（《太平惠民和剂局方》）。

白芷配苍耳子　通窍止痛。用于鼻渊头痛，时流浊涕。如苍耳子散（《严氏济生方》）。

白芷配升麻　清胃火，散风热止痛。用于阳明头痛以前额痛甚者及齿痛；也用于中气下陷、湿滞下焦之白带多者。

白芷配细辛　通窍止痛。用于外感风寒，头面疼痛、眉棱骨痛、齿痛等。如一捻金散（《御药院方》）。

白芷配石膏　祛风清火，消肿止痛。用于风热牙痛。如风热散（《仙拈集》）。

（3）用于燥湿止带

白芷配鹿角霜　温阳燥湿止带。用于寒湿带下。

白芷配黄柏　清热燥湿止带。用于湿热带下。

白芷配海螵蛸、血余炭　清热燥湿止带。用于妇人赤白带下。如白芷散（《妇人大全良方》）。

白芷配苍术　健脾燥湿。用于妇女湿浊带下。

（4）用于消肿排脓

白芷配金银花、当归　清热解毒，消肿排脓。用于痈疽初起、红肿疼痛等。如仙方活命饮（《校注妇人良方》）。

白芷配黄芩　清热解毒、消肿排脓。用于乳痈、疮肿。

【鉴别应用】

（1）白芷、细辛　皆能祛风散寒，通窍止痛，用于风寒感冒、鼻渊头痛、风寒湿痹。但白芷善治眉棱骨痛、风冷牙痛，并能燥湿止带，消肿排脓，又为寒湿带下、风湿瘙痒、痈肿疮毒必用之品。细辛散寒力强，既散在表之风寒，又除在里之痼冷，温肺化饮，尚可治阳虚外感、寒痰停饮、气逆喘咳。此外细辛兼能通利关节、开窍醒神，吹鼻取嚏用于中恶、痰厥之神昏窍闭证。

（2）白芷、羌活　二者为治疗头痛的常用药。但白芷所治以阳明经头痛（前额部）为主，羌活所治以膀胱经头痛（后枕部头痛）为主。

【单方验方】

（1）治疗压疮　取白芷20g，放入容器内捣碎，用细纱布过滤后备用，然后用0.15％碘伏彻底消毒压疮部位，再用棉签或棉球蘸取白芷粉涂于患处。[张宇慈，张宇红．吉林中医药，2006，26（11）：30]

（2）治疗婴儿湿疹、口腔溃疡　紫草270g、白芷170g，轧成粗粉，加石蜡油3000g浸润24h，加热至130℃，维持约30min使白芷达到焦黄色为止，两层纱布过滤，去渣，滤液中加入尼泊金乙酯4g、蜂蜡800g搅拌至全溶，继续搅拌至冷凝即得红臀软膏，用于治疗婴儿尿布疹，每日3次，洗净，涂抹。[朱增燕，等．山西医药杂志，2008，37（11）：1039]

【用量用法】　水煎服，3～10g。外用适量。

【使用注意】　近年发现大剂量内服白芷可致恶心、呕吐、头晕、心慌、气短、大量出汗、血压升高，甚至出现惊厥、烦躁不安、呼吸困难等严重不良反应。采挖白芷易引起接触性皮炎。在治疗白癜风的过程中，用白芷制剂于局部，如日光照射时间过长，也可发生类似上述皮炎的反应。

细　辛

【基源】　为马兜铃科植物北细辛、汉城细辛或华细辛的干燥根及根茎。别名北细辛、华细辛。

【性味归经】　辛，温。有小毒。归心、肺、肾经。

【功效主治】　祛风散寒，通窍止痛，温肺化饮。用于风寒感冒，头痛，牙痛，鼻塞鼻渊；风湿痹痛，肺寒咳喘。

【配伍应用】

（1）用于祛风散寒

细辛配独活　祛风散寒止痛。用于风寒外感波及少阴所致的头痛如劈、痛连齿颊，及外感风寒，肢节疼痛；也可用于寒湿痹痛。如独活细辛汤（《症因脉治》）。

细辛配附子、麻黄　助阳解表。用于阳虚外感风寒，症见发热恶寒、脉沉者。如麻黄附子细辛汤（《伤寒论》）。

细辛配松节　温散寒湿，蠲痹止痛。用于历节风，风寒湿痹，寒邪偏胜疼痛明显者。

（2）用于通窍、止痛

细辛配川芎　疏风止痛。用于风邪头痛，或巅顶作痛，恶寒发热，目眩，鼻塞，舌苔薄白，脉浮。如川芎茶调散（《太平惠民和剂局方》）。

细辛配辛夷、苍耳子　疏风通窍。用于风邪犯肺，鼻塞鼻渊、头痛流涕等。

细辛配熟地黄　养血祛风止痛。用于腰部酸重疼痛，转侧不利，劳累或遇凉后加重，属于肾虚寒侵，经络不利者；血虚头痛。

细辛配生石膏　清胃火，止痛。用于胃火牙痛。

细辛配白芷　祛寒止痛。用于风冷牙痛。

细辛配通草　通经活络，散寒止痛，通气下乳。用于寒凝脉络所致的手足厥冷、乳汁不下，及冻疮、痛经等多种疼痛。

细辛配黄连　清宣心肾郁火。用于心火旺盛之口舌生疮，疼痛难忍；肝火上炎所致的耳肿耳聋、目赤畏光等；胃火上冲之齿龈肿痛、口臭牙宣等。

（3）用于温肺化饮

细辛配半夏、干姜　温肺化饮。用于寒饮证，症见喘咳，痰多清稀，舌苔白滑。如小青龙汤（《伤寒论》）。

细辛配茯苓　温肺化饮。用于寒饮咳嗽，症见咳痰量多，清稀色白，舌苔白滑，脉弦滑。如苓甘五味姜辛汤（《金匮要略》）。

细辛配五味子　一散一收，化饮止咳。用于感冒风寒或肺寒咳嗽，痰多而稀，不渴；肺肾两虚，久咳虚喘。如小青龙汤（《伤寒论》）。

（4）用于通关开窍醒神

细辛配皂荚　通关开窍醒神。用于中恶或痰厥所致，猝然口噤气塞，昏不知人，面色苍白，牙关紧闭。如通关散（《丹溪心法附余》）。

【单方验方】

（1）治疗复发性口腔溃疡　每日取细辛 10g，加水 100ml，煎煮 5～10min，取液 60ml，分 3 次口含、漱口，每次 10～15min，不可吞咽入胃，溃疡面愈合后即可停药，最多用两周。［张善举. 中医杂志，2003，43（4）：281］

（2）治疗阳痿 细辛 5g、韭菜子 7.5g，加开水 200ml 浸泡 10min 后当茶频频饮服，每日 1 剂。治疗期间忌房事，停用其他药物。[冷长春，郭论．中国民间疗法，1999（4）：23]

（3）治疗面瘫 取细辛叶适量，用 75％乙醇浸湿，揉搓成团塞健侧鼻孔，以舒适为度，也可取细辛、冰片等量研末，用纱布裹紧塞健侧鼻孔，治疗中风后遗症、言语謇涩的患者。[袁春意．中医函授通讯，2000，19（6）：49]

（4）治疗缓慢性心律失常 麻黄 3g，附子 9g，细辛 6g，黄芪 30～60g，赤芍 15g，川芎 15g，当归尾 12g，地龙 10g，桂枝 15g，桃仁 10g，红花 10g。水煎服，每日 1 剂，分 2～3 次服，1 个月为 1 个疗程。[周培奇．中国医药导报，2007，4（2）：107]

（5）治疗慢性咳嗽 麻黄 10g，附子（先煎 1.5h）15g，细辛 5g。每日 1 剂，水煎 2 次，混合后分 2 次温服。[农志新．福建中医药，2007，38（3）：24]

（6）治疗变应性鼻炎 生麻黄 3g，细辛 3g，制附子（先煎）12g，地龙 12g。舌质淡红，舌苔薄润，无口干咽燥者，加桂枝 6g，生黄芪 12g；舌质红，舌苔黄，口干咽燥者，加黄芩 12g，桑白皮 5g；舌质暗红，加赤芍 9g，丹参 9g；鼻塞症状明显加辛夷（包煎）9g。[高建忠，郭蕾．山西中医学院学报，2007，8（3）：41]

（7）治疗口腔溃疡 细辛适量研末，每次取 2g，生姜汁调匀，外敷脐部，上覆塑料薄膜，胶布固定，观察 4～6h 揭下，连用 5～7 天。[赵娟，刘华．河南中医，2006，26（11）：22]

（8）治疗牙痛 麻黄 5g，细辛 10g，制附片（先煎 1h）20g。以上 3 味药以文火煎取 300ml 药汁，分 3 次温服。[郭渝南，等．中国中医急症，2002，11（4）：315]

（9）治疗偏头痛 川芎 10g，白芷 10g，细辛 3g，桃仁 10g，红花 10g，僵蚕 15g，地龙 20g，柴胡 10g，白芍 15g。每日 1 剂，水煎 2 次，早晚各服 1 次，每次服约 300ml。10 日为 1 个疗程。[曹国英．河北中医，2002，24（6）：477]

（10）治疗寻常型银屑病 麻黄 10g，附子 15g，细辛 3g，桂枝 10g，鸡血藤 30g，川芎 10g，地龙 15g，乌梢蛇 15g，土茯苓 30g。每日 2 次，水煎服，以 30 天为 1 个疗程，一般需 2 个疗程。[骆树岭．现代中西医结合杂志，2000，9（13）：1230]

【用量用法】 水煎服，1～3g。外用适量。

【使用注意】 细辛毒性成分主要在挥发油部分，故入煎剂煎煮时间不宜太短，可在 30min 以上，以便其中挥发油逸去而使毒性下降。研末内服一般宜慎。不宜久服。细辛对肾脏有一定毒性，故肾功能不全者慎用。细辛挥发油中有增强脂质代谢及升高血糖的成分，糖尿病患者应慎用。气虚汗多，阴虚肝阳头痛，肺燥伤阴干咳者忌服。反藜芦。

藁本

【基源】 为伞形科植物藁本或辽藁本的干燥根茎及根。

【性味归经】 辛，温。归膀胱经。

【功效主治】 祛风胜湿，散寒止痛。用于风寒感冒，巅顶疼痛，风寒湿痹。

【配伍应用】

藁本配苍术、川芎 发散风寒。用于四时瘟疫，症见恶寒、发热、头痛项强、巅顶痛甚等。如神术散（《太平惠民和剂局方》）。

藁本配独活 祛风胜湿止痛。用于外感风寒湿邪，一身尽痛；或风寒湿痹。如羌活胜湿汤（《内外伤辨惑论》）。

【鉴别应用】

藁本、羌活 二者均为治疗头痛的常用药。藁本所治以肝经巅顶头痛为主，羌活所治以膀胱经后枕部头痛为主。

【单方验方】

治疗瘀血头痛 藁本 10～30g，天麻、丹参各 10～20g，川芎 6～20g，乳香、没药、菊花各 10g，赤芍 10～16g，僵蚕、三七、炙甘草各 6～10g。每日 1 剂，水煎 2 次，混合药液分早晚服下。[黄士杰，等 . 新中医，2004，36（4）：61]

【用量用法】 3～10g，水煎服。

【使用注意】 血虚头痛忌用。

苍耳子

【基源】 为菊科植物苍耳的干燥成熟带总苞的果实。别名山苍子。

【性味归经】　辛、苦，温。有毒。归肺经。

【功效主治】　发散风寒，通鼻窍，祛风湿，止痛。用于风寒感冒，鼻渊流涕，风湿痹痛，风疹瘙痒。

【配伍应用】

（1）用于通窍、止痛

苍耳子配辛夷、白芷　散风寒，通鼻窍。用于外感风寒，鼻塞头痛，不闻香臭。如苍耳子散（《严氏济生方》）。

苍耳子配薄荷、黄芩　散风热，通鼻窍。用于外感风热，鼻塞头痛，不闻香臭。

（2）用于散风除湿

苍耳子配羌活、秦艽　祛风除湿，通络止痛。用于风湿痹痛，四肢拘挛。

苍耳子配地肤子、白鲜皮　祛风燥湿，止痒。用于风疹瘙痒。

苍耳子配大风子　散风除湿止痒。苍耳子研末，大风子取其油为丸，治疗癣麻风。

【鉴别应用】

苍耳子、辛夷　二者均有散风宣肺、宣通鼻窍的作用，同为治疗鼻病之常用药。苍耳子下走足膝，外达皮肤，散风除湿作用较强，且能活络止痛，可治疗鼻渊、风湿痹痛，且可疗疥癣。辛夷质轻气浮上行，芳香走窜，宣通鼻窍作用较强，可用于治疗各种鼻病。

【单方验方】

（1）治疗肝火内动型扁平疣　苍耳子10g，龙胆6g，黄芩10g，板蓝根15g，薏苡仁15g，甘草6g，紫草15g。[马敬录.青海医药杂志（中医药专辑），1999，29（11）：27]

（2）治疗慢性鼻窦炎　苍耳子10g，辛夷10g，细辛3g，白芷12g，野菊花15g，鹅不食草15g，白芍12g，胆南星10g，薄荷6g，白附子10g。每日1剂，水煎取汁300ml，分早晚2次温服。[杨巧红.光明中医，2008，23（6）：764]

（3）治疗抑郁症　苍耳子15g，白芷15g，辛夷15g，石菖蒲12g，郁金12g，合欢皮30g，首乌藤30g，栀子15g。每日1剂，水煎分2次服。[于天耀.河南中医，2008，28（5）：41]

（4）治疗血管神经性头痛　川芎25g，苍耳子20g，荜茇12g，醋制柴胡10g，白芷15g，白芍15g，全蝎5g，土鳖虫5g，羌活12g，葛根12g，蔓荆子 12g，香附 12g，细辛 3g，延胡索 10g。每日 1 剂，水煎 2 次，混匀分 3 次温服，12 天为 1 个疗程。［王玉林．齐齐哈尔医学院学报，2007，28（13）：1591］

（5）治疗急性乳腺炎　苍耳子 15g，当归 10g，川芎 10g，益母草 10g，泽兰 10g。水煎冲黄酒服，每日 1 剂。［孙丹春．实用中医药杂志，2007，23（2）：169］

【用量用法】　水煎服，3～10g。或入丸散服。

【使用注意】　本品有毒，所含苍耳子苷、毒蛋白类物质为其主要毒性物质，大剂量或长期服用，对肝、肾功能都有一定的损害，故不宜剂量过大，或久服。使用时应避免与其他有肝脏毒性的药物合用。有肝肾功能障碍者应禁用。过敏体质者及有本品过敏史者应慎用或忌用。年老体弱者及儿童应慎用。

辛　夷

【基源】　为木兰科植物望春花、玉兰或武当玉兰的干燥花蕾。别名木笔花。

【性味归经】　辛，温。归肺、胃经。

【功效主治】　发散风寒，宣通鼻窍。用于风寒感冒，头痛，鼻塞，鼻渊，鼻流浊涕。

【配伍应用】

辛夷配防风、川芎、白芷　解表通窍。用于外感风寒，头痛鼻塞。

辛夷配细辛、白芷　散风寒，通鼻窍。用于鼻渊头痛偏风寒者。

辛夷配菊花、薄荷　散风热，通鼻窍。用于鼻渊头痛偏风热者。

辛夷配黄连、野菊花　清热解毒。用于肺热郁结发为鼻疮者。

辛夷配天花粉　清热排脓，通窍。用于鼻渊，流脓涕不止。

【单方验方】

治疗慢性鼻窦炎　辛夷 10g，藁本 10g，黄芪 30g，杭菊花 10g，防风 10g，荆芥 10g，川芎 10g，羌活 10g，僵蚕 10g，升麻 10g，薄荷 10g，白芷 10g，苍耳子 10g，蔓荆子 10g，细辛 3g，甘草 10g。儿童用量减半。每日 1 剂，水煎分 2 次温服。［张超武．四川中医，2006，24（9）：89］

【用量用法】　3～10g，水煎服，宜包煎。外用适量。

【使用注意】 阴虚火旺者忌服。

胡荽

【基源】 为伞形科植物芫荽的带根全草。别名芫荽，香菜。

【性味归经】 辛，温。归肺、胃经。

【功效主治】 发表透疹，消食开胃。用于风寒感冒，麻疹、痘疹透发不畅，纳食不佳，饮食不消化。

【配伍应用】

（1）用于发汗透疹

胡荽配葱白 发表透疹。用于风寒束表，疹出不畅，或疹出而复隐者。

（2）用于开胃消食

胡荽配神曲、木香 行气健脾消食。用于饮食积滞，胃纳不佳。

【鉴别应用】

胡荽、桎柳 皆为辛温解表药，能发汗透疹，治疗疹出不透。但胡荽芳香开胃，可治疗饮食不消、纳食不佳；桎柳祛风除湿止痒，也可用于风疹瘙痒、风湿痹痛等。

【单方验方】

治疗小儿感冒发热 鲜胡荽整棵洗净晒干留用，勿切。取干胡荽10g用白酒浸泡10min左右，待胡荽充分软化后，在小儿的额头、颈部、腋窝、前胸、后背、手心、脚心反复涂搽2遍。［马春梅.中国民间疗法，2008（6）：13］

【用量用法】 水煎服，6～15g，鲜品15～30g；或鲜品捣汁服。外用适量，煎汤洗，或捣敷。

【使用注意】 因热毒壅盛疹出不畅者忌服。

生姜

【基源】 为姜科植物姜的新鲜根茎。

【性味归经】 辛，微温。归肺、脾、胃经。

【功效主治】 解表散寒，温中止呕，温肺止咳。用于风寒感冒，胃脘冷痛，胃寒呕吐，肺寒咳嗽。

【配伍应用】

（1）用于解表散寒

生姜配大枣　入解表药中，发散风寒、调和营卫；入健脾理气药中，调补脾胃。为治疗体虚外感风寒或脾胃内伤的常用药对。如桂枝汤（《伤寒论》）。

生姜配葱白　发汗散寒。用于伤寒已发汗或未发汗，头痛如劈。如连须葱白汤（《类证活人书》）。

（2）用于温中止呕

生姜配半夏　温中止呕。用于胃寒呕吐。如小半夏汤（《金匮要略》）。

生姜配竹茹　降逆止呕。用于胃气上逆之呕恶哕逆，无偏寒偏热之弊。

（3）用于散寒止咳

生姜配麻黄、杏仁　散寒止咳。用于风寒咳嗽，痰多，恶寒头痛者。如三拗汤（《太平惠民和剂局方》）。

（4）用于解毒

生姜配紫苏　解毒。用于食鱼蟹中毒、吐泻等症。

【单方验方】

（1）治疗肩手综合征　先将生姜切成厚约 0.3cm 片状，20～30 片，用白酒炒生姜至热，然后以热姜片摩擦肩部、手腕、手指等疼痛或活动不灵活部位，至局部皮肤红润为止，勿使破皮。然后以桂枝 50g，姜片煮沸熏蒸局部约 30min，后用纱布包裹残余热药渣，热敷局部到药渣冷却为止。每日 1～2 次。[姚木铭．中医外治杂志，2001，10（2）：31]

（2）治疗小儿输液引起的液体外渗　将生姜洗净切片加适量糖捣烂调匀后装在备用的单层纱布袋内，根据肿胀范围的大小，敷上装有姜末的小纱布袋，姜末厚度为 1.0～1.5cm，并将纱布袋的边缘向上反折，外敷一层塑料膜，然后用医用胶布固定好。[徐凤霞，等．华夏医药，2003，17（3）：446]

（3）治疗产后巨幼细胞贫血　当归 90g，生姜 25g，羊肉 500g，加水 2500ml，煮至肉熟。食肉饮汤，5 日内服完，持续 1 个月。[李明州，王彩霞．中国实用乡村医生杂志，2007，8（14）：37]

（4）治疗肝癌腹胀　厚朴 20g，生姜 20g，半夏 12g，炙甘草 6g，人参 6g。伴腹水者加大腹皮 20g；肝区疼痛者加延胡索 10g。连服 3 剂。[郭宏强，等．中国中医急症，2006，15（10）：1157]

（5）治疗肠易激综合征 生姜 10g，干姜 8g，黄芩 10g，法半夏 10g，太子参 20g，黄连 6g，炒白术 12g，防风 10g，陈皮 6g，大枣 3 枚，炙甘草 6g。每日 1 剂，水煎取汁分 2 次空腹温服。7 天为 1 个疗程，1 个疗程结束后停药 2 天，再行下一疗程。[牛久旺．中国中医急症，2005，14（2）：99]

（6）治疗阴茎勃起功能障碍 生黄芪 1000g，当归 500g，鲜生姜 300g，去骨鲜羊肉 2000g。先煎生黄芪、当归。首煎时，用冷水先浸泡 8h，然后加入切成片的生姜，武火煮沸后以文火慢煎 2～3h，倒出汤汁约 800ml；然后再煎 2 次，得汤汁共 2400ml，沉淀滤渣后，加入冰糖适量和洗净之羊肉用中火煮熟，然后置于焖烧锅内焖 5h。每日早、晚各 1 次，用小碗盛入膏药 150～200g，加热后服。一料膏药可用 15～20 日。[顾文忠，顾勇刚．实用中医药杂志，2004，20（12）：685]

【用量用法】 水煎服，3～10g。或捣汁服。

葱白

【基源】 为百合科植物葱的鳞茎。

【性味归经】 辛，温。归肺、胃经。

【功效主治】 发汗解表，散寒通阳。用于风寒感冒，少阴病下利脉微，阴寒腹痛，或二便不通，疮痈初起。

【配伍应用】

（1）用于发散风寒

葱白配淡豆豉 发散风寒。用于外感风寒之轻症，症见微热、恶风、头痛、流涕等。如葱豉汤（《肘后备急方》）。

（2）用于通阳散寒

葱白配附子、干姜 通阳破阴。用于少阴病下利脉微者。如白通汤（《伤寒论》）。

【鉴别应用】

葱白、薤白 皆为通阳、散寒之品，可用于阳气不通及寒证。但葱白辛温，发汗解肌以散在外的风寒，适用于风寒感冒。薤白为百合科植物小根蒜或薤的干燥鳞茎，辛开苦降，能宣通胸中阳气以散阴寒之结，常用于胸阳不振之胸痹刺痛。此外，葱白能通上下之阳气，散寒凝，利小便，治疗少阴寒厥，小便不利；薤白能下泄行滞，可治疗赤白下痢，霍乱干呕。

【单方验方】

（1）治疗急性乳腺炎　生半夏、葱白等量，共捣为泥，做成枣核大小的栓剂，塞入健侧鼻腔，30min 后取出栓剂，每日 3～5 次。[曲华清，张茹．中国民间疗法，2003，11（3）：19]

（2）治疗小儿腹泻　鲜生姜、葱白各 1 份。1 岁以内，每次 10～20g；1～5 岁，每次 20～30g；大于 5 岁，每次 30～50g，用纱布包裹，敷脐，每12h 更换 1 次，最多不超过 2 天。[王树国，等．河南中医，2002，22（1）：54]

【用量用法】　水煎服，5～15g；或酒煎。煮粥食，每次可用鲜品 15～30g。外用适量，捣敷，炒熨，煎水洗，蜂蜜或醋调敷。

鹅不食草

【基源】　为菊科植物鹅不食草的干燥全草。别名石胡荽，地胡椒。

【性味归经】　辛，温。归肺经。

【功效主治】　发散风寒，通鼻窍，止咳。用于风寒头痛，咳嗽痰多，鼻塞不通，鼻渊流涕。

【配伍应用】

（1）用于发散风寒止咳

鹅不食草配麻黄、细辛　发散风寒，止咳平喘。用于风寒所致的咳嗽痰多。

（2）用于通鼻窍

鹅不食草配苍耳子、辛夷　发散风寒，宣肺通窍。用于风寒鼻塞，鼻渊。

鹅不食草配薄荷、黄芩　疏散风热，宣肺通窍。用于风热鼻塞，鼻渊。

【单方验方】

（1）治疗慢性鼻炎　将洗净晒干后的鹅不食草碾成细粉末，过筛后装瓶备用。每晚睡前取适量药粉与红霉素眼膏充分混合均匀成面团状，分别涂于双侧鼻腔内。每日 1 次，3 个月为 1 个疗程，连用 1～2 个疗程。[杨德义．中国民间疗法，2014，22（10）：24]

（2）治疗鼻息肉　取鹅不食草（鲜品）适量捣烂取汁，滴于鼻息肉上，

每日数次，连续治疗 1～2 周，直至息肉变小。［邹丽．家庭医药，2014（7）：52］

（3）治疗骨折　鹅不食草、酸浆草各适量。用法：捣烂加酒外擦内服。［赵能武，等．中国民族医药杂志，2012，18（10）：28］

【用量用法】　水煎服，5～10g。外用适量。

柽　柳

【基源】　为柽柳科植物柽柳的干燥细嫩枝叶。别名观音柳，红柳。

【性味归经】　辛，平。归肺、胃、心经。

【功效主治】　解表透疹，祛风除湿。用于麻疹不透，风疹瘙痒，风湿痹痛。

【配伍应用】

柽柳配竹叶、牛蒡子　发表透疹。用于痧疹透发不出，烦闷躁乱，喘咳及咽喉肿痛。如竹叶柳蒡汤（《先醒斋医学广笔记》）。

柽柳配荆芥、防风　祛风止痒。用于风疹瘙痒。

柽柳配羌活、独活　用于风湿痹证，肢节疼痛。

【用量用法】　水煎服，3～10g。外用适量，煎汤擦洗。

【使用注意】　麻疹已透者不宜使用。用量过大令人心烦。

第二节　辛凉解表药

薄　荷

【基源】　为唇形科植物薄荷的干燥地上部分。

【性味归经】　辛，凉。归肺、肝经。

【功效主治】　疏散风热，清利头目，利咽，透疹，疏解肝郁。用于风热感冒，温病初起，风热头痛，目赤多眵，咽喉肿痛；麻疹不透，风疹瘙痒；肝郁气滞，胸闷胁痛。

【配伍应用】

（1）用于疏散风热

薄荷配金银花、连翘　疏散风热，清热解毒。用于外感风热感冒或温病初起，症见头痛，发热，微恶风寒者。如银翘散（《温病条辨》）。

薄荷配菊花　疏散风热，清利头目。用于外感风热或肝火上炎所致的头痛头晕、目赤肿痛。

薄荷配牛蒡子　疏散风热，透疹。用于风热表证或温病初起、发热咽痛等及麻疹初起、疹透不畅及风疹、瘾疹。

薄荷配钩藤　祛风清热，解表利咽。用于外感风热或温病初起所致发热，头痛、咽痛者；风热上扰所致头痛头胀、目胀流泪、视物不清等；肝阳上亢而致的头胀头晕、目眩恶心、烦躁眠差等；对于小儿初起风热，有预防抽搐之效（《施今墨对药》）。

（2）用于清头目，利咽喉

薄荷配川芎、白芷　祛风清热止痛。用治风热上攻所致头痛。

薄荷配桑叶、蔓荆子　清利头目。用于风热上攻，头痛目赤多眵。

薄荷配桔梗、僵蚕　清热利咽。用于风热上攻，咽喉肿痛者。如六味汤（《喉科秘旨》）。

（3）用于透疹、止痒

薄荷配蝉蜕　疏散风热，透疹止痒。用于风热为患，温疫发疹；麻疹初起，疹出不透；风疹块，皮肤瘙痒症及小儿夜啼不眠等（《施今墨对药》）。

薄荷配蝉蜕、柽柳　疏风透疹。用于风热束表，麻疹不透。如竹叶柳蒡汤（《先醒斋医学广笔记》）。

薄荷配苦参、白鲜皮　疏风止痒。用于风疹瘙痒。

薄荷配浮萍　疏散风热，透疹。用于风热表证，发热无汗以及麻疹初起，透发不畅。

薄荷配滑石　外用祛痱止痒。

（4）用于疏肝解郁

薄荷配柴胡　疏肝解郁。用于肝气郁结、胁肋不舒等。如逍遥散（《太平惠民和剂局方》）。

（5）用于芳香辟秽

薄荷配广藿香　芳香化湿辟秽。用于夏令感受暑湿秽浊之气，痧胀腹痛。

薄荷配香薷、厚朴 清热祛暑。用于暑令痧证，脘腹胀痛，呕吐泄泻。如薄荷汤（《痧胀玉衡》）。

【鉴别应用】

薄荷、菊花 二者皆有发散风热、清利头目作用，用于风热感冒、头痛目赤等。薄荷辛凉解表之力胜于菊花，且有清暑辟秽的作用，夏季伤暑可用。菊花解表之力不及薄荷，偏于清肝热、祛肝风，兼有养肝明目的作用，常用于肝经风热或肝火上炎之目赤肿痛，肝风或肝阳上亢之头痛眩晕等。此外，薄荷能疏肝解郁、透疹，可用于肝郁气结、麻疹初起或风热外束而疹出不畅之证。菊花有清热解毒之功，可用于治疗疮痈肿毒。

【单方验方】

（1）促进肠蠕动 用0.5～1.0ml薄荷油，滴入干棉球放至脐部（神阙穴），其上覆盖湿热毛巾，再覆盖塑料薄膜，恒温30min，每8h敷1次，直至排便。[施永敏，等.实用临床医药杂志（护理版），2007，3（3）：23-24]

（2）治疗放射性口腔炎 薄荷6g，金银花10g，板蓝根15g，麦冬20g，桔梗10g，生地榆10g，牡丹皮10g，白及10g，玄参10g，生地黄10g，生甘草3g。用150ml开水冲化，搅匀成稀糊状，小口频服，每日2剂。连服5日。[王洪真，等.四川中医，2006，24（10）：88]

【用量用法】 水煎服，3～6g，宜后下。

【使用注意】 本品芳香辛散，体虚多汗者慎用。

桑叶

【基源】 为桑科植物桑的干燥叶。

【性味归经】 甘、苦，寒。归肺、肝经。

【功效主治】 疏散风热，清肺润燥，平肝明目。用于风热感冒，肺热燥咳，头晕头痛，目赤昏花。

【配伍应用】

（1）用于疏散风热

桑叶配菊花 疏散风热，平肝明目。用于外感风热之头昏目眩、咳嗽有痰，肝阳上亢之头晕目眩，肝火上炎之目赤肿痛。如桑菊饮（《温病条辨》）。

桑叶配桑枝　疏风清热，通络止痛。用于外感初起，症见身热不甚、头痛身痛等；风湿痹痛、四肢拘挛、关节疼痛等症；风热痒疹等（《施今墨对药》）。

桑叶配桔梗　疏风宣肺，止咳。用于治疗风热咳嗽、痰多不爽。如桑菊饮（《温病条辨》）。

桑叶配紫苏子　疏风降气，平喘。用于风热犯肺而致的咳逆上气、吐痰黏稠、气喘、口渴等症。

桑叶配杏仁、贝母、沙参　疏散风热，宣肺止咳。用于风热犯肺或肺燥咳嗽。如桑杏汤（《温病条辨》）。

桑叶配桑白皮　清热止咳平喘，宣肺降气。用于风热蕴肺，咳嗽上气，痰黄或白而黏稠者。

（2）用于清肺润燥

桑叶配石膏、麦冬、阿胶　清燥润肺。用于温燥伤肺，头痛身热，干咳无痰，气逆而喘，鼻燥，舌干无苔者。如清燥救肺汤（《医门法律》）。

（3）用于平肝明目

桑叶配决明子、菊花　平肝明目。用于肝阳上亢之头目眩晕，头胀头痛；风热或肝火所致的目赤肿痛。

桑叶配黑芝麻　滋补肝肾，明目。用于肝肾不足之眼目昏花，须发早白，脱发。如桑麻丸（《胡僧方》）。

【鉴别应用】

（1）桑叶、桑枝、桑白皮、桑椹　桑叶为桑的干燥叶片，具有疏风散热、清肺润燥、清肝明目的作用，多用于风热感冒、温病初起、肺热燥咳、目赤肿痛、眩晕等。桑枝为桑树的干燥嫩枝，具有祛风湿、通经络、利关节的作用，常用于风湿肢节疼痛、四肢拘急麻木，尤宜治疗上肢痹痛麻木。桑白皮为桑树的干燥根皮，具有泻肺平喘、利水消肿的作用，常用于肺热咳喘、肺气壅实之水肿胀满、小便不利等。桑椹为桑树的干燥果穗，具有滋阴补血、生津润肠的作用，常用于治疗阴血不足、眩晕、失眠、耳鸣、目暗、须发早白等症。

（2）桑叶、菊花　皆能疏散风热、平肝明目。但桑叶性寒，疏散力较菊花强，又能润肺止咳，治肺燥咳嗽。菊花性微寒，平肝、清肝、明目之力较桑叶为胜，兼治肝风头痛，又善清热解毒，治痈肿疮毒。

【单方验方】

（1）治疗小儿支气管炎　桑叶连贝汤：桑叶、连翘、贝母、枇杷叶、杏仁、蝉蜕、前胡、桔梗、甘草。每日1剂，水煎后分多次服。[刘芝平．云南中医中药杂志，2005，26（5）：65]

（2）治疗面部褐色斑　桑叶隔水蒸煮消毒，干燥后备用。每日15g，沸水浸泡后当茶饮，连服1个月为1疗程。[朱庚甫．浙江中医杂志，1992，27（9）：432]

（3）治疗丝虫病下肢象皮肿　桑叶制成25％口服液，每次200ml，日服3次，1个月为1个疗程。连用6个疗程。[王培义，等．山东中医杂志，1991，10（5）：20]

【用量用法】　水煎服，5～10g。或入丸、散。外用适量，煎水洗眼。用于解表、平肝明目，桑叶宜生用；用于润肺止咳，桑叶宜蜜炙用。

菊 花

【基源】　为菊科植物菊的干燥头状花序。

【性味归经】　甘、苦，微寒。归肺、肝经。

【功效主治】　疏散风热，平肝明目，清热解毒。用于风热感冒，发热头痛；肝阳眩晕，目赤昏花；疮痈肿毒。

【配伍应用】

（1）用于疏散风热

菊花配川芎　清热祛风止痛。用于风热上攻，症见头晕目眩，发热口干，苔薄黄，脉浮数；肝阳上亢所致的偏正头痛。如菊花茶调散（《医方集解》）。

菊花配蝉蜕　疏散风热，清肝明目。用于风热壅盛或肝经风热的目赤肿痛、翳膜遮睛；麻疹后疹毒未净所致的翳膜遮睛，目赤流泪；外伤性角膜损害遗留的翳障，视物不清。

菊花配蔓荆子　祛风清热止痛。用于风热上攻所致的头痛头晕等。

（2）用于平肝明目

菊花配枸杞子　滋补肝肾明目。用于肝肾不足之眼目昏花。如杞菊地黄丸（《医级》）。

菊花配石决明　清火平肝潜阳。用于肝火上攻或肝阳上亢，症见头痛眩晕，目赤肿痛。如菊花决明散（《证治准绳》）。

菊花配夏枯草　清肝泄热明目。用于肝火上炎之目赤肿痛、头晕目眩。

菊花配天麻　平肝息风。用于肝阳上亢之头痛眩晕；肝风内动之抽搐、小儿热痉。

菊花配蒲公英　解毒明目。用于风热上攻之目赤肿痛。

（3）用于清热解毒

菊花配金银花　清热解毒。用于痈疽疮疡，疔毒肿痛。如银菊散（《验方》）。

菊花配生甘草　清热解毒。用于疔疮肿痛。如甘菊汤（《揣摩有得集》）。

菊花配僵蚕　疏风散热，消肿解毒。用于风热上壅头面诸证及风热郁表之风疹瘙痒。

【鉴别应用】

（1）菊花、野菊花　二者为同科不同种的植物，均有清热解毒功效。野菊花在古代本草上别名"苦薏"，外形与菊无异，但叶薄小而多尖，花小而蕊多，如蜂窝状。苦寒之性尤胜，长于解毒消痈，多鲜用捣烂取汁内服或外敷，对于疔毒肿痛有良好疗效。菊花辛散之力较强，长于疏风清热、清肝明目。

（2）白菊花、黄菊花　由于产地和加工方法不同，商品菊花有白菊花、黄菊花之分。二者功效相同，但白菊花味偏甘，清热之力稍弱，能益阴，长于养肝明目；黄菊花味偏苦，泄热作用较强，长于疏散风热。

【单方验方】

（1）治疗慢性咽炎　金银花10g，杭菊花10g，薄荷10g，甘草6g，麦冬8g，木蝴蝶3g，胖大海2～3枚。冲泡频服或代茶饮，每日1剂，1剂药可冲服4～5次，15日为1个疗程，可连服2～3个疗程。[王琳.河南中医，2004，24（3）：25]

（2）治疗天行赤眼　取菊花15g、黄柏15g捣细，冷开水煎煮3次合并，取药液250～300ml，澄清待凉，装瓶备用。冲洗患眼或滴眼，每日5次。晚上睡前可用无菌纱布浸药液湿敷于患眼上，用胶布固定，第2天早上揭去，效果更佳。[赵玉良，等.光明中医，2003，18（104）：55]

（3）治疗小儿急性支气管炎　鲜白菊花适量，水煎服，每日3次。3～5岁用30～60g，6～12岁用60～90g。[谈宇武，等.中国民族民间医药杂志，2005，55：82-83]

【用量用法】　水煎服，5～10g。疏散风热宜用黄菊花，平肝、清肝明目宜用白菊花。

牛蒡子

【基源】 为菊科植物牛蒡的干燥成熟果实。别名大力子。

【性味归经】 辛、苦，寒。归肺、胃经。

【功效主治】 疏散风热，宣肺透疹，解毒利咽。用于风热感冒，咳嗽痰多；麻疹不透，风疹瘙痒；咽喉肿痛，痄腮丹毒，痈肿疮毒。

【配伍应用】

（1）用于疏散风热，利咽

牛蒡子配金银花、连翘 辛凉透表，解毒利咽。用于温病初起，邪在卫分。症见发热，微恶风寒，头痛，咽喉肿痛，脉浮数。如银翘散（《温病条辨》）。

牛蒡子配桔梗 疏散风热，宣肺止咳。用于风热咳嗽、痰多不畅等。

（2）用于透疹

牛蒡子配浮萍 疏风透疹，利咽消肿。用于痘疹初发或透发不畅；风热感冒，咽喉肿痛。

牛蒡子配连翘 疏散解毒，透疹。用于风热痒疹、斑疹等症（《施今墨对药》）。

牛蒡子配升麻 疏散风热，透疹解毒。用于外感风热所致的咽喉肿痛及麻疹初起，疹透不畅。

（3）用于解毒消肿

牛蒡子配瓜蒌 清热解毒，消痈。用于肝郁化火，胃络壅滞之乳痈。如瓜蒌牛蒡汤（《医宗金鉴》）。

牛蒡子配玄参 清热解毒，利咽。用于风热犯肺，咽喉肿痛，及虚火上炎，咽喉疼痛而兼有外感风热者。

牛蒡子配大黄 清火通便，解毒。用于风火外袭，火毒内结，痈肿疮毒，兼有便秘者。

【单方验方】

（1）治疗扁平疣 炒牛蒡子200g，研细末去皮，口服，每日3次，每次3～5g。[姜辉，王柱林. 四川中医，1999，17（9）：32]

（2）治疗高脂血症 大黄6g，水蛭6g，牛蒡子10g，制成脑脂平口服

液，治疗高脂血症。[缪灿铭，等．广州中医药大学学报，1999，16（4）：296]

（3）治疗颈椎病　牛蒡子、僵蚕、半夏各 10g，白蒺藜、桑枝各 15g，独活、秦艽各 9g，白芷 5g，每日 1 剂，早晚煎服，15 剂为 1 个疗程。[王亦专，吕伟胜．浙江中医杂志，2005：12]

（4）治疗乳痈　炒牛蒡子 15g，青皮 15g，蒲公英 30g。水煎服，每日 1 剂。（《实用中医外科学》1985）

【用量用法】　水煎服，6～12g。本品炒后捣碎入煎，可提高有效成分的溶出率。

【使用注意】　本品性寒，滑肠通便，气虚便溏者慎用。

蔓荆子

【基源】　为马鞭草科植物单叶蔓荆或蔓荆的干燥成熟果实。

【性味归经】　辛、苦，微寒。归膀胱、肝、胃经。

【功效主治】　疏散风热，清利头目，祛风止痛。用于风热感冒，头痛头昏；目赤肿痛，耳鸣耳聋；风湿痹痛。

【配伍应用】

（1）用于疏散风热

蔓荆子配连翘　解表清热，解毒止痛。用于风热聚于上焦，症见头痛头晕发热；风火头痛、暴发火眼等（《施今墨对药》）。

（2）用于清利头目

蔓荆子配蒺藜　疏散清利，平肝明目。用于肝经风热或肝火上炎所致的头痛头晕、头胀、目赤肿痛。

蔓荆子配蝉蜕　疏风清利。用于风火上攻，目赤肿痛，目昏多眵者。

蔓荆子配生石膏、黄连　清胃解毒。用于胃火上冲，牙龈肿痛。

（3）用于祛风止痛

蔓荆子配川芎　活血祛风，止痛。用于外感风邪之头痛、牙痛、关节疼痛。

【鉴别应用】

（1）生蔓荆子、炒蔓荆子　生蔓荆子辛散而性偏凉，长于疏散风热，多用于治疗风热表证及偏正头痛。炒蔓荆子辛散作用缓和，长于明目聪耳，常用于治疗目疾及耳窍失聪。

（2）蔓荆子、蒺藜　二者皆可用于风热所致的头痛、眩晕、目赤肿痛。临床常配伍同用。但蔓荆子性微寒，以疏散风热为主，适用于风热上攻而致的头痛、眩晕。蒺藜，又名白蒺藜，刺蒺藜。性平，以平肝潜阳为主，适用于肝阳上亢之头痛、眩晕。此外，蒺藜有疏肝解郁、祛风止痒之功，可用于肝气郁结之证及风疹瘙痒。

【单方验方】

（1）治疗三叉神经痛　蔓荆子 60g，白酒 500ml，将蔓荆子炒至焦黄，研为粗末，入白酒内浸泡 3～7 天（夏季泡 3 天，冬季泡 7 天），兑凉开水 200ml，取汁 700ml。每次服 50ml，每日 2 次，7 天为 1 个疗程。［刘永业. 中医杂志，2000，41（12）：712］

（2）治疗急性乳腺炎　蔓荆子 200～300g，炒黄后研末，酒调成糊状。用时先用温盐水轻轻擦洗乳头及乳房，然后用吸乳器排空乳汁，将药敷于患处，用大青叶覆盖，再盖上纱布，外以胶布固定，每 12h 更换 1 次。若成脓者，行穿刺抽脓后再敷药。［向爱兰. 湖南中医杂志，1999，15（3）：48］

（3）治疗慢性化脓性中耳炎　蔓荆子 15～20g，升麻 12～15g，前胡 8～12g，桑白皮 12～15g，甘草 3～9g，麦冬 14～18g，茯苓 18g，赤芍 15～20g。将外耳道洗净后，吹入红棉散（量宜少，鼓室内覆盖薄薄一层即可，以防结块妨碍引流。红棉散药物组成：枯矾 15g，龙骨 12g，海螵蛸 15g，洗净，切碎，与冰片 2g 共为末，消毒，贮瓶中备用）。每日 1 次；同时煎服蔓荆子汤，每日 1 剂，分 2 次服，直至外耳道流脓止、干燥。［郭萍，王庚美. 河北中医，2003，25（7）：508］

（4）治疗坐骨神经痛　蔓荆子 50g，炒至焦黄，轧为粗末，加入白酒 500ml 内浸泡 3～7 天（夏天泡 3 天，冬天泡 7 天），兑凉开水适量，取汁 700ml，每天分早、晚两次各饮 50ml。［王士国. 河北中医药学报，2001，16（4）：24］

【用量用法】　水煎服，5～10g。

蝉　蜕

【基源】　为蝉科昆虫黑蚱的若虫羽化时脱落的皮壳。别名蝉衣，蝉退。

【性味归经】 甘，寒。归肺、肝经。

【功效主治】 疏散风热，利咽，透疹，明目退翳，祛风止痉。用于风热感冒，咽痛喑哑；麻疹不透，风疹瘙痒；目赤翳障；惊风抽搐，破伤风。

【配伍应用】

（1）用于疏散风热、利咽

蝉蜕配胖大海 疏利咽喉。用于风热郁肺，肺气失宣，咽痛喑哑。如海蝉散（《验方》）。

蝉蜕配石菖蒲 散风热，开清窍。用于风热夹痰，阻塞清窍之耳鸣耳聋，头晕。

蝉蜕配凤凰衣 疏风利咽，开音。用于风热郁肺，气失宣降之咽炎、喉炎；风热壅滞之目赤肿痛、流泪翳障。

蝉蜕配薄荷、牛蒡子 疏散风热，利咽开音。用于风热上攻，咽喉肿痛，声音嘶哑。如蝉薄饮（《中国当代名中医秘验方临证备要》）。

（2）用于透疹止痒

蝉蜕配紫草 清热凉血，透疹。用于热盛疹出不畅者。

蝉蜕配乌梢蛇 祛除肌肤之风邪湿毒。用于慢性湿疹、瘾疹、皮肤瘙痒等。

蝉蜕配荆芥、防风 祛风止痒。用于风疹湿疹，皮肤瘙痒。如消风散（《外科正宗》）。

（3）用于明目退翳

蝉蜕配菊花 明目退翳。用于肝火上炎之目赤肿痛，翳膜遮睛。如蝉花散（《银海精微》）。

蝉蜕配木贼 疏散风热，明目退翳。用于外感风热，目赤翳障多眵，兼有表证者。如神消散（《证治准绳》）。

（4）用于祛风解痉

蝉蜕配天麻 祛风止痉。用于破伤风。如五虎追风散（《山西省·史全恩家传方》）。

蝉蜕配牛黄 清肝息风。用于小儿急热惊风。

蝉蜕配钩藤 疏风定惊。用于小儿感冒夹惊，惊痫夜啼。

蝉蜕配全蝎 息风止痉。用于小儿惊风、破伤风之惊痫、抽搐等症。如蝉蝎散（《幼科释谜》）。

蝉蜕配天竺黄 清热化痰，息风止痉。用于小儿急惊风。如天竺黄散（《幼科释谜》）。

【鉴别应用】

（1）蝉蜕、僵蚕　皆有祛风止痉、止痛、止痒的作用，用于治疗肝风内动之惊痫抽搐、破伤风，风热与肝热所致的头痛目赤、咽喉肿痛以及风疹瘙痒等，常配伍同用。但蝉蜕尚能透疹退翳，可用于麻疹透发不畅、翳膜遮睛、胬肉攀睛；僵蚕尚能化痰散结，可治疗痰热壅盛及风痰瘀阻之证，如中风、面瘫、瘰疬痰核等。

（2）蝉蜕、蛇蜕　二者皆有祛风止痉、止痒、退翳功能，用于小儿惊风、抽搐痉挛、目赤翳障、皮肤瘙痒等症。蛇蜕为多种蛇蜕下的干燥表皮膜，常用治皮肤瘙痒、目赤翳障等症。水煎服，每次2～3g，研末服，每次0.3～0.6g。蝉蜕则更长于疏散风热，透疹，故常用于风热感冒、咽痛暗哑、麻疹不透等。

【单方验方】

（1）治疗产后急性尿潴留　蝉蜕10g，通草5g，生大黄（后下）9g。根据病情适当加味，如脾虚加白术、茯苓等；肾虚加杜仲、桑寄生；肝郁加柴胡、郁金；膀胱郁热加淡竹叶、益元散（滑石、甘草、朱砂）。上药加水500～600ml，急煎5～20min，顿服。[徐妙燕.中医杂志，2000，41（4）：245]

（2）治疗小儿阴茎水肿　蝉蜕、生甘草梢加水煎煮，取汁温洗小儿患处并外敷。[李新，付晓峰.中医外治杂志，1999，8（4）：53]

（3）治疗百日咳　蝉蜕10g，百部5g，桑白皮5g，杏仁10g，浙贝母10g，厚朴5g，茯苓10g，陈皮5g。每日1剂，服10～20日。[俞娴秋.甘肃中医，1999，12（2）：40]

（4）治疗疱疹性咽峡炎发热　薄荷20g、蝉蜕20g加凉水1000ml浸泡10min后文火煎开5min，自然凉至常温。小于1岁患儿100ml、1～2岁患儿200ml保留灌肠15～30min，灌肠结束后将患儿臀部抬高30°，每月2次，至体温正常停用。[胡庆梅，等.中国全科医学，2005，8（23）：1966]

（5）治疗感冒后久咳不愈　麻黄10g，杏仁15g，甘草6g，射干12g，金银花18g，蝉蜕12g，炙百部25g，赤芍15g，地骨皮25g，桔梗10g，枳壳12g。小儿剂量酌减。每日1剂，水煎，分3次服，7天为1个疗程。未愈者连续治疗2～3个疗程。[冯庆莲.四川中医，2005，23（10）：63]

（6）治疗小儿夜啼　钩藤6～9g，蝉蜕3～6g，白芍3～6g，木香1.5～3g，川芎3～6g，延胡索6～9g。每日1剂，水煎服。[杨文庆，殷萍.福建中医药，2002，33（1）：18]

（7）治疗急性肾炎水肿期　蝉蜕 10～15g，麻黄 8g，连翘 15g，防己 10g，赤小豆 30g，桑白皮 30g，黄芪 30g，薏苡仁 30g。水肿缓解期：蝉蜕 10～15g，茯苓 10g，白术 10g，山药 10g，薏苡仁 30g，黄芪 30g，党参 10g，白茅根 30g，地榆 30g，大枣 5 枚。以上药物剂量均为成人剂量，小儿酌减。[丁祖杰．湖南中医杂志，2000，16（4）：9]

【用量用法】　水煎服，3～6g。用于止痉，剂量可加大。

【使用注意】　《名医别录》记载"主妇人生子不下"，历代本草一直将其作为妊娠禁忌药。现代研究证实本品对生育确有一定影响，故孕妇应慎用。少数患者服用本品煎剂后有上腹部持续疼痛，并伴有腹胀、肠鸣，30min 后自行消失。也有服用含蝉蜕煎剂后出现皮肤变态反应（过敏反应）的。

葛　根

【基源】　为豆科植物野葛的干燥根。

【性味归经】　甘、辛，凉。归脾、胃、肺经。

【功效主治】　解肌退热，透疹，生津止渴，升阳止泻。用于外感发热头痛、项背强痛；热病口渴，阴虚消渴；麻疹不透；热痢，泄泻。

【配伍应用】

（1）用于解肌退热

葛根配麻黄、桂枝　解表发汗，用于风寒感冒，无汗恶寒，项背强痛者。如葛根汤（《伤寒论》）。

葛根配柴胡　解肌退热。用于外感表证，邪郁化热，症见发热重，恶寒轻，头痛鼻干，口微渴，苔薄黄；风疹，麻疹。如柴葛解肌汤（《伤寒六书》）。

（2）用于透疹

葛根配升麻　解肌透疹。用于麻疹初起，症见疹出不透，身热头痛，咳嗽，目赤流泪，口渴，舌红，脉数。如升麻葛根汤（《阎氏小儿方论》）。

（3）用于生津止渴

葛根配天花粉　清热生津，止渴。用于热病津伤口渴。现代临床用于糖尿病。

葛根配乌梅　滋阴生津，止渴。用于内热消渴。如玉泉丸（《仁斋直指方论》）。

（4）用于升阳止泻

葛根配黄连、黄芩　解肌清热，坚阴止利。用于表证未解，邪热入里之热泻、热痢，也可用于湿热痢疾。如葛根芩连汤（《伤寒论》）。

葛根配白术　健脾燥湿止泻。用于脾虚泄泻。如七味白术散（《校注妇人良方》）。

（5）用于活血祛瘀，降糖

葛根配丹参　活血化瘀，降血糖。用于糖尿病有瘀血者，症见舌质暗，或有瘀斑、瘀点，舌下静脉瘀滞等（《施今墨对药》）。

【鉴别应用】

（1）生葛根、煨葛根　生葛根长于解肌退热，透疹，生津止渴。煨葛根发散作用弱，止泻作用增强，多用于治疗湿热泻痢或湿热泄泻，脾虚泄泻。

（2）葛根、柴胡、升麻　三者皆能发表、升阳，可治疗外感风热表证，及清阳不升之证。但三者之中柴胡解表退热之力最强，其升阳举陷主要用于气虚下陷出现胃下垂、肾下垂、久泻脱肛、子宫下垂等诸脏器脱垂病证。此外，柴胡还有疏肝解郁的功能。升麻的升阳举陷之力较柴胡强，不仅可以用于气虚下陷之脏器下垂证，亦可用于气虚下陷所致崩漏下血证。此外，升麻还有透疹、解毒功能。葛根升发清阳，主要表现在升阳止泻和生津止渴两个方面，即通过鼓舞脾胃清阳之气上升而奏止泻痢和生津止渴之效。此外，葛根解肌治项背强痛和透疹治麻疹不透也为其效用的特色。

（3）葛根、葛花　二者为同一植物不同药用部位，但功效不同，葛花具有解酒和胃功能，主要应用于饮酒过度、头痛头昏、烦渴、呕吐、胸膈饱胀等。可单用，煎水服，常用量10～15g，也可配黄连3～5g同用。

【单方验方】

（1）治疗儿童多发性抽动症　葛根、生地黄、菟丝子各12g，天麻、僵蚕、地龙、钩藤、生牡蛎各9g，甘草3g。水煎取汁，每日1剂，分2～3次服。[张卉，等.陕西中医，2008，29（7）：809]

（2）治疗气滞血瘀型颈源性眩晕　葛根30g，桂枝10g，川牛膝10g，续断10g，三七6g，丹参12g，赤芍15g，川芎10g，补骨脂10g，天麻10g，甘草3g。水煎服，每日1剂，分2次温服，7天为1个疗程。[夏志强.中医药导报，2008，14（7）：31]

（3）治疗过敏性紫癜　葛根30g，黄芩15g，黄连15g，甘草15g，蝉蜕 20g，犀角（水牛角代）6g，赤芍 15g。水煎服，每日 2 次，早晚各 1 次，5 天为 1 个疗程。[于影．实用中西医结合临床，2008，8（3）：59]

（4）治疗糖尿病周围神经病变　桂枝 15g，葛根 30g，白芍 20g，生姜 5 片，大枣 6 枚。30 天为 1 个疗程。[敬鸿博，等．中医药临床杂志，2008，20（4）：416]

（5）治疗婴幼儿病毒性肠炎　葛根 10g，黄芩 6g，黄连 3g，炙甘草 3g，茯苓 6g，车前子 5g，苍术 5g，滑石 18g。每日 1 剂，加水 500ml 煎服，少量多次口服，不拘量，3～5 天不等。[王妙玲．浙江中西医结合杂志，2008，18（8）：522]

（6）治疗冠心病　石菖蒲 20g，葛根 30g，白术 15g，黄芪 15g，丹参 15g，随症加减。水煎服。[何志军．湖南中医杂志，2008，24（2）：63]

（7）治疗颈型颈椎病　葛根 20g，麻黄 9g，桂枝 9g，白芍 9g，生姜 6g，甘草 6g，大枣 6g，生地黄 15g，羌活 6g。每日 1 剂，水煎服，10 日为 1 个疗程。[黄云声．长春中医药大学学报，2008，24（2）：195]

（8）治疗药物性皮疹　以桂枝加葛根汤 20～150ml 口服，每日 2～3 次，5 日为 1 个疗程。[刘卫中，等．河南中医，2007，27（10）：13]

【用量用法】　水煎服，10～15g。解肌退热、透疹、生津宜生用；升阳止泻宜煨用。

柴　胡

【基源】　为伞形科植物柴胡或狭叶柴胡的干燥根。

【性味归经】　苦、辛，微寒。归肝、胆、肺经。

【功效主治】　疏散退热，疏肝解郁，升阳举陷。用于感冒发热，少阳证寒热往来；肝郁气滞，胸胁胀痛，月经不调；气虚下陷，脏器脱垂。

【配伍应用】

（1）用于解表退热

柴胡配黄芩　和解少阳，疏泄肝胆。用于邪在少阳，症见寒热往来，胸胁苦满，口苦咽干，脉弦；或肝郁气滞，久而化火症见少阳证者。如小柴胡汤（《伤寒论》）。

柴胡配防风、生姜　疏风解表。用于风寒感冒，恶寒发热，头身疼痛。如正柴胡饮（《景岳全书》）。

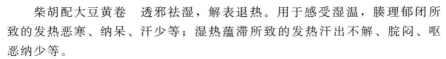

柴胡配大豆黄卷　透邪祛湿，解表退热。用于感受湿温，腠理郁闭所致的发热恶寒、纳呆、汗少等；湿热蕴滞所致的发热汗出不解、脘闷、呕恶纳少等。

柴胡配前胡　解热疏风，调气止咳。用于风热犯肺、气滞不宣之胸胁疼痛，咳嗽有痰。

柴胡配地骨皮　清虚热。用于骨蒸劳热。

（2）用于疏肝解郁

柴胡配白芍　疏肝敛阴和血。用于肝郁气血不调，肝脾不和诸证，症见两胁作痛，或往来寒热，头痛目眩，口燥咽干，脉弦而虚。如逍遥散（《太平惠民和剂局方》）。

柴胡配香附　疏肝解郁，行气止痛。用于肝气郁滞证，症见胁肋疼痛，嗳气太息，脘腹胀痛，脉弦。如柴胡疏肝散（《景岳全书》）。

柴胡配枳实、大黄　和解攻里。用于少阳未解，里热已盛，清浊相混，症见脘腹疼痛、泻痢下重、苔垢腻等。如大柴胡汤（《伤寒论》）。

柴胡配牡蛎　调和气血，疏肝软坚。用于肝气郁结，血瘀痰凝所致的胸胁满痛、胁下痞满或胁下痞块等。

（3）用于升阳举陷

柴胡配黄芪　补气升阳。用于气虚下陷、久泻脱肛等。如补中益气汤（《脾胃论》）。

柴胡配升麻、桔梗　升阳举陷。用于中气下陷，气短不足以吸。如升陷汤（《医学衷中参西录》）。

（4）用于清胆截疟

柴胡配青蒿　和解少阳，清化退热。用于病邪由表初传，往来寒热，头痛酸楚，汗出不彻。

【鉴别应用】

（1）生柴胡、醋炒柴胡、酒炒柴胡　生柴胡的升散作用较强，多用于解表退热。醋炒柴胡能缓和升散之性，但疏肝理气作用较好，适用于肝气郁滞导致的胁痛、腹痛、月经不调者。酒炒柴胡增加了升提之性，适用于中气下陷，清阳不升者。

（2）柴胡、银柴胡　均有解热作用。银柴胡以退虚热见长，而无升散之性，专治骨蒸劳热、阴虚内热；尚能清疳热，治疗小儿疳热；且有凉血止血之功，可用于阴虚内热所致的出血证。而柴胡具有透表泄热，和解少阳，疏肝解郁，升阳举陷功效。

【单方验方】

(1) 治疗胆汁反流性胃炎　柴胡 10g，黄芩 12g，党参 10g，半夏 10g，枳壳 12g，佛手片 12g，木香 10g，郁金 10g，沉香 10g，炙甘草 5g，生姜 3 片，大枣 7 枚。每日 1 剂，水煎 2 服。4 周为 1 个疗程。[胡为俭 . 江西中医药，2008（8）：60]

(2) 治疗更年期综合征　柴胡 9g，桂枝 9g，白芍 12g，茯苓 10g，当归 10g，丹参 10g，牡丹皮 10g，龙骨 30g，牡蛎 30g，女贞子 10g，墨旱莲 10g，生姜 2g，大枣 2 枚，炙甘草 3g。水煎，每日分 2 次温服，每日 1 剂。治疗时间 15～40 天。[霍彬，等 . 实用中医内科杂志，2008，22（8）：61]

(3) 治疗抑郁症　柴胡 15g，黄芩 15g，半夏 10g，太子参 15g，甘草 6g，生姜 3 片，大枣 5 枚。水煎，早晚分服，30 天为 1 个疗程。[韩志琴 . 实用中医药杂志，2008，24（6）：353]

(4) 治疗肝郁脾虚型慢性丙型肝炎　柴胡、黄芩、赤芍、白芍、党参或太子参各 12g，半夏、枳壳各 10g，大枣 5 枚，白术 15g，丹参 20g，甘草 6g。每日 1 剂，水煎 2 次，于早上及午睡、晚上睡觉前各服 1 次。3 个月为 1 个疗程。[戴晓萍，等 . 浙江中医杂志，2008，43（5）：272]

(5) 治疗儿童多动症　醋柴胡 10g、郁金 10g、黄芩 10g、连翘 10g、决明子 10g、钩藤 10g、石菖蒲 12g、天竺黄 10g、当归 6g、益智 12g、制龟甲 12g、炙远志 12g 等。每日 1 剂，水煎 2 次，分早晚 2 次口服。8 周为 1 个疗程。[于涛，等 . 中医研究，2008，21（4）：40]

(6) 治疗便秘　柴胡 10g，白芍 20g，枳壳 15g，炙甘草 6g，香附 15g，陈皮 6g，川芎 15g。每日 1 剂，水煎服。[崔琦珍，等 . 中医药导报，2008，14（2）：25]

(7) 治疗脂肪肝　柴胡 10g，陈皮（醋炒）10g，川芎 10g，香附 10g，枳壳 15g，芍药 20g，炙甘草 5g。每日 1 剂，水煎，分早晚 2 次口服。[唐方荣 . 四川中医，2008，26（4）：82]

(8) 治疗乳腺增生症　柴胡 12g，黄芩 9g，桂枝 9g，干姜 3g，天花粉 15g，生牡蛎 20g，生麦芽 15g，莪术 9g，白芷 9g，鹿角霜 12g。每日 1 剂，4 周为 1 个疗程。[刘春龙 . 中国实验方剂学杂志，2008，14（5）：43]

【用量用法】　水煎服，3～10g。解表退热宜生用，疏肝解郁宜醋炒，升阳举陷宜酒炒。

【使用注意】　古人有"柴胡劫肝阴"之说，故肝阳上亢，肝风内动，阴虚火旺及气机上逆者慎服。大剂量服用可产生中枢抑制现象，表现为全身倦怠、嗜睡、工作效率降低等，还可出现食欲减退、腹胀等现象。

升 麻

【基源】 为毛茛科植物大三叶升麻、兴安升麻或升麻的干燥根茎。

【性味归经】 辛、微甘，微寒。归肺、脾、胃、大肠经。

【功效主治】 发表透疹，清热解毒，升举阳气。用于风热表证，头痛，齿痛，口疮，咽喉肿痛，温毒发斑，麻疹不透；气虚下陷，脏器下垂，崩漏下血。

【配伍应用】

（1）用于发表透疹

升麻配葛根　发表宣毒透疹。用于麻疹透发不畅，如升麻葛根汤（《太平惠民和剂局方》）。

（2）用于清热解毒

升麻配石膏　清胃泻火。用于胃火上攻，症见头痛，齿龈肿痛，口舌生疮。

升麻配鳖甲　清热解毒，凉血消斑。用于外感时疫，阳毒发斑，咽痛目赤。如升麻鳖甲汤（《金匮要略》）。

升麻配玄参　清热解毒，凉血滋阴。用于热毒炽盛之发斑；时邪疫毒之咽喉肿痛不利；阴虚津伤，虚火上浮所致的顽固性口腔溃疡。

升麻配黄连　清热解毒。用于疠腮肿痛。如升麻黄连汤（《圣济总录》）。

升麻配大青叶　清胃泻火，升散解毒。用于小儿外感风热，高热不退，心胃实热火毒，时邪疫毒所致咽喉肿痛，牙龈溃烂；丹毒；大头瘟；时疫发斑。

升麻配生地黄　清泻肺胃，凉血止血。用于肺胃热盛，迫血妄行致吐血、衄血、牙宣出血；胃热循经上攻所致牙痛，头脑、面颊发热诸症。如清胃散（《兰室秘藏》）。

（3）用于升举阳气

升麻配人参、黄芪　补气升阳止血。用于气虚崩漏下血。如举元煎（《景岳全书》）。

升麻配荆芥穗　升阳止血。用于血不循经之尿血、便血；妇人崩中漏下；产褥热（《施今墨对药》）。

升麻配黄芪　补中益气，升阳举陷。用于脾胃虚弱，中气下陷之内脏下垂、食少便溏、久泻久痢、倦怠无力等。如补中益气汤（《脾胃论》）。

【鉴别应用】

生升麻、蜜炙升麻　生升麻长于升散，以发表透疹、清热解毒力强，多用于麻疹初起，疹出不畅，热毒证，阳明邪热所致的头痛、牙龈肿痛、口舌生疮等。蜜制后升举阳气作用增强，多用于治疗因气虚下陷所致的脱肛、胃下垂、子宫脱垂等。

【单方验方】

（1）治疗神经性皮炎　升麻 10g，贯众 12g，白芷 10g，金银花 10g，苦参 6g，蒲公英 10g，紫草 6g，牡丹皮 6g，千里光 12g，甘草 10g，绣球防风 10g，蝉蜕 6g。每日 1 剂，水煎服，15 天为 1 个疗程。［马应昌．云南中医学院学报，2000，23（1）：38］

（2）治疗渗出性红斑　升麻 10g，连翘 10g，薏苡仁 20g，丹参 10g，徐长卿 15g，地肤子 15g，白鲜皮 15g，紫苏叶 10g，生甘草 4g。发热口干，舌红苔黄，脉数加黄芪 15g，生地黄 20g，金银花 15g；四肢不温，皮疹暗红，遇寒加重，舌淡苔白，脉沉细加桂枝 10g，黄芪 15g，鹿角霜 20g。每日 1 剂，早、中、晚煎 3 次，服 3 次。服药时留少许药汁搽于患处。4 日为 1 个疗程。［沈同生．湖南中医杂志，1999，15（1）：18］

（3）治疗牙痛　升麻 10g，细辛 3g，白芷 10g，黄连 5g，川花椒 6g，骨碎补 15g，枸杞子 15g。每日 1 剂，水煎，分 2 次服下。［胡立新，等．河北职工医学院学报，2000，17（3）：49］

（4）治疗化脓性创口　升麻 20g，漏芦 15g，芒硝 15g，黄芩 15g，栀子 10g，独活 15g，黄柏 30g，乳香 20g，没药 20g，甘草 10g。儿童用量可酌减。将药（除芒硝）纱布包，加水 2000～2500ml，文火烧开煮沸 15min 后倒出药液，将芒硝兑入药液，先熏洗患处，待药液降至 20～30℃时，将患处置药液中浸泡。也可用药液纱布泡洗覆盖后，用针管持续向纱布添加药液，使药液能充分渗入病灶，使其更好地起到治疗作用，泡洗完毕，将浸有药液之纱布敷于患处。每日 1 剂。［郭同芳，等．中医外治杂志，1998，8（3）：17］

（5）治疗婴幼儿秋季腹泻　升麻、甘草各 3g，葛根、茯苓、车前子（包煎）各 10g，乌梅 5g，炒白芍、防风、苍术各 6g，广藿香 8g。上方剂量可随年龄大小增减。每日 1 剂，水煎，分 2 次服。［江英能．新中医，1998，30（6）：14］

【用量用法】　水煎服，3～10g。发表透疹、清热解毒宜生用，升阳举陷宜炙用。

【使用注意】 升麻内含升麻碱、升麻苦味素，有一定毒性，故用量不宜过大（应小于 30g）。肝阳上亢证、麻疹已透者当忌用。

淡豆豉

【基源】 为豆科植物大豆的干燥成熟种子发酵加工品。

【性味归经】 苦、辛，凉。归肺、胃经。

【功效主治】 解表，除烦，宣发郁热。用于感冒、寒热头痛；热病烦闷，虚烦不眠。

【配伍应用】

（1）用于解表

淡豆豉配葱白 解表散寒。用于风寒感冒，如葱豉汤（《肘后备急方》）。

淡豆豉配金银花、连翘 疏散风热，用于风热感冒，或温病初起。如银翘散（《温病条辨》）。

（2）用于除烦

淡豆豉配栀子 清热除烦。用于外感热病，心中懊恼，烦热不眠。如栀子豉汤（《伤寒论》）。

【鉴别应用】

淡豆豉、大豆黄卷 二者均有解表作用。淡豆豉解表，无论风寒、风热表证都可用，且具有宣郁、透热、除烦之功，用于热郁不透诸证。大豆黄卷系大豆浸水湿润发芽，晒干而成，长于解表祛暑，清热利湿，适用于暑湿、湿温初起，以及湿热内蕴所致发热汗少、恶寒身重、胸闷苔腻等。大豆黄卷又有清水豆卷和制大豆黄卷之分，解表祛暑多用清水豆卷，清热利湿多用制大豆黄卷。

【单方验方】

（1）治疗不寐 栀子 10g，淡豆豉 10g，连翘 10g，知母 10g，茯苓 15g，五味子 10g，酸枣仁 10g，合欢皮 15g，首乌藤 20g。每日 1 剂，水煎 2 次。分 3 次服，午、晚饭后各 1 次，睡前 1 次。连服 7 剂为 1 个疗程。[卢雨蓓.河南中医，2005，25（3）：38]

（2）治疗痤疮 淡豆豉、栀子、连翘、皂角刺、赤芍、牡丹皮、浙贝

母、天花粉、黄芩、半夏、柴胡各10g，黄连6g。水煎服，每日1剂。[冯瑞雪，等．四川中医，2002，20（9）：66]

【用量用法】 水煎服，10～15g。

浮 萍

【基源】 为浮萍科植物紫萍的干燥全草。别名紫背浮萍。

【性味归经】 辛，寒。归肺经。

【功效主治】 宣散风热，透疹止痒，利尿消肿。用于风热感冒，麻疹不透，风疹瘙痒，水肿尿少。

【配伍应用】

（1）用于宣散风热

浮萍配薄荷、连翘 宣散风热。用治风热表证。

（2）用于透疹止痒

浮萍配蝉蜕、薄荷 解表透疹。用于麻疹不透。

浮萍配荆芥、地肤子 祛风止痒。用于风疹瘙痒。

（3）用于利水消肿

浮萍配麻黄、冬瓜皮 宣肺利尿。用于小便不利兼有风热表证者。

【单方验方】

（1）治疗痤疮 丹参30g，浮萍30g，生地黄20g，桑白皮12g，红花10g，川芎15g，鸡血藤21g，连翘30g，荆芥穗、甘草各10g，每日1剂，分早、晚2次温服。[周世群．河南预防医学杂志，2000，11（1）：43]

（2）治疗慢性荨麻疹 黄芪80g，浮萍20g，党参、当归各10g。本方加水1200ml，煎50min取汁400ml，早、晚各服200ml，饭后温服。30天为1个疗程。[徐明寿．陕西中医，2003，24（9）：792]

（3）治疗鹅掌风 浮萍、僵蚕、皂荚、荆芥、防风、制川乌、制草乌、羌活、独活、白鲜皮、黄精、威灵仙各10g，鲜凤仙花1株，陈醋1kg。将上药用陈醋浸泡24h后，放在小火上煮沸，滤去药渣备用。每日用药醋浸泡患部2次，每次10～20min，泡后拭干皮肤。以3剂药为1个疗程，一般需1～2个疗程。[陈金兰．湖北中医杂志，2002，24（6）：35]

（4）治疗颜面再发性皮炎 金银花、土茯苓、浮萍、生地黄各20g，苦参15g，白鲜皮、地肤子、生槐花、玄参各30g，刺蒺藜12g，荆芥、当归各 9g，升麻、生甘草各 6g。每日 1 剂，煎 2 次温服，12 天为 1 个疗程。
［张理梅，等．四川中医，1999，17（8）：29］

【用量用法】　水煎服，3～10g。外用适量，煎汤浸洗。

【使用注意】　表虚自汗者忌用。

木 贼

【基源】　为木贼科植物木贼的干燥地上部分。

【性味归经】　甘、苦，平。归肺、肝经。

【功效主治】　疏散风热，明目退翳，止血。用于风热目赤，迎风流泪，目生翳障；便血痔血。

【配伍应用】

（1）用于疏散风热，明目退翳

木贼配谷精草、石决明　益肝明目。用于外障目赤，翳障遮睛属肝虚者。

木贼配蝉蜕、蛇蜕　散风热，退翳障。用于外感风热，目赤翳障。如神消散（《证治准绳》）。

（2）用于止血

木贼配荆芥炭、槐角　止血。用于便血痔血。

【鉴别应用】

木贼、决明子、青葙子、密蒙花、谷精草　五者均为治疗目疾之常用药，皆有清肝明目作用，常用于治疗风热上扰或肝火上炎之目赤肿痛等。木贼主散在表之风热，发散之力较明显。决明子既散，又补，又润，清肝热作用较强，且有益肾阴之功。既可用于肝经实火所致的目赤肿痛，又可用于虚实夹杂之目昏、目暗、头昏头痛，以及风热上扰之目赤肿痛和肠燥便秘等。青葙子功专泻肝经实火，用于火热较盛或热毒之目疾，对肝肾不足虚证目疾则不宜使用。密蒙花能补肝血、润肝燥，长于清补，其治疗目疾无论虚实皆可应用，尤宜于肝肾不足而有热者。谷精草长于疏散，善除目赤翳障，尚可用治风热头痛、牙痛。

【单方验方】

（1）治疗扁平疣、扁平丘疹　香附、木贼各 30g，水煎，外洗患处。
［宋吉乐，等．中国民间疗法，2001，9（3）：39］

（2）治疗肛周尖锐湿疣　木贼、白鲜皮各 20g，土茯苓、薏苡仁、赤芍、龙胆、白头翁、白茅根各 15g，紫草、黄柏各 12g，甘草 3g（外用加鸦胆子 15g）。每日 1 剂。上药浸泡 30min 后煮沸，文火再煎 30min，煎药汁 200～300ml，分 2 次服。药渣加入鸦胆子，加水，再煎 20min 煎药汁 1000～2000ml，坐浴，每次先熏再洗 20～30min，常规换药。[孟德霞. 陕西中医，2008，29（8）：1022]

（3）治疗角膜炎　黄连、紫草、栀子、密蒙花、谷精草、秦艽各 15g，秦皮、木贼各 20g。随症加减。水煎取药液。将干净毛巾浸于药液内湿透，然后拧至湿度、温度患者可耐受，敷于患眼处，每次 20～30min，每日 3～4 次。2 周为 1 个疗程。[王跃进. 新中医，2006，38（3）：50]

【用量用法】　水煎服，3～10g。

第二章　清热药

第一节　清热泻火药

石膏

【基源】 为硫酸盐类矿物硬石膏族石膏，主含含水硫酸钙（$CaSO_4 \cdot 2H_2O$）。

【性味归经】 甘、辛，大寒。归肺、胃经。

【功效主治】 生用：清热泻火，除烦止渴。用于外感热病，高热烦渴，肺热喘咳，胃火亢盛，头痛，牙痛。煅用：敛疮生肌，收涩，止血。用于溃疡不敛，湿疹瘙痒，水火烫伤，外伤出血。

【配伍应用】

（1）用于清热泻火，除烦止渴

生石膏配知母　清泄肺胃实热。用于外感热病，邪入肺胃气分，症见高热不退，口渴，烦躁，甚则神昏狂乱，脉象洪大而数；糖尿病，表现为口干，口渴，甚则大渴引饮者；齿衄。如白虎汤（《伤寒论》）。

生石膏配薄荷　清泄邪热，解表退热。用于外感风热，表邪未解，里热已现，症见恶寒轻，发热重，或昼凉暮热，久久不退。

生石膏配细辛　清热泻火，祛风止痛。用于阳明胃火，牙龈肿痛，口舌生疮。如二辛煎（《景岳全书》）。

生石膏配淡竹叶　清热泻火。用于心胃火盛，口舌生疮，牙龈肿痛。温病后期，余热未清，症见低热不退、胸中烦闷、舌红、少苔等。也可用于消渴之烦热咳逆、干渴多饮等。如竹叶石膏汤（《伤寒论》）。

生石膏配栀子　清泻心脾之热。用于脾胃伏火，症见口疮口臭、烦渴易饥、小儿脾热弄舌等；温热病，证见壮热面赤、烦渴引饮、汗出恶热等。

生石膏配黄连　清热泻火，除烦。用于心火炽盛、烦热神昏、口渴欲饮、心烦不寐等；或胃火炽盛所致头痛、口疮、牙龈肿痛等。

生石膏配生地黄　清气凉血，养阴。用于热在气分而津伤，症见身热、烦渴、脉浮滑大数等；气血两燔，肺胃大热所致的吐血、衄血、斑疹，咽痛肿胀、糜烂。

生石膏配熟地黄　清胃火，滋肾阴。用于胃热阴虚证，症见头痛，牙痛，口渴，齿龈松动，或口腔溃疡属阴虚火旺者。如玉女煎（《景岳全书》）。

生石膏配寒水石　清热泻火，除烦。用于温热病邪在气分，症见壮热烦渴，脉洪大；胃火上炎所致的头痛，牙龈肿痛；肺热所致的咳嗽痰稠、发热、气喘等。如三石汤（《温病条辨》）。

生石膏配赭石　清胃降火，降逆止呕。用于胃火上逆之呕吐呃逆、牙龈肿痛、口气臭秽、口渴心烦等。

生石膏配半夏　清泄肺胃，化痰止呕。用于胃热湿阻，胃气上逆所致的脘腹痞闷、恶心呕吐等；痰热壅肺所致的咳嗽气喘、痰黄黏稠等；肺胃俱热或胃热犯肺而喘呕并见者。

生石膏配犀角（水牛角代）、玄参　清热凉血，解毒消斑。用于瘟疫热毒充斥内外，气血两燔。症见壮热渴饮、干呕、狂躁、谵语神昏、斑疹衄血、舌绛而干等。如化斑汤（《温病条辨》）。

生石膏配苍术　清热祛湿。用于风湿热痹，大热，关节肿痛；或湿温病，症见身热胸痞，汗多，舌红，苔白腻。如白虎加苍术汤（《类证活人书》）。

（2）生肌敛疮

煅石膏配白及　生肌敛疮，清热止血。外用，用于外伤出血不止，手足皲裂，疮疡肿毒溃破，久不收口，肛裂下血，水火烫伤。

【鉴别应用】

（1）石膏、知母　二者均能清热泻火、除烦止渴，用于热病高热烦渴，常配伍同用。但知母甘寒质润，尚有滋阴润燥功能，故既可治疗肺胃实热诸证，也可治疗阴虚燥热证。如燥热咳嗽、阴虚劳嗽、骨蒸潮热、内热消渴、肠燥便秘等。石膏辛甘大寒，泻火力强，兼能解肌，重在清解。石膏煅用，有收湿敛疮之功。

（2）石膏、寒水石　二者同为硫酸盐类矿物药，性皆大寒，均有清热泻火、除烦止渴之功，可用于热病邪在气分，壮热烦渴、脉洪大者。但石膏主含硫酸钙，生用能降火与解肌，煅用收湿敛疮。寒水石主含硫酸钠，多生用，且能利窍消肿，治湿热水肿、尿闭；外用清火消肿，可缓解赤肿疼痛，治小儿丹毒、皮肤热赤及水火烫伤。

【单方验方】

（1）治疗流行性出血热　基本方为：淡竹叶 15g，生石膏 35g，法半夏 10g，党参 15g，麦冬 12g，粳米 15g，甘草 4g。随症加减。[冯玉然，等.河南中医药学刊，2000，15（6）：52]

（2）治疗三叉神经痛　石膏 25g，葛根 19g，黄芩 10g，赤芍 12g，荆芥穗 10g，钩藤 12g，薄荷 9g，甘草 9g，苍耳子 12g，柴胡 12g，蔓荆子 12g，全蝎 6g，蜈蚣 3 条。水煎服，每日 1 剂，水煎 2 次，分 3 次服用，7 天为 1 个疗程，连服 2～3 个疗程。[秦中辉.中国社区医师，2007，23：40]

（3）治疗复发性口疮　竹叶 15g，石膏 12g，半夏 9g，麦冬 15g，人参 15g，茯苓 15g，白术 15g，黄芪 15g，甘草 6g。每日 1 剂，水煎服。[张小红.河北中医，2007，29（8）：724]

（4）治疗非胰岛素依赖型糖尿病　柴胡、白芍、知母、茯苓各 15g，生地黄、玄参、山药各 20g，枳实、地骨皮、五味子各 10g，玉竹、麦冬各 25g，苍术、白术各 12g，生石膏 50g，天花粉 18g，黄连 5g，黄芪 30g，香附 9g，甘草 3g。每日 1 剂，水煎服。[康小明.陕西中医，2006，27（12）：1532]

（5）治疗鼻窦炎　川芎 10g，白芷 12g，生石膏 30～60g，苍耳子 15～30g，辛夷 6g，鱼腥草 15～30g，桔梗 10g，黄芩 12～30g，赤芍 15g，金银花 15g，连翘 12g，甘草 6g。水煎服，每日 1 剂，分 2～3 次服用，7 天为 1 个疗程。[张宝宪，等.亚太传统医药，2006（8）：67]

（6）治疗放射性口咽炎　竹叶 9g，石膏 20～30g，半夏、麦冬、生地黄各 12g，太子参 15～30g，甘草 6g，金银花 10g。每日 1 剂，水煎至 200ml，早晚分 2 次服。[杨泽江.四川中医，2004，22（11）：85]

（7）治疗关节扭伤　石膏 30g，黄柏 10g，共为细末，加醋调糊状（无醋可用白酒），外敷患处，外加泡沫纸包扎好，防止药物外溢或散发醋味。如药干结，可拿下来调成糊状再用，每日 1 剂。如损伤面积大，可按药物比例增加 1 倍或数倍。一般用 2~3 次痊愈，最慢的 4~7 次可痊愈。[张亚范，等 . 青岛医药卫生，2004，36（3）：208]

【用量用法】 生石膏内服，15~60g，打碎，宜先煎。煅石膏外用，适量研末，撒敷患处。

【使用注意】 脾胃虚寒及阴虚内热者忌用。

知 母

【基源】 为百合科植物知母的干燥根茎。

【性味归经】 苦、甘，寒。归肺、胃、肾经。

【功效主治】 清热泻火，滋阴润燥。用于热病烦渴，肺热燥咳，骨蒸潮热，内热消渴，肠燥便秘。

【配伍应用】

知母配生石膏 清热泻火。用于外感热病，高热烦渴。如白虎汤（《伤寒论》）。

知母配黄柏 滋阴清热退热，泻火解毒除湿。用于阴虚发热、骨蒸潮热、盗汗等；阴虚火旺，相火妄动，以致梦遗、滑精等；小便不利，证属阴虚阳不能化者；男子"强中"，女子性欲亢进。如知柏地黄丸（《医宗金鉴》）。也可用于糖尿病，血糖增高不降，外阴瘙痒等，及冲任火旺，妇人经行一月二次者（《施今墨对药》）。

知母配黄连 清热泻火，燥润相和。用于胃火炽盛，火盛阴伤而致的消渴病；甲状腺功能亢进并心动过速者（《中药药对大全》）。

知母配黄芩 清泻肺火，滋阴。用于肺热实证之发热，咳喘，咽喉疼痛，咳吐黄黏痰。

知母配川贝母 滋阴润燥，化痰止咳。用于阴虚燥咳，肺热咳嗽，肺痨咳嗽。如二母散（《证治准绳》）。

知母配玄参、生地黄 清热养阴。用于口腔炎，口腔溃疡，咽喉炎。

知母配黄芪 益气养阴，清热。用于气阴两虚有热，身热劳嗽，乏力，脉数。

知母配地骨皮 清热降火。用于热病烦渴、肺热咳喘、阴虚潮热、骨蒸盗汗等。

知母配百合 补虚清热。用于阴虚或热病后期，余热未尽之心烦不安，及肺燥阴虚之咳嗽少痰。

知母配酸枣仁　养血安神，清热除烦。用于心肝血虚之心悸，失眠，头晕烦躁。如酸枣仁汤（《金匮要略》）。

【鉴别应用】

（1）生知母、盐知母　生知母长于清热泻火、滋阴润燥，多用于外感热病之高热烦渴，或热病津伤等症。盐知母为经盐水炮制过的，专入肾经，能增强滋阴降火功效，多用于阴虚火旺，骨蒸潮热等。

（2）知母、天花粉　二药均能清热生津止渴，用于热病烦渴、肺热燥咳及阴虚消渴。但知母甘寒质润，既能清肺胃之实热，又能滋阴润燥清虚热。而天花粉甘、微苦，微寒，以清肺胃之热且能生津见长，无滋阴降火之力。

（3）知母、黄柏　二者均苦寒而能清热泻火，退虚热，治阴虚内热证时常相须为用。知母甘寒质润，善清肺胃气分实火，又兼滋阴润燥，清中寓补，治阴虚内热证可标本兼顾。黄柏苦寒较甚，以清热燥湿为主，兼能泻火解毒，多用于湿热、实火及热毒证；若用于退虚热，则以治标降火为主，常配合补肾滋阴之品。

【单方验方】

（1）治疗肌纤维疼痛综合征　桂枝24g，芍药18g，甘草12g，麻黄12g，生姜12g，白术30g，知母24g，防风24g，附子12g。以开水700ml，煮取210ml，每次温服70ml，每日3次。每日1剂，7天为1个疗程。[陈宇，等．云南中医中药杂志，2008，29（3）：26]

（2）治疗恶性肿瘤长期发热　青蒿18g，知母18g。水煎服，每日1剂。连续服用14～28日。[李晓东．中医研究，2005，18（6）：46]

【用量用法】　水煎服，6～12g。或入丸、散。

【使用注意】　本品性寒质润，有滑肠之弊，故脾虚便溏者慎用。本品易受潮霉变，变成黄棕色，若内心发黑即失效变质，不宜再使用。

天花粉

【基源】　为葫芦科植物栝楼或双边栝楼的干燥根。别名瓜蒌根，栝楼根，花粉。

【性味归经】　甘、微苦，微寒。归肺、胃经。

【功效主治】 清热泻火，生津止渴，消肿排脓。用于热病烦渴，肺热燥咳，内热消渴，疮疡肿毒。

【配伍应用】

（1）用于清热生津

天花粉配知母　清热泻火，润燥生津。用于温病热邪伤津，口干舌燥，烦渴；消渴病口渴多饮。

天花粉配芦根、麦冬　清热生津。用于热病津伤之口干，口渴，心烦。

（2）用于清肺润燥

天花粉配瓜蒌皮　清热生津，开胸散结。用于肺燥咳嗽，干咳少痰，热病阴伤之口干、口渴、胸闷气逆等。

天花粉配贝母　清热化痰润燥，用于痰热咳嗽，痰黄稠黏、咳吐不利，咽喉肿痛。

天花粉配天冬、麦冬　清肺润燥。用于燥热伤肺，干咳少痰、痰中带血等肺热燥咳证。如滋燥饮（《杂病源流犀烛》）。

天花粉配玄参　止烦渴，生津液。用于喉风心烦，口干作渴。如银锁匙（《重楼玉钥》）。

（3）用于消肿排脓

天花粉配薄荷　疏风清热，利咽消肿。用于风热上攻，咽喉肿痛。

天花粉配白芷　清热消肿排脓。用于疮疡肿毒。如仙方活命饮（《校注妇人良方》）。

【鉴别应用】

天花粉、芦根　均可清热、生津、止渴，治热病津伤烦渴。但热病初起兼表证者不宜用天花粉；其清热生津之力较强，又兼能清肺润燥，故可治肺热燥咳、痰热咳嗽带血等；此外，能消肿排脓，可治痈肿疮毒。芦根作用较缓，清肺胃之热兼透散，故可用于外感热病初期兼表证、中期高热烦渴、后期热退津伤口渴；并能清肺利尿，兼祛痰排脓，可治胃热呕吐、肺热咳嗽、肺痈吐脓、热淋涩痛等。

【单方验方】

（1）治疗糖尿病　消渴方：黄连、天花粉、生地黄汁、藕汁、牛乳。将黄连、天花粉研末调服。或加姜汁、蜂蜜为丸嚼化。《丹溪心法》

（2）治疗乳头溃疡　天花粉60g，研末，鸡蛋清调敷。《中草药新医疗法资料选编》

（3）治疗胃及十二指肠溃疡　天花粉30g，贝母15g，鸡蛋壳10个。

研细末，每服 6g，温开水送服。《辽宁常用中草药手册》

（4）治疗肠腺化生　天花粉 12g，黛蛤散 3g。每日 1 剂，20～40 天 1 个疗程，连用 2 个疗程。（编者按：黛蛤散处方由青黛、煅海蛤壳、煅石膏、黄柏、冰片组成，并按 12∶9∶9∶6∶1 剂量配制研细而成）[倪秀礼，等．中西医结合杂志，1985，5（11）：695]

【用量用法】　水煎服，干品 10～15g。

【使用注意】　孕妇忌服。反乌头。脾虚滑泄和过敏体质者慎用。

芦 根

【基源】　为禾本科植物芦苇的新鲜或干燥根茎。

【性味归经】　甘，寒。归肺、胃经。

【功效主治】　清热生津，除烦，止呕，利尿，排脓。用于热病烦渴，胃热呕哕，肺热咳嗽，肺痈吐脓，热淋涩痛。

【配伍应用】

芦根配地骨皮　养阴清肺。用于肺热阴伤，肺失清肃的喘咳。

芦根配生石膏　清热除烦，生津止渴。用于温病发热，日久不退，或热病后期，余热未消，阴液已伤，症见心烦口渴、口干恶心、小便短赤等。

芦根配竹茹　清热止呕。用于各种热病呕吐。如芦根饮子（《备急千金要方》）。

芦根配薏苡仁、桃仁　清肺排脓。用于肺痈咳吐脓痰。如苇茎汤（《外台秘要》）。

芦根配白茅根　清热利尿。用于感冒发热，小便不利。也可用于急性肾炎，尿路感染，表现为发热、小便不利、水肿者及流行性出血热（《施今墨对药》）。

【鉴别应用】

（1）芦根、苇茎　芦根为芦苇的根茎，长于生津止渴。苇茎为芦苇的嫩茎，长于清透肺热。目前药市苇茎多无供应，可以用芦根代之。

（2）芦根、白茅根　皆有清热生津止渴的作用，用于肺热咳嗽、胃热呕吐、小便淋痛及津伤口渴等。但芦根主清卫分、气分之热邪，尚有清热排脓之功，可用于肺痈。白茅根善清营分、血分之邪热，凉血止血，多用于血热妄行之衄血、咯血、吐血、尿血等，且能利尿，可用于水肿，小便不利。

（3）芦根、鱼腥草　皆入肺经而有清透并具之特点，能清热利尿排脓。但鱼腥草尚能解毒消痈，治热毒疮肿及湿热泻痢等；芦根尚能生津除烦止呕，治热病烦渴及胃热呕哕等。

【单方验方】

治疗慢性支气管炎痰热证　芦根 15g，薏苡仁 20g，冬瓜子 10g，桃仁 8g，葶苈子 6g，苦丁茶 3g，每日 1 剂，水煎取汁 300ml，分 2 次服，7 天为 1 个疗程。[陈松云，等 . 湖南中医药导报，2002，8（3）：111]

【用量用法】　水煎服，干品 15～30g；鲜品用量加倍，或捣汁用。

【使用注意】　脾胃虚寒者忌服。

栀 子

【基源】　为茜草科植物栀子的干燥成熟果实。别名山栀子。

【性味归经】　苦，寒。归心、肺、三焦经。

【功效主治】　泻火除烦，清热利尿，凉血解毒。用于热病心烦，湿热黄疸，血淋涩痛，血热吐衄，目赤肿痛，火毒疮疡；外治扭挫伤痛。

【配伍应用】

（1）用于泻火除烦

栀子配淡豆豉　清透郁热，除烦。用于外感风热，温病初起者；温病后期，余热留扰胸膈所致的胸中烦闷、躁扰不宁、失眠等。如栀子豉汤（《伤寒论》）。

栀子配生姜汁　清热和胃，降逆止痛。用于胃内郁热所致的胃脘部疼痛、恶心呕吐、舌红苔黄等。

栀子配连翘　清心除烦，凉血解毒。用于热郁胸脘，心烦不安；热入心包，高热神昏，烦躁不安；心经留热，口舌生疮或尿赤短涩。外用，治痈疽疮毒，烫伤烧伤。

栀子配干姜　清上温下，平调寒热，辛开苦降，调畅气机。用于误下伤中，脾虚生寒兼郁热不除所致之心烦腹满、便溏等；及心下痞结，噎塞于膈，日久不愈，即成反胃之证。如栀子干姜汤（《伤寒论》）。

栀子配黄芩、黄连、黄柏　清泻三焦之火，止血热妄行。用于高热烦躁、神昏谵语，或火盛迫血妄行之吐、衄血。如黄连解毒汤（《外台秘要》）。

（2）用于清热利湿

栀子配大黄、龙胆　清热利湿，通腑退黄。用于黄疸，心腹满急。如栀子汤（《外台秘要》）。

栀子配黄柏　清泄湿热。用于湿热黄疸及湿热淋证。如栀子柏皮汤（《伤寒论》）。

栀子配滑石　清热利湿通淋。用于热淋、血淋诸证。

栀子配茵陈　清热利湿退黄。用于湿热黄疸。如茵陈蒿汤（《伤寒论》）。

栀子配瞿麦　清热凉血利尿。用于下焦湿热之小便淋沥热痛、血尿等。

（3）用于凉血解毒

栀子配牡丹皮　疏泄肝胆之热。用于肝郁火旺之胁痛，目赤，头痛；或肝郁血虚之潮热骨蒸、盗汗等。如丹栀逍遥散（《内科摘要》）。

【鉴别应用】

（1）生栀子、炒栀子、焦栀子、栀子炭　栀子除生用外，也可用其炮制品入药。生栀子苦寒较甚，长于泻火利湿，凉血解毒。因其苦寒之性较甚，对胃有刺激性，易伤中气，脾胃较弱者，服后易吐，但炒后可除此弊。炒栀子与焦栀子功用相似，均可清热除烦，常用于热郁心烦，肝热目赤。一般热甚者用炒栀子，脾胃较虚弱者用焦栀子。传统经验认为，栀子炭善于凉血止血，多用于诸出血病症。根据现代研究，炒炭或炒焦后虽具有收敛止血作用，但是止血成分炒后被破坏，含量明显降低，其止血作用远不及生品稳定和持久，故临床应用于出血病症，目前仍以生品或炒品栀子为宜。

（2）栀子皮、栀子仁　栀子皮偏于达表而去肌肤之热；栀子仁偏于走里而清内热。

（3）栀子、黄连　皆为苦寒之品，有清热泻火、凉血解毒、清心除烦之功。但栀子能清泻上中下三焦之火邪，不仅善泻心膈之热，也善清利下焦肝胆湿热，其清热利胆、利湿的功效优于黄连。黄连乃大苦大寒之品，其清热泻火之力较栀子为胜，尤善泻心火，不仅用于心烦懊侬，更适用于心火炽盛之烦热神昏、心烦不寐等。此外，黄连尚有苦寒坚阴之功，适用于火热伤阴所致的消渴，也可用于热痞、痰热互结之结胸。

【单方验方】

（1）治疗创伤肿痛　生栀子（加工成细末）、面粉各等份，用米醋调匀成药膏敷于肿痛处，边缘超过患处2cm，每日1次。[张向荣，等．中医正

骨，2008，20（5）：18]

（2）治疗青壮年失眠　生栀子10～30g，研碎布包，敷于两足底之涌泉穴处，每晚更换1次，1周为1个疗程。[潘金常．中医外治杂志，2002，11（3）：54]

（3）治疗婴幼儿腹泻　取生栀子（新鲜者尤佳）捣为泥，加少许食盐混匀，外敷于劳宫穴上，外用纱布包扎固定。每隔12h换药1次，直至吐泻完全停止。[周向锋，等．中国民间疗法，2000，8（3）：7]

（4）治疗急性水肿型胰腺炎　柴胡10g，栀子12g，生大黄（后下）10g，败酱草30g，丹参20g，生甘草5g。煎剂每日1剂，煎煮时加水500ml，煮沸15min后，加入生大黄再煎5min，取汁250ml，分3次服。7天为1个疗程。[沈宇清．南京中医药大学学报，2001，17（1）：59]

【用量用法】　水煎服，5～10g。外用生品适量，研末调敷。

【使用注意】　本品苦寒伤胃，脾虚便溏者不宜服。

夏枯草

【基源】　为唇形科植物夏枯草的干燥带花果穗。

【性味归经】　辛、苦，寒。归肝、胆经。

【功效主治】　清热泻火，明目，散结消肿。用于目赤肿痛，目珠夜痛，头痛眩晕，瘰疬，瘿瘤，乳痈肿痛。

【配伍应用】

（1）用于清肝泻火

夏枯草配桑叶、菊花　清肝明目。用于肝火上炎，目赤肿痛。

夏枯草配决明子　清肝明目。用于肝热目疾诸证；肝肾不足所致的头痛眩晕、目暗不明等症；高脂血症（《施今墨对药》）。

夏枯草配牡蛎　镇肝息风，清利上窍。用于肝郁化火，虚风上扰，症见头晕，口苦心烦，夜寐多梦，耳鸣眼花；高血压病证属虚风上扰者（《施今墨对药》）。

夏枯草配茺蔚子　清肝活血。用于虚性高血压病，症见头重脚轻，头昏目眩，血压增高者；脑动脉硬化，脑血管供血不足，以及脑血管意外之后遗症等。

（2）用于散郁结

夏枯草配浙贝母、香附　清肝火，解毒热，散郁结，消瘰疬。用于瘰病诸证，如夏枯草汤（《外科正宗》）。

夏枯草配蒲公英、金银花 清肝解毒散结。用于肝胆热毒，湿热郁结之黄疸，胁肋疼痛；肝经实火，热毒内蕴所致的咽喉肿痛，目赤肿胀；火热邪毒郁结所致的疔疮痈肿、瘰疬痰核、乳痈初起等。如化毒丹（《青囊秘传》）。

夏枯草配连翘 清热解毒散结。用于疮疡肿毒。

夏枯草配重楼 清热解毒，散结消肿。用于痰火郁结之瘿瘤，瘰疬。

夏枯草配昆布、玄参 清肝软坚散结。用于治疗瘿瘤、瘰疬、乳痈肿痛。如夏枯草膏（《医宗金鉴》）。

【鉴别应用】

（1）白毛夏枯草、夏枯草 皆为唇形科植物，味苦性寒，同具清热之功，可治火热及热毒病证。白毛夏枯草为唇形科植物筋骨草的全草。既能清热解毒，又能祛痰止咳，凉血止血。主治热毒壅盛、痈肿疮疖、肺热咳嗽、痰黄黏稠、咽喉肿痛及血热咯血、衄血或外伤出血。水煎服，10～30g，或煎水外用。夏枯草为清热泻火药，长于清肝火，散郁结，降血压，善治肝热或肝火上炎之目赤肿痛、羞明多泪或目生翳障，瘿瘤瘰疬，高血压属肝火盛者。

（2）夏枯草、决明子 皆有清肝明目作用，治疗肝热目疾。但决明子兼能益肾阴，润肠通便，可用于血枯、肠燥之便秘；夏枯草长于降肝火、散郁结，用于痰火郁结之瘰疬、痰核、瘿瘤。

（3）夏枯草、龙胆 二者性味皆为苦寒，善清泄肝胆之火，治肝火头痛、眩晕、目赤肿痛，以及高血压属肝火或肝阳上亢者。但龙胆性主沉降而清泄力甚强，宜用于肝火上炎之重症，且能入下焦清热燥湿，治湿热下注之阴痒、带下、湿疹、黄疸、尿赤及淋痛等。夏枯草清肝火之力逊于龙胆，但长于散邪结，可治肝郁化火，痰火凝结之瘰疬、瘿瘤。

【单方验方】

（1）治疗甲状腺功能亢进症 夏枯草、酸枣仁各20g，浙贝母、炒栀子各15g，桃仁、红花各10g，生地黄30g。每日1剂，水煎服，分早、晚服用。[刘桂芳，等. 山西中医，2007，23（6）：22]

（2）治疗肝郁火旺型高血压病 夏枯草口服液口服10ml，每日2次。[潘定举. 中国新药杂志，2007，16（12）：971]

（3）治疗皮肤烫伤 取干夏枯草50g（创面大可加量），加水500g，煎沸12min左右，凉到37℃左右，用无菌纱布浸湿，轻轻拍打患处，再将患处擦干后，取出鲜芦荟肉，均匀涂在患处，厚度为0.5cm左右，用一层无

菌纱布固定，以防脱落。［陈耀珍，等．实用中西医结合临床，2003，3（4）：41］

【用量用法】 水煎服，9～15g。或熬膏服。

【使用注意】 脾胃虚弱者慎用。

寒水石

【基源】 为硫酸盐类石膏族矿物红石膏或为碳酸盐类方解石族矿物方解石。别名凝水石，凌水石。

【性味归经】 辛、咸，寒。归心、胃、肾经。

【功效主治】 清热泻火。用于热病烦渴，咽喉肿痛，口舌生疮，热毒疮肿，丹毒，烫伤。

【配伍应用】

寒水石配石膏、滑石 清热泻火。用于温热病邪在气分，壮热烦渴者。如三石汤（《温病条辨》）。

寒水石配黄连、甘草 清泻心胃实火。用于伤寒阳明热盛之癫狂。如鹊石散（《普济本事方》）。

寒水石配黄柏 清热泻火。用于治疗口疮。如蛾黄散（《严氏济生方》）。

寒水石配天竺黄、冰片 清化痰热。用治痰热躁狂。如龙脑甘露丸（《姚僧坦集验方》）。

寒水石配青黛 清热解毒。用治热毒疮肿。（《普济方》）

寒水石配赤石脂 清热敛疮。用于水火烫伤。如水石散（《古方汇精》）。

【鉴别应用】

寒水石、石膏 见石膏条目。

【单方验方】

治疗烧烫伤 由大黄、地榆炭、寒水石、冰片、四季青、白蔹组成，以上药物以3：2：1：0.5：4：3共研细末，用麻油调成糊状外用。［杨旭辉，等．黑龙江中医药，2005（5）：43］

【用量用法】 水煎服，6～15g；外用适量。

【使用注意】 脾胃虚寒者忌服。

淡竹叶

【基源】　为禾本科植物淡竹叶的干燥茎叶。

【性味归经】　甘、淡，寒。归心、胃、小肠经。

【功效主治】　清热泻火，除烦止渴，利尿通淋。用于热病烦渴、口舌生疮，小便赤涩淋痛。

【配伍应用】

淡竹叶配荷梗　清心火，利小便，解暑湿。用于夏日中暑诸证；小儿发热、小便短赤等；心移热于小肠，小便涩痛等；湿热发黄诸证。

淡竹叶配麦冬　清心除烦。用于虚烦不寐，惊悸神疲，心烦口渴。如淡竹叶汤（《医学心悟》）。

淡竹叶配生地黄、甘草梢　滋阴泻火。用于热病伤津所致的口渴、口舌生疮等。如导赤散（《小儿药证直诀》）。

【鉴别应用】

淡竹叶、竹叶　二者均源于禾本科植物，味甘淡，性寒，能清热除烦、利尿。淡竹叶用植物茎叶，竹叶为多年生常绿竹状乔木或灌木植物淡竹的叶，药用部分为叶。淡竹叶通利小便力强，多用于口疮、尿赤及热淋涩痛，并治水肿尿少及黄疸尿赤。竹叶其清心除烦力较淡竹叶强，热病心烦者多用；又兼辛味，清中有散，能凉散上焦风热，治风热表证或湿温病初起。其卷而未放的幼叶称"竹叶卷心"，清心火之力强，有泻火解毒之功，温热病热入心包而致神昏谵语者多用之。

【单方验方】

（1）治疗热病烦渴　淡竹叶 9g，芦根 15g，生石膏（先煎）12g。煎服。《安徽中草药》

（2）治疗尿血　淡竹叶 12g，灯心草 10g，海金沙 6g。水煎服，每日 1 剂。《江西草药》

（3）治疗特发性水肿　淡竹叶 2g，开水浸泡代茶饮，每日 1 剂，连用 1 个月。[吕华.中国中西医结合杂志，1994，14（10）：634]

（4）预防肛门术后小便困难　凡术后患者立即用淡竹叶、灯心草各 6g，开水浸泡代茶饮，每日 1 剂，连用 2 日。[李文刚，等.甘肃中医，1994，7（3）：20]

【用量用法】　水煎服，10～15g。

决明子

【基源】 为豆科植物钝叶决明或小决明的干燥成熟种子。别名草决明，马蹄决明。

【性味归经】 甘、苦、咸，微寒。归肝、大肠经。

【功效主治】 清热明目，润肠通便。用于目赤涩痛，羞明多泪，目暗不明，头痛眩晕，肠燥便秘。尚可用于高血压病。

【配伍应用】

决明子配石决明 清热平肝明目。用于肝热头昏、视物不明、目赤涩痛、头痛等；高血压动脉硬化（《施今墨对药》）。

决明子配青葙子 清肝泻火明目。用于肝火上炎之目赤肿痛、眼生翳膜、视物昏花等。

决明子配黄芩、木贼 清肝明目。用于肝热目赤肿痛，羞明多泪。如决明子散（《重订严氏济生方》）。

决明子配菊花 疏散风热，清肝明目。用于风热上攻，头痛目赤。如决明子丸（《证治准绳》）。

决明子配山茱萸、生地黄 益肝滋阴明目。用于肝肾阴亏，视物昏花，目睛不明。如决明散（《银海精微》）。

【鉴别应用】

（1）决明子、石决明 决明子为植物决明的成熟种子，故又名草决明子；石决明为多种鲍科动物鲍的贝壳。二者皆有清肝、明目、退翳的作用，临床上治疗肝火上炎或肝经风热所致的目赤肿痛、羞明多泪、目生翳障等，常配伍同用。决明子且能润肠通便，适用于肠燥便秘。石决明为凉肝、平肝之要药，又兼有滋养肝阴之功，故对肝肾阴虚、肝阳上亢之头晕目眩尤为适宜。煅石决明还有收敛、制酸、止痛、止血等作用，可用于胃酸过多之胃脘痛，外用可止血。

（2）决明子、火麻仁 皆有润肠通便作用，用于肠燥便秘。决明子性寒润，有清热润肠通便之效，多用于内热肠燥，大便秘结。且能清泻肝火，又兼益肾阴的作用，故还可用于目赤目暗。而火麻仁甘平，质润多脂，能润肠通便，且又兼有滋养补虚的作用，多用于老年人、产妇及体弱津血不足的肠燥便秘证。

【单方验方】

（1）治疗乳腺小叶增生病 将决明子粉碎过80目筛，每次25g，每日

2 次，开水冲服；如服后恶心可用生姜 5g 泡茶送服；如大便稀溏则适当减量。连续服 4 周为 1 个疗程，一般治疗 2 个疗程。[杨占江．新中医，2003，35（11）：62]

（2）治疗原发性高血压　以决明子 30g 研末冲服。[荣文平．黑龙江中医药，2003（4）：24]

（3）治疗老年人便秘　炒决明子 60g，压粉，每次服 3g，早晚各 1 次。[冯岩，等．吉林中医药，2001（5）：41]

【用量用法】　10～15g，生用或炒用，打碎，水煎服。用于润肠通便，不宜久煎。

【使用注意】　气虚便溏者不宜用。

谷精草

【基源】　为谷精草科植物谷精草的干燥带花茎的头状花序。别名戴星草，流星草，珍珠草。

【性味归经】　辛、甘，平。归肝、肺经。

【功效主治】　疏散风热，明目，退翳。用于风热目赤，肿痛羞明，眼生翳膜；风热头痛，齿痛。

【配伍应用】

密蒙花配谷精草　散风清肝，明目退翳。用于糖尿病性视网膜病变，黄斑变性；白内障，症见视力下降，视物模糊，眼干目涩（《施今墨对药》）。

【单方验方】

（1）治疗花斑癣　谷精草、茵陈、石决明、桑枝、白菊花各 36g，木瓜、桑叶、青皮各 45g。上药共为粗渣，盛于布袋内熬水配成 50％的水煎剂备用。每日外涂 1～2 次，每周洗浴 1～2 次，14 天为 1 个疗程。[刘晓，等．光明中医，2008，23（7）：966]

（2）治疗流行性结膜炎　金银花 15g，菊花 15g，密蒙花 15g，红花 10g，蝉蜕 10g，夏枯草 15g，谷精草 15g，木贼 15g，龙胆 10g，甘草 5g。每日 1 剂，水煎，分 4 次服用。[李昌德．中国中医急症，2006，15（7）：751]

（3）治疗单纯疱疹病毒性角膜炎　连翘、金银花、栀子、黄柏、黄芩、木通、谷精草、天花粉各 10g，白芷 5g，黄连 4g，板蓝根 30g。每日 1 剂，水煎，分 3 次服。10 天为 1 个疗程。[严玲．湖北中医杂志，2005，27（12）：35]

（4）治疗小儿急性结膜炎　金银花、连翘、夏枯草、木贼各 10g，草决明、谷精草、紫草各 6g。每日 1 剂，水煎，每日服 3～4 次。[冯贵明，等．四川中医，2002，20（3）：71]

【用量用法】　水煎服，5～10g。

【使用注意】　阴虚血亏目疾者不宜服。

青葙子

【基源】　为苋科植物青葙的干燥成熟种子。别名野鸡冠花子。

【性味归经】　苦，微寒。归肝经。

【功效主治】　清热泻火，明目退翳。用于肝火上炎，目赤肿痛，眼生翳膜，视物昏花；肝火眩晕。

【配伍应用】

青葙子配桑叶、菊花　疏风清热明目。用于肝经风热之目赤肿痛，羞明多泪。

青葙子配夏枯草、栀子　清肝明目。用于肝热之目赤肿痛，羞明多泪。

青葙子配生地黄、玄参　养肝清热。用于阴虚血热之视物昏花。如青葙丸（《医宗金鉴》）。

青葙子配菟丝子、肉苁蓉　补肝肾，益精明目。用于肝肾亏损，目昏干涩。如绿风还睛丸（《医宗金鉴》）。

【用量用法】　水煎服，5～15g。外用，适量，研末调敷。

【使用注意】　本品有扩散瞳孔作用，青光眼患者禁用。

密蒙花

【基源】　为马钱科植物密蒙花的干燥花蕾及其花序。别名蒙花，鸡骨头花。

【性味归经】　甘，微寒。归肝经。

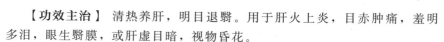

【功效主治】 清热养肝，明目退翳。用于肝火上炎，目赤肿痛，羞明多泪，眼生翳膜，或肝虚目暗，视物昏花。

【配伍应用】

密蒙花配青葙子 清肝明目。用于目赤肿痛，眼生翳膜；血虚肝旺所致的目盲翳障。

密蒙花配菊花 清肝明目。用于肝火上炎之目赤肿痛。如密蒙花散（《圣济总录》）。

密蒙花配石决明 清肝明目。用于肝火上炎之羞明多泪。如密蒙花散（《太平惠民和剂局方》）。

密蒙花配蝉蜕 明目退翳。用于肝火郁滞，眼生翳膜。如拨云退翳丸（《原机启微》）。

【用量用法】 水煎服，5～10g。

【使用注意】 剂量不宜过大。本品所含刺槐素有小毒，临床虽未见不良反应报道，但亦应引起重视。

第二节　清热燥湿药

黄芩

【基源】 为唇形科植物黄芩的干燥根。

【性味归经】 苦，寒。归肺、胆、脾、大肠、小肠经。

【功效主治】 清热燥湿，泻火解毒，止血，安胎。用于湿温、暑湿，胸闷呕恶，湿热痞满，黄疸泻痢；肺热咳嗽，高热烦渴，血热吐衄；痈肿疮毒；胎动不安。

【配伍应用】

（1）用于清热解毒

黄芩配黄连 清热泻火，燥湿解毒。用于上、中焦火热炽盛，症见高热头痛、目赤肿痛、齿龈肿痛、口舌生疮、烦躁不眠等。如黄连解毒汤

《外台秘要》）。湿热蕴结肠道所致的发热口渴，暴注下迫，肛门灼热或湿热下痢诸症。如葛根黄芩黄连汤（《伤寒论》）。

黄芩配天冬　清肺滋阴降火。用于肺热阴伤或肺虚燥热所致的干咳少痰，咽干喑哑；肺肾阴亏，虚火上冲所致的烦渴引饮，多饮多尿之上消；肺痈后期，正气已伤而余邪尚盛者。

黄芩配射干　清泻肺火，通利咽喉。用于肺痈咽喉声音嘶哑，或肺痈初起发热恶寒，头痛胸痛，喉中鸡鸣之声。

黄芩配杏仁、桑白皮　清热泻肺止咳。用于外感肺热咳嗽，痰气喘满。如清肺汤（《万病回春》）。

黄芩配百部、丹参　清热凉血，润肺止咳。用于肺热燥咳，肺痨咳嗽。

黄芩配厚朴　清热化湿，辛开苦降。用于脾胃湿热，胀满痞闷，苔垢黄腻。

黄芩配白芍　清热止痢，坚阴止痛。用于湿热痢疾，发热，里急后重，腹痛之症；妊娠恶阻。如黄芩汤（《伤寒论》）。

黄芩配葛根　解肌发表，清热止泻。用于表证未解，里热已甚，协热下利之证，症见身热下利、胸脘烦热、口干作渴等。如葛根黄芩黄连汤（《伤寒论》）。

黄芩配半夏　清热泻火，和胃消痞。用于邪居少阳，误下成痞；温邪留恋，痰热互结，脾胃升降失调所致之痞证；寒热互结，以致胸膈痞满、恶心呕吐、食欲不振诸症；上焦有热，咳嗽吐痰；胃酸过多，胃脘嘈杂。如半夏泻心汤（《伤寒论》）。

黄芩配青蒿　清泄湿热。用于胆热犯胃，湿浊中阻之口苦呕恶。如蒿芩清胆汤（《重订通俗伤寒论》）。

（2）用于安胎

黄芩配白术　清热健脾安胎。用于胎热胎动不安。

黄芩配砂仁　清热顺气安胎。用于胎热上冲、气机不调之胎动不安、妊娠恶阻。

（3）用于止血

黄芩配槐花　清热凉血止血。用于热伤血络所致的肠风下血，痔出血及崩漏、月经过多者。

黄芩配大黄　清热凉血止血。用于热毒炽盛，血热妄行之吐血、衄血等。如大黄汤（《圣济总录》）。

【鉴别应用】

（1）生黄芩、酒黄芩、炒黄芩、黄芩炭　生黄芩苦寒，清热泻火力强，多用于治疗热病、湿温、黄疸、泻痢、痈疽疔毒等。黄芩酒制后入血分，并可缓和黄芩苦寒之性，以免损伤脾胃，多用于上焦热毒如大头瘟、头风热痛及肺热咳嗽。黄芩经炒制后使其寒性减弱，多用于胎动不安，小儿体弱者。黄芩炭长于清热凉血止血，多用于血热所致的吐血、衄血、崩漏下血等。

（2）黄芩、黄连、黄柏　三者皆为苦寒之品，清热燥湿、泻火解毒为其主要功效。治疗湿热内盛或热毒炽盛之证，三者常配伍同用。但黄芩偏泻上焦肺火，且有清热安胎之功，多用于肺热咳嗽、胎动不安之证。黄连在三者中苦寒之性最甚，长于泻中焦胃火及心火，多用于中焦湿热、痞满呕逆、湿热泄泻、痢疾，胃火亢盛之牙龈肿痛、口舌生疮，及心火炽盛之壮热烦渴、心烦失眠等。黄柏偏泻下焦相火，可除骨蒸，用于湿热下注之淋浊、小便不利、带下及骨蒸劳热等。故前人有"黄芩治上焦，黄连治中焦、黄柏治下焦"之说。

（3）枯芩、子芩　枯芩为黄芩老根，体轻、中空、色黑；子芩又称条芩，为黄芩的新根，条实、体重、色黄。二者性味功效相同，但药力子芩胜过枯芩。

【单方验方】

（1）治疗过敏性紫癜　黄芩12g，犀角（用水牛角9g代替）2g，生地黄12g，芍药12g，牡丹皮10g，黄连9g，金银花15g，连翘15g，玄参15g，竹叶10g，麦冬10g，柴胡9g，太子参12g。每日1剂，水煎，分2次温服，10天为1个疗程。[秦天富，等.中医药导报，2006，12（10）：45]

（2）治疗儿童慢性上颌窦炎　黄芩9g，辛夷6g，白芷9g，金银花9g，鱼腥草15g，薏苡仁15g，白术9g，茯苓9g，甘草6g（以上药量可根据年龄大小酌情增减）。水煎，每日1剂，分2次服，早晚各1次，20天为1个疗程。[任一军.山西中医学院学报，2006，6（2）：41]

（3）治疗鼻衄　黄芩20～60g，白茅根20～60g，蜂蜜30g。肺经热盛型加桑白皮10～15g，并予局部用四环素软膏外敷或复方薄荷油滴鼻。胃热炽盛型加生石膏30g，大黄9g，知母12g，栀子15g。肝火上炎型加柴胡9～12g，郁金9g，龙胆15g，栀子15g。上药加生水适量泡10～20min，再煎滚后15min左右，滤渣放入蜂蜜约30g，待蜜化稍温顿服，每日1剂，分2次服，3剂为1个疗程。[陈改娥，等.现代中医药，2002（4）：11]

（4）治疗菌痢　黄芩15g，葛根12g，秦皮12g，白芍15g，苦参30g，马齿苋30g，甘草6g。水煎2次，取汁300～400ml，分2次服下，每日1剂，5～7天为1个疗程。[刘更祥，等.现代中西医结合杂志，2001，10

(5)：427]

（5）治疗银屑病　黄芩 20g 煎水浓缩成浸膏，加凡士林 100g，制成软膏；取黄芩膏 87g，将枯矾 5g、青黛 5g、冰片适量研细末与之调匀制成。用手指将药物均匀涂布于皮损上，将无毒冰箱保鲜膜覆盖其上，并用手抚平，使其附在皮肤上，封包治疗。晚间敷之、晨起除掉清洗。疗程最短 5 天，最长 2 周。[陈力，等.南京中医药大学学报，2003，19（3）：180]

（6）治疗痤疮　黄芩 15g，桑白皮 15g，黄连 12g，栀子 12g，苦参 15g，枯矾 3g，地肤子 20g，香附 10g，白芷 10g。每日 1 剂，水煎，分 2 次服，5 日为 1 个疗程。[张峰，等.河南中医药学刊，1999，14（5）：49]

【用量用法】　水煎服，3～10g。清热多生用，安胎多炒用，清上焦热可酒炙后用，止血可炒炭用。

【使用注意】　本品苦寒伤胃，脾胃虚寒者不宜使用。

黄　连

【基源】　为毛茛科植物黄连、三角叶黄连或云连的干燥根茎。别名雅连，云连，味连。

【性味归经】　苦，寒。归心、脾、胃、肝、胆、大肠经。

【功效主治】　清热燥湿，泻火解毒。用于湿热痞满，呕吐吞酸，湿热泻痢，高热神昏，心火亢盛，心烦不寐，血热吐衄，消渴，目赤牙痛，痈肿疮疖；外治湿疹，湿疮，耳道流脓。

【配伍应用】

（1）用于泻火解毒

黄连配黄芩、栀子　清泻三焦之火，止血热妄行。用于高热烦躁、神昏谵语，或火盛迫血妄行之吐衄血。如黄连解毒汤（《外台秘要》）。

黄连配石膏、知母　泻火解毒。用治高热神昏。如清瘟败毒饮（《疫疹一得》）。

黄连配大黄、黄芩　泻火解毒。用于热火毒上炎所致的目赤肿痛、口舌生疮、牙龈肿毒，或迫血妄行所致的发斑、吐衄、发狂等。如泻心汤（《金匮要略》）。

黄连配连翘　泻火解毒，散结消肿。用于热毒蕴结所致的疮痈肿毒、瘰疬、丹毒以及疔毒内攻，耳目肿痛诸症。

黄连配蟾酥　泻火解毒，消肿止痛。外用，治痈、疔、疮疡诸症；癌肿或无名肿毒属热毒炽盛者。

黄连配升麻、生地黄　清胃凉血。用于胃火牙痛、牙宣出血、牙龈肿痛、口气热臭等。如清胃散（《兰室秘藏》）。

黄连配麦冬　清心胃，养阴液。用于心中烦热，口舌生疮；胃阴不足，虚火旺盛，症见胃中嘈杂似饥，恶呕欲吐，烦渴引饮；热病邪热犯心所致的心烦不眠（《中药药对大全》）。

黄连配白芍、阿胶　养阴清热。用于阴亏火旺，心烦失眠。如黄连阿胶汤（《伤寒论》）。

黄连配朱砂　清心安神。用于心火亢盛，心烦失眠。如朱砂安神丸（《医学发明》）。

黄连配肉桂　交通心肾，安神。用于心肾不交，怔忡不寐。如交泰丸（《韩氏医通》）。

黄连配天花粉　清热泻火。用于眵多羞明，目赤肿痛。如黄连天花粉丸（《原机启微》）。

（2）用于清热燥湿

黄连配龙胆　清热燥湿，泻火解毒。用于湿热痢疾；肝经火盛所致目赤肿痛，视物不清，或赤眼暴发等。

黄连配木香　清热燥湿，行气导滞。用于细菌性痢疾或肠炎，症见下痢腹痛，里急后重，痢下赤白。如香连丸（《太平惠民和剂局方》）。

黄连配半夏　泻心消痞，化痰和胃。用于湿热痰浊，郁结不解，症见胸脘满闷，痰多黏稠，苔黄腻，脉弦滑；寒热互结，气机不畅所致的心下痞闷，按之作痛。如半夏泻心汤（《伤寒论》）。

黄连配佩兰　清热化浊。用于脾经湿热，症见口中甜腻、多涎、口臭等。

黄连配广藿香　清热祛湿。用于暑温病或湿热中阻而致的身热不扬，呕吐恶心，胸脘痞闷，下痢不畅，舌苔黄白相间。湿重者重用广藿香，热重者重用黄连。

黄连配厚朴　清热燥湿，行气化湿。用于霍乱、暑湿等湿热内蕴所致的胸脘痞闷、胃呆泛恶、呕吐下利等。如连朴饮（《霍乱论》）。

（3）其他

黄连配吴茱萸　清泻肝火，降逆和胃。用于肝火横逆，胃失和降之胁痛，口苦，呕吐吞酸，舌红苔黄，脉弦数诸症。如左金丸（《丹溪心法》）。

黄连配枳实　泄热除痞，泻火宽肠。用于心下痞满，按之不硬，脘腹热痛者；湿热泄泻，痢疾；痔，瘘管，便秘诸症。

黄连配干姜　寒热并用，辛开苦降，泄热除痞。用于寒热互结心下，见胃脘痞满，嘈杂反酸，不思饮食；上热下寒所致的食入即吐，腹痛肠鸣，下痢不止；泄泻，痢疾诸症。如黄连汤（《伤寒论》）。

黄连配附子　寒热并用，泄热消痞。用于寒热互结，心下痞满，脘腹痞闷作痛，泻下不爽，呕恶心烦兼见阳虚不固之汗多恶寒、肢冷、脉弱等；泄泻，痢疾属寒热错杂者。如附子泻心汤（《伤寒论》）。

【鉴别应用】

（1）生黄连、酒黄连、姜黄连、萸黄连　根据临床需要黄连有不同的炮制品，除生用外，常用炮制品有酒制、姜制和吴茱萸制。生黄连善清心火，多用于心火亢盛、烦躁不眠、神昏谵语，以及湿热诸证如湿温、痢疾、热毒疮疡等。酒黄连能引药上行，善清头目之火，多用于肝火偏旺、目赤肿痛。姜黄连苦寒之性缓和，长于清胃止呕，多用于胃热呕吐。萸黄连（吴茱萸制黄连）善散肝经郁火，多用于肝气犯胃之呕吐吞酸等。

（2）黄连、胡黄连　二者名称相似且均为苦寒之品，具有清热燥湿功效，为治胃肠湿热泻痢之良药。但黄连长于清心火，泻胃火，乃清热燥湿，泻火解毒要药。胡黄连善退虚热，除疳热，多用于骨蒸潮热、小儿疳热。

（3）黄连、秦皮　二者皆能清热燥湿，泻火解毒，用治湿热泻痢、赤白带下等。但秦皮兼涩味，长于止痢、止带，治热毒泻痢、赤白带下；又能清肝泻火，明目退翳，常用治肝经郁火，目赤肿痛及目生翳膜。

【单方验方】

（1）治疗糖尿病合并带状疱疹　取黄连 10g 加水 100ml 水煎，取60ml，分次外搽患处，每日 5 次。[彭利，等．陕西中医，2007，28（5）：581]

（2）治疗萎缩性舌炎　黄连 6～10g，黄芩 6～10g，白芍 12～15g，阿胶 12～15g，鸡蛋 1 个。前 3 味先煎，阿胶另煮，煎好后药液倾出，趁热将鸡蛋打入药液中搅匀，分 2 次温服。3 剂为 1 个疗程。[李宪梅，等．山东中医杂志，2007，26（8）：538]

（3）治疗酒精依赖综合征　黄连、甘草各 6g，半夏、僵蚕、郁金、石菖蒲、陈皮、生姜各 10g，竹茹、天麻、茯苓各 15g。每日 1 剂，水煎，取汁 500ml。早晚分服。治疗 7 天为 1 个疗程。[瞿金鸿，等．新中医，2008，40（1）：70]

（4）治疗慢性胃炎　黄连、枳实、甘草各 6g，茯苓 12g，姜半夏、陈皮、竹茹各 10g。每日 1 剂，水煎，分 3 次服，1 个月为 1 个疗程。［杨冬梅．实用中医药杂志，2008，24（2）：91］

（5）治疗萎缩性胃炎　黄连 500g，山楂 1000g，食醋 500ml，白糖 500g，加开水 4000ml，混合浸泡 7 天后即可饮用。每次 50ml，日 3 次，饭后服。［张茵州．中医杂志，1986，27（6）：28］

【用量用法】　水煎服，3～6g；外用，适量。

【使用注意】　黄连大苦大寒，过服、久服易伤脾胃，脾胃虚寒者忌用。苦燥伤津，阴虚津伤者慎用。葡萄糖-6-磷酸脱氢酶缺乏的儿童禁用本品，以免引起溶血性贫血。

黄　柏

【基源】　为芸香科植物黄皮树的干燥树皮。习称川黄柏。别名黄檗，檗皮。

【性味归经】　苦，寒。归肾、膀胱经。

【功效主治】　清热燥湿，泻火除蒸，解毒疗疮。用于湿热泻痢，黄疸，带下，热淋涩痛；湿热脚气，痿躄；骨蒸劳热，盗汗，遗精；疮疡肿毒，湿疹瘙痒。

【配伍应用】

（1）用于清热燥湿，泻火解毒

黄柏配白头翁　泄热燥湿，清肠解毒。用于湿毒凝结肠道，症见腹痛，里急后重，肛门灼热，泻下脓血，赤多白少，舌红苔黄。如白头翁汤（《伤寒论》）。

黄柏配苍术　清热燥湿。用于湿热下注之筋骨疼痛，或足膝红肿疼痛，下肢痿躄，下部湿疮等。如二妙丸（《丹溪心法》）。

黄柏配栀子　清热利湿退黄。用治湿热黄疸尿赤，如栀子柏皮汤（《伤寒论》）。

黄柏配椿皮　清热燥湿止带。用于湿热下注，带下赤白，淋漓腥臭，小便黄赤或刺痛。如樗树根丸（《摄生众妙方》）。

黄柏配木瓜　清热除湿，舒筋通络。用于风湿热痹，下肢肿痛，或湿热下注，足膝红肿，以及湿热阻于下肢筋脉之证。

黄柏配滑石　清热祛湿。用于湿热下注膀胱所致的小便淋漓涩痛；外用，治疗湿疹、湿疮、皮炎等各种皮肤病。

黄柏配车前子、木通　清热利尿通淋。用于膀胱湿热，小便灼热、淋沥涩痛。

黄柏配苦参　清热燥湿，解毒止痒。用于皮肤湿疹，外阴瘙痒。常煎水外用。

（2）用于退热除蒸

黄柏配知母、熟地黄　清相火，退虚热。用于骨蒸潮热，盗汗遗精。如知柏地黄丸（《医宗金鉴》）。

黄柏配生地黄　清热养阴。用于胃热牙宣，下焦湿热所致尿血、便血等。

黄柏配龟甲　滋阴降火。用于阴虚火旺之骨蒸劳热，盗汗遗精；肝肾亏虚之腰酸腿软；阴虚血热之月经过多、崩漏带下等。

【鉴别应用】

（1）生黄柏、盐黄柏、酒黄柏、黄柏炭　根据临床需要黄柏有不同的炮制品，除生用外，还有酒制、盐水制、黄柏炭等多种。生黄柏性寒苦燥，长于清热、燥湿、解毒，用于治疗热毒疮疡、湿疹、黄疸。盐黄柏能增强泻相火之力，用于治疗肾虚火旺之证。酒黄柏可缓和其苦燥之性，增强清利湿热、通利关节的作用，多用于治疗痢疾、湿热泄泻、热淋、带下、足痿。黄柏炭苦寒之性大减，清湿热之中尚有收涩之性，长于凉血止血，用于治疗湿热所致的便血、尿血、崩漏等。

（2）黄柏、椿皮　皆能清热燥湿，用于湿热带下、泻痢、疥癣湿疮，常配伍同用。但黄柏清热燥湿作用更强一点，应用范围也更广，如治疗湿热黄疸、足痿等，且能清泻肾经相火，常用于阴虚火旺之证。而椿皮兼有收涩凉血功效，可用于血热崩漏、便血及泻痢日久不愈者。

【单方验方】

（1）治疗慢性结肠炎　苦参 20g，黄柏（研面）6g，甘草 12g，儿茶（研面）3g，白芍 15g。用凉水 400ml 煎至 250ml，去渣，温度降低至 38℃左右加庆大霉素注射液 8 万单位，保留灌肠。每晚 1 剂，14 天为 1 个疗程，疗程间隔 3～4 日。[杨立民，等. 四川中医，2004，22（10）：38]

（2）治疗痔瘘术后水肿　黄柏 750g，苦参 500g，生大黄 500g，野菊花 500g，芒硝（冲）100g，冰片（冲）100g，五倍子 250g，白芷 250g。将上药用凉水适量浸泡 30min，用文火煎 30min 后，分装 100 瓶，每瓶 500ml。晨起排便后，取药液 150～200ml，加开水 1000～1500ml，先熏蒸 10min，待水温后坐浴 10min，用无菌纱布擦干，常规换药，7 天为 1 个疗程，治疗

期保持大便通畅。［季红英．黑龙江中医药，2005（5）：26］

（3）治疗神经性皮炎　黄柏、生地黄各 30g，金银花、苦参、菊花各 10g，麦冬、赤芍、蛇床子、地肤子、土茯苓各 15g，甘草 3g。每日 1 剂，分 2 次煎服，1 个月为 1 个疗程。［宋书仪，等．四川中医，2008，26（6）：101］

（4）治疗肛周湿疹　黄柏 30g，百部 30g，苍术 30g，苦参 30g，地肤子 30g，川花椒 20g，败酱草 30g。以上诸药择净、粉碎、过筛，呈细末状，经高温处理装瓶备用。使用时，各取等份，放入盆内，用沸水 2000ml 冲泡，待水温降至 37℃时，外敷洗患处半小时，每日 2 次，7 天为 1 个疗程。［梁发胜．光明中医，2008，23（6）：867］

【用量用法】　水煎服，5～10g；外用适量。

【使用注意】　本品苦寒，易伤胃气，故脾胃虚寒者忌服。

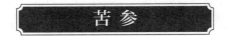

苦　参

【基源】　为豆科植物苦参的干燥根。

【性味归经】　苦，寒。归心、肝、胃、大肠、膀胱经。

【功效主治】　清热燥湿，杀虫，利尿。用于湿热泻痢，便血，湿热黄疸，带下，小便不利，阴肿阴痒，湿疹湿疮，皮肤瘙痒，疥癣；外治滴虫性阴道炎。

【配伍应用】

苦参配女贞子　清热燥湿，养阴扶正。用于各种癌症，放疗、化疗过程中有骨髓抑制和免疫抑制诸症（《施今墨对药》）。

苦参配木香　清热燥湿，行气止痛。用于湿热所致的腹痛、泻下、里急后重等。如香参丸（《奇方类编》）。

苦参配生地黄　清热燥湿，凉血止血。用于湿热便血，痔漏出血。如苦参地黄丸（《外科大成》）。

苦参配龙胆　清热利湿退黄。用于湿热黄疸。如苦参丸（《杂病源流犀烛》）。

苦参配白鲜皮　清热解毒，祛风止痒。醋浸外用，治神经性皮炎。

苦参配蛇床子　清热燥湿止痒。煎水外洗，用治湿热带下，阴肿阴痒。如塌痒汤（《外科正宗》）。

苦参配皂角　清热燥湿止痒。煎水外洗，治皮肤瘙痒。如参角丸（《鸡峰普济方》）。

【鉴别应用】

（1）苦参、白鲜皮　二者均有清热燥湿、祛风止痒的作用，可治疗皮肤瘙痒、湿疮湿疹、疥癣及湿热黄疸等，常相须为用。但苦参有利尿作用，除治疗皮肤病外，又可用于湿热泻痢、赤白带下、阴痒、小便不利、赤涩热痛等。白鲜皮兼有祛风湿的作用，尚可用于风湿热痹。

（2）苦参、龙胆　二者性味皆苦寒，能清热燥湿，治湿热疮疹、阴痒、阴肿、带下及黄疸等。但苦参兼能杀虫止痒、利尿，治疥癣、麻风、湿热泻痢、便血及湿热淋痛、小便不利等。龙胆长于泻肝火，治肝火上炎之头痛、目赤、耳聋、胁痛、高热抽搐、小儿急惊风及带状疱疹等。

（3）苦参、秦皮　二者皆有清热燥湿解毒功效，主治湿热泻痢、肠风下血、带下色黄等。但秦皮味涩而收敛，既能清热燥湿解毒，又能收敛止痢、止带，还能清肝泻火，明目退翳，可用于肝经郁火，目赤肿痛，目生翳膜。苦参善清下焦湿热，兼能通利小便，使湿热从小便排出，又能杀虫止痒。

【单方验方】

（1）治疗低位单纯性肛瘘术后　苦参40g、金银花40g、蒲公英30g、紫花地丁30g、黄柏20g、菊花15g、红花10g、黄连10g等。加水1000ml，水煎30min后，先熏后洗。[王天嫱，等．中医药学报，2008，36（3）：60]

（2）治疗顽固性失眠　苦参100g，百合、酸枣仁、柏子仁各40g。加水适量，第1次煎40min，第2、3次各煎30min，将3次药液浓缩至1200ml过滤，装瓶备用，每晚临睡前1h服30ml。[赵金洋，等．陕西中医，2007，28（4）：447]

（3）治疗慢性盆腔疼痛综合征　当归10g，浙贝母10g，苦参10g，滑石（包煎）15g。每日1剂，水煎，分2次口服。[李广涛，等．湖北中医杂志，2007，29（6）：36]

（4）治疗前列腺增生症　当归15g，浙贝母10g，苦参10g，滑石（包煎）25g，皂角刺30g。每日1剂，分2次水煎服，30天为1个疗程。[瞿立武，等．长春中医药大学学报，2007，23（4）：58]

（5）治疗真菌性阴道炎　蛇床子30g，苦参30g，地肤子20g，黄连15g，黄柏15g，苍术15g，白矾15g，百部15g，花椒15g，土槿皮15g，白鲜皮15g，紫草9g，龙胆9g。将上药（除白矾外）置砂锅内加水浓煎1500～2000ml，倒入干净盆中，冲入白矾，留药渣备两次用。每日坐浴或冲洗1次，每日1剂，7日为1个疗程，经期禁用。[刘军．河南中医，2007，27

（7）：39]

【用量用法】　水煎服，3～10g。外用适量，煎汤洗患处。

【使用注意】　本品含苦参碱，其制剂对胃肠道有刺激作用，故脾胃虚寒及阴虚津伤者忌用或慎用。反藜芦。

龙　胆

【基源】　为龙胆科植物龙胆、条叶龙胆、三花龙胆或坚龙胆的干燥根和根茎。别名龙胆草。

【性味归经】　苦，寒。归肝、胆经。

【功效主治】　清热燥湿，泻肝胆火。用于湿热黄疸，阴肿阴痒，湿热带下，湿疹瘙痒；肝胆实火之头胀头痛，目赤肿痛，耳聋耳肿，胁痛口苦；高热惊风抽搐。

【配伍应用】

（1）用于泻肝胆火

龙胆配大黄　泻火解毒，清利下焦。用于肝胆实火上炎所致的胁痛、口苦、目赤等；肝胆湿热郁蒸之黄疸，热痢，阴囊湿肿；火盛迫血妄行而致的吐衄、惊狂等（《施今墨对药》）。

龙胆配钩藤　清肝胆实火，平息肝风。用于肝胆实火，肝阳上亢之头痛、眩晕、呕吐、抽搐等。

龙胆配石决明　平肝阳，清肝火。用于肝火上炎，肝阳上亢之头目昏痛，目赤肿痛；肝经火盛，热极生风之惊风，手足抽搐。

龙胆配黄芩、栀子　清泻肝胆实火。用于肝火头痛，目赤耳聋，胁痛口苦。

（2）用于清热燥湿

龙胆配栀子、大黄　清利肝胆湿热。用于湿热黄疸。如龙胆散（《太平圣惠方》）。

龙胆配泽泻、木通　清利下焦湿热。用于湿热下注，阴肿阴痒，湿疹瘙痒，小便淋浊，带下黄臭。如龙胆泻肝汤（《医方集解》）。

（3）其他

龙胆配附子　温阳清肝解毒。用于湿热夹有虚寒之慢性肝炎，或阳虚兼有肝阳上亢之类风湿关节炎，兼有高血压者。

【单方验方】

（1）治疗慢性前列腺炎　龙胆 15g，柴胡 10g，黄芩 10g，栀子 10g，桃仁 10g，红花 6g，瞿麦 20g，萹蓄 20g，牛膝 12g，泽泻 12g，车前子 15g，木通 10g。每日 1 剂，水煎后早晚分 2 次服。气虚者加黄芪 30g，党参 30g。[杨名滨，等.实用中医药杂志，2008，24（4）：209]

（2）治疗带状疱疹　龙胆 10g，黄芩 12g，车前子 12g，泽泻 12g，木通 10g，当归 6g，柴胡 10g，生地黄 20g，栀子 12g，金银花 12g，连翘 12g，板蓝根 30g，土茯苓 20g。每天 1 剂，水煎服，10 日为 1 个疗程。[顾玉潜.甘肃中医学院学报，2008，25（1）：29]

（3）治疗小儿多发性抽动症　龙胆 4～6g，黄芩、焦栀子、泽泻、柴胡、生地黄、白芍各 10g，钩藤 6～10g，全蝎 1～2g，生甘草 3～6g。每日 1 剂，水煎服，1 个月为 1 个疗程。[倪晓红.中国中医药科技，2007，14（2）：67]

（4）治疗盗汗　龙胆 6g，黄芩 9g，栀子 9g，泽泻 12g，车前子（另包）9g，当归 9g，玄参 9g，生地黄 9g，黄芪 12g，炙甘草 6g。水煎服，每日 1 剂，早、晚分 2 次服。7 日为 1 个疗程。[牛玉凤，等.湖北中医杂志，2006，28（8）：38]

（5）治疗急性结膜炎　取龙胆 15g，加水煎成 150ml，加入微量食盐，冷后洗眼，每日 3～4 次。一般 2 天痊愈。[宋立人，等.现代中药学大辞典.北京：人民卫生出版社，2001：596]

【用量用法】　水煎服，3～6g。外用适量，煎水洗或研末调搽。

【使用注意】　本品苦寒，易伤胃气，故脾胃虚寒及无湿热实火者忌服。

秦 皮

【基源】　为木樨科植物苦枥白蜡树、白蜡树、尖叶白蜡树或宿柱白蜡树的干燥枝皮或干皮。别名蜡树皮。

【性味归经】　苦、涩，寒。归肝、胆、大肠经。

【功效主治】　清热燥湿，收涩止痢，止带，明目。用于湿热泻痢，带下阴痒，肝热目赤肿痛，目生翳膜。

【配伍应用】

（1）用于清热燥湿，解毒，止痢

秦皮配白头翁　清肝解毒，凉血止血，清化湿热。用于湿热带下，崩漏，阴痒，湿热痢疾，热淋；肝经湿热之目赤肿痛。

秦皮配败酱草　清热利湿解毒。用于湿热泻痢，便下脓血及湿热带下。

秦皮配钩藤　清肝泻火，息风止痉。用于肝热动风，惊痫抽搐。

秦皮配萆薢　清热利湿泄浊。用于湿热浊邪，小便浑浊，白带过多，湿热痹证。

（2）用于明目

秦皮配菊花　清肝明目。用于肝经风热，目赤肿痛。

秦皮配秦艽　清热解毒，凉血明目。用于肝经风热，目赤生翳。如秦皮汤（《眼科龙木论》）。

【单方验方】

（1）治疗单纯疱疹性角膜炎　秦皮 12g，秦艽 10g，防风 10g，大青叶 10g，柴胡 10g，赤芍 12g。水煎服，一日一剂。[葛军民．现代中西医结合杂志，2007，16（22）：3155]

（2）治疗溃疡性结肠炎　白头翁 15g，黄柏 10g，黄连 8g，秦皮 15g。每日 1 剂，水煎，首煎取汁 180ml，再煎取汁 100ml，两次煎汁兑匀，分 2 次温服，早晚各 1 次，15 日为 1 个疗程，可连服 2～4 个疗程。[唐尚友，等．中国中医基础医学杂志，2006，12（11）：848]

（3）治疗慢性腹泻　秦皮、白头翁各 20g，黄柏 15g，黄连 10g，败酱草、蒲公英、金银花各 30g。每剂药加水煎 2 次，取浓缩药液约 200ml 灌肠。每日 1 次。[刘竹凤，等．陕西中医，2005，26（12）：1331]

【用量用法】　水煎服，6～12g。外用适量，煎洗患处。

【使用注意】　脾胃虚寒者慎服。

十大功劳叶

【基源】　为小檗科植物阔叶十大功劳的叶。别名功劳叶。

【性味归经】　苦，寒。归肺、肝、肾经。

【功效主治】　益肾清虚热，燥湿，解毒。用于肺痨咯血，骨蒸潮热；头晕耳鸣，腰膝酸软；湿热黄疸，带下，痢疾；风火牙痛，目赤肿痛，痈肿疮疡。

【配伍应用】

十大功劳叶配漏芦　清热解毒，祛风消肿。用于湿热痹证。

十大功劳叶配沙参、川贝母　清热养阴，润肺止咳。用于肺痨咳嗽、干咳少痰，骨蒸潮热者。

十大功劳叶配女贞子、枸杞子　养阴补肾。用于肾虚腰膝酸痛，头晕耳鸣。

【鉴别应用】

十大功劳叶、十大功劳　二者为同一植物不同药用部位。前者用其叶，又称功劳叶，后者用其根，又称刺黄连，刺黄柏，土黄连。二者在清热解毒、清热燥湿功效上有相似之处，都可用于湿热黄疸、泻痢及胃火牙痛、肝火目赤肿痛及痈肿疮毒等。但十大功劳在清热燥湿、泻火解毒方面作用更强，可作黄连、黄柏替代品使用。煎水服，10～15g。十大功劳叶尚有补益肺肾作用，既可清实热，也可清虚热，可用治肺痨咯血、骨蒸潮热、腰膝酸软、头晕耳鸣等。

【单方验方】

（1）治疗溃疡性结肠炎　阔叶十大功劳 16g，半边莲 15g，穿心莲 9g，金莲花 12g，半枝莲 10g，马齿苋 18g，木香 8g，炒砂仁 8g，甜石莲子 35g，罂粟壳 9g。每天 1 剂，2 次煎成 500ml，每次服 140ml，每日 3 次。余下 80ml 每日分 2 次保留灌肠。［牟科媛．广西中医药，2001，24（2）：22］

（2）治风火牙痛　十大功劳叶 9g，水煎顿服，每日 1 剂，痛甚者服 2 剂。［宋立人，等．现代中药学大辞典．北京：人民卫生出版社，2001：12］

【用量用法】　水煎服，9～15g。外用适量，研末调敷。

三颗针

【基源】　为小檗科植物拟豪猪刺、小黄连刺、细叶小檗或匙叶小檗等同属数种植物的干燥根或茎皮。

【性味归经】　苦，寒；有毒。归肝、胃、大肠经。

【功效主治】　清热燥湿，泻火解毒。用于湿热泻痢，黄疸，湿疹，咽痛目赤，聘耳流脓，痈肿疮毒。

【配伍应用】

三颗针配秦皮　清热燥湿止痢。用于湿热泻痢。

三颗针配茵陈　清热燥湿，利胆退黄。用于湿热黄疸。

三颗针配滑石　清热收湿敛疮。用于湿疹。

三颗针配金银花、野菊花　清热泻火解毒。用于疮痈肿痛、咽喉肿痛。

三颗针配龙胆、栀子　清热泻火解毒。用于肝火上攻，目赤肿痛。

【单方验方】

（1）治疗小儿腹泻　苗族药验方小儿泻停方（由三颗针、黄芩、苦参、五倍子各5g组成），水煎服。[田维毅，等. 四川中医，2006，24（8）：97-98]

（2）治疗口腔炎　三颗针、马齿苋各30g，野菊花15g，甘草9g。水煎服，日服2～3次。[宋立人，等. 现代中药学大辞典. 北京：人民卫生出版社，2001：84]

【用量用法】　水煎服，9～15g。外用适量。

白鲜皮

【基源】　为芸香科植物白鲜的干燥根皮。别名北藓皮。

【性味归经】　苦，寒。归脾、胃、膀胱经。

【功效主治】　清热燥湿，祛风解毒。用于湿热疮毒，湿疹，疥癣；湿热黄疸，风湿热痹。

【配伍应用】

白鲜皮配白蔹　解毒敛疮，生肌止痒。用于湿热疮疡，痈肿疮毒，皮肤瘙痒，烧烫伤。

白鲜皮配茵陈　利湿退黄。用于湿热黄疸。

白鲜皮配土茯苓　清热解毒，利关节。用于梅毒或因毒服汞剂而致肢体拘挛者。

白鲜皮配地肤子　清热燥湿，祛风止痒。用于各类皮肤瘙痒、疥癣等。

白鲜皮配豨莶草　祛风除湿止痒。用于风疹湿疮，皮肤瘙痒。

【鉴别应用】

（1）白鲜皮、土荆皮　都是皮肤病常用药物。白鲜皮具有清热燥湿、祛风解毒功效，常用于湿疹、皮炎、疥癣，内服外用均可；土荆皮有毒，具有杀虫、止痒功效，常用于体癣、手足癣、湿疹、皮肤瘙痒，其制剂仅供外用不宜内服。

（2）白鲜皮、地肤子　都具有清热利湿、祛风止痒的功效，所以治疗皮肤湿疹、皮肤瘙痒症常配伍同用。但地肤子尚能利尿通淋，常用于淋证小便涩痛。

【单方验方】

（1）治疗急性湿疹　生地黄 30g，当归 9g，赤芍 9g，黄芩 9g，苦参 9g，苍耳子 9g，白鲜皮 9g，地肤子 9g，生甘草 6g。每日 1 剂，水煎 3 次，前 2 煎早晚内服，第 3 煎药液浸多层纱布湿敷患处，20 天为 1 个疗程。[彭希亮．国医论坛，2008，23（5）：24]

（2）治疗面部脂溢性皮炎　金银花 12g，连翘 10g，蒲公英、白花蛇舌草、钩藤各 15g，竹叶 10g，生地黄 15g，牡丹皮 6g，银柴胡 10g，珍珠母 15g，白芍、白鲜皮各 10g，甘草 6g。每日 1 剂，水煎 2 次，取汁 300ml，每日 2 次，饭后服，15 天为 1 个疗程，连服 2～3 个疗程。[周云燕．浙江中西医结合杂志，2008，18（8）：512]

（3）治疗外阴白斑　白鲜皮、地肤子、蛇床子各 30g，加水 150ml，浸泡 5min。苦参 30g，加水 150ml，浸泡 5min。分别煎煮 15min。两液合并再煮 10min，过滤，浓缩至 200ml，用 100ml 药液加 500ml 温开水稀释，坐浴 15min，日 2 次，15 天为 1 疗程。[杨永忠．中国医院药学杂志，1994，14（4）：188]

【用量用法】　水煎服，5～10g。外用适量，煎汤洗或研粉敷。

椿　皮

【基源】　为苦木科植物臭椿的干燥根皮或干皮。别名椿白皮。

【性味归经】　苦、涩，寒。归大肠、胃、肝经。

【功效主治】　清热燥湿，止带止泻，收涩止血。用于湿热泻痢，久泻久痢，赤白带下，崩漏经多，便血痔血。

【配伍应用】

椿皮配地榆　清热燥湿，收涩止泻。用于湿热泻痢。

椿皮配诃子　清热燥湿，收涩止泻。用于久泻久痢。

椿皮配黄柏　清热燥湿止带。用于湿热下注，赤白带下。如樗树根丸（《万氏家抄方》）。

椿皮配黄柏、龟甲　清热燥湿，收敛止血。用于血热崩漏，月经过多。

【鉴别应用】

臭椿皮、香椿皮　古时称臭椿皮为樗皮，香椿皮为椿皮。目前大部分地区椿皮商品药材多是臭椿皮，部分地区如四川、贵州等地则以楝科植物香椿的干皮和根皮入药用。两者虽混用，但性质有所不同。《本草择要纲目》称"椿皮色赤而香，樗皮色白而臭，椿皮入血分而性涩，樗皮入气分而性利，不可不辨。其主治之功虽同，而涩利之效则异"。故凡血分受病而出血者，宜用香椿皮，气分受病而湿热盛者，宜用臭椿皮。香椿皮用量用法参考臭椿皮。

【单方验方】

（1）治疗霉菌性阴道炎 草薢、土茯苓、蒲公英、茯苓各20g，萹蓄、椿皮、黄柏、车前子、山药各15g，白术、野菊花、贯众各10g，黄连6g。每日1剂，水煎服，早晚各1次。经净后开始服，10天为1个疗程。外用：蒲公英、苦参、蛇床子各30g，黄柏20g，黄连、枯矾各10g，川花椒6g。水煎后熏洗外阴并坐浴15min，每日1次。［朱慧萍．实用中医药杂志，2007，23（2）：84］

（2）治疗湿热带下 蒲公英30g，大血藤30g，椿皮30g，败酱草15g，赤芍15g，牡丹皮12g，延胡索15g，川楝子12g，甘草6g。水煎服，每日1剂，5天为1个疗程。［施志林，等．光明中医，2006，21（8）：82］

（3）治疗溃疡性结肠炎 秦皮15g，椿皮15g，石榴皮15g。湿热毒型加忍冬藤20g，寒湿毒型加吴茱萸10g。水煎服，每日1剂。［康承君，等．中国中西医结合消化杂志，2006，14（3）：164］

【用量用法】 水煎服，3～10g。外用适量。

【使用注意】 脾胃虚寒者慎用。

第三节 清热解毒药

金银花

【基源】 为忍冬科植物忍冬的干燥花蕾或带初开的花。别名忍冬花，银花，双花，二宝花。

【性味归经】 甘，寒。归肺、心、胃经。

【功效主治】 清热解毒，疏散风热。用于痈肿疔疮；外感风热，温病初起；热毒血痢。

【配伍应用】

（1）用于疏散风热

金银花配连翘、薄荷、牛蒡子 辛凉透表，清热解毒。用治外感风热，或温病初起，身热头痛，咽痛口渴。如银翘散（《温病条辨》）。

金银花配黄芩、连翘 清热解毒，辛凉透表。用治外感风热，发热头痛，咽痛。如双黄连口服液（《中国药典》2020版）。

金银花配香薷、厚朴 清热解暑。用治暑温、发热烦渴、头痛无汗。如新加香薷饮（《温病条辨》）。

（2）用于清热解毒

金银花配皂角刺 清热解毒，消肿溃坚。用于疮疡肿毒初起、赤肿焮痛等。如仙方活命饮（《校注妇人良方》）。

金银花配紫花地丁、蒲公英、野菊花 清热解毒，消肿散结。用于疔疮肿毒，坚硬根深者。如五味消毒饮（《医宗金鉴》）。

金银花配当归、地榆、黄芩 清热解毒。用治肠痈腹痛。如清肠饮（《辨证录》）。

金银花配玄参、当归、甘草 清热凉血解毒。用治脱疽，患肢暗红微肿，灼热，溃烂腐臭，疼痛剧烈。如四妙勇安汤（《验方新编》）。

金银花配鱼腥草、芦根、桃仁 清肺排脓。用治肺痈咳吐脓血者。

金银花配黄连、白头翁、黄芩 清热解毒，止痢。用治热毒痢疾，下痢脓血。

【鉴别应用】

（1）金银花、忍冬藤 二者源于同一植物不同入药部位，金银花为植物忍冬的花蕾，忍冬藤为植物忍冬的茎枝，皆有清热解毒功能。但金银花清热解毒作用较强，且有疏散风热、凉血止痢之功，适用于各种热毒病证。忍冬藤其清热解毒作用相对较弱，多用于痈肿疮毒，且长于清经络中之风湿热邪而止疼痛，用治风湿热痹。

（2）金银花、连翘 二者均为清热解毒药，性寒凉，轻清宣散，既能宣散表热，又能清里热而解毒，治疗外感风热、温病、痈肿疮疡等热证，常配伍同用。但金银花甘寒气味芳香，善散在表之邪热，清心胃之热而不伤胃，并入血分而有凉血止痢的作用，对于温热病卫气营血各阶段皆可与其他药物配伍应用，也常用于热毒血痢。连翘性味苦寒，其清心火、散结消肿之力较强，长于解疮毒，消痈肿，故有"疮家圣药"之称，多用于痈肿疮毒，瘰疬痰核。此外，连翘兼有清心利尿之功，也可治疗热淋涩痛。

（3）金银花、山银花 山银花与金银花形态与功效上极为相似，过去中药文献资料上常将山银花视为金银花的一个品种，药市商品金银花与山银花也并不严格区分，常混同供临床使用。现在《中国药典》将二者分列记载，虽然性味功效记载仍然雷同，但因二者所含效用物质有差异，功效还是存在一定的差异性。一般认为金银花的功效优于山银花。山银花用量用法参考金银花。

【单方验方】

（1）预防大剂量化疗致口腔溃疡 自煎甘草、金银花汤剂 500ml，每日 4～6 次，并用其漱口，连用 10 天。［马志琴，等．现代中西医结合杂志，2005，14（18）：2408］

（2）治疗急性阑尾炎 三叶鬼针草（鲜草）60g，金银花 30g，蜂蜜 60g。将三叶鬼针草、金银花水煎去渣，调入蜂蜜，分 2 次服，每日 1 剂。［林英，等．中国民间疗法，2006，14（2）：38］

（3）治疗甲沟炎、指头炎 取大黄 100g，金银花 50g，共研细末，以米醋调匀为糊糊状备用。用比患指稍粗一些的小塑料袋 1 个，装上调匀的药糊（不要装满，大半量即可），患指插入药袋中，开口处用细绳系在患指根部，松紧要适宜，以免影响血运。［孙常林，等．中国中西医结合杂志，2000，20（8）：573］

【用量用法】 水煎服，6～15g。

【使用注意】 脾胃虚寒及气虚疮疡脓清者忌用。

连 翘

【基源】 为木樨科植物连翘的干燥果实。

【性味归经】 苦，微寒。归肺、心、小肠经。

【功效主治】 清热解毒，消痈散结，疏散风热。用于痈肿疮毒，瘰疬痰核；外感风热，温病初起；热淋涩痛。

【配伍应用】

（1）用于清热解毒，消痈散结

连翘配野金银花、蒲公英、野菊花 清热解毒。用于痈肿疮毒。

连翘配皂角刺　清热解毒，消痈散结。用于疮痈红肿，坚硬未溃。如加减消毒饮（《外科真诠》）。

连翘配牡丹皮、天花粉　清热凉血，解毒排脓。用于疮疡脓出，红肿溃烂。如连翘解毒汤（《疡医大全》）。

连翘配夏枯草、浙贝母、玄参　清肝散结，化痰消肿。用治痰火郁结，瘰疬痰核。

连翘配淡竹叶　清心解毒利尿。用于心经有热，心烦、口舌生疮、小便短赤热痛等。

（2）疏散风热

见金银花条。

【鉴别应用】

连翘、金银花　见金银花条。

【单方验方】

（1）治疗急性流行性腮腺炎　金银花、连翘各 10g，黄芩、柴胡、板蓝根、栀子各 9g，竹叶、赤芍、升麻各 6g，甘草 3g。每日 1～2 剂，水煎，分 2～4 次服完，5 日为 1 个疗程，服完 5 日观察疗效。另外用仙人掌加食盐捣烂敷患处。[莫长城．实用中西医结合临床，2008，8（4）：23]

（2）治疗带状疱疹　连翘 15g，栀子 10g，玄参 12g，黄芩 12g，羌活 10g，防风 10g，桔梗 6g，柴胡 10g，薄荷 10g，升麻 6g，牛蒡子 10g，当归 10g，川芎 10g，赤芍 10g。水煎，每日服 2 次，每次服 200ml。[郭贞连．光明中医，2008，23（7）：970]

（3）治疗肠痔　当归 15g，连翘 15g，赤小豆 10g，薏苡仁 15g，甘草 6g。每日 1 剂，水煎，分 3 次服，同时药渣熏蒸坐浴，每次 10～15min。[刘军平，等．现代中西医结合杂志，2007，16（28）：4165]

（4）治疗流行性感冒　连翘 15g，桂枝 10g，柴胡 10g，白芍 9g，黄芩 6g，防风 6g，荆芥 6g，黄芪 6g，杏仁 3g，甘草 3g。每日 1 剂，水煎，分 2 次服。服药时间为 3～5 天。[宗淑云．北京中医，2007，26（8）：521]

（5）治疗肾病水肿　麻黄 10g，连翘 12g，赤小豆 20g，杏仁 10g，黄芪 15g，桑白皮 12g，白术 12g，益母草 30g，薏苡仁 30g，三棱 20g。水煎服，每日 1 剂。[王海燕．河南中医，2000，20（5）：43]

（6）治疗过敏性紫癜　连翘 50g，白茅根 20g，茜草、板蓝根、玄参、槐花各 15g，生地黄 25g，甘草、牡丹皮、地榆各 10g。每日 1 剂，水煎 2 次取药汁 400ml，早晚分服。2 周为 1 个疗程。[王志华，等．时珍国医国药，1999，10（9）：692]

【用量用法】　水煎服，6～15g。

【使用注意】　脾胃虚寒，痈疡证属气虚脓清者，忌用。

蒲公英

【基源】　为菊科植物蒲公英、碱地蒲公英或同属数种植物的干燥全草。别名地丁，黄花地丁。

【性味归经】　苦、甘，寒。归肝、胃经。

【功效主治】　清热解毒，消痈散结，利湿通淋。用于疔疮肿毒，乳痈，肺痈，肠痈；湿热黄疸，热淋涩痛；目赤肿痛。

【配伍应用】

（1）用于**清热解毒，消痈散结**

蒲公英配紫花地丁、野菊花、金银花　清热解毒，消肿散结。用于痈肿疔毒、丹毒、乳痈等红肿疼痛之症。如五味消毒饮（《医宗金鉴》）。

蒲公英配生甘草　清热解毒，缓急止痛。用于咽喉肿痛，口舌生疮，证属热毒炽盛者；慢性胃炎，胃及十二指肠溃疡，症见嘈杂反酸、胃脘挛急、疼痛等（《施今墨对药》）。

蒲公英配天花粉　清热解毒，消散痈肿。用于乳痈初起，红肿热痛。

蒲公英配野菊花　清热解毒。用于疮痈疔毒，丹毒，目赤肿痛，咽喉肿痛。

蒲公英配败酱草　解毒化瘀，消肿排脓。用于热毒血瘀之腹痛、腹胀、腹部有硬块等。

蒲公英配丹参　清热解毒，活血化瘀。用于慢性胃炎，幽门螺杆菌阳性者。

（2）用于**利湿通淋**

蒲公英配车前子　清热利湿通淋。用于湿热蕴结膀胱之小便淋沥涩痛。

蒲公英配茵陈　清热解毒，利湿退黄。用于湿热黄疸。

【鉴别应用】

（1）蒲公英、紫花地丁　二者均有清热解毒消痈的功效，临床治疗疔毒疮痈疾病常配伍同用。但紫花地丁兼能凉血，善治疔疮肿毒，消痈散结解毒药力较蒲公英更胜一筹。蒲公英兼能利湿通淋、清肝明目，故能治湿热黄疸、热淋涩痛、目赤肿痛。

（2）蒲公英、野菊花　野菊花功专清热解毒，用于痈疽疔疖、丹毒，又治目赤肿痛、咽喉肿痛。二者常配伍同用。

（3）蒲公英、重楼　皆能清热解毒，善治痈肿疮毒。但重楼有小毒，兼能消肿止痛，治毒蛇咬伤、跌打肿痛及外伤出血；还能息风定惊，治肝热生风、惊风、癫痫、热病神昏抽搐等。

【单方验方】

（1）治疗产后急性乳腺炎　干蒲公英 50g，加水 500ml，武火煮 10min，改文火煎煮 20min，滤去药渣，每日 2 次空腹口服，如有乳汁排出不畅，可加王不留行 10g，路路通 10g。[林洁，等．实用医药杂志，2007，24（8）：943]

（2）治疗皮肤溃疡　取蒲公英 50g，生地黄、黄芩各 20g，加水煎至约 500ml，无菌纱布过滤备用。首次常规用 2％双氧水消毒，清洗创面，然后用中药药液清洗 1 遍，最后用药液浸渍无菌纱布覆盖创面 3 层，每日 1 次。翌日方法同上，唯不用 2％双氧水清创。[黄学红，等．实用中医药杂志，2006，22（4）：238]

（3）治疗乳头状皮肤病　取鲜蒲公英立即把流出的白乳汁涂抹在疣上。每日涂 3～5 次，2～3 日疣即可萎缩脱落。[张志浩，等．中医外治杂志，2000，9（5）：53]

（4）治疗难愈合伤口　取新鲜野菊花及蒲公英用冷开水清洗沥干。捣烂呈糊状，敷于伤口表面，用无菌纱布覆盖，前 3 日为每天更换 2 次，以后视伤口情况改为每日 1 次，直至伤口愈合为止。[陈友田，等．现代医药卫生，2002，18（2）：134]

【用量用法】　水煎服，10～15g。外用鲜品适量捣敷或煎汤熏洗患处。

【使用注意】　用量过大可致缓泻。

紫花地丁

【基源】　为堇菜科植物紫花地丁的干燥全草。别名地丁草，犁头草。

【性味归经】　苦、辛，寒。归心、肝经。

【功效主治】　清热解毒，凉血消痈。用于疔疮肿毒，痈疽发背，丹毒，毒蛇咬伤。

【配伍应用】

紫花地丁配蒲公英、野菊花、金银花　清热解毒，消肿散结。用于痈肿疔毒、丹毒、乳痈等红肿疼痛者。如五味消毒饮（《医宗金鉴》）。

紫花地丁配红藤　清热解毒，活血消痈。用于治肠痈。

【单方验方】

（1）治疗蜂窝织炎　患部清洁后，取鲜嫩的紫花地丁适量，捣烂，敷于患处，范围略大于红肿面积，包扎。每日早晚换药。另取紫花地丁、蒲公英各30g，或两者鲜品各60g，水煎，分2次饭前温服，儿童酌减。[叶春芝.浙江中医杂志，2006，41（3）：170]

（2）治疗疖肿　取新鲜紫花地丁300～500g，洗净，加入食盐3～5g，捣烂成糊状备用。使用时，洗净患处，常规消毒皮肤，根据患处部位大小，取适量药糊敷于患处，以较细密的敷料包扎固定。每日换药2次。[张勤义，等.社区中医药，2005，21（1）：36]

（3）治疗腮腺炎　将紫花地丁及蒲公英鲜品捣烂为糊，用两层纱布包裹好，展平敷于患处，若无鲜品可用干品10～15g，鸡蛋清调为糊状，同法敷于患处，每日早晚各1次，每次30min，7日为1个疗程，一般2～3天肿胀减轻，5～7天可痊愈。[庄淑萍.中国民族民间医药杂志，2002，57：244]

（4）治疗滴虫性阴道炎　儿茶10g，苦参10g，黄柏10g，半边莲15g，紫花地丁15g。上药煎制成250ml药液，冲洗阴道，每日1次，7日为1个疗程，连续治疗1个疗程，月经期后，再行下1个疗程。[刘震坤，等.长春中医药大学学报，2008，24（4）：428]

【用量用法】　水煎服，15～30g。外用鲜品适量，捣烂敷患处。

【使用注意】　脾胃虚寒者忌服。

野菊花

【基源】　为菊科植物野菊的干燥头状花序。别名野山菊，路边菊。

【性味归经】　苦、辛，微寒。归肝、心经。

【功效主治】　清热解毒。用于疔疮痈肿，咽喉肿痛，目赤肿痛，头痛眩晕。

【配伍应用】

野菊花配蒲公英、紫花地丁、金银花　清热解毒，消肿散结。用治痈肿疔毒、丹毒、乳痈等。如五味消毒饮(《医宗金鉴》)。

野菊花配苎麻根　解毒。外用治热毒痈肿。

野菊花配夏枯草　清肝明目。用治肝火上攻，目赤肿痛。

野菊花配决明子　清肝平肝。用治肝火上炎，头痛眩晕。

【单方验方】

(1) 治疗新生儿红斑及脓疱疹　用 250～300ml 的热水冲泡 10g 野菊花，待药液温度降至 39～40℃时，用无菌纱布或无菌棉签蘸取药液轻轻擦洗新生儿的患处，每次擦洗间隔不超过 2h。擦洗后用已消毒衣被包裹患儿，以防感染。[张林霞. 解放军护理杂志，2008，25 (5)：17]

(2) 治疗传染性软疣　野菊花 5g，用 250～300ml 开水冲泡后每日代茶饮。[舒友廉，等. 实用中医内科杂志，2003，17 (4)：320]

(3) 治疗慢性细菌性前列腺炎　野菊花 30g，蒲公英 20g，丹参 20g，黄柏 15g，赤芍 10g，泽兰 15g，红花 15g，败酱草 15g，王不留行 10g。加水 250ml，文火煎煮 30min，过滤去渣，继续煎煮至药液 150ml 止。保留灌肠，每日 1 次，12 天为 1 个疗程。(张旺辉. 中国计划生育学杂志，2002，5：304)

(4) 治疗皮肤溃疡　野菊花 30g，龙骨 25g，冰片 5g，银珠 8g，生大黄 25g，紫草 50g，鹅不食草 50g。将野菊花、紫草、鹅不食草过筛，另取植物油煎至药草枯脆后过滤，与龙骨、银珠、冰片研碎细末，加入适量麻油，不断搅拌使药粉与麻油均能沾在纱条上备用。溃疡面有脓性分泌物者，先用 3% 双氧水冲洗创面，再用无菌生理盐水清洗，然后以无菌镊剪刀清除坏死组织，观察组将中草药油性纱条敷在创面，并延至创缘外 0.5～1cm。每天 2 次或隔天 1 次，2 周为 1 个疗程。[甄桃英，等. 中国中医骨伤科杂志，2008，16 (3)：56]

(5) 治疗腮腺炎　鲜野菊花叶约 50g，洗净，捣烂如泥状，加入赤小豆粉 30g，用适量鸡蛋清调和上述药泥，涂在纱布上，贴于患处，加以固定。每日换药 1 次，病重者每日换药 2 次。[蒲昭和. 保健时报，2009]

【用量用法】　水煎服，10～15g。外用适量，煎汤外洗或制膏外涂。

四季青

【基源】　为冬青科植物冬青的叶。别名冬青叶。

【性味归经】 苦、涩，凉。归肺、大肠、膀胱经。

【功效主治】 清热解毒，凉血止血，敛疮。用于肺热咳嗽，咽喉肿痛，热淋泻痢；水火烫伤，湿疹，疮疡；外伤出血。

【单方验方】

（1）治疗单纯型慢性化脓性中耳炎 四季青水煎服，每日1剂。5～10岁每剂15g，11～18岁每剂20g，19岁以上25g。［应利晏. 中国全科医学杂志，2000，3（3）：219］

（2）治疗慢性支气管炎 四季青15g，佛耳草30g，苍耳草30g，黄芪30g，党参45g，制成糖浆，每日3次，每次20ml，开水冲服。［翁维良，等. 临床中药学. 郑州：河南科学技术出版社，1998］

【用量用法】 水煎服，15～60g。外用适量，鲜品捣敷；或水煎洗、涂。

【使用注意】 煎剂内服可引起轻度恶心和食欲减退。脾胃虚寒，肠滑泄泻者慎用。

穿心莲

【基源】 为爵床科植物穿心莲的干燥地上部分。别名一见喜。

【性味归经】 苦，寒。归心、肺、大肠、膀胱经。

【功效主治】 清热解毒，凉血，消肿，燥湿。用于外感风热，温病初起；肺热咳喘，肺痈吐脓，咽喉肿痛；湿热泻痢，热淋涩痛，湿疹瘙痒；痈肿疮疡，蛇虫咬伤。

【配伍应用】

穿心莲配桑白皮、黄芩、地骨皮 清肺止咳。用于肺热咳嗽气喘。

穿心莲配鱼腥草、桔梗 清热排脓。用于肺痈咳吐脓痰。

穿心莲配玄参、牛蒡子 清热解毒，利咽消肿。用于咽喉肿痛。

穿心莲配苦参、木香 清热燥湿，行气止痛。用于胃肠湿热，腹痛泄泻，下痢脓血。

穿心莲配野菊花 清热解毒消痈。用于热毒壅聚，痈肿疮毒。

穿心莲配牡丹皮 清热解毒，凉血消痈。用于疮痈肿毒。

穿心莲配茵陈 清热利湿退黄。用于湿热黄疸。

穿心莲配车前子、白茅根 清热利水通淋。用治膀胱湿热，小便淋沥涩痛。

穿心莲配金银花、重楼　清热解毒，消痈散结。用治热毒壅聚，痈肿疮毒。

【鉴别应用】

穿心莲、苦参　皆味苦性寒，具有清热燥湿利尿功能，治湿热泻痢、下痢脓血、热淋涩痛、湿疹瘙痒。苦参清热燥湿力胜，善清下焦湿热，故有良好除湿热退黄疸作用，兼能杀虫止痒，用治湿热黄疸、带下色黄、阴肿阴痒等。穿心莲燥湿力稍逊，功专清热解毒，善清上焦肺火，主治外感风热、肺热咳喘、温病初起、咽喉肿痛及肺痈吐脓。

【单方验方】

治疗痰热咳嗽　金银花 15g，麻黄 6～9g，桔梗 12g，杏仁 12g，生石膏 12～20g，远志 12g，黄芩 15g，穿心莲 15g，黄连 10g，紫菀 20g，款冬花 15g，鸡矢藤 20g，生甘草 9g。水煎，每日 3 次微温服。[徐仕宏．实用中医药杂志，2008，24（6）：367]

【用量用法】　水煎服，6～9g；外用适量。

【使用注意】　本品苦寒，易伤胃气，不宜多服、久服。口服较大剂量可致胃部不适，食欲减退，血清谷氨酸丙酮酸转氨酶（SGPT）升高（停药后可恢复）。

大青叶

【基源】　为十字花科植物菘蓝的干燥叶。

【性味归经】　苦，寒。归心、胃经。

【功效主治】　清热解毒，凉血消斑。用于热入营血，温毒发斑；喉痹口疮，丹毒，痈肿。

【配伍应用】

（1）用于清热解毒

大青叶配葛根、连翘　清热解毒，辛凉透表。用治外感风热，或温病初起，发热头痛，口渴咽干等。如清瘟解毒丸（《中国药典》2020 版）。

大青叶配玄参　清热解毒，凉血利咽。用于乳蛾肿痛。

大青叶配重楼　清热解毒，凉血消肿。用于温热邪毒，血分火热，邪毒炽盛者。

大青叶配板蓝根　清热解毒凉血。用于病毒感染之疾病，如乙型脑炎、腮腺炎、乙型肝炎、流感等。

大青叶配升麻、生地黄　清心胃之火，凉血解毒。用于心胃火盛，咽喉肿痛，口舌生疮。如大青汤（《圣济总录》）。

（2）用于凉血消斑

大青叶配水牛角、玄参　清热解毒，凉血消斑。用于热入血分发斑之证。如犀角大青汤（《医学心悟》）。

【鉴别应用】

大青叶、板蓝根　植物来源相同，前者用其叶，后者用其根。二者均性寒，能清热解毒、凉血消斑。大青叶长于凉血消斑，用于温毒发斑最宜；板蓝根长于解毒散结，可用于咽喉肿痛、痄腮、丹毒等。

【单方验方】

（1）治疗阑尾炎　铁箍散软膏（大青叶、木芙蓉叶、黄连各10g，大黄、黄柏、白矾、五倍子、铜绿、没药、铅丹、乳香、胆矾、川楝子各5g，花椒2.5g，蜂蜡40g）外敷，每天换药1次。［肖兵，等.陕西中医，2008，29（9）：1177］

（2）治疗扁平疣　柴胡15g，黄芩10g，香附10g，木贼10g，大青叶10g，败酱草15g，马齿苋20g，紫草15g。风热毒邪型加桑叶10g，菊花10g，板蓝根15g；气滞血瘀型加枳实10g，桃仁10g，红花10g；肝郁化火型加龙胆10g，栀子10g。每日1剂，水煎2次取汁300ml，分早晚2次服。［韩薇.河北中医，2008，30（8）：821］

（3）治疗特发性面神经麻痹（贝尔麻痹）　大青叶30～60g，当归15g，川芎15g，鸡血藤30g，制白附子10g，僵蚕10g，全蝎6g。每日1剂，饭前分早晚两次服，另配艾灸治疗，艾灸穴位：下关、颊车、地仓、迎香、翳风，隔姜艾炷灸，每日1次。［刘东义，等.中医杂志，2008，49（6）：526］

（4）治疗流行性腮腺炎　板蓝根20～30g，大青叶10～15g，金银花10～15g，连翘10～15g，紫花地丁10～15g，黄芩10～12g。每日1剂，水煎2次共约200ml，早晚各100ml，连服3～7天。［张宏丽，等.中国社区医师，2008，24（7）：40］

（5）治疗单纯疱疹病毒性角膜炎　秦皮、秦艽、防风、柴胡各10g，大青叶、金银花各30g，玄参、赤芍各15g，薄荷、甘草各6g。水煎服，每日1剂。［徐艳，等.河南中医，2008，28（5）：52］

（6）治疗面部接触性皮炎　大青叶9～15g，紫花地丁6～12g，苦参

6～15g，蛇床子 6～15g，地肤子 6～15g，金银花 6～12g。Ⅰ型用基本方；Ⅱ型加黄柏 6～15g，苍术 15～30g；Ⅲ型再加白矾 3～9g。每日 1 剂，水煎 2 次，早晚冷湿敷患处 30min。[张艳丽，等 . 中医杂志，2005，46（3）：209]

【用量用法】 水煎服，10～15g。

【使用注意】 脾胃虚寒者忌服。

板蓝根

【基源】 为十字花科植物菘蓝的干燥根。

【性味归经】 苦，寒。归心、胃经。

【功效主治】 清热解毒，凉血，利咽。用于外感发热，温病初起，咽喉肿痛；温毒发斑，痄腮，丹毒，痈肿疮毒。

【配伍应用】

（1）用于清热解毒

板蓝根配山豆根 清热解毒，消肿利咽。用于里热蕴结之咽喉肿痛，口舌生疮，牙龈肿痛。

板蓝根配金银花、荆芥 疏散风热，清热解毒。用治外感风热，或温病初起，发热头痛、咽痛。

板蓝根配连翘、牛蒡子、玄参 清热解毒，疏风散邪。用治丹毒、痄腮、大头瘟疫，头面红肿，咽喉不利者。如普济消毒饮（《东垣试效方》）。

板蓝根配玄参 清热解毒，滋阴降火。用于热毒蕴结，阴津损伤或阴虚火旺引起的咽喉肿痛，咽干口燥。

板蓝根配贯众 清热解毒。用于温病发热，或预防时疫。

板蓝根配茵陈 清利湿热，凉血解毒。用于病毒性肝炎及肝胆疾患。

（2）用于清热凉血

板蓝根配水牛角、生地黄、紫草 清热凉血。用于时行温病，发斑发疹。如神犀丹（《温热经纬》）。

板蓝根配白茅根 清热凉血止血。用于血热迫血妄行之鼻衄、呕血等。

【鉴别应用】

板蓝根、山豆根 皆有清热解毒、利咽的作用，为治疗咽喉肿痛的要药。但板蓝根长于解毒、凉血；山豆根尚能降胃肠之火，清热燥湿，可用于牙龈肿痛、湿热下痢、痔等。

【单方验方】

（1）治疗流行性腮腺炎　板蓝根 60～120g，小儿量减半，水煎服，每日 1 剂，同时用 30% 板蓝根溶液涂患处。[宋立人，等．现代中药学大辞典．北京：人民卫生出版社，2001：1184]

（2）治疗传染性肝炎　板蓝根 30g，栀子根 45g，水煎服，每日 1 剂，煎 2 次，早晚分服。[宋立人，等．现代中药学大辞典．北京：人民卫生出版社，2001：1184]

（3）治疗痤疮　板蓝根 150g，薏苡仁 150g。冷水 1500ml，先煮板蓝根 30min 后，将板蓝根药渣去掉，用药水将薏苡仁煮为稀饭状即可。每次服 15g，每天 2 次。服药时间 30 天。[孙俊昌，等．中国社区医师，2007，11：38]

（4）治疗跖疣　板蓝根、大青叶、金银花、马齿苋、苦参、香附、大飞扬各 30g，木贼 10g，煎水浸洗，每次 30min，每日 2 剂。把蒜头剁碎，用纱布包着涂搽患处，每日 2 次。[林少健，等．时珍国医国药，2006，17（9）：1757]

（5）治疗流行性感冒　青蒿 8g，黄芩 10g，金银花 10g，天葵子 10g，大青叶 15g，板蓝根 15g，竹茹 10g，土茯苓 15g，芦根 10g，甘草 5g。每日 1 剂，水煎取汁温服，每日 3 次；药后覆衣被取汗。[杨明亮．中国中医急症，2004，13（6）：388]

（6）治疗带状疱疹　取板蓝根液（板蓝根注射液或中药板蓝根煎成的水溶液）局部外涂，每天 4～6 次，或视皮损范围大小随用随搽。[朱永辉．现代中西医结合杂志，2004，13（6）：732]

（7）治疗小儿水痘　金银花、野菊花、连翘各 15g，板蓝根 30g，桑叶、牛蒡子、黄芩各 12g，土茯苓 20g，苦杏仁 10g，荆芥、蝉蜕各 8g，甘草 6g。药量根据患儿年龄大小及病情轻重适当增减。每天 1 剂，水煎，分 2 次服。[林玉珠．银菊板蓝根汤治疗小儿水痘 86 例．新中医，2001，33（1）：64]

【用量用法】　水煎服，10～15g。

【使用注意】　体虚而无实火热毒者忌服，脾胃虚寒者慎用。

青黛

【基源】 为爵床科植物马蓝、蓼科植物蓼蓝或十字花科植物菘蓝的叶或茎叶经加工制得的干燥粉末、团块或颗粒。

【性味归经】 咸，寒。归肝经。

【功效主治】 清热解毒，凉血消斑，清肝泻火，定惊。用于温毒发斑，血热吐衄；咽痛口疮，火毒疮疡；咳嗽胸痛，咯血；暑热惊痫，惊风抽搐。

【配伍应用】

（1）用于清热解毒

青黛配马勃 清热解毒，消肿止痛，清利咽喉。用于热邪火毒聚于上焦，以致咽喉肿痛等；急性咽喉炎，慢性咽喉炎，扁桃体炎。

青黛配雄黄 清热解毒，消肿杀虫。用于痈疽、疔疮、疥癣，毒蛇咬伤；慢性粒细胞白血病等。

（2）用于凉血消斑

青黛配生石膏 凉血消斑。用于温毒发斑。如青黛石膏汤（《通俗伤寒论》）。

青黛配生地黄、白茅根 凉血止血。用于血热妄行的吐血、衄血。

（3）用于清肝泻火、定惊

青黛配海蛤粉 清肝泻肺，化痰止咳。用于肝火犯肺，咳嗽胸痛，痰中带血。如黛蛤散（《医说》）。

青黛配钩藤、牛黄 清肝息风定惊。用于小儿惊风抽搐。如凉惊丸（《小儿药证直诀》）。

【单方验方】

（1）治疗儿童外感高热 青黛 5～10g，黄芩 5～25g，柴胡 3～9g，前胡 3～10g，羌活 3～10g，独活 3～10g，茯苓 5～20g，桔梗 3～6g，太子参 5～30g，薄荷 3～9g，甘草 3～6g。每日 1 剂，根据患儿年龄每剂水煎取汁 100～250ml，分 3～5 次温服。［袁震土．中国中医急症，2007，16（2）：129］

（2）治疗流行性腮腺炎 青黛 4g，冰片 1g，胡黄连 2g，胆南星 2g，共研细末，加醋配以浸膏敷于腮腺肿胀之处。［史湘英，等．哈尔滨医药，2008，28（2）：42］

（3）治疗巨脾症 青黛四黄散用青黛粉、四黄散（大黄、黄连、黄芩、黄柏等）按 3∶1 比例充分混匀，以开水调成糊状，干湿适中，厚度为 1cm、范围超过肿大的脾脏范围 1cm，敷于脾区，四周用棉花围起以防渗漏。覆盖塑料薄膜，胶布固定，多头带外固定。每次敷药 6～8h，每日 1 次，连续治疗 2 周。[吴顺杰，等．实用中医药杂志，2007，23（6）：374]

（4）治疗带状疱疹　取青黛粉适量加麻油调成糊状，敷于患处，将疱疹完全覆盖，每日换药 1 次，纱布固定，连用 7 天。青黛粉胶囊 2 粒，汤药 150ml［龙胆、柴胡、栀子各 9g，黄芩、车前子、泽泻各 12g，生地黄 18g，当归 9g，全蝎 3g，生石膏（先煎）30g，生大黄（后下）、甘草各 6g。水煎，每日 1 剂］，每日 3 次。［刘燕平．辽宁中医学院学报，2005，7（6）：597］

（5）预防化疗所致静脉炎　取适量青黛粉末，将适量醋和与醋等量的麻油加入其中搅拌，调成糊状备用。化疗药前 30min，用棉签挑取青黛糊从穿刺点上方约 0.5cm 沿静脉走向涂抹近心端皮肤 15cm，化疗完毕后 2h 将青黛糊擦掉。[陈世容，等．肿瘤预防与治疗，2008，21（3）：310]

（6）治疗压疮　青黛 50g，滑石粉 50g，麻油 85ml。先将青黛与滑石粉混合均匀，然后用麻油调成糊状（以不干燥、不流动为宜），装于 50g 油膏盒中备用。用 0.5％碘伏消毒压疮周围皮肤，对有分泌物及坏死组织创面，先用生理盐水冲洗，用无菌组织剪除坏死组织，然后用鹅颈灯距压疮部位 30cm 烘烤 30min，再用无菌棉签蘸青黛油膏涂于创面，让其暴露，每日换药 1 次。[丁小丽，等．实用中西医结合临床，2007，7（2）：44]

（7）治疗溃疡性结肠炎　青黛 3g，炉甘石、花蕊石、煅石膏各 30g，儿茶 6g，冰片 3g。经乙状结肠镜，将药粉直接喷于直肠、结肠患处。[周荃芝，等．陕西中医，2007，28（9）：1164]

（8）治疗百日咳　青黛、海蛤粉各 30g，川贝母、生甘草各 15g，研细末，混匀，每次 1.5g，每日 3 次，饭后服。一般服药 2～3 天咳嗽明显减轻。[翁维良，等．临床中药学．郑州：河南科学技术出版社，1998]

【用量用法】　本品难溶于水，宜入丸、散用，每次 1.5～3g。外用适量。

【使用注意】　口服青黛及其复方制剂，部分病例服后有轻度腹胀、腹痛、腹泻、恶心、呕吐、便血等胃肠道黏膜刺激症状；个别可见 GPT 升高、头痛、水肿等反应，停药或经保肝治疗可恢复正常。外用可发生接触性皮炎、皮疹、红斑等。

贯众

【基源】 为鳞毛蕨科植物粗茎鳞毛蕨的干燥根茎及叶柄残基。

【性味归经】 苦，微寒。有小毒。归肝、脾经。

【功效主治】 清热解毒，凉血止血，杀虫。用于风热感冒，温毒发斑，血热出血及绦虫、钩虫、蛔虫等多种肠寄生虫病。

【配伍应用】

（1）用于清热解毒

贯众配桑叶、金银花　疏风解表，清热解毒。用于风热感冒，发热恶寒，头痛咽痛。

（2）用于凉血止血

贯众配墨旱莲　滋阴益肾，凉血止血。用于治疗肝肾阴虚之崩漏。

贯众配侧柏叶　凉血止血。用于吐血、衄血、便血。

（3）用于杀虫

贯众配苦楝皮　杀虫。用于驱杀消化道寄生虫。

【单方验方】

（1）治疗小儿肾病综合征　木贼、贯众、木蝴蝶、鱼腥草、石韦、射干、僵蚕、白花蛇舌草、丹参、益母草。水煎服，每日1剂，2个月为1个疗程。[荣晓凤，等.重庆医学，1999，28（5）：385]

（2）治疗放环后子宫出血　贯众炭、茜草、生地榆、仙鹤草、藕节炭、墨旱莲、金银花炭、败酱草各15g，炒山楂12g，益母草30g，炒红花6g，三七粉3g（冲服）。每日1剂，水煎2次，早晚分2次服。服法：经量多者于经期第3天开始服药5剂；经期延长者于经前服5剂，经来第3天服5剂至经净；经间期出血者即时服药至止。以上治疗以3个月经周期为1个疗程。[王飞霞.四川中医，2004，22（6）：61]

（3）防止尖锐湿疣电灼后复发　术后给予贯众散（贯众15g，黄柏9g），每日1剂，研粗末，分3份，早、中、晚各1次，开水冲泡代茶饮，30剂为1个疗程。[王霄鹏.中国伤残医学，2008，16（4）：82]

（4）治疗钩虫病　贯众研细末，成人每次服8～15g，日2次，饭前开水送服。5～7天1个疗程。[翁维良，等.临床中药学.郑州：河南科学技术出版社，1998：394]

【用量用法】 水煎服，5～10g。清热解毒、杀虫宜生用；止血宜炒炭用。外用适量。

【使用注意】　贯众含绵马酸类毒性物质，用量不可过大。脂肪可加速有毒成分的吸收而使毒性增大，因此，服用本品时忌食油腻食物。孕妇、体质虚弱、肝肾功能不全、消化道溃疡者应慎用。

鱼腥草

【基源】　为三白草科植物蕺菜的新鲜全草或干燥地上部分。别名蕺菜。

【性味归经】　辛，微寒。归肺经。

【功效主治】　清热解毒，消痈排脓，利尿通淋。用于肺痈吐脓，肺热咳嗽；热毒疮痈；湿热淋证，湿热泻痢。

【配伍应用】

（1）用于清热解毒，消肿排脓

鱼腥草配桔梗　清热解毒，消痈排脓。用于热毒壅滞，肺失宣畅，或痰热蕴毒，肺痈成脓。

鱼腥草配山豆根　清热解毒，消肿利咽。用于外感风热、咽喉肿痛、口舌生疮、腮肿等。

鱼腥草配桑白皮　清泻肺热，止咳平喘。用于邪热壅肺，宣降失职，咳喘气急、身热不退等。

鱼腥草配野菊花　清热解毒。用于热毒疮痈。

（2）用于利尿通淋

鱼腥草配车前子　清热利水通淋。用于湿热蕴结膀胱、小便淋涩热痛者。

【鉴别应用】

鱼腥草、金荞麦　具有清肺热，解毒消痈功能，治肺痈吐脓、肺热咳嗽、咽喉肿痛及疮肿。但鱼腥草尚能利尿通淋，可治热淋涩痛；还能清热止痢，可治湿热泻痢。金荞麦消痈散结力强，又善治瘰疬；还能健脾消食，可治脾失健运之食少腹胀、疳积消瘦。

【单方验方】

（1）治疗尿路感染　白花蛇舌草25g，鱼腥草20g，车前草15g，马鞭草15g，败酱草15g，灯心草15g，连钱草12g，鹿衔草15g。每日1剂，分早晚2次口服，10日为1个疗程。［赫岩，等.吉林中医药，2008，28

（3）：195]

（2）治疗急性支气管炎　炙麻黄、杏仁各 10g，鱼腥草 15g，生石膏 15g，法半夏、黄芩、全瓜蒌、白芍各 10g，甘草 6g。水煎服，每日 1 剂，早、中、晚饭后 30min 各服 1 次。[王丰．实用中医内科杂志，2008，22（7）：25]

（3）治疗老年性肺炎　苇茎 25g，鱼腥草 15g，黄芩 10g，薏苡仁 25g，冬瓜子 30g，桃仁 10g，川贝母 10g，丹参 15g，甘草 5g。每日 1 剂，分早晚 2 次口服。[王丰．实用中医内科杂志，2008，22（7）：25]

（4）治疗小儿急性上呼吸道感染　金银花、连翘、鱼腥草各 10～15g，生大黄 6～8g，生甘草 10g。生大黄先煎 20min 后与其他药物共煎 10～15min，每日 1 剂，频服，共服 2 日。[韩玲．陕西中医，2008，29（7）：808]

（5）治疗儿童鼻窦炎　鱼腥草 15g，大血藤 15g，鲜芦根 25g，金银花 10g，连翘 10g，桔梗 6g，杏仁 6g，冬瓜子 6g，桃仁 6g。较小儿童药量酌减。每日 1 剂，水煎 2 次各取汁 100ml 混合，分早晚 2 次服。[郭转玲，等．河北中医，2008，30（4）：372]

（6）治疗小儿急性肾炎　鱼腥草 15g，倒扣草 30g，半枝莲 15g，益母草 15g，车前草 15g，白茅根 30g，灯心草 1g。每日 1 剂，水煎分服。[李学芝．实用中医内科杂志，2007，21（5）：57]

（7）治疗小儿急性扁桃体炎　土牛膝、鱼腥草根、珍珠菜根（俗称狗尾巴草）各取鲜者 10～30g，每日 1 剂，水煎服，早、中、晚各服 1 次，幼儿用量酌减，体温超过 39℃ 的患儿取羚羊角 1～3g，冷水浸泡 0.5h，隔水炖 1h，加冰糖适量，趁热时服。[桑雅清，等．浙江中西医结合杂志，2007，17（5）：303]

（8）治疗盆腔炎　用鱼败合剂（鱼腥草、败酱草、白花蛇舌草、大血藤、蒲公英各 30g），附件增厚有包块者加三棱、莪术；附件囊肿者加昆布、海藻；大便干结者加大黄；发热者加金银花、苦参。将上药加水 500ml 浓煎取汁 100ml 灌肠。灌完后，保留半小时，每日 1 次，2 周为 1 个疗程，月经期停用。[傅绪梅，等．中医杂志，2007，48（8）：754]

【用量用法】　15～30g，不宜久煎；鲜品用量加倍，水煎或捣汁服。外用适量，捣敷或煎汤熏洗患处。

【使用注意】　本品含挥发油，不宜久煎。虚寒证及阴证疮疡忌服。

金荞麦

【基源】 为蓼科植物金荞麦的干燥根茎。别名野荞麦根，苦荞麦根。

【性味归经】 微辛、涩，凉。归肺经。

【功效主治】 清热解毒，排脓祛瘀。用于肺痈吐脓，肺热咳嗽；瘰疬疮疖，咽喉肿痛。

【配伍应用】

金荞麦配麻黄、苦杏仁 清宣肺中郁热。用于肺热咳喘。

金荞麦配大青叶、牛蒡子 清解上焦热毒。用于外感风热或热壅上焦所致的咽喉红肿疼痛。

金荞麦配鱼腥草 清热解毒，排脓祛瘀。用于肺痈咳痰、浓稠腥臭，或咳吐脓血。

金荞麦配矮地茶 清肺化痰止咳。用于肺热咳嗽。

金荞麦配生何首乌 清热解毒散结。用于瘰疬痰核。

金荞麦配紫花地丁 清热解毒，消肿止痛。用于疮痈疔肿或毒蛇咬伤。

金荞麦配射干 清热利咽消肿。用于咽喉肿痛。

【单方验方】

（1）治疗小儿外感发热 金荞麦 50g，水煎取汁 150ml，分 3 次口服。[杨琳，等．中国中医急症，2005，14（7）：644]

（2）治疗痰热壅肺型咳喘 鸡寄生（云南民间草药，为桑寄生科槲寄生属植物扁枝槲寄生的干燥带叶茎枝，具有止咳化痰功效）、金荞麦、鱼腥草。经提取、浓缩等剂改方法制备成合剂。每日 3 次，每次 30ml；或每日 2 次，每次 20ml，超声雾化吸入 20～30min。7 日为 1 个疗程。[朱虹江，等．中草药，2000，31（2）：125]

（3）治疗肺癌干咳 金荞麦 30g、桑白皮 10g、浙贝母 10g、麦冬 10g、桔梗 6g、平地木 30g、胆南星 10g、山慈菇 6g、黛蛤散（包煎）30g、旋覆花（包煎）10g、党参 10g、罂粟壳 2g 等。制备成 500ml 糖浆。每次取 30ml，加温水适量口服，每日 3 次或少量多次频服，连服 1 个月为 1 个疗程。治疗期间避免接触烟、酒及辛辣、油腻刺激之品。[倪依群．山东中医杂志，2004，23（12）：728]

【用量用法】 水煎服，15～45g。

大血藤

【**基源**】 为木通科植物大血藤的干燥藤茎。别名红藤。

【**性味归经**】 苦，平。归大肠、肝经。

【**功效主治**】 清热解毒，活血，祛风，止痛。用于肠痈腹痛，热毒疮疡；跌打损伤，风湿痹痛；经闭，痛经。

【**配伍应用**】

（1）**用于清热解毒**

大血藤配连翘、金银花　清热解毒，消痈散结。用于热毒疮疡。如连翘金贝煎（《景岳全书》）。

大血藤配桃仁、大黄　清热解毒，化瘀止痛。用于热毒瘀结，肠痈腹痛。

大血藤配白头翁　清热解毒消痈。用于血热壅结，化腐成脓之肠痈、肝痈、盆腔炎、急慢性痢疾、溃疡性结肠炎。

（2）**用于活血，祛风，止痛**

大血藤配骨碎补、续断　接骨续筋，活血止痛。用于跌打损伤，瘀血肿痛。

大血藤配当归、香附　活血调经止痛。用于经闭，痛经。

大血藤配独活　祛风活络止痛。用于风湿痹痛。

【**鉴别应用**】

（1）大血藤、败酱草　皆有清热解毒、活血散瘀止痛的作用，为治疗肠痈的要药，常配伍同用。但大血藤散瘀止痛作用较强，且能祛风，故可用于跌打损伤，经闭，痛经，风湿痹痛的治疗。败酱草消痈排脓作用强，除用于肠痈外，亦常用于肺痈、肝痈的治疗。

（2）大血藤、鸡血藤　均为藤类植物，具有活血止痛，祛风通络功效，可用于风湿痹证、妇女经闭、痛经等。但大血藤长于清热解毒，消痈止痛，为治肠痈要药，也是治疗其他热毒疮疡、跌打伤痛和风湿痹痛的常用药。鸡血藤行血散瘀，调经止痛，性质和缓，兼有补血功能，凡妇人血瘀、血虚之月经病证均可应用，也可用于风湿痹痛、肢体麻木、中风肢体瘫痪、血虚萎黄等。

【**单方验方**】

（1）治疗慢性盆腔炎　大血藤 20g，丹参 20g，赤芍 15g，泽兰 10g，香附 10g，柴胡 6g，重楼（七叶一枝花）20g，乳香 10g，没药 10g，延胡索 15g，党参 15g，怀山药 15g。每日 1 剂，水煎 2 次，取汁 200ml，分两次服，同时每晚用中药液保留灌肠，灌肠方：忍冬藤 20g，虎杖 20g，枳壳 12g，土茯苓 15g，败酱草 20g，大血藤 20g，鸡血藤 20g，三棱 10g，莪术 10g，蒲公英 20g。浓煎 150ml，侧卧保留灌肠 1 次，保留时间＞30min，7 日为 1 个疗程，每月只用 1 个疗程，月经期停用，下次月经干净 2～3 天开始下疗程，3 个疗程后观察疗效。［罗小华．中医药导报，2008，14（2）：38］

（2）治疗慢性溃疡性结肠炎　大血藤 30g，黄连、黄芩、黄柏各 10g，苦参、制大黄各 15g，浓煎为 100ml 溶液，保留灌肠，每晚 1 次，10 日为 1 个疗程。共用 3 个疗程。［卓红曼，等．浙江中医杂志，2007，42（3）：152］

（3）治疗小儿慢性胃炎　红藤健胃汤（大血藤 15g，姜半夏 7g，黄连 3g，生姜 3g，玫瑰花 5g，佛手花 5g，梅花 5g，炒鸡内金 10g，焦神曲 10g，太子参 15g，蒲公英 15g，石斛 10g），每日 1 剂，每次 60ml，每日 2 次。［杜玉琳．浙江中医药大学学报，2007，31（3）：336，338］

（4）治疗慢性前列腺炎　大血藤 30g，败酱草 30g，菟丝子 20g，黄芪 20g，丹参 15g，赤芍 15g，香附 9g，茯苓 15g，陈皮 6g，皂角刺 30g，生大黄 6g。每日 1 剂，水煎至 250ml，分 2 次服。［刘步平，等．湖南中医杂志，2007，23（2）：26］

（5）治疗结核性腹膜炎　大血藤 30g，败酱草 30g，紫花地丁 30g，蒲公英 30g，当归 10g，赤芍 10g，黄柏 20g，桃仁 10g，三棱 10g，莪术 10g，陈皮 10g，车前子 15g（有腹水者加），以上中药加水浓煎为 100ml，温度为 38～39℃保留灌肠 1 次，14 天为 1 个疗程，一般用 2 个疗程。［张秀花，等．实用医技杂志，2008，15（7）：875］

（6）治疗输卵管阻塞性不孕症　大血藤、蒲公英、路路通、败酱草各 30g，当归、桃仁、三棱、莪术、皂角刺各 15g，一方三用。内服：每日 1 剂，煎制两遍后（约 350ml）去渣，汤剂分为两部分，一部分约 200ml，于术后或月经净后 3 天开始口服，早晚各 1 次，连续 10 天。保留灌肠：汤剂另一部分约 150ml 用于保留灌肠。于术后或月经净后 3 天，连用 10 天，经期停用。药渣热敷下腹部：将通管汤煎制过的药渣装入布袋中，热敷两侧少腹部（药渣温度以 40℃左右为宜），每日 2 次，连续 10 日。［秦淼，等．陕西中医，2008，29（7）：772］

（7）治疗肠痈腹痛　大血藤 30g，金银花 15g，紫花地丁 20g，连翘

15g，乳香 6g，没药 6g，牡丹皮 15g，延胡索 10g，大黄 10g，甘草 6g。每日 1 剂，水煎服，日服 2 次。《中医方剂临床手册》

【用量用法】 水煎服，10～15g。外用适量。

【使用注意】 孕妇慎服。

败酱草

【基源】 为败酱科植物黄花败酱和白花败酱的带根全草。

【性味归经】 辛、苦，微寒。归胃、大肠、肝经。

【功效主治】 清热解毒，消痈排脓，祛瘀止痛。用于肠痈腹痛，肺痈吐脓，痈肿疮毒；产后瘀滞腹痛。

【配伍应用】

（1）用于清热解毒，消痈排脓

败酱草配秦皮 清解肠间湿热瘀毒。用于湿热瘀滞，下痢脓血、便下秽浊等。

败酱草配金银花、牡丹皮 清热解毒消肿。用于肠痈初起，腹痛，未化脓者。

败酱草配薏苡仁、附子 清热解毒排脓。用于肠痈脓已成者或疮疡肿毒。如薏苡附子败酱散（《金匮要略》）。

败酱草配鱼腥草、芦根 清肺排脓。用于肺痈咳吐脓血者。

（2）用于祛瘀止痛

败酱草配五灵脂、当归 祛瘀止痛。用于妇女产后瘀阻，腹中刺痛。

【鉴别应用】

败酱草、鱼腥草 皆有清热解毒、消痈排脓功效，用于痈肿疮毒。但鱼腥草偏清肺中热毒，长于治疗肺痈及肺热咳嗽；败酱草可治肠痈、肺痈、肝痈，但以治肠痈效最佳。此外，鱼腥草也能利尿通淋、清热除湿，用治热淋、水肿、湿热带下、赤白痢疾；败酱草能祛瘀止痛，适用于血热瘀滞之心腹疼痛、产后瘀滞腹痛及恶露不止。

【单方验方】

（1）治疗卵巢囊肿 败酱草、白花蛇舌草、车前草、薏苡仁、酸枣仁各 30g，皂角刺、当归、香附、白术各 15g，浙贝母、芥子、炒莱菔子各 10g，生姜 3 片，大枣 3 枚。每日 1 剂，水煎 2 遍，早晚饭后 30min 各服 1

次。3 周为 1 个疗程。[罗化云 . 陕西中医，2008，29（7）：788]

（2）治疗慢性前列腺炎　白英 20g，败酱草、半枝莲、生地黄、王不留行、蒲公英、车前子各 15g，茯苓 10g，桔梗、牡丹皮各 8g，随证加减。每日 1 剂，水煎 2 次，上、下午各口服 1 次。剩余药渣再加水 2500ml，煎 20min 后倒入盆中，先熏蒸会阴部及肛门等处，待药温 43℃左右时再坐浴 30min，每日 1 次，4 周为 1 个疗程。[高丽明，等 . 陕西中医，2008，29（8）：1049]

（3）治疗慢性泄泻　附子 5～20g，败酱草 10～30g，薏苡仁 10～30g。每日 1 剂，水煎，饭后服用。20 日为 1 个疗程。[田化德 . 河南中医，2006，26（12）：12]

（4）治疗湿热痰瘀互结型脂肪肝　败酱草、薏苡仁各 30g，茵陈、决明子、丹参、炒山楂、桑枝各 15g，广郁金、石菖蒲、枸杞子、泽泻各 12g，苍术、鸡内金各 10g。水煎服，每日 1 剂，1 个月为 1 个疗程。[李延芳 . 陕西中医，2008，29（6）：681]

（5）治疗慢性盆腔炎　败酱草 30g，薏苡仁 30g，赤芍 12g，猪苓 12g，牡丹皮 10g，车前子（另包）15g，焦栀子 12g，蒲公英 15g，龙胆 6g，香附 10g，当归 15g，黄芪 20g。每日 1 剂，水煎，分 2 次服，21 日为 1 个疗程。经期停服，治疗期间禁房事。[侯敏 . 实用中医药杂志，2008，24（9）：572]

【用量用法】　水煎服，10～15g。外用鲜品适量，捣敷。

【使用注意】　脾胃虚弱，食少泄泻者忌服。

射　干

【基源】　为鸢尾科植物射干的干燥根茎。别名乌扇，开喉箭。

【性味归经】　苦，寒。归肺经。

【功效主治】　清热解毒，消痰，利咽。用于咽喉肿痛，痰盛咳喘。

【配伍应用】

射干配荆芥、连翘　疏风清热利咽。用于外感风热，咽痛暗哑。

射干配桔梗、甘草　清热利咽。用于各种原因引起的咽喉肿痛。

射干配桑白皮、桔梗　清热消痰，止咳平喘。用于肺热咳喘，痰多而黄。

射干配麻黄、细辛、半夏　温肺化饮,下气祛痰。用治寒痰咳喘,气紧,喉间痰鸣如水鸡声,胸膈满闷。如射干麻黄汤(《金匮要略》)。

【鉴别应用】

射干、马勃　清热解毒,消肿利咽,皆能治咽喉肿痛。但射干苦寒,降火消痰力胜,适用于热结痰盛、瘀肿严重者;马勃辛散性平,质轻上浮,善散风热,适用于风热袭肺或肺有郁热者。射干还长于祛痰行水,治痰饮喘咳、喉中辘辘有声等;马勃止血,内服治血热吐血、衄血,外用治外伤出血,此外还治肺热咳嗽失音。

【单方验方】

(1) 治疗儿童鼻后滴漏综合征　射干、苍耳子、僵蚕、蝉蜕、黄芩各10g,辛夷、白芷各6g,马勃(包)5g,全蝎1.5g,鱼腥草30g,生甘草3g。每日1剂,水煎服。[卞国本.陕西中医,2007,28(11):1459]

(2) 治疗扁桃体炎　射干30g,山豆根30g,马勃30g,板蓝根30g,玄参20g,麦冬20g,桔梗20g,甘草15g,牛蒡子30g。每日1剂,水煎徐徐服下。[宋天诚.实用中医药杂志,2008,24(5):293]

(3) 预防鼻咽癌放疗不良反应　射干15g,山豆根15g,太子参30g,赤芍12g,浙贝母12g,麦冬15g,玄参30g,半枝莲30g,白花蛇舌草30g,夏枯草12g,焦山楂15g,炒谷芽、炒麦芽各25g,桔梗10g,甘草10g,大枣30枚。每日1剂,分5~8次服完。[肖映昱,等.内蒙古中医药,2007,10:6]

(4) 治疗小儿哮喘　射干5g,炙麻黄3g,细辛2g,干姜5g,紫苏子5g,炙桑白皮5g,炙杏仁5g,半夏5g,陈皮5g,鱼腥草10g,紫菀5g,五味子5g。熬汤浓缩至250ml,每次每千克体重2ml,每日4次,口服或鼻饲,连用5日为1个疗程。[赵承栩.中国误诊学杂志,2008,8(26):6355]

(5) 治疗丝虫病　射干15g,体质强者20~25g,水煎后加白糖适量,1天分3次饭后服。10天为1个疗程。病程长者,酌加川芎9g,赤芍12g;乳糜血尿者,酌加生地黄15g,仙鹤草15g。[宋建华,等.中医杂志,1986,27(11):66]

【用量用法】　水煎服,6~10g。外用研末吹喉或调敷。

【使用注意】　口服射干煎剂,少数患者可能有腹泻不良反应发生。孕妇忌服。

山豆根

【基源】 为豆科植物越南槐的干燥根及根茎。别名广豆根，南豆根，苦豆根，柔枝槐。

【性味归经】 苦，寒。有毒。归肺、胃经。

【功效主治】 清热解毒，消肿利咽。用于火毒蕴结，咽喉肿痛，齿龈肿痛。此外，还可用于湿热黄疸、肺热咳嗽、痈肿疮毒等。

【配伍应用】

山豆根配桔梗、连翘、栀子 清热解毒，消肿利咽。用于热毒壅结，咽喉肿痛。如清凉散（《增补万病回春》）。

山豆根配射干、天花粉、麦冬 清热解毒，消痰散结。用于痰热郁结，乳蛾喉痹，咽喉肿痛，或喉中痰鸣、痰黏不易咳出等。如山豆根汤（《慈幼新书》）。

【鉴别应用】

（1）山豆根、射干 二者均能清热解毒、消肿利咽，治疗咽喉肿痛，常配伍同用。射干降火散血祛痰，适用于热结痰盛、瘀肿严重者；山豆根清火力强，适用于实热闭塞壅盛者，也能治胃火牙龈肿痛、疮肿、湿热黄疸、肺热咳嗽等，本品有毒，用时宜慎，不可过量。

（2）山豆根、北豆根 山豆根为豆科植物越南槐的干燥根及根茎；北豆根为防己科植物蝙蝠葛的干燥根茎，植物来源不同。二者作用相似，都具有清热解毒、利咽消肿功效。但山豆根毒性比北豆根大，清热解毒作用强，且有抗肿瘤作用；北豆根有小毒，尚有祛风止痛、抗心律失常作用，可用于风湿痹痛、心律失常等病。

【单方验方】

（1）治疗咽喉肿痛 山豆根、射干各9g，桔梗、牛蒡子各6g，生甘草3g，水煎服。《中药大全》

（2）治疗宫颈柱状上皮异位 山豆根粉高压消毒后，局部涂患处，1～3天涂1次，10次为1个疗程。[翁维良，房书亭.临床中药学.郑州：河南科学技术出版社，1998：435]

（3）治疗非酒精性脂肪性肝炎 山豆根1kg，加6％白醋3L浸泡1个月。口服，每次14ml，每日3次，服用2个月。[戴兆云，等.中国中西医

结合杂志，2005，25（5）：407]

（4）治疗钩端螺旋体病　山豆根 15g，大青叶 60g，生甘草 15g。加 4 倍量水浸渍半天，煎 2 次，滤液合并，每日 4 次分服。症状及体征大多在用药后 3～5 天内明显减轻或消失。[宋立人，等．现代中药学大辞典．北京：人民卫生出版社，2001]

【用量用法】　水煎服，3～6g，不宜久煎。

【使用注意】　山豆根毒性物质在体内有蓄积作用，临床宜间隔用药，并严格控制剂量。山豆根煎煮时间越长，则毒性越明显，故入煎时间不宜过长，宜后下。山豆根同名异物者有多种，应注意品种鉴别。山豆根与大黄配伍煎服易发生毒性反应，以头昏眼花、足软无力、手指颤抖为典型症状，故临床应用时尽量避免两者同用。

马　勃

【基源】　为灰包科真菌脱皮马勃、大马勃或紫色马勃的干燥子实体。别名牛屎菇，灰包菌。

【性味归经】　辛，平。归肺经。

【功效主治】　清热解毒，利咽，止血。用于风热郁肺之咽喉肿痛，咳嗽喑哑；外治鼻衄，创伤出血。

【配伍应用】

马勃配玄参、牛蒡子　泻火解毒，滋阴利咽。用于风热或热毒壅滞所致的咽喉肿痛，失音。

马勃配板蓝根　清热解毒。用于风热或肺火所致咽喉肿痛。

【鉴别应用】

马勃、山豆根　二者均有清热解毒、消肿利咽功效，善治咽喉肿痛。但山豆根大苦大寒，清火力强，适用于实热闭塞壅盛者，除治咽喉肿痛外，常用于胃火牙龈肿痛、疮肿、湿热黄疸、肺热咳嗽等。本品有毒，用时宜慎，不可过量。马勃辛散性平，质轻上浮，善散风热，适用于风热袭肺或肺有郁热者，且能止血，内服治血热吐血、衄血，外用治外伤出血，此外还治肺热咳嗽失音。

【单方验方】

（1）治疗小儿急性咽喉炎　金银花、连翘、蒲公英、板蓝根各 12g，射干、马勃、通草、牛蒡子（炒）各 4.5g，薄荷 3g。水煎，每毫升含生药 1.38g。1 岁以内患儿，每次 10ml；1～3 岁患儿，每次 15ml；4～6 岁患儿，每次 20ml；7 岁以上患儿每次 30ml；每日 3 次，饭后口服。[梁春辉，等．陕西中医，2008，29（5）：549]

（2）治疗压疮　将外壳完整的马勃在顶部把皮揭掉，取出内容物后过筛，研为细粉状用纸包好，高压消毒后备用。一般选用Ⅱ期以上的压疮进行治疗。每次换药，先用生理盐水清洗疮面，由内至外，将疮面上的渗出物、脓液清洗干净，然后用 75％酒精棉球消毒疮面，最后用无菌纱布 3～4 层取马勃粉涂于上面，使之铺平，薄厚均匀，覆盖于疮面上，用胶布固定。分泌物多时，可每日换 2 次药。逐渐每日换药 1 次。待疮面干燥后，2～3 天换药一次。[高京华，等．现代中医药，2005，25（4）：29]

（3）治疗腮腺炎　黄芩、牛蒡子、玄参、马勃、连翘、桔梗各 10g，蒲公英 12g，金银花、板蓝根各 15g，薄荷（后下）6g，甘草 5g，药物剂量据年龄大小增减，每日 1 剂，水煎分次口服。[陈雪丽．陕西中医，2005，26（12）：1279]

（4）治疗喉源性咳嗽　金银花、连翘各 15g，马勃、牛蒡子、射干、瓜蒌皮、前胡、桔梗各 12g，杏仁 10g。每日 1 剂，水煎 500ml，分 3 次服用。服药期间忌辛辣、油腻，防感冒。7 日为 1 个疗程。[敖素华，等．陕西中医，2005，26（12）：1273]

【用量用法】　水煎服，2～6g，布包煎。或研末入丸、散服，或作吹药。治外伤出血，可研末撒，或调敷患处。

【使用注意】　内服其煎剂偶见变态反应（过敏反应），出现头晕，咽喉似有物堵塞，伴胸闷，继之全身皮肤出现散在性块状丘疹，瘙痒难忍耐。风寒伏肺咳嗽失音者禁服。

木蝴蝶

【基源】　为紫葳科植物木蝴蝶的干燥成熟种子。别名玉蝴蝶，千张纸。

【性味归经】　苦、甘，凉。归肺、肝、胃经。

【功效主治】　清肺利咽，疏肝和胃。用于肺热咳嗽，喉痹，喑哑，肝胃气痛。

【配伍应用】

木蝴蝶配桔梗　清热利咽。用于肺热咳嗽，或小儿百日咳。

木蝴蝶配玄参、麦冬　清热养阴利咽。用于热邪伤阴，咽喉肿痛，声音嘶哑。

木蝴蝶配蝉蜕　清热宣肺。用于风热上攻之咽喉红肿疼痛，声音嘶哑。

木蝴蝶配胖大海、蜂蜜　清热润肺，利咽开音。用于咽喉干痛，声音嘶哑。

木蝴蝶配罗汉果　清热润肺，利咽开音。用于咽痒、咽痛、咽干，咳嗽，声音嘶哑。

木蝴蝶配金银花　清热解毒，疏散风热。用于外感风热，咽喉肿痛，声音嘶哑。

【鉴别应用】

木蝴蝶、胖大海　皆能清热、利咽、开音，是治疗肺热喉痹、喑哑的常用药物。但木蝴蝶更长于清肺利咽，且兼有疏肝和胃功效；胖大海则长于清肺化痰，且兼有润肠通便作用。

【单方验方】

（1）治疗白癜风　将30g木蝴蝶浸泡于500g白酒中，2～3天后，酒变色后开始擦患处，每天早晚各一次。[雷子，林静.图解秘方大全.北京：中医古籍出版社，2012：411-412]

（2）治疗急性喉炎　木蝴蝶汤：木蝴蝶、生地黄各15g，牛蒡子、金银花、诃子各12g，胖大海9g，甘草6g（儿童用量酌减）。水煎服。[吕康，等.山西中医，1994，10（6）：18-19]

【用量用法】　水煎服，1～3g。

白头翁

【基源】　为毛茛科植物白头翁的干燥根。

【性味归经】　苦，寒。归胃、大肠经。

【功效主治】　清热解毒，凉血止痢。用于热毒血痢，阴痒带下，疮痈肿毒。

【配伍应用】

白头翁配钩藤　平肝息风定惊。用于帕金森病证属血热风动者；甲状腺功能亢进证属血热风动者。

白头翁配秦皮　清肝解毒，凉血止血，清化湿热。用于湿热带下之崩漏，阴痒，湿热痢疾，热淋；肝经湿热之目赤肿痛。

白头翁配黄连、黄柏　清热燥湿，凉血止痢。用于热痢腹痛，里急后重，下痢脓血。如白头翁汤（《伤寒论》）。

白头翁配赤石脂、阿胶、干姜　清热解毒，涩肠止痢。用治赤痢下血，日久不愈，腹内冷痛。如白头翁汤（《备急千金要方》）。

白头翁配蒲公英、连翘　清热解毒，消痈散结。用治痄腮、疮痈肿毒。

【鉴别应用】

（1）白头翁、马齿苋　二者均有清热解毒、凉血止痢的功效，用于治疗湿热泻痢。白头翁苦寒降泄，长于通降肠胃郁火而止痢，且有杀虫的作用，不仅适用于热毒血痢，而且可用于乍轻乍重或时发时止的休息痢（阿米巴痢疾）。马齿苋酸寒滑利，善于清利大肠毒热，又能散血消肿，适用于热毒壅滞大肠所致的热毒血痢、腹泻，也可用于疮疡肿毒、湿热带下、热淋。

（2）白头翁、地锦草　二者具有清热解毒、凉血止痢功效，用治热毒血痢。白头翁善清肠胃湿热和血分热毒，既为热毒血痢之良药，又为治疗阿米巴痢疾之要药，还可治阴痒带下。地锦草清热解毒兼有凉血止血、利湿退黄功效，故能治热毒痈肿、毒蛇咬伤、血热出血及湿热黄疸。

【单方验方】

（1）治疗慢性放射性肠炎　白头翁 15g，黄柏 12g，黄连 6g，秦皮 12g，地榆 15g，防风 12g，便血重时加云南白药适量。水煎，过滤、浓缩至 100～120ml，待冷。每日睡前保留灌肠 1 次，15 日为 1 个疗程。[李海强．河南中医，2008，28（9）：28]

（2）治疗溃疡性结肠炎　白头翁 25g，秦皮 15g，乌梅 15g，赤石脂 20g，甘草 15g。每日 1 剂，水煎 2 次，早、晚各服 1 次，30 日为 1 个疗程。[呼军珍．实用中医内科杂志，2008，22（9）：29]

（3）治疗尿路感染　白头翁 25g，瞿麦 15g，萹蓄 15g，马齿苋 25g，车前子 25g，蒲公英 20g，紫花地丁 20g，猪苓 20g，白芍 15g，甘草 10g。每日 1 剂，水煎取汁 300ml，每日 3 次口服，1 周为 1 个疗程。[窦莉莉．长春中医药大学学报，2006，22（2）：26]

【用量用法】　水煎服，10～15g。内服白头翁宜用干燥久贮者。

【使用注意】　鲜品白头翁不宜内服。鲜品白头翁中含有的原白头翁素对皮肤黏膜具有强烈的刺激作用，内服鲜品易引起流涎、胃肠炎、呕吐、腹痛等不良反应。干燥久贮后原白头翁素聚合为白头翁素，对皮肤黏膜刺激作用大为降低。虚寒泻痢忌服。

马齿苋

【基源】 为马齿苋科植物马齿苋的干燥地上部分。别名酱瓣豆草。

【性味归经】 酸,寒。归肝、大肠经。

【功效主治】 清热解毒,凉血止血,止痢。用于热毒血痢,疮疡疔毒,丹毒肿痛;便血,痔血,崩漏下血。此外,还可用于湿热淋证、带下等。

【配伍应用】

马齿苋配黄芩、黄连 解毒凉血,燥湿止痢。用于湿热下痢及下痢脓血、里急后重等。

马齿苋配地榆、槐角 凉血止血。用于大肠湿热,便血痔血。

马齿苋配土茯苓 清热解毒除湿。用于淋浊,赤白带下。

【单方验方】

(1) 治疗隐翅虫皮炎 先用碱性肥皂水反复清洗患处,持续清洗 3～5min,再取鲜马齿苋茎叶洗净捣烂与适量米泔水拌成糊状外涂于患处,每日 1～2 次。[段丛勇.东南国防医药,2008,10 (2):115]

(2) 治疗化妆品皮炎 马齿苋 60g,九里香 30g(取九里香叶阴干备用),水煎 1000ml,待冷后湿敷 20min,每天 2 次,10 天为 1 个疗程。[韩平.新中医,2008,40 (7):18]

(3) 治疗扁平疣 生赭石、生龙骨、生牡蛎、生薏苡仁、马齿苋、大青叶、当归尾、赤芍、白芍、丹参、升麻、柴胡、生地黄、熟地黄。每日 1 剂,水煎 2 次取汁 300ml,早晚 2 次分服,连服 10 天,10 天后改为每 2 日 1 剂,每日服 1 次。服药期间同时取少许药汁外涂患处,每日 3～5 次,用药 20 剂为 1 个疗程。[高金莲,等.国医论坛,2008,23 (4):35]

(4) 治疗肛瘘术后 五倍子 20g,蒲公英 10g,苦参 10g,黄柏 20g,马齿苋 30g,大黄 10g,茜草 10g,槐角 10g,煎汤 1000ml,先熏后洗,水温适宜时坐浴 15～20min,然后换药,每日 1～2 次。[林爱珍,等.中医杂志,2007,48 (8):720]

【用量用法】 水煎服,15～30g;鲜品 30～60g。外用适量捣敷患处。

【使用注意】 脾胃虚寒、肠滑作泄者忌服。

鸦胆子

【基源】 为苦木科植物鸦胆子的干燥成熟果实。别名老鸭胆，苦参子。

【性味归经】 苦，寒。有小毒。归大肠、肝经。

【功效主治】 清热解毒，截疟，止痢，腐蚀赘疣。用于热毒血痢，冷积久痢，各型疟疾；外治赘疣、鸡眼。

【配伍应用】

鸦胆子配龙眼肉 用于阿米巴痢疾，热性痢疾。龙眼肉包裹鸦胆子仁口服，可以避免鸦胆子油直接刺激胃黏膜引起恶心呕吐等不良反应。

【单方验方】

（1）治疗溃疡性结肠炎 鸦胆子 30g，大黄、黄连、黄芩、甘草各 15g，加水 500ml，煎至 150ml 保留灌肠。每晚 1 次，14 天为 1 个疗程。[毛炯，等．浙江中西医结合杂志，2002，12（12）：764]

（2）治疗手指顽固性寻常疣 将鸦胆子用尖嘴钳剪开，取出仁，碾成油糊状敷于疣体上。最后用胶布将疣体和周围胶布一并覆盖。[丹璧．新中医，2007，39（12）：57]

（3）治疗瘢痕疙瘩 鸦胆子仁捣研如泥，加凡士林制成 30% 软膏。先将患处洗净消毒，涂以少许药膏，但勿触及健康皮肤，纱布包裹，1 天后局部充血，继则发生小水疱，以后结痂，痂皮脱落后瘢痕变软，每隔 3～5 天换药一次《疮疡外用本草》。

（4）治疗痢疾 采用口服与灌肠并用的方法，7 天为 1 个疗程。口服，每日 3 次，成人每次用鸦胆子仁 20 粒，小儿酌减，装胶囊吞服；灌肠用鸦胆子 20 粒，打碎后浸于 1% 碳酸氢钠溶液 200ml 中 2h，然后作保留灌肠，每日 1 次，与口服法同时进行。[宋立人，等．现代中药学大辞典．北京：人民卫生出版社，2001：1533]

【用量用法】 内服，0.5～2g，不入煎剂，去壳取仁，用干龙眼肉包裹或装入胶囊吞服。也可去油制成霜，入丸、散剂服。治疗鸡眼、赘疣，可去壳捣研涂患处。

【使用注意】 本品有毒，剂量不可过大或长期服用，以免蓄积中毒。外用勿在皮肤破损表面敷用。使用鸦胆子乳剂或外用鸦胆子仁有可能引起变态反应，应用时需加以注意。孕妇及小儿慎用。胃肠出血及肝肾病患者忌用。

重楼

【基源】 为百合科植物云南重楼或七叶一枝花的干燥根茎。别名蚤休，草河车，七叶一枝花。

【性味归经】 味苦，性微寒。有小毒。归肝经。

【功效主治】 清热解毒，消肿止痛，凉肝定惊。用于痈肿疮毒，咽喉肿痛；惊风抽搐；跌打伤痛，毒蛇咬伤。

【配伍应用】

（1）用于清热解毒，消肿止痛

重楼配金银花　清热解毒。用于痈肿疔毒。

重楼配牛蒡子、板蓝根　清热解毒，消肿止痛。用于咽喉肿痛，痄腮喉痹。

重楼配半边莲　清热解毒。用于毒蛇咬伤。

重楼配土茯苓　清热解毒利湿。用于乙型肝炎 HbsAg 阳性，丙氨酸氨基转移酶（ALT）增高；痈肿疮疡诸症（《施今墨对药》）。

重楼配三七　消肿止痛。用于跌打损伤，瘀血肿痛。

（2）用于凉肝定惊

重楼配钩藤、蝉蜕　凉肝定惊。用于小儿惊风抽搐。

【鉴别应用】

（1）重楼、拳参　二者均能清热解毒，治痈肿疮毒、瘰疬及毒蛇咬伤。但重楼有小毒，善消肿定痛、凉肝定惊，也常用治痄腮喉痹、跌打损伤、小儿惊风。拳参，又名紫参，无毒，能凉血止痢止血，可治热毒血痢，血热出血诸症。

（2）重楼、山慈菇　均有小毒，功善清热解毒、消肿，用治痈肿疮毒、瘰疬及毒蛇咬伤。重楼长于消肿定痛，又能凉肝息风止惊，可治痄腮喉痹、跌打损伤、小儿惊风。山慈菇解毒散结力强，善治疔疮发背及恶肿、瘰疬痰核、癥瘕痞块，近用治甲状腺瘤。

【单方验方】

（1）治疗慢性萎缩性胃炎　太子参30g，土茯苓15g，重楼10g，牡丹皮10g，山楂30g，佛手12g，郁金12g，莪术10g，三七6g（研末分2次冲服），白芍15g，甘草6g。两次煎汁400ml，分早、晚2次空服。[李景魏，

110

等．中医杂志，2007，48（10）：909]

（2）治疗阴道支原体感染　重楼洗净、焙干、碾粉，过 200 目筛，灭菌备用。取灭菌的重楼粉，上药于阴道及宫颈处。隔日 1 次，7 天为 1 个疗程。上药期间避开经期，禁止性生活。[叶燕萍，等．陕西中医，2000，21（8）：352]

（3）治疗开放性感染性创口　黄柏 30g，重楼 25g，蒲公英、紫花地丁、苦参各 20g，丹参 15g。此方剂 1 剂加水 1300ml 左右，浸泡 1h，先武火煎约 20min，后文火煎 20～30min，煎至 500ml 左右，取汁备用。使用时将药液加温到 40℃左右，用敷料蘸取药液反复浴洗创面，每日 1～2 次，每次 20～30min，浴洗完后用单层粗网眼油纱覆盖创面，其上再以浸渍有未洗药液的纱布覆盖，再用细网眼油纱覆盖，最后用干敷料覆盖包扎。1 周为 1 个疗程。[李军鹏，等．陕西中医，2008，29（5）：572]

（4）治疗寻常痤疮　何首乌、土茯苓各 30g，重楼、牡丹皮、生地黄、金银花、赤芍、当归各 15g，每日 1 剂，水煎至 400ml，分 2 次早晚服用，连服 6 周。[曹发龙，等．陕西中医，2005，26（12）：1278]

（5）治疗疱疹性口腔炎　青黛 4.5g，重楼 6g，连翘 9g，知母 6g，黄芩 15g，黄连 9g，石膏 15g，竹叶 9g，神曲 15g，甘草 6g。先将重楼、连翘、知母、黄芩、黄连、石膏、竹叶、神曲、甘草置砂锅内，加水适量浸泡约 20min 后，置微火中煮沸并保持 20～30min，将药液经纱布过滤后备用；再将药加水适量煮沸 10～15min，将药液用纱布过滤后与上液合并。两次合并液为 150～200ml，趁热加入青黛搅匀即得。此方为 3～5 岁儿童剂量，可根据年龄适当加减。将药液分为 4 份服用，每 6h 1 次。[任桂梅，等．时珍国医国药，1999，10（4）：291]

（6）治疗慢性乙型肝炎　重楼、白花蛇舌草、蒲公英、赤芍各 15g，柴胡、枳壳、山豆根各 10g，白术、丹参、黄芪、茵陈、金钱草各 30g，白芍 12g，甘草 6g。每日 1 剂，煎药取汁 400ml，分 2 次口服。[宁建平，等．陕西中医，2008，29（9）：1185]

【用量用法】　水煎服，5～10g。外用适量，捣敷或研末调涂患处。

【使用注意】　本品含重楼皂苷，有细胞毒作用，使用剂量大于 60g，可能出现恶心、呕吐、头晕、眼花等不良反应，严重者出现痉挛。但常规剂量安全性高，可不必畏忌。虚寒证、阴证疮疡及孕妇忌用。

拳 参

【基源】 为蓼科植物拳参的干燥根茎。别名紫参。

【性味归经】 苦、涩，微寒。归肺、肝、大肠经。

【功效主治】 清热解毒，凉血止血，镇惊息风。用于痈肿瘰疬，毒蛇咬伤；热病神昏，惊痫抽搐；赤痢脓血，血热出血。

【配伍应用】

拳参配白头翁、秦皮 清热凉血解毒，燥湿止痢。用于湿热泻痢，热毒泻痢。

拳参配贯众炭、白茅根 凉血止血。用于血热妄行之吐血衄血，崩漏下血。

拳参配钩藤、全蝎、僵蚕、牛黄 清热镇惊息风。用于热病高热神昏，惊痫抽搐。

【单方验方】

（1）治疗湿热型痢疾 拳参 12g，草血竭 12g，槟榔 6g。每日 1 剂，加水约 500ml，煎汁 100ml，分 3 次口服，一般服药 3～7 天。[黄平，等．中国民族民间医药杂志，2001（49）：85]

（2）治咯血、鼻衄 拳参研细末，每服 4.5g，每日 2 次。《宁夏中草药手册》

【用量用法】 水煎服，5～10g。外用适量。

【使用注意】 阴证疮疡患者忌服。

半边莲

【基源】 为桔梗科植物半边莲的干燥全草。别名半边菊。

【性味归经】 辛，凉。归心、小肠、肺经。

【功效主治】 清热解毒，利尿消肿。用于疔疮肿毒，乳痈肿痛，蛇虫咬伤；腹胀水肿，黄疸尿少，湿疮湿疹。

【配伍应用】

（1）用于清热解毒

半边莲配半枝莲 清热解毒。用于痈肿，疮毒，蛇虫咬伤。

半边莲配白花蛇舌草　清热解毒。用于毒蛇咬伤，蜂蝎蜇伤。

（2）用于利水消肿

半边莲配白茅根　利水消肿，凉血通淋。用于小便淋涩、尿血等。

半边莲配金钱草　利尿解毒，排石通淋。用于石淋、沙淋等。

半边莲配茵陈　利水退黄。用于湿热黄疸。

【鉴别应用】

（1）半边莲、半枝莲　皆有清热解毒、利尿消肿功效。半边莲属桔梗科植物，长于利尿消肿，多用于水肿、毒蛇咬伤。半枝莲属唇形科植物，有活血化瘀功效，善治跌仆伤痛。尚有抗肿瘤作用，临床常用于消化道癌症、宫颈癌等的治疗。内服，煎汤，15～30g，鲜品倍量；外用，捣敷。

（2）半边莲、白花蛇舌草　皆能清热解毒利湿，治热毒、湿热或水湿所致诸疾。但半边莲善治蛇虫咬伤，又治痈肿疮毒、水肿臌胀。白花蛇舌草常用治痈肿疮毒、咽喉肿痛、毒蛇咬伤及热淋涩痛；近期用于抗癌，治胃癌、食管癌、直肠癌等。

【单方验方】

（1）治疗急性肾小球肾炎　鲜半边莲水煎服，3～12岁每日量50～150g；12岁以上每日量100～250g，水煎，加白糖适量，不拘时服。[江怀筹.中国民族民间医药杂志，1999（39）：211]

（2）治疗前列腺增生　大黄15g，黄芪25g，王不留行15g，牡丹皮10g，栀子15g，半边莲20g，半枝莲20g，枳实10g，路路通10g。每日1剂，7日为1个疗程。[王和权.中国中医急症，2006，15（11）：1289]

（3）治疗毒蛇咬伤　半边莲30～60g，半枝莲30～60g，八角莲15～30g，重楼（七叶一枝花）15～30g，田基黄15～30g，一枝箭15～30g，两面针15～30g，白花蛇舌草15～30g。每日1剂，水煎，冲入适量蜜糖或白糖口服。[韦麟.中国民间疗法，2001，9（5）：43]

【用量用法】　水煎服，10～15g。鲜品30～60g。外用适量。

【使用注意】　虚证水肿忌用。

白花蛇舌草

【基源】　为茜草科植物白花蛇舌草的全草。别名蛇舌草。

【性味归经】　微苦、甘，寒。归胃、大肠、小肠经。

【功效主治】 清热解毒，利湿通淋。用于疮痈肿毒，咽喉肿痛，毒蛇咬伤；热淋涩痛，湿热黄疸。

【配伍应用】

（1）用于清热解毒

白花蛇舌草配金银花、连翘、野菊花 清热解毒。用于热毒诸证。

白花蛇舌草配红藤、败酱草、牡丹皮 清热解毒排脓。用于肠痈腹痛。

白花蛇舌草配板蓝根、玄参 清热解毒，利咽消肿。用于咽喉肿痛。

白花蛇舌草配半枝莲、重楼 清热解毒。用于毒蛇咬伤。以鲜品捣汁或煎水内服为好。药渣敷伤口。

白花蛇舌草配半枝莲 清热解毒消肿。用治各种癌症。

（2）用于利湿通淋

白花蛇舌草配白茅根 清热利尿，凉血止血。用于热淋尿血，小便不利。

白花蛇舌草配车前草、石韦 利湿通淋。用于膀胱湿热，小便淋沥涩痛。

【单方验方】

（1）治疗寻常型银屑病 土茯苓 20g，生槐花 20g，茜草 15g，白茅根 15g，丹参 10g，生地黄 10g，赤芍 10g，黄芩 10g，白花蛇舌草 15g，天冬 10g，麦冬 10g，生甘草 10g。加水常规浸泡 30min 后，水煎 2 次，取汁 400ml，早晚分服，每日 1 剂。［刘岚．江苏中医药，2008，40（4）：27］

（2）治疗慢性盆腔炎热毒瘀结型 用败酱草、白花蛇舌草、紫草、蒲公英各 20g，延胡索、牡丹皮、桃仁各 15g。附件增厚或盆腔有炎性包块加三棱、莪术、路路通各 15g。湿热阻滞型用败酱草、白花蛇舌草、夏枯草、三棱、紫草各 20g，延胡索、薏苡仁、赤芍各 15g。水煎取汁 150ml，保留灌肠。每晚 1 次，3 周为 1 个疗程，月经期停止灌肠。［赵娟，等．实用中医药杂志，2008，24（8）：500］

（3）治疗慢性乙型肝炎 白花蛇舌草 45g，金银花 20g，太子参 20g，五味子 15g，苦参 15g，黄连 10g，法半夏 20g，瓜蒌 15g，丹参 15g，垂盆草 15g，地耳草 15g，茯苓 15g。每日 1 剂，水煎取汁 100ml，每日 2 次口服。［耿读海．河北中医，2008，30（1）：22］

（4）治疗原发性肾病 黄芪 20g，白花蛇舌草 20g。每天 1 剂，水煎取汁，每次 100ml，每日 3 次口服。［易青，等．湖北中医杂志，2006，28（9）：11］

【用量用法】 水煎服，15～30g，大剂量可用至 60g；鲜品可捣汁服。外用适量，捣敷。

【使用注意】 阴疽及脾胃虚寒者忌用。

山慈菇

【基源】 为兰科植物杜鹃兰、独蒜兰，或云南独蒜兰的干燥假鳞茎。前者又名毛慈菇，后二者又称冰球子。

【性味归经】 甘、微辛，凉。归肝、脾经。

【功效主治】 清热解毒，消痈散结。用于痈疽疔毒，疔疮恶肿，瘰疬痰核，癥瘕痞块，蛇虫咬伤。

【配伍应用】

山慈菇配雄黄、麝香 解毒疗疮。用于痈疽发背，疔疮肿毒，蛇虫咬伤。如紫金锭（《片玉心书》卷五）。

山慈菇配淡菜 清热解毒，养阴利咽。用于治疗小儿麻疹后口臭、唇裂出血、成人慢性咽炎等。

山慈菇配白帽顶（编者按：白帽顶为大戟科植物白背叶的叶） 清热解毒，散结消肿，止头痛。用于脑肿瘤引起的头痛。

山慈菇配半枝莲、鹿角霜 化痰散结。用于乳腺增生症。

山慈菇配土鳖虫、蝼蛄 解毒化瘀散结。用于肝硬化。

山慈菇配夏枯草、浙贝母 清热化痰散结。用于瘰疬瘿瘤。

山慈菇配茶叶 化痰定惊。同研服，用于癫痫《奇效良方》。

【鉴别应用】

山慈菇、光慈菇 光慈菇为百合科植物老鸦瓣和丽江山慈菇的鳞茎，也有清热解毒、消肿散结功效，主治痈肿恶疮、咽痛喉痹、瘰疬痰核、蛇虫咬伤等。因效用与山慈菇部分相似，有些地区当作山慈菇在应用。但光慈菇有毒，含秋水仙碱等生物碱，具有良好的抗肿瘤、抗痛风作用，近年常用于治疗急性痛风性关节炎及多种肿瘤病。其所含秋水仙碱在体内有蓄积作用，可抑制正常细胞分裂，对骨髓造血功能有直接抑制作用，导致粒细胞缺乏症，故不宜大剂量或久服。水煎服，3～6g；或研末入丸剂服，每次 0.3～0.6g。

【单方验方】

（1）治疗乳腺增生症　山慈菇、半枝莲、鹿角霜等份，共研细末，水泛为丸如梧桐子大。每次 4g，每日 2 次，温开水送服，2 周为 1 个疗程。[苏力，等 . 内蒙古中医药，1989，8（2）：2]

（2）治疗脂肪肝　山慈菇 15g，泽泻 20g，山楂 15g，决明子 20g，丹参 20g，土鳖虫 15g，柴胡 12g，黄芩 10g，法半夏 15g，茯苓 20g，甘草 10g，每日 1 剂，水煎服。[郑昱，等 . 中国中医药信息杂志，2002，9（5）：67]

（3）治疗萎缩性胃炎　百合 30g，乌药 10g，黄连 3g，吴茱萸 1g，白芍 20g，山慈菇 12g，佛手、炒麦芽、炒谷芽各 15g，甘草 6g 等。每日 1 剂，水煎服。[李仁进，等 . 湖北中医杂志，1999，21（10）：465]

【用量用法】　水煎服，3～9g。外用适量。

【使用注意】　正虚体弱者慎服。孕妇忌服。由于丽江山慈菇的鳞茎与川贝母鳞茎外形略相似，部分地区将光慈菇称土贝母或草贝母在使用，应注意区别，以免误服中毒。

土茯苓

【基源】　为百合科植物光叶菝葜的干燥根茎。别名土萆薢。

【性味归经】　甘、淡，平。归肝、胃经。

【功效主治】　解毒，除湿，通利关节。用于杨梅毒疮，肢体拘挛；湿热淋浊，带下，湿疹瘙痒；痈肿疮毒。

【配伍应用】

（1）用于解毒，通利关节

土茯苓配薏苡仁、防风、木瓜　搜风解毒，通利关节。用于汞中毒而致肢体拘挛者。如搜风解毒汤（《本草纲目》）。

（2）用于解毒除湿

土茯苓配赤茯苓　清热解毒，利尿。用于湿热蕴结之淋浊。

土茯苓配野菊花　清热解毒。用于丹毒，疮疡痈肿。

土茯苓配萆薢　祛风解毒，分清泌浊，除湿通淋。用于风湿热痹，痹证日久而见筋骨疼痛、屈伸不利，及淋浊、白浊。

土茯苓配紫草　清热祛湿，凉血活血。用于肝经湿热瘀毒之黄疸、湿疹、疮疡肿毒、恶疮等。

土茯苓配金银花、白鲜皮、甘草　清热解毒。用于杨梅毒疮。

【鉴别应用】

土茯苓、萆薢　由于土茯苓别名土萆薢，常与萆薢混淆，二者功效相似，均以除湿见长，对于湿盛之淋浊、湿热疮痛及风湿痹痛均可应用。但萆薢除湿、分清降浊之功更佳，尤其适用于湿盛之膏淋、带下之证；土茯苓除湿又善解毒，故为治恶疮、梅毒之要药，也可治汞中毒。

【单方验方】

（1）治疗梅毒或因服汞剂中毒而致肢体拘挛者　单用土茯苓500g，水煎去渣，煎成浓液，不拘时徐徐服之。如土萆薢汤（编者按：土萆薢即土茯苓）。《景岳全书》

（2）治疗慢性膀胱炎　土茯苓15g，连翘15g，地肤子15g，虎杖15g，通草10g，冬葵子10g，猪苓10g，薏苡仁10g，天花粉10g，蒲公英10g，当归尾10g，浙贝母10g。每日1剂，水煎3次，前2次分早晚服，第3次兑温水后先熏后坐浴0.5h。14日为1个疗程。[王成霞，等．江苏中医药，2004，25（4）：25]

（3）治疗嗜酸细胞性筋膜炎　土茯苓15g，茵陈10g，山慈菇10g，鸡内金12g，地龙10g，积雪草30g，薏苡仁20g。水煎，每日1剂，分2次服。3个月为1个疗程。[董淑云．江苏中医药，2007，39（4）：50]

（4）治疗慢性盆腔炎　大血藤、鸡冠花、椿根皮各30g，土茯苓、败酱草各40g，益母草15g，乳香、没药、白芷、延胡索、苦参、黄柏、芡实、山药各10g。每日1剂，1剂煎2次，每煎250ml，早晚空腹各服1次，15日为1个疗程，服用5个疗程。[王新斌，等．甘肃中医学院学报，2007，24（5）：24]

（5）治疗慢性前列腺炎　土茯苓15g，连翘15g，地肤子15g，虎杖15g，通草10g，冬葵子10g，猪苓10g，薏苡仁10g，天花粉10g，当归尾10g，浙贝母10g。每日1剂，14天为1个疗程，水煎3次，前2次分早晚服，第3次兑温水后坐浴半小时，一般治疗2～3个疗程。[韩庭威．甘肃中医，2002，15（4）：74]

（6）治疗慢性湿疹　土茯苓30g，薏苡仁20g，茵陈20g，红花10g，当归15g，黄芩10g，黄柏10g，栀子10g，苦参5g，白鲜皮10g，金银花15g，甘草5g。水煎服，每日2次，于饭后温服。1周为1个疗程，一般用药3～6个疗程。[郭新会，等．河南中医，2005，25（10）：51]

（7）治疗急性淋病　土茯苓、薏苡仁、茵陈、白茅根各30g，马齿苋、滑石各20g，黄芩10g，黄柏、甘草各6g，金银花、连翘各15g。每日1剂，

煎取汁 400ml，分早晚 2 次服用。[朱军. 实用中医药杂志，2004，20（1）：22]

（8）治疗面部脂溢性皮炎　土茯苓 30g，薏苡仁 30g，蝉蜕 10g，牡丹皮 15g，丹参 20g，生地黄 20g，赤芍 15g，白鲜皮 15g，地肤子 15g，生甘草 5g。水煎服，每日 1 剂。[邓燕. 中药材，2007，30（7）：898]

（9）治疗慢性肾盂肾炎　金银花、连翘、土茯苓、白头翁、蒲公英各 15g，生地黄、黄芩、黄柏、车前子、泽泻、生甘草各 10g。煎煮取药液约 500ml，代茶饮服，每日 1 剂。[陈训军. 湖北中医杂志，2002，24（3）：35]

（10）治疗血热型寻常型银屑病　土茯苓 30g，生槐花 30g，生地黄 30g，白鲜皮 15g，忍冬藤 15g，重楼 15g，紫草 15g，大青叶 15g，山豆根 9g，生甘草 6g。水煎服，每日 1 剂，分早晚 2 次温服。[张勇，等. 现代医药卫生，2006，22（8）：1185]

【用量用法】　水煎服，15～60g。

【使用注意】　肝肾阴虚者慎服。本品忌犯铁器，服时忌茶。偶有变态反应（过敏反应），出现周身瘙痒、丘疹、红斑。

熊　胆

【基源】　为熊科动物黑熊及棕熊的胆囊。

【性味归经】　苦，寒。归肝、胆、心经。

【功效主治】　清热解毒，息风止痉，清肝明目。用于高热惊风，癫痫，子痫，手足抽搐；热毒疮痈，咽喉肿痛，痔肿痛；目赤翳障等。

【配伍应用】

熊胆配竹沥　清肝息风止痉。用于小儿痰热惊痫。

熊胆配冰片　清热解毒，消肿止痛。用水调化外涂患处，治疮痈和痔肿痛。也可点眼，治肝热目赤肿痛。如熊胆丸（《本草纲目》）。

【鉴别应用】

熊胆、牛黄　二者皆有清热解毒、息风止痉之效。但牛黄清热解毒力强，兼治口舌生疮，又能化痰开窍，治热病高热神昏及中风痰热神昏等。熊胆能明目，治目赤肿痛、目生翳障，兼治痔肿痛。

【单方验方】

（1）治疗小儿痰热惊痫　单用本品适量，和乳汁或竹沥化服。《食疗本草》

（2）治疗热毒疮痈或久痔不瘥　熊胆外涂，或用水调化，或加入少许冰片，涂于患部。《备急千金要方》

（3）治疗目赤翳障　以本品与冰片化水，外用点眼，如熊胆丸。《本草纲目》

【用量用法】　内服，每次 0.2～0.5g，宜入丸、散。外用适量，研末调敷或点眼。

【使用注意】　脾胃虚寒者忌服。

漏　芦

【基源】　为菊科植物祁州漏芦的干燥根。

【性味归经】　苦，寒。归胃经。

【功效主治】　清热解毒，消痈，下乳，舒筋通脉。用于乳痈肿痛，痈疽发背，瘰疬疮毒；乳汁不下；湿痹拘挛。

【配伍应用】

（1）用于清热解毒，消痈散结

漏芦配十大功劳叶　清热解毒凉血。用于痈肿、疮毒、瘰疬。

漏芦配蒲公英、王不留行　清热解毒，消痈散结。用于痈肿、疮毒、瘰疬。

漏芦配紫花地丁、连翘、大黄　清热解毒，消痈散结。用于热毒壅聚，痈肿疮毒，如漏芦汤（《备急千金要方》）。

漏芦配瓜蒌、蛇蜕　清热解毒，消痈散结。用于乳痈肿痛。如漏芦散（《太平惠民和剂局方》）。

（2）用于通经下乳

漏芦配王不留行　通经下乳。用于乳络塞滞，乳汁不下，乳房胀痛者。

漏芦配黄芪、鹿角胶　益气下乳。用于气血亏虚，乳少清稀者。

（3）用于舒筋通络

漏芦配地龙　舒筋通脉。用于湿痹，筋脉拘挛，骨节疼痛。如古圣散（《圣济总录》）。

【鉴别应用】

祁州漏芦、禹州漏芦（蓝刺头）　二者皆为菊科植物，均作为漏芦的正品入药，具有清热解毒、消痈散结、通经下乳功效。由于产地不同，祁州漏芦力专效宏，入药最佳；禹州漏芦（蓝刺头）药力稍逊，不及祁州漏芦。

【单方验方】

治疗乳腺增生　柴胡 20g，白芍 25g，菊花 20g，漏芦 15g，山慈菇 10g，生牡蛎 25g，瓜蒌 10g，浙贝母 25g，海藻 10g，川楝子 20g；疼痛加延胡索 20g，乳香 10g。上方两煎，分别加冷水适量，武火煎沸，文火慢煎 25min，共取汁 300ml，早晚两次分服。30 天为 1 个疗程，月经期停服。［薛广成，等．黑龙江中医药，1999（6）：39］

【用量用法】　水煎服，5～10g。外用适量，研末调敷或煎水洗。

【使用注意】　气虚、疮疡平塌者及孕妇忌服。部分患者口服漏芦制剂后有变态反应，症见四肢皮肤瘙痒、皮疹及潮红，并伴有恶心、腹部隐痛等。

地锦草

【基源】　为大戟科植物地锦或斑地锦的干燥全草。别名草血竭，血见愁。

【性味归经】　辛，平。归肝、大肠经。

【功效主治】　清热解毒，凉血止血。用于热毒泻痢；血热所致便血、尿血、崩漏及外伤出血；湿热黄疸；热毒疮肿，毒蛇咬伤。

【配伍应用】

（1）用于清热解毒

地锦草配马齿苋、地榆　清热解毒。用于湿热泻痢，便下脓血。

（2）用于凉血止血

地锦草配地榆　凉血止血。用于痔出血，便血。

地锦草配白茅根、小蓟　凉血止血。用于尿血。

（3）用于利湿退黄

地锦草配茵陈、栀子　清热利湿退黄。用于湿热黄疸。

【单方验方】

（1）治疗带状疱疹　鲜地锦草，洗净，捣烂，加食醋搅匀，取汁涂患处。（福建经验方）

（2）治疗慢性特发性血小板减少症　鲜地锦草 30～50g，生地黄 15g，牡丹皮 10g，赤芍 10g，当归 10g，独活 6g，补骨脂 10g，墨旱莲 15g，黄芪 10g，党参 10g，五味子 6g，陈皮 6g。水煎服，每日 1 剂。15 日为 1 个疗程。[马朝斌．江苏中医药，2004，25（11）：31]

（3）治疗老年性皮肤瘙痒症　鲜地锦草 200g，水煎服，每日 1 剂，分 2 次服。药渣加水再煎，用煎液趁热擦洗皮肤，每晚睡前 1 次。7 日为 1 个疗程，休息 1～2 日，开始下一个疗程。[郭吟龙．中医药研究，2001，17（2）：30]

（4）治疗外阴色素减退疾病　地锦草 30g，研末，每袋重 3g，每次 2 袋，每天 2 次，熏洗坐浴 20min，30 天为 1 个疗程。[邢恺芗，等．新中医，2003，35（7）：28]

（5）治疗溃疡性结肠炎　地锦草、生黄芪各 30g，黄柏、白及粉各 15g，生甘草、白芷各 10g，血竭粉 6g。地锦草、生黄芪、黄柏、生甘草、白芷浓煎，取汁 200ml，加入血竭粉及白及粉，搅匀。临睡前，行高位保留灌肠，每日 1 次，连用 6 次停用 1 天。1 个月为 1 个疗程。[庞良泉，等．湖北中医杂志，2003，25（9）：42]

（6）治疗青春期功能性子宫出血　地锦草、贯众炭各 20g，仙鹤草、海螵蛸各 30g，生地黄、茜草各 15g。每日 1 剂，每日 2 次。病情较急、出血量多者可日服 2 剂。1 个月经周期为 1 个疗程。[周志群，等．安徽中医学院学报，2001，20（1）：23]

【用量用法】　水煎服，10～20g；鲜品 30～60g。外用适量。

冬凌草

【基源】　为唇形科植物碎米桠的全草。别名冰凌草，彩花草，雪花草。

【性味归经】　苦、甘，微寒。归肺、胃、肝经。

【功效主治】　清热解毒，活血止痛。用于咽喉肿痛，感冒头痛，肺热咳嗽。也可用于食管癌、贲门癌、肝癌、乳腺癌、膀胱癌的治疗。

【单方验方】

（1）治疗膀胱癌　用冬凌草 50g 加水 1000ml，大火煮沸后小火煎煮

40min，煎出液 500ml（每 1ml 含生药 0.1g），过滤沉淀后取上清液，置广口瓶内，用超声热疗机水处理系统脱气后密封备用。治疗前患者留置三腔导尿管，膀胱注入脱气冬凌草煎液 300～500ml，保留灌注 3h。[丁向东，等．中国中西医结合杂志，2007，27（11）：1039]

（2）治疗食管、贲门癌　冬凌草糖浆（每毫升含生药 1g），每日 3 次，每次 30ml，饭后口服，连服 2～3 个月为 1 疗程。经治疗病情稳定好转后，剂量可改为每次 15～20ml，治疗 1 个月，停药休息 1 个月，间断治疗半年以上。[陈绍棠，等．中西医结合杂志，1988，8（11）：43]

（3）治疗原发性肝癌　100％冬凌草糖浆每次 30ml，每日 3 次。治疗半年，多数病例症状缓解，以肝痛减轻和食欲增加为明显。[宋立人，等．现代中药学大辞典．北京：人民卫生出版社，2001：731]

【用量用法】　水煎服，30～60g。

【使用注意】　孕妇慎服。服后偶有恶心、腹胀、腹痛、腹泻，个别病例出现变态反应。

白蔹

【基源】　为葡萄科植物白蔹的干燥块根。别名野葡萄，山地瓜。

【性味归经】　苦，微寒。归心、胃经。

【功效主治】　清热解毒，消痈散结，敛疮生肌。用于疮痈肿毒，瘰疬痰核；水火烫伤，手足皲裂。

【配伍应用】

（1）用于清热解毒，消痈散结

白蔹配金银花、连翘、蒲公英　清热解毒，消肿散结。用于热毒壅聚，痈疮初起，红肿硬痛者。

白蔹配皂角刺　清热解毒，促溃排脓消肿。用于疮痈脓成不溃者。

（2）用于生肌止血

白蔹配白及、冰片　收敛止血，消肿生肌。用于金创出血，疮疡溃后不敛等；研末猪油脂调敷外用治手足皲裂。如白蔹散（《鸡峰普济方》）。

【鉴别应用】

白蔹、山慈菇　皆能清热解毒、消痈散结，主治痈肿疮毒。山慈菇解毒散结力强，善治疔疮发背及恶肿，并治咽喉肿痛、瘰疬痰核及癥瘕痞块。

白蔹消痈止痛力强，又能生肌敛疮，对疮疡肿毒未成脓者可消、已成脓者促排、脓尽不敛者能生肌敛疮，故为治疮疡之良药。

【用量用法】 水煎服，3～10g。外用适量，煎汤洗或研成极细粉敷患处。

【使用注意】 孕妇慎用。反乌头。偶有出现皮肤潮红发痒，轻度头晕、恶心、烦躁，停药后自行消失。

绿 豆

【基源】 为豆科植物绿豆的种子。

【性味归经】 甘，寒。归心、胃经。

【功效主治】 清热解毒，消暑，利水。用于痈肿疮毒，暑热烦渴，药食中毒，水肿，小便不利。

【配伍应用】

（1）用于清热解毒

绿豆配甘草 解毒。用于砒石、巴豆、附子、苍耳草等一切草木金石诸药中毒；鱼蟹、豚、蛇等食物中毒；痈肿疮毒，或防治痘疮、麻疹之流行感染；暑热烦渴，温疟伤津及夏令炎热之际解暑（《施今墨对药》）。

绿豆配苍耳子 祛风清热解毒。用于鼻渊流浊黄涕者。

（2）用于解暑利尿

绿豆配六月雪 祛风清热解毒，活血利水。用于湿热水肿，腰痛。

绿豆配白扁豆、赤小豆 补脾和胃，化湿解毒。用于噤口痢，湿毒留滞之水肿尿浊。

【单方验方】

（1）治疗蕈中毒幻视 绿豆100～300g，生甘草10～20g，加水1000ml浸泡30min，然后煎煮30min，取汁600ml，不拘时代茶饮，每次内服100ml左右，每日1～2剂。[张宏.中国中医急症，2000，9（1）：17]

（2）治疗肾病综合征 赤小豆、绿豆、黑豆各30g，茯苓10g，甘草5g。每日1剂，煎取2次，去草药留豆，混匀，早晚分服（吃豆喝汤）。30剂为1个疗程。[柳伟.陕西中医，2008，29（4）：406]

（3）治婴幼儿腹泻 绿豆7粒，白胡椒3粒，加入乳钵内研成细末，然后让患儿平卧，把事先备好的药倒入脐内，然后用白布做成略比脐大一点的布按压在脐上，再用胶布做呈"井"字形固定，以免药溢出，维持4～8h。[贾全恩，等．中国基层医药，2000，7（2）：156]

【用量用法】 水煎服，15～30g，大剂量可用120g。外用适量，研末调敷。

【使用注意】 脾胃虚寒，肠滑泄泻者忌用。

第四节　清热凉血药

生地黄

【基源】 为玄参科植物地黄的新鲜或干燥块根。

【性味归经】 甘、苦，寒。归心、肝、肾经。

【功效主治】 清热凉血，养阴生津。用于热入营血，舌绛烦渴，斑疹吐衄；阴虚内热，骨蒸劳热；津伤口渴，内热消渴，肠燥便秘。

【配伍应用】

（1）用于清热，凉血

生地黄配牡丹皮　凉血散瘀，清热宁络。用于急性热病，热入心营之神昏谵语；血热妄行之吐血、衄血等；热病后期，邪热未尽，阴液已伤所致的夜热早凉、热退无汗等；肝肾阴亏，骨蒸劳热。

生地黄配知母、地骨皮　滋阴清热，除骨蒸。用于阴虚内热，潮热骨蒸。如地黄膏（《古今医统》）。

生地黄配大黄　滋阴增液，通便泄热。用于心胃火炽，气火升腾，挟血上逆之吐血、衄血；热结便秘证。

生地黄配鲜地黄　养阴清热，凉血退热，生津止渴。用于热性病邪热入营血者；温热病伤阴，营血受损，低热不退；血热妄行，或阴虚血热，迫血妄行者。

生地黄配白茅根　清热，凉血，退热。用于热性病热邪入营，所致的发热，口渴，舌绛，或身现斑疹等；血热妄行，症见衄血、吐血，脉细数者；热病伤阴，低热不退者；手术后发热，及原因不明之低热。

生地黄配地榆 清热凉血止血。用于血热便血、尿血。如两地丹（《石室秘录》）。

生地黄配水牛角 清热凉血，泻火解毒。用于温热病之高热神昏、烦热口渴、斑疹、吐血、衄血等；脑外伤后遗症；热痹；荨麻疹，证属风热为患者（《施今墨对药》）。

（2）用于生津养阴

生地黄配石斛 养阴清热，清热退热，泄热除烦。用于热性病后期，由于高热伤阴，以致口干舌燥，烦渴欲饮，津少纳呆，舌红少苔；温热病伤阴，阴虚内热，低热不退；胃病日久，阴液不足，胃口不开。

生地黄配熟地黄 滋阴补肾，益精填髓，补血生血，养阴凉血，清热退热。用于热性病之伤阴，低热不退诸症；阴虚血亏，骨蒸潮热等；肝肾不足，精亏血少，以致眩晕、心悸、失眠、月经不调、月经稀少或崩漏等；糖尿病，表现为中消者；胎漏下血诸症。如二黄散（《景岳全书》）。

生地黄配乌梅 养阴生津，清敛虚火。用于阴虚内热之口渴多饮，烦热；温病后期阴伤津耗或暑热伤阴之口渴，烦热。

生地黄配玄参 清热凉血，养阴生津。用于热入血分之神昏谵语、斑疹显露或吐血、衄血、舌绛少苔等；热病后期，津液损伤，心烦口渴、大便秘结等；肾阴亏损，虚火上炎之咽喉焮肿、口干舌燥等。如增液汤（《温病条辨》）。

（3）其他

生地黄配淫羊藿 补肾阴，补肾阳。用于糖尿病胰岛素治疗不当所致的阴阳俱虚之症；顽痹施以激素，长期或大量运用之后造成的免疫功能受到抑制，机体抵抗力低下，表现为阴阳失调，功能紊乱，肾督亏虚之证（《施今墨对药》）。

生地黄配附子 温阳以生阴，滋阴以化阳。用于心阴阳不足之胸痹、心悸等；也可用以治疗顽痹或慢惊风。

生地黄配丁香 滋阴清热，降逆止呃。用于治疗胃热阴伤之顽固性呃逆。

【鉴别应用】

（1）鲜地黄、生地黄 皆性寒质润，能清热凉血、养阴生津、润肠通便。但鲜地黄多汁，苦重于甘，清热生津、凉血止血之力较强，热甚伤津、血热吐衄者多用。生地黄质润，甘重于苦，清热力稍差而长于滋阴，故阴虚血热、骨蒸潮热者多用。习惯上称生地黄，简称地黄，即指干地黄。

（2）生地黄、熟地黄　由于炮制方法不同，其功效及临床应用有异。生地黄是地黄的块根晒干而成，性寒，具有清热凉血、养阴生津的作用，长于滋阴、凉血、润燥，但其滋阴之力不及熟地黄，适用于温热病热入营血证，热病后期低热不退及津伤口渴，消渴病，血热妄行之出血等。熟地黄为生地黄加辅料炮制加工而成，性微温，长于滋养肝肾之阴，补益精血，适用于肝肾阴虚证及精血亏虚之证。

（3）生地黄、玄参　皆能清热凉血，养阴生津。但生地黄甘寒，偏入血分，清热凉血之力较玄参强，故血热出血，内热消渴多用。玄参咸寒，偏入阴分，泻火解毒之力较生地黄强，且能散结、利咽，其治重在阴分，故咽喉肿痛，瘰疬疮毒多用。

【单方验方】

（1）治疗老年皮肤瘙痒症　百合 40g，生地黄 35g，生甘草 15g，大枣 12 枚，浮小麦 40g，沙参 15g，玄参 15g，乌梢蛇 6g，蛇蜕 6g，荆芥 6g，白蒺藜 10g。每日 1 剂，水煎 2 次，混匀，分早、中、晚服用。[何静 . 河南中医，2008，28（3）：38]

（2）治疗糖尿病肾病　生黄芪 30g，党参、生地黄、丹参、葛根各 15g，枸杞子、川芎、苍术各 10g，山茱萸 6g，牡丹皮 9g，水煎，每日 1 剂，早晚分服。[刘玉玲 . 陕西中医，2007，28（8）：981]

（3）治疗视网膜静脉阻塞　丹参 30g，生地黄 30g，赤芍 12g，当归 15g，川芎 10g，菊花 15g，地龙 12g，川牛膝 10g。水煎服，每日 1 剂。[徐艳 . 中医研究，2008，21（7）：39]

（4）治疗更年期综合征　当归 15g，生地黄 15g，熟地黄 15g，黄连 6g，黄芩 6g，黄柏 6g，黄芪 15g。水煎服，每日 1 剂。[袁杰，等 . 山东中医杂志，2007，26（12）：828]

（5）治疗特应性皮炎（异位性皮炎）　当归 10g，生地黄 10g，赤芍、白芍各 15g，首乌藤 30g，地肤子 15g，白鲜皮 30g，苦参 10g，白术 15g，枳壳 10g，萆薢 15g，生薏苡仁 30g，黄芩 10g。每日 1 剂。[吕会玲 . 山东中医杂志，2002，21（8）：474]

（6）治疗非感染性精囊炎　赤石脂、生地黄各 20g，炒白术 15g，炒黄芩、阿胶（烊化）、黄柏、茜草、血余炭各 10g，甘草 3g。每天 1 剂，水煎，分 2 次服，疗程为 1 个月。[李波，等 . 新中医，2007，39（12）：48]

（7）治疗免疫性不孕症　生地黄、熟地黄、山茱萸、山药、炒当归、赤芍、柴胡各 10g，白术、牡丹皮、茯苓各 12g，五味子、甘草各 6g。每日

1 剂，水煎，早晚分服，2 个月为 1 个疗程。[王春霞，等．新中医，2008，40（2）：24]

（8）治疗急性眼部外伤 用生地黄 50g，高压气蒸 15min 后，捣汁加蜂蜜 10g 外敷外伤处，上午 2 次，下午 2 次，每次 15min，晚上睡眠时外敷半小时，连续 3～5 天。[苏南湘．湖南中医杂志，2002，18（6）：59]

【用量用法】 水煎服，10～30g。鲜地黄用量加倍，或捣汁入药。

【使用注意】 脾虚湿滞，腹满便溏者不宜服用。少数患者服后有腹泻、腹痛、恶心、头晕、疲乏、心悸等症状，但均为一过性，继续服药数日即消失。

玄 参

【基源】 为玄参科植物玄参的干燥根。别名元参，黑参。

【性味归经】 甘、苦、咸，微寒。归肺、胃、肾经。

【功效主治】 清热凉血，泻火解毒，滋阴。用于温邪入营，内陷心包，温毒发斑；热病伤阴，津伤便秘，骨蒸劳嗽；目赤咽痛，瘰疬，白喉，痈肿疮毒。

【配伍应用】

（1）用于清热凉血养阴

玄参配苍术 益脾气，敛脾精，止淋浊，降低血糖。用于中气虚弱，清浊不分之尿浊膏淋等；雀目，夜盲；用于糖尿病，表现为高血糖，或伴有胆固醇增高者（《施今墨对药》）。

玄参配生地黄、麦冬 养阴生津，润燥止渴。用于糖尿病，表现为津少口干、口渴多饮、舌红少苔等症者；或热病伤阴，津伤便秘者。如增液汤（《温病条辨》）。

玄参配百合、生地黄 滋补肺肾之阴。用于肺肾阴虚，骨蒸劳嗽。如百合固金汤（《慎斋遗书》）。

（2）用于解毒散结

玄参配牡蛎、浙贝母 泻火解毒，软坚散结。用于痰火郁结之瘰疬。如消瘰丸（《医学心悟》）。

玄参配金银花、当归 清热解毒。用于治疗脱疽。如四妙勇安汤（《验方新编》）。

玄参配板蓝根、黄芩　清热泻火，解毒散结。用于瘟毒热盛，咽喉肿痛。如普济消毒饮（《东垣试效方》）。

（3）用于清热解毒利咽

玄参配麦冬、桔梗、甘草　清热解毒，滋阴利咽。用于阴虚内热引起的咽喉疼痛不适。如玄麦甘桔汤（《中药成药制剂手册》）。

【鉴别应用】

玄参、麦冬　二者均有滋阴清热功效，用于肺、胃阴伤有热之证。但玄参清热解毒力强，尚有清热凉血功效，实火虚火皆可用之，常用于温毒发斑、目赤咽痛、痈肿疮毒等病证。麦冬长于润肺益胃，生津滋阴，清心除烦，用于肺胃阴伤、咽干鼻燥、肠燥便秘、心烦失眠等。

【单方验方】

（1）治疗喉源性咳嗽　麦冬6g，玄参6g，桔梗4.5g，生甘草6g，五味子3g，百部6g，菊花6g，薄荷6g。以上诸药放入一大茶杯中，以清水漂洗1～2次除去浮灰，再用沸水冲泡后即可饮用；或将诸药先放入砂锅中稍加煮沸再倒入茶杯中饮用。以后再反复添加开水频服，至药汁清淡而弃。每日1剂。[谭薇.时珍国医国药，2000，11（12）：1128]

（2）治疗脉管炎　玄参90g，金银花90g，全当归60g，甘草30g，制乳香6g，制没药6g，黄柏（盐水炒）6g。每日1剂，水煎，早晚2次分服，6日为1个疗程，连续服药5个疗程。[张居伟，等.青岛医药卫生，2001，33（1）：61]

（3）治疗放射性食管炎　玄参10g，生地黄10g，麦冬10g，沙参10g，石膏30g，桃仁10g，牡丹皮10g，连翘10g，金银花15g，白及20g，半枝莲10g，石上柏15g，延胡索10g，川楝子10g，八月札10g，甘草10g。水煎服，每日1剂。[李茂钦.河北中医，2008，30（2）：142]

（4）治疗肛肠病术后发热　玄参30g，麦冬、细生地黄各25g，大黄9g，芒硝4.5g。腹胀者加枳实、厚朴，渴甚加天花粉、黄连，呕吐加竹茹。每日1剂，水煎，分早、晚2次服，3日为1个疗程，治疗期间禁食辛辣刺激之品。[梁靖华，等.陕西中医，2006，27（3）：303]

（5）治疗高血压病　玄参15g，生地黄15g，白芍10g，钩藤15g，夏枯草15g，牛膝10g，麦冬10g，菊花10g，丹参10g，泽泻10g。每天服中药1剂，15天为1个疗程。[张水全.光明中医，2008，23（1）：62]

【用量用法】　水煎服，10～15g。

【使用注意】　脾胃虚寒，食少便溏者不宜服用。反藜芦。

牡丹皮

【基源】 为毛茛科植物牡丹的干燥根皮。别名连丹皮。

【性味归经】 苦、辛，微寒。归心、肝、肾经。

【功效主治】 清热凉血，活血祛瘀。用于温毒发斑，吐血衄血；阴虚发热，夜热早凉，无汗骨蒸；血滞经闭、痛经，跌仆伤痛，痈肿疮毒。

【配伍应用】

（1）用于清热凉血

牡丹皮配栀子、玄参 清热凉血，祛瘀化斑。用于温毒发斑。

牡丹皮配赤芍 温热病热入营血之吐、衄血，发斑；血热妄行之吐血、衄血、尿血、月经过多等；瘀血经闭、痛经；疮痈肿痛。

牡丹皮配丹参 凉血活血，清透邪热。用于温热病热入营血之吐血、衄血、发斑等；血热瘀滞，症见月经不调、经闭、痛经、腹中包块、产后少腹疼痛等；阴虚发热，低热不退；热痹，关节红肿疼痛。

牡丹皮配紫草 清热凉血，活血透疹。用于风热入血，发为紫斑、皮下出血等；过敏性紫癜有肾脏病变。

牡丹皮配地骨皮 凉血除蒸。用于阴虚血热所致的午后潮热、两颧发红、手足心热、骨蒸烦躁等，无论有汗、无汗皆可用之；血热妄行所致的吐血、衄血，妇女月经不调；痈肿疮疡属阴虚有热者。

牡丹皮配生地黄、栀子 清热养阴，凉血止血。用于阴虚血热吐衄。如滋水清肝饮（《医宗己任编》）。

（2）用于活血祛瘀

牡丹皮配大黄 泄热散瘀，荡涤肠胃。用于肠痈初起，少腹肿痞；附件炎、盆腔炎等属里热实证者。如大黄牡丹皮汤（《金匮要略》）。

牡丹皮配乳香、没药 活血化瘀止痛。用于跌打伤痛。如牡丹皮散（《证治准绳》）。

【鉴别应用】

（1）牡丹皮、地骨皮 均能清退虚热、凉血，用于骨蒸潮热及血热妄行之出血证。牡丹皮味辛、苦，清散之力强，长于治疗无汗之骨蒸潮热；且具活血化瘀之功，可用于治疗血滞经闭、痛经、癥瘕、跌打损伤等瘀血病证，也可用于肠痈初起而未成脓者。地骨皮清中甘补，善治有汗之骨蒸潮热；且能清泄肺热，常用于治疗肺热咳喘。

（2）牡丹皮、赤芍　均能清热凉血、活血行瘀。但赤芍活血散瘀之力较牡丹皮强，其凉血清热之力不及牡丹皮，故血瘀所致的月经不调、胸胁腹痛等，用赤芍为好。牡丹皮善清血热，既能清血分之实热，又能除阴分伏热，适用于热入营血斑疹吐衄，也可用于阴虚发热、骨蒸潮热。

【单方验方】

（1）治疗过敏性紫癜　大黄 10g，牡丹皮 10g，桃仁 10g，冬瓜子 10g，生槐花 30g，茜草炭 30g，金银花炭 20g，蝉蜕 6g。每日 1 剂，水煎，早晚 2 次分服。15 日为 1 个疗程。[范华云．河北中医，2000，22（8）：607]

（2）治疗急性阑尾炎　大黄 9～18g（后下），牡丹皮 9～12g，桃仁 9～15g，红花 9～15g，冬瓜子 15～30g，芒硝（分冲）9～12g。每日 1 剂，连服 2 日。[周国芳．中国临床医生，2003，31（5）：47]

（3）治疗急性胆囊炎　大黄 12g，牡丹皮、桃仁各 12g，玄明粉（分 2 次冲服）10g，冬瓜子 10g。每剂煎 2 次，每 6h 服 1 次，7 日为 1 个疗程。[曹金婷．河南中医，2008，28（2）：16]

（4）治疗肾病综合征出血热少尿期　大黄 30g，牡丹皮 15g，桃仁 12g，芒硝（冲）6g，蒲公英 30g，丹参 45g。水煎服，每日 1～2 剂，分早晚 2 次服。[周中辰，等．山东中医杂志，2000，19（15）：280]

【用量用法】　水煎服，6～12g。清热凉血宜生用，活血祛瘀宜酒炙用。

【使用注意】　血虚有寒，月经过多及孕妇不宜服用。

赤芍

【基源】　为毛茛科植物芍药或川赤芍的干燥根。

【性味归经】　苦，微寒。归肝经。

【功效主治】　清热凉血，散瘀止痛。用于温毒发斑，吐血衄血；目赤肿痛，痈肿疮疡；肝郁胁痛，经闭痛经，癥瘕腹痛，跌仆损伤。

【配伍应用】

（1）用于清热凉血

赤芍配水牛角、牡丹皮、生地黄　清热凉血消斑。用治温毒发斑。如犀角地黄汤（《备急千金要方》）。

赤芍配大黄、生地黄、白茅根　清热凉血止血。用治血热吐衄。

（2）用于散瘀止痛

赤芍配桃仁、红花、牛膝　活血散瘀止痛。用于瘀血阻滞引起的诸疼痛证候。如血府逐瘀汤（《医林改错》）。

赤芍配川芎　行血化瘀破滞。用于瘀血经闭、痛经及月经不调；血痹；痈疮肿痛。

赤芍配白芍　清热凉血，血虚兼有瘀滞之月经不调、闭经、痛经；血分有热，低热久久不退；阴虚津亏，余热未清之口干舌燥，目赤肿痛；肝郁血滞之胸胁疼痛。

赤芍配大黄　泄热逐营，和营止痛。用于肠痈初起，少腹疼痛；瘀血经闭、痛经；急慢性盆腔炎所致下腹疼痛等实热证。如神明度命丸（《备急千金要方》）。

赤芍配当归尾　化瘀止痛。用于瘀血所致痛经、闭经、癥瘕、产后腹痛；风湿痹痛。

赤芍配丝瓜络　和营通络。用于营血热毒所致的肿痛，胸胁作痛，周身不适。

赤芍配柴胡、牡丹皮　疏肝解郁，活血散瘀。用于妇女月水不通，心腹胀满，腰间疼痛。如赤芍药散（《太平圣惠方》）。

（3）其他

赤芍配赤茯苓　利水消肿，凉血活血。用于血热夹瘀之小便不利、水肿、尿血、血热所致的衄血、吐血等（《施今墨对药》）。

赤芍配荆芥、薄荷　疏散风热，清肝明目。用于肝经风热，目赤肿痛，羞明多眵。如芍药清肝散（《原机启微》）。

【鉴别应用】

赤芍、白芍　《神农本草经》书中不分赤芍和白芍，通称芍药。唐末宋初始将二者区分。赤芍多为野生芍药，药材表皮色赤，直接入药；白芍多为人工栽培，多去栓皮加工后入药。赤芍功偏泻、散，以凉血活血、散瘀止痛为主，适用于血热妄行之出血证，血瘀所致的月经不调、痛经、闭经、胸胁腹痛、跌打损伤。白芍功偏补、收，以养血敛阴、缓急止痛为主，适用于阴血亏虚所致的月经不调、闭经、崩漏下血，或肝脾不和，胸胁腹痛，或肝血不足、筋脉失养所致的四肢挛急、麻木不仁等。兼能平抑肝阳。

【单方验方】

（1）治疗肝性脑病　赤芍 10～30g，厚朴 20g，枳实 20g，玄明粉（冲服）4～6g，生大黄（后下）15～20g。每日 1 剂，水煎服，每次 100～150ml，每日 2 次。[樊宏伟，等 . 国医论坛，2006，21（4）：34]

（2）治疗重症急性胰腺炎　赤芍 120g，丹参 30g，柴胡 15g，败酱草

30g，生大黄 15g，厚朴 15g。开水泡制 150ml，胃管内注入后夹闭胃管 30～60min，每日 2 次，必要时加以灌肠。[张敏，等 . 中西医结合学报，2008，6（6）：569]

（3）治疗黄疸型肝炎　赤芍 60g，茵陈、白花蛇舌草、车前草各 30g，丹参 20g，白术、茯苓、猪苓各 15g，柴胡 12g，生大黄 10g。水煎，每日 1 剂，分 3 次口服，每次 200ml，疗程 4 周。[柳锋，等 . 实用中医药杂志，2000，16（5）：23]

（4）治疗肠痈　大黄（后下）15g，赤芍 20g，重楼 15g，蒲公英 15g，大血藤 15g，甘草 6g。第 1 煎以冷水 500ml 浸泡 20min，煎取药汁 300ml，第 2 煎加入冷水 400ml 煎取药汁 200ml，两煎混合，每日 2 剂，每 6h 服药汁 250ml。[邹招初 . 中国中医急症，2001，10（5）：272]

（5）治疗慢性鼻炎　当归、川芎、辛夷、赤芍、郁金、姜黄各 15g，茯苓、泽泻、白术、黄芩各 12g，苍耳子 30g，甘草、薄荷各 10g。每日 1 剂，水煎服，每日分 2 次服，15 日为 1 个疗程。[王春旻 . 光明中医，2008，23（8）：1172]

（6）治疗梅尼埃病　葛根 30g，石菖蒲、赤芍各 15g。水煎服，每日 1 剂。15 日为 1 个疗程，可治疗 2 个疗程。[郑运发，等 . 实用中医药杂志，2000，16（4）：13]

（7）治疗扁平疣　生地黄 20g，当归、赤芍、川芎、蝉蜕、苍术、白附子、甘草各 10g，白鲜皮、海桐皮各 15g，开水浸泡 30min，水煎 2 次，分 2 次服，每 5 日为 1 个疗程。[王艺玲 . 陕西中医，2008，29（8）：1023]

（8）治疗淤胆型慢性乙型肝炎　赤芍 45g，茵陈 30g，栀子 20g。每日 1 剂，水煎分 2 次服。[袁年 . 山西中医，2002，18（4）：43]

【用量用法】　水煎服，6～15g。

【使用注意】　血寒经闭者不宜服用。反藜芦。

紫　草

【基源】　为紫草科植物新疆紫草或内蒙紫草的干燥根。

【性味归经】　甘、咸，寒。归心、肝经。

【功效主治】　清热凉血，活血，解毒透疹。用于温病血热毒盛，斑疹紫黑，麻疹不透；疮疡，湿疹，水火烫伤。

【配伍应用】

（1）用于清热凉血

紫草配茜草、墨旱莲　凉血化瘀，清热解毒。用治血热或血有瘀热之过敏性疾病。

（2）用于解毒透疹

紫草配牛蒡子、山豆根、连翘　解毒透疹。用于麻疹紫暗，疹出不畅，兼有咽喉肿痛。如紫草消毒饮（《张氏医通》）。

紫草配浮萍　透疹解毒，祛风止痒。用于麻疹、风疹等。

紫草配黄芪、升麻　益气解毒透疹。用于麻疹气虚，疹出不畅。如紫草解肌汤（《证治准绳》）。

紫草配赤芍、蝉蜕　清热解毒，凉血透疹。用于温毒发斑，血热毒盛，斑疹紫黑者。如紫草快斑汤（《张氏医通》）。

（3）其他

紫草配当归、白芷、血竭　解毒生肌敛疮。用于疮疡久溃不敛，如生肌玉红膏（《外科正宗》）。

紫草配黄连、黄柏、漏芦　清热燥湿。用于湿疹，如紫草膏（《仁斋直指方》）。

【单方验方】

（1）治疗过敏性紫癜　紫草、柴胡、赤芍、牡丹皮各10g，丹参9g，生地黄、蝉蜕各10g，地骨皮15g。每日1剂，早晚分服，2周为1个疗程。[吴文霞. 陕西中医，2008，29（8）：1025]

（2）治疗急性黄疸型肝炎　茵陈100g，紫草50g，金钱草、板蓝根、车前子（包煎）、麦芽各20g，龙胆、柴胡、赤芍、丹参、栀子、枳实各10g，大黄（后下）、白芍各15g。水煎2次，煎至300ml，药液混匀，早、晚分2次服（以上剂量均为成人用量，小儿及体弱多病者，根据病情减少用量）。[白寅生. 内蒙古中医药，2008（8）：16]

（3）治疗玫瑰糠疹　紫草15～30g，每日1剂，水煎，分2次服。[刘军. 中医中药，2006，28（4）：28]

（4）治疗结节性红斑　紫草根、茜草根、川牛膝、木瓜、黄柏各10g，防己、鸡血藤、赤芍、伸筋草各15g，红花6g。水煎服，每日1剂，7日为1个疗程。[侯新安. 陕西中医，2006，27（12）：1512]

（5）治疗带状疱疹　以紫草油外敷，每日换药1次。[王丽新，等. 吉林中医药，2007，27（12）：33]

（6）治疗水火烫伤　紫草、忍冬藤、白芷各30g，冰片2g，麻油适量。熬成紫草油外用。[江苏中医，1987（7）：41]

【用量用法】　水煎服，5～10g。外用适量，熬膏或用植物油浸泡涂搽。

【使用注意】　本品性寒而滑，有轻泻作用，脾虚便溏者忌服。

水牛角

【基源】　为牛科动物水牛的角。

【性味归经】　苦，寒。归心、肝经。

【功效主治】　清热凉血，解毒，定惊。用于温病高热，神昏谵语，发斑发疹，吐血衄血，惊风，癫狂。

【配伍应用】

水牛角配牛黄　清热开窍，解毒豁痰。用于高热烦躁，神昏谵语；中风昏迷，小儿惊厥。如安宫牛黄丸（《温病条辨》）。

水牛角配赤芍、牡丹皮、生地黄　清热解毒，凉血散瘀。用于温热病热入血分，高热不退、斑疹、神昏谵语等。如犀角地黄汤（《备急千金要方》）。

水牛角配山羊角　清心镇痉，化瘀清脑。用于小儿惊风、癫狂等。

水牛角配玳瑁　清热凉血，解毒定惊。用于温病热入营血，症见神昏谵语、动风抽搐等。

【单方验方】

（1）治疗高血压　水牛角30g，法半夏10g，陈皮10g，朱茯神12g，胆南星6g，竹沥20g，石菖蒲6g，天麻6g，石决明12g，党参10g，牡丹皮6g，郁金6g。水煎服，每日2次，连服6周。[郑静峡.实用中医内科杂志，2007，21（4）：49]

（2）治疗过敏性紫癜　金银花15g，水牛角粉（先煎）12g，连翘12g，生地黄12g，牡丹皮12g，紫草10g，白茅根10g，茜草10g，蝉蜕9g。水煎服，每日1剂。7日为1个疗程。[朱红军.四川中医，2007，25（12）：99]

（3）治疗急性脑出血　水牛角30g，大黄6g，生地黄30g，丹参15g，赤芍10g，焦栀子6g，石菖蒲6g，川牛膝10g，吴茱萸5g，泽兰20g。每日1剂，每日2次冲服。[陆海芬.吉林中医药，2008，28（10）：718]

（4）治疗肾性血尿　生侧柏叶、白茅根、生薏苡仁各30g，水牛角（先煎)、土茯苓、女贞子、太子参、墨旱莲各15g，生地黄、侧柏炭、川牛膝各10g，三七粉（冲服）3g。每日1剂，水煎服，分早、晚两次服。[邵燕燕，等.陕西中医，2008，29（3）：312]

【用量用法】　镑片或粗粉煎服，15～30g，宜先煎3h以上。亦可锉末冲服，每次3g，日2次。

【使用注意】　脾胃虚寒者忌用。

第五节　清虚热药

青　蒿

【基源】　为菊科植物黄花蒿的干燥地上部分。

【性味归经】　苦、辛，寒。归肝、胆经。

【功效主治】　清虚热，除骨蒸，解暑热，截疟。用于温邪伤阴，夜热早凉，阴虚发热，骨蒸劳热；暑热外感；疟疾寒热。

【配伍应用】

（1）用于清虚热，退骨蒸

青蒿配鳖甲　滋阴透热。用于温病后期，阴液已伤，邪伏阴分，症见夜热早凉，热退无汗，形瘦脉数，舌红少苔。如青蒿鳖甲汤（《温病条辨》）。

青蒿配银柴胡、知母　清虚热，除骨蒸。用于阴虚发热，骨蒸潮热盗汗，五心烦热。如清骨散（《证治准绳》）。

青蒿配沙参　养阴退热。用于阴虚内热证等。

（2）用于解暑

青蒿配荷叶、西瓜翠衣　清解暑热。用于外感暑热之发热无汗。

青蒿配大豆黄卷　宣化湿浊，微汗透表。用于湿浊困脾、复感风邪等证。

【鉴别应用】

青蒿、白薇　皆能退虚热、凉血，兼透散。但青蒿味苦芳香，又解暑热、除疟热，可治暑热表证或暑热烦渴、疟疾寒热。白薇味苦、咸，不但凉血力强，而且能利尿通淋、解毒疗疮，可治血淋、热淋、痈肿疮疡、咽喉肿痛及毒蛇咬伤。

【单方验方】

（1）治疗外感高热　青蒿15g，生石膏30～60g，知母10g，重楼20g，地骨皮12g，牡丹皮10g，金银花20g，连翘10g，蒲公英30g，甘草6g，每日1.5～2剂，水煎服。[张双春．北京中医，1999（2）：27]

（2）治疗复发性口腔溃疡　青蒿（后下）10g，鳖甲（先煎）30g，生地黄15g，知母、牡丹皮、秦艽各10g，青天葵30g，玄参15g，麦冬、柴胡、白薇各10g，地骨皮15g，僵蚕10g，甘草6g。水煎，每日1剂，分2次早晚温服，10剂为1个疗程。[陈银环，等．辽宁中医药大学学报，2006，8（4）：45]

（3）治疗恶性肿瘤发热　青蒿18g，知母18g。水煎服，每日1剂。[李晓东，等．中医研究，2005，18（6）：46]

（4）治日晒疮　青蒿30g，捣碎，以冷水冲之，取汁饮之，将渣敷疮上，数日即愈。《洞天奥旨》青蒿饮（编者按：此处青蒿为鲜品）

（5）治疟疾寒热　青蒿一握，以水二升渍，绞取汁，尽服之。《补辑肘后方》（编者按：此处青蒿为鲜品）

【用量用法】　6～12g，入煎剂不宜久煎。截疟可用鲜青蒿绞汁服。

【使用注意】　脾胃虚弱，食少便溏者不宜服用。

白薇

【基源】　为萝藦科植物白薇或蔓生白薇的干燥根及根茎。

【性味归经】　苦、咸，寒。归胃、肝、肾经。

【功效主治】　清热凉血，利尿通淋，解毒疗疮。用于阴虚发热，骨蒸劳热，产后血虚发热；热淋，血淋；痈疽肿毒，毒蛇咬伤；咽喉肿痛及阴虚外感。

【配伍应用】

（1）用于清热凉血

白薇配地骨皮　益阴凉血除蒸。用于血虚发热，骨蒸劳热；温热病传入营分，午后发热；原因不明的低热。

白薇配刺蒺藜　清热平肝，凉血安神，行血止痛。用于肝经风热上扰，以致头痛头昏、头胀失眠等；高血压之头晕头痛属血虚肝旺，肝阳上扰者。

白薇配僵蚕　清热平肝，凉血安神，祛风止痛。用于肝阳化风，头痛抽搐。

白薇配秦艽　养阴清虚热，通络止痹痛。用于阴虚热痹之证。

白薇配白芍　养阴清热，平肝。用于阴虚肝旺的高血压病及阴虚血热之热淋、血淋、血尿、月经先期、崩漏、经期低热等。

白薇配当归、人参　养血益阴，除蒸。用于产后血虚发热，低热不退，如白薇汤（《全生指迷方》）。

白薇配竹茹　清热除烦。用于温邪在上、中二焦及妇女产后血虚烦躁。

白薇配玉竹　滋阴清热。用于阴虚内热之潮热、盗汗、失眠等。

（2）用于利尿通淋

白薇配木通、滑石　清热利尿通淋。用于膀胱湿热，小便淋沥涩痛。

（3）用于解毒疗疮

白薇配天花粉、赤芍　清热解毒。用于疮痈肿毒，如白薇散（《证治准绳》）。

白薇配金银花、山豆根、桔梗　清热解毒，利咽消肿。用于咽喉红肿疼痛。

【单方验方】

（1）治疗顽固外感高热　柴胡12g，葛根、生石膏（先煎）、小春花、冬桑叶各15g，白薇、青蒿各12g，三叶青10g。水煎服，每日1剂。[黄文溪.中国中医急症，2004，13（6）：388]

（2）治疗婴幼儿发热　桂枝、白芍各9g，生姜6片，大枣6枚，甘草6g，白薇12g。以250ml水煎，水开后10～20min，即倾出药汁约150ml，稍冷却频频灌服，服完为度。1剂未瘥，可继服第2剂，服药后着厚衣被覆之，并用热稀粥调养。[于会勇，等.陕西中医，2003，24（6）：493]

【用量用法】　水煎服，5～10g。

【使用注意】　脾胃虚弱，食少便溏者不宜服用。

地骨皮

【基源】　为茄科植物枸杞或宁夏枸杞的干燥根皮。别名枸杞根皮。

【性味归经】 甘，寒。归肺、肝、肾经。

【功效主治】 凉血除蒸，清肺降火。用于阴虚发热，骨蒸盗汗；肺热咳嗽；咯血，衄血；内热消渴。

【配伍应用】

（1）用于凉血止血

地骨皮配白茅根　清热凉血。用于血热之吐血、尿血等。

（2）用于清肺降火

地骨皮配桑白皮　清肺热，消水肿。用于肺热阴伤，肺失清肃宣降之喘咳或咯血之症；痰热壅肺的身热、心烦口渴、喘嗽痰稠等；风水证，症见面目肿甚、小便不利等。如泻白散（《小儿药证直诀》）。

（3）其他

地骨皮配骨碎补　补肾清虚热，止齿痛。用于肾虚牙痛。

地骨皮配浮小麦　养阴清热敛汗。用于久病、大病之后而致的阴虚劳热之心烦、盗汗、舌红而干、脉细弦者。

地骨皮配生地黄、天花粉　清热养阴生津。用于内热烦渴。如地骨皮饮（《圣济总录》）。

【鉴别应用】

地骨皮、枸杞子　二者源于同一植物，但入药部位不同。枸杞子为植物枸杞的果实，地骨皮为植物枸杞的根皮。枸杞子具有滋补肝肾，益精明目的作用。常用于肝肾精血亏损之腰背酸痛、阳痿遗精、须发早白、眼目昏花等。地骨皮具有退虚热，除骨蒸，泄肺热及凉血止血作用。常用于治疗阴虚发热，骨蒸潮热，肺热咳喘，消渴病；也可用于血热妄行之吐血、衄血、尿血等。

【单方验方】

（1）治疗骨科手术后非感染性发热　地骨皮 20g，银柴胡 10g，胡黄连 10g，柴胡 15g，生地黄 15g，玄参 10g。每日 1 剂，水煎，分 2 次服，连服 5～7 天。[苏波.现代中西医结合杂志，2008，17（28）：4442]

（2）治疗功能性子宫出血　生地黄 20g，地骨皮 10g，阿胶 10g，白芍 15g，麦冬 15g，玄参 30g。水煎，每日 1 剂，分 2 次口服，每 7 剂为 1 个疗程。[郑丽丽，等.吉林中医药，2007，27（10）：21]

（3）治疗寻常痤疮　桑白皮、地骨皮各 12g，野菊花 30g，黄芩 12g，丹参 15g，生地黄 18g，白花蛇舌草 30g，牡丹皮 12g，红花、生栀子各 9g，泽泻 12g，生山楂 15g，夏枯草 30g，甘草 5g。每日 1 剂，水煎 2 次，早晚

分服，1个月为1个疗程。[吴正华．浙江中西医结合杂志，2007，17（6）：382]

（4）治疗齿龈出血　地骨皮、麦冬各15g。水煎两次，共得药液约300ml。不拘时含少量于口内，轻轻漱口吐出。适用于齿龈红肿，口干口臭，齿龈刷牙时出血，一般用药5～10天即可。[吴震西．江苏中医杂志，1982（6）：28]

【用量用法】　水煎服，10～15g。

【使用注意】　外感风寒发热及脾虚便溏者不宜用。

银柴胡

【基源】　为石竹科植物银柴胡的干燥根。

【性味归经】　甘，微寒。归肝、胃经。

【功效主治】　清虚热，除疳热。用于阴虚发热，骨蒸劳热，小儿疳热。

【配伍应用】

银柴胡配地骨皮、青蒿　凉血除蒸。用于阴虚劳热，骨蒸。如清骨散（《证治准绳》）。

银柴胡配使君子、鸡内金　消积杀虫。用于小儿疳积发热，腹胀消瘦。

【鉴别应用】

生银柴胡、鳖血炒银柴胡　生银柴胡，以清疳热见长，常用于治疗小儿疳积发热、小儿夏季热。鳖血炒银柴胡，退虚热力强，多用于治疗热病后期发热、骨蒸潮热。

【单方验方】

（1）治疗荨麻疹　银柴胡15g，荆芥、乌梅、防风、五味子各10g。表虚加黄芪、炒白术；血虚加生地黄、白茅根、牡丹皮、地肤子、白鲜皮。水煎服，每日1剂。[马岩松，等．新中医，2007，39（3）：59]

（2）治疗小儿外感高热　银柴胡9～15g，牡丹皮9～15g，羌活6g，金银花9g，石膏12g，知母9g，黄芩6g，板蓝根6g，芦根9g，生甘草3g。煎取100ml，少量多次温服，每日2剂。[刘立席，等．四川中医，2004，22（4）：63]

【用量用法】　水煎服，3～10g。

【使用注意】　外感风寒，血虚无热者不宜用。

胡黄连

【基源】 为玄参科植物胡黄连的干燥根茎。

【性味归经】 苦，寒。归肝、胃、大肠经。

【功效主治】 退虚热，除疳热，清湿热。用于骨蒸潮热，小儿疳热，湿热泻痢。

【配伍应用】

胡黄连配银柴胡、地骨皮 清热凉血。用于阴虚骨蒸劳热。如清骨散（《证治准绳》）。

胡黄连配白术、山楂 健脾消积。用于小儿消化不良，疳积发热，腹胀体瘦。如肥儿丸（《万病回春》）。

胡黄连配白头翁 清热利湿。用治湿热泻痢。

【单方验方】

（1）治疗小儿积滞 柴胡 6g，胡黄连 4g，法半夏 5g，山药 10g，厚朴 6g，木香 5g，山楂 8g，麦芽 8g，神曲 8g，甘草 5g。加水约 300ml，浸泡 10min 后煎煮，煎沸 5min 后取汁，1～3 岁每日 6 次，每次 10ml，4～6 岁每日 4 次，每次 10～30ml。[周一平．黑龙江中医药，1999（2）：39]

（2）治疗复发性口腔炎 胡黄连 12g，当归、生甘草各 10g。水煎服，每日 1 剂。[余勇军．浙江中西医结合杂志，2007，17（2）：124]

【用量用法】 水煎服，3～10g。

【使用注意】 脾胃虚寒者慎用。

第三章　泻下药

第一节　攻下药

大　黄

【基源】　为蓼科植物掌叶大黄、唐古特大黄，或药用大黄的干燥根及根茎。别名将军，川军，锦纹大黄。

【性味归经】　苦，寒。归脾、胃、大肠、肝、心包经。

【功效主治】　泻下攻积，清热泻火，凉血解毒，逐瘀通经。用于实热便秘，积滞腹痛；血热吐衄，目赤咽肿；热毒疮疡；湿热痢疾，泻痢不爽，湿热黄疸，湿热淋证；妇女产后瘀阻腹痛，瘀血经闭，跌打损伤；外治水火烫伤。

【配伍应用】

（1）用于泻下攻积

大黄配芒硝　泄热导滞，攻下破积。用于胃肠实热积滞，症见大便秘结、积食不下、腹痛痞满等；热结便秘、壮热、神昏、谵语、苔黄等；习惯性便秘；急性肾功能衰竭；赤鼻久不瘥者。如大承气汤（《伤寒论》）。

大黄配火麻仁　润肠泄热通便。用于肠胃燥热，津液不足之脾约便秘。如麻子仁丸（《伤寒论》）。

大黄配荆芥穗　清热通便。用于癃闭，大小便不通，小腹急痛，肛门肿痛。如倒换散（《宣明论方》卷十五）。

大黄配附子　温阳散寒，通腑荡积。用于寒积便秘腹痛。如大黄附子汤（《金匮要略》）。

大黄配肉桂　寒热并用，振脾阳通大便。用于习惯性便秘；肝郁多怒，胃郁气逆，以致吐血、衄血；胃脘痛，证属寒热错杂者。如秘红丹（《医学衷中参西录》）。

大黄配枳实、厚朴　泄热除积，利气消痞。用于气滞食停之腹胀便秘，胸腹痞满，舌苔老黄，脉滑而疾；痢疾初起，腹中胀痛，或脘腹胀满，里急后重者。如小承气汤（《伤寒论》）。

大黄配巴豆　攻逐寒积。用于寒邪积滞肠胃所致之猝然心腹胀痛，二便不利。如三物备急丸（《金匮要略》）。

大黄配人参、当归　攻补兼施。用于便秘腹痛，神倦少气，脉虚。如黄龙汤（《伤寒六书》）。

大黄配牵牛子、甘遂　泄热逐水。用于水肿水胀，二便不利，形气俱实者。如舟车丸（《景岳全书》）。

大黄配防己、椒目、葶苈子　逐水通便。用于水饮停聚，腹满便秘，小便不利者。如己椒苈黄丸（《金匮要略》）。

（2）用于清热泻火，解毒

大黄配黄芩、栀子　清热泻火。用于火邪上炎所致的目赤、咽喉肿痛、牙龈肿痛等，如凉膈散（《太平惠民和剂局方》）。

大黄配黄连、黄芩　清热泻火，凉血止血。用于血热妄行之吐血、衄血、咯血，如泻心汤（《金匮要略》）。

大黄配礞石　泻火逐痰。用于实热顽痰壅塞，喘逆不得平卧，癫狂惊痫，大便秘结者，如礞石滚痰丸（《泰定养生主论》）。

大黄配地榆　清热解毒敛疮。研粉，麻油调敷，用于治疗烧烫伤。

大黄配枯矾　解毒敛疮。等份为末涂擦患处，治口疮糜烂。（《太平圣惠方》）

大黄配硫黄　清热解毒，杀虫止痒。外用，治肺风粉刺、鼻面疙瘩、酒渣鼻，如颠倒散（《医宗金鉴》）。

（3）用于活血逐瘀

大黄配桃仁　逐瘀通经。用于妇女瘀血经闭，如桃核承气汤（《伤寒论》）。

大黄配土鳖虫　逐瘀止痛。用于妇女产后瘀阻腹痛、恶露不尽者，如下瘀血汤（《金匮要略》）。

大黄配当归、红花 化瘀止痛消肿。用于跌打损伤，瘀血肿痛，如复元活血汤（《医学发明》）。

（4）用于清利湿热

大黄配茵陈 清热利湿，前后分消。用于湿热黄疸。如茵陈蒿汤（《伤寒论》）。

【鉴别应用】

（1）生大黄、酒大黄、大黄炭 生大黄泻下力强，故攻下者宜生用，入汤剂后下，或用开水泡服，久煎则泻下力较弱。酒大黄泻下力较弱，活血作用较好，宜用于瘀血证。大黄炭则多用于出血证。

（2）大黄、土大黄 同为蓼科植物的根茎入药，均含蒽醌类衍生物，有泻下、清热、行瘀、解毒作用。但大黄苦寒峻泻，攻积导滞，荡涤肠胃之力比土大黄强。土大黄为蓼科植物钝叶酸模及红丝酸模的干燥根及根茎，味辛、苦，性凉，泻下作用不及大黄的一半，但有较好的清热利湿、解毒杀虫、凉血止血作用。研末调敷，用治鹅掌风、体癣，痈疖肿毒初起热痛，水火烫伤；水煎服，10～15g，治咯血、吐血、衄血及尿血等。

（3）大黄、巴豆 均系攻下药，泻下作用峻烈，具有荡涤胃肠宿食积滞、燥屎坚积的作用。但大黄苦寒，峻下实热，荡涤胃肠，为临床荡涤实热，清除燥结、积滞的攻下药，主要用于热结便秘。巴豆辛热，有大毒，能荡涤胃肠沉寒痼冷、宿食积滞，主要用于寒积便秘。此外，大黄尚能泄热凉血、行瘀破积，治疗血热所致的吐血、衄血及血瘀经闭、癥瘕、跌打损伤等。巴豆尚可祛痰逐饮、利水消肿，可用于治疗臌胀及水肿实证，外用可治疮疡脓成未溃者。

【单方验方】

（1）治疗高原急性脑梗死 大黄粗粉100g加8倍量水浸泡30min，煮沸15min后口服，部分病重患者给予鼻饲。每日3次，连服4周。［刘志勤，等 . 中成药，2008，30（8）：1100］

（2）治疗肝性脑病 生大黄粉口服，每次10g，每日3次，疗程5天，不能口服者下胃管鼻饲。［王堂明，等 . 辽宁中医杂志，2008，35（6）：883］

（3）治疗化疗性静脉炎 敷药前先用75％乙醇清洁患部，用麻油将生大黄粉调成糊状，均匀摊在消毒纱布上。纱布大小视患处面积而定。用纱布包围患处，包扎固定，24h换药1次。［陈传芬 . 上海中医药杂志，2008，42（2）：48］

（4）治疗急性化脓性扁桃体炎 生大黄9～12g，以白开水150～200ml

泡药，待药汤温度降至温热时缓缓饮服，4～6h后若体温未降至正常，可泡服第2汁。[时延利.新中医，2007，39（1）：53]

（5）治疗胆道感染　大黄15g，加水150ml，煎10～15min，待药凉后空腹服下，每日分4～6次服用。根据大便次数酌情调整剂量，大便以每日5～7次为宜，5～7天为1个疗程，一般1～2个疗程。[薄克平.中医与中西医结合，2008，15（2）：45]

（6）治疗流行性腮腺炎　生大黄10～30g，加入开水100～300ml浸泡30min，每日3次口服，每次10～100ml；发热退后，酌情减量服用，保持大便每日1～3次为宜。外用生大黄粉及芒硝粉各等份，取适量米醋调敷患处。每日2～4次。[穆宏志.中国乡村医药杂志，2008，15（3）：50]

（7）治疗急性有机磷中毒　生大黄粉30～60g加生理盐水100ml经胃管注入，每日3次，保留胃管用10～20ml生理盐水冲管夹紧。连续1～3日。并同时用大黄粉30～60g加生理盐水100～250ml灌肠，每日2～3次，连续1～3日。[高碧秀.中国现代药物应用，2008（9）：106]

（8）治疗急性乳腺炎　取大黄、芒硝各80g，研成粉末并混匀，用棉布缝制一个布袋，装入布袋后封口，嘱患者定时排空患乳敷于患处，范围应大于炎症面积2～3cm²，厚5mm，外用纱布和乳罩固定，每日1次。[韩晔红.现代中西医结合杂志，2007，16（30）：28]

（9）治疗化疗性口腔溃疡　大黄粉10g，加新鲜芦荟榨汁15ml调匀，涂搽溃疡面，以药粉覆盖溃疡面为度（严禁将药粉吞入口中），每天3次，分别于早、中餐后1h和睡前应用，6日为1个疗程。[吴顺杰，等.新中医，2007，39（6）：82]

【用量用法】　水煎服，5～15g，用于泻下宜用生大黄，后下，不宜久煎。外用适量，研末调敷患处。

【使用注意】　本品苦寒，易伤胃气，脾胃虚弱者慎用。年老体弱者，应中病即止，勿重剂或久服。因其有攻下、活血功效，故孕妇、月经期应慎服。其泻下成分可从乳汁分泌，故哺乳期应慎服。

芒硝

【基源】　为硫酸盐类矿物芒硝族芒硝，经加工精制而成的结晶体。主含含水硫酸钠（$Na_2SO_4 \cdot 10H_2O$）。

【性味归经】　咸、苦，寒。归胃、大肠经。

【功效主治】　泄热通便，润燥软坚，清火消肿。用于实热便秘，大便燥结；咽痛，口疮，目赤及痈疮肿痛。

【配伍应用】

（1）用于软坚，泻下

芒硝配瓜蒌　清热润燥，通便泻下。用于大便硬结不通，习惯性便秘。

芒硝配茯苓　涤痰软坚。用于痰停中脘，流注肢节，两臂疼痛等。如茯苓丸（《全生指迷方》）。

芒硝配甘遂　逐水通便。用于水肿臌胀，大便不通。

（2）用于清热泻火

芒硝配硼砂、冰片　解毒泻火，防腐止痛。用于咽喉红肿、口舌生疮等。如冰硼散（《外科正宗》）。

芒硝配白矾　清热燥湿止痒。用于湿疹、荨麻疹等。

【鉴别应用】

（1）朴硝、芒硝、玄明粉　朴硝即原药材除去杂质而成，具有泄热通便、润燥软坚、清火消肿的作用，其泻下作用峻于芒硝、玄明粉，但质地不纯，不宜内服，多作外用。芒硝，以朴硝与萝卜共煮后所得到的重结晶，可提高其纯净度，可以内服，并增强其润燥软坚、消导、下气通便的功效，多用于实热便秘、大便燥结、积滞腹痛、肠痈肿痛。玄明粉（风化硝），为芒硝经风化失去结晶水而成，质地纯净，其泻下作用缓和，但解毒力量较强，多外用于口腔科、眼科疾患。

（2）芒硝、大黄　均为泻下药，能治疗实热积滞，大便秘结。但大黄苦寒，泻下力强，有荡涤肠胃之功，为治热结便秘之主药；芒硝咸寒，可软坚泻下，善治燥屎坚结。此外，大黄且有凉血解毒，逐瘀通经之功，可以用治血热吐衄，烧烫伤及妇科、伤科瘀血诸证；而芒硝有清热软坚消肿之力，常用于咽喉肿痛，口舌生疮，乳痈、肠痈初起肿痛。

【单方验方】

（1）治疗静脉炎　芒硝50g、冰片50g搅拌均匀，根据疼痛硬结部位大小，用2层纱布将药物包好平整放于病变部位，外层再用棉质布料包裹固定好，持续外敷，24h更换药物1次。[石英．家庭护士，2008，6（3）：784]

（2）治疗急性乳腺炎　芒硝60g，大黄30g。研碎成粉末，两者混匀，装入布袋后封口，贴敷在乳腺肿块上面，范围应超过肿块约2cm，药物厚度不应小于3mm。如肿块较大，可按大黄和芒硝1：2的比例适当增加药

物量，用乳罩和绷带固定，24h 更换 1 次。［陆应妹，等．浙江中西医结合杂志，2006，16（5）：314］

（3）治疗痛风　芒硝 50g，生栀子 100g，生黄柏 50g，生大黄 50g，生黄芩 50g，秦艽 50g，独活 50g，威灵仙 30g，汉防己 50g，冰片 10g。研末，以陈醋调敷患处，纱布固定，每日 1 次，1～7 天为 1 个疗程。［苏相国．云南中医中药杂志，2001，22（4）：22］

（4）治疗腮腺炎　芒硝、地龙各等份，共研细末，用米醋拌匀（醋、药之比 2：1），外敷于患处，每日 4 次，保持湿润，或以开水浸泡 10min 后用纱布吸湿敷于患处。［陈华良．中医外治杂志，2003，12（6）：44］

（5）治疗阑尾周围脓肿　芒硝 20g，大蒜 10g（红皮大蒜为好）。混合，碾成糊状备用。将 2～3 层油纱垫于患者麦氏区，将该药均匀涂抹于油纱之上，外用无菌纱布包扎固定。2 天更换一次，连用 3～4 次。用药 1～3 天应卧床休息、禁食。第 4 天起进清淡易消化食物，可下床活动。［邹长富，等．基层医学论坛，2003，7（7）：609］

（6）治疗胆囊炎　芒硝 50g、冰片 5g 混匀，用一块大小适合的纱布块平铺桌面上，撒上药粉约 1cm 厚，纱布向一面折数层，将薄层面敷于腹部胆囊投影区，用胶布固定，再裹数层纱布，3 天换药 1 次，3 次为一个疗程。［王远进．中国乡村医药杂志，2005，12（2）：44］

（7）治疗老年性便秘　萝卜 500g，芒硝、白芍各 20g，枳实、炙甘草各 10g，柴胡、桔梗各 6g，生黄芪、肉苁蓉各 20g，生白术 50g，每日 1 剂，每日 3 次，用水 500ml 先煎炖萝卜 40min，再取其汤液与芒硝兑服，当大便通即停用芒硝，其余药继用，以巩固疗效，服 7 天为 1 个疗程。［熊竹林．内蒙古中医药，2007（4）：18］

（8）治疗急性胆源性胰腺炎　芒硝 500g 装入 20cm×30cm 纱布袋内，均匀平铺于胰腺体表投影区。经过 6～8h 后芒硝凝结成块，似板状，需重新更换，一般 8h 1 次。［吴继红，等．中国实用医药，2007，2（28）：29］

【用量用法】　10～15g，一般不入煎剂，待汤剂煎得后，溶入汤剂中服用。外用适量。

【使用注意】　孕妇及哺乳期妇女忌用或慎用。

番泻叶

【基源】　为豆科植物狭叶番泻或尖叶番泻的干燥小叶。别名泻叶。

【**性味归经**】 甘、苦，寒。归大肠经。

【**功效主治**】 泻下通便。用于热结便秘，腹水肿胀。

【**配伍应用**】

番泻叶配陈皮 通便导滞。用于热结胃肠，腑气不通所致的腹胀食少等；习惯性便秘（《中药药对大全》）。

番泻叶配牵牛子 攻逐水饮。用于水肿腹胀，二便不利。

【**鉴别应用**】

番泻叶、芦荟 均性寒而善泻下通便，治热结便秘。番泻叶泻下力强，效速，且能行水消胀，治腹水肿胀；少量用还能助消化，治食积腹胀。芦荟善清肝、杀虫，治肝经实火诸证、小儿疳积、虫积腹痛；外用还能治癣疮。此外，番泻叶泡水服即效，入煎剂当后下，芦荟只入丸、散用。

【**单方验方**】

（1）治疗乳腺增生 番泻叶4～6g，加开水约200ml浸泡15min后饮用，每日重复浸泡4～5杯。月经前7天开始服用，月经期停药，3个月为1个疗程。[陈秩东.包头医学院学报，2003，1（9）：46]

（2）治疗胃肠胀气 番泻叶10～20g，儿童、年老体弱者用量酌减，将番泻叶放入80℃左右的热开水200～300ml中，加盖浸泡15～20min后，把药液1次服下，嘱患者轻度活动，每日1次。服药后稍感肠鸣音增强，或有轻微腹痛，4～8h即行腹泻，并有大量气体排出或泻下燥屎，随后腹胀减轻。此法在妇女月经期、妊娠期禁用。[赵士修，等.中国民间疗法，2007，15（9）：28]

（3）治疗老年性便秘 番泻叶3g代茶饮，每日1次。[王志荣，等.中外健康文摘，2008，5（2）：121]

【**用量用法**】 3～6g，入煎剂，宜后下，或温开水泡服，每次1.5～3g。

【**使用注意**】 本品轻剂量应用多无不良反应，用量大（>20g）可致腹痛、恶心、呕吐等胃肠道反应。服用本品易使盆腔充血，故对痔、月经期、妊娠期及哺乳期患者忌用。部分肠梗阻者慎用，完全肠梗阻者禁用。有过敏史者应慎用本品。

芦 荟

【**基源**】 为百合科植物库拉索芦荟、好望角芦荟，或其他同属近缘植物叶的汁液浓缩干燥物。

【性味归经】 苦，寒。归肝、胃、大肠经。

【功效主治】 泻下通便，清肝泻火，杀虫。用于热结便秘，烦躁惊痫，小儿疳积；外治癣疮。

【配伍应用】

（1）用于泄热通便

芦荟配朱砂　清火通便。用于热结便秘，兼见心肝火盛，烦躁失眠者。如更衣丸（《先醒斋医学广笔记》）。

（2）用于清肝火

芦荟配龙胆　清肝泻火，导热下行。用于肝经火盛，便秘溲赤，胁痛惊痫者。如当归龙荟丸（《丹溪心法》）。

芦荟配天竺黄　清肝化痰，定惊止痉。用于小儿痰热内盛，肝热惊风，症见高热，抽搐，喉间痰鸣。

（3）用于杀虫

芦荟配使君子　驱蛔杀虫。用于小儿虫疳证，如布袋丸（《补要袖珍小儿方论》）。

【单方验方】

（1）治疗复发性口腔溃疡　将新鲜芦荟叶洗净烘干，研成粉末涂在口腔溃疡处，每日4～6次，连用1周，溃疡面积较大者，可连用10日。[郭北秋.中国民间疗法，1999（1）：27]

（2）治疗扁平疣　用生长期2年以上芦荟（美国的库拉索芦荟，生长期长者效果好）取其鲜叶，洗净，取叶时叶根部的黄色汁液不要丢弃，每次用刀割取2～3cm鲜叶（也可视病变面积大小而定），洗净皮肤患处，擦干后，将叶片撕开，直接用鲜叶叶肉涂搽患处数分钟（注意防止叶片表皮划伤皮肤），每日1次，治愈为止。如扁平疣表皮较厚，可局部消毒后，用消毒针头刺破扁平疣，再涂搽芦荟，效果更好。[张福萍，等.中医外治杂志，2000，9（5）：49]

（3）治疗老年痔　取新鲜芦荟叶100g，用手术刀削成薄片，加水2000ml，煮沸5～7min，然后将药液倒出100ml口服，每日早晚各1次，每次50ml。余药液待冷却后，用以清洗肛门，早晚各1次，大便后要加洗1次。10～15日为1个疗程。[崔秀青.山东医药，2005，45（31）：44]

（4）治疗慢性支气管炎　取生长3年以上的厚质芦荟，榨成汁，兑1/4

量椴树蜜，早晚分服，每次 10ml，重症酌加，1 个月为 1 个疗程。〔孙玉琴．中医药学报，2001，29（6）：12〕

【用量用法】　入丸、散服，每次 1～2g。外用适量，研末敷患处。

【使用注意】　只入丸、散，不入汤剂。脾胃虚寒及孕妇禁用。

第二节　润下药

火麻仁

【基源】　为桑科植物大麻的干燥成熟果实。别名大麻仁，麻子仁。

【性味归经】　甘，平。归脾、胃、大肠经。

【功效主治】　润肠通便。用于老人、产妇及体弱津血不足的肠燥便秘证。

【配伍应用】

火麻仁配大黄、枳实　润肠泄热，行气通便。用于肠胃燥热，脾津不足，大便秘结。如麻子仁丸（《伤寒论》）。

火麻仁配郁李仁　补虚润肠通便。用于热病后，产后，老年人体虚之阴虚肠燥，大便秘结难下；习惯性便秘（《中药药对大全》）。

火麻仁配瓜蒌子　润肠通便。用于肠胃燥热，津液不足，大便干结，小便频数。

火麻仁配紫苏子　养血润燥，顺气通便。用于老年阴血不足，或产妇，或病后虚弱之肠燥便秘。如麻仁苏子粥（《普济本事方》）。

火麻仁配杏仁、柏子仁　滋润通便。用于肠中津液枯涸，大便秘涩。如五仁丸（《医方类聚》）。

火麻仁配当归　养血润肠，滋阴通便。如润肠丸（《沈氏尊生书》）。

【鉴别应用】

（1）火麻仁、郁李仁　二者均为植物种仁，长于润肠通便，凡年老、体虚、久病及产妇因津血不足所致肠燥便秘皆可选用。然郁李仁苦降散满，又兼行气、利水消肿，用于肠燥兼气滞者，水肿、脚气兼便秘者尤佳。火麻仁甘平，质润多脂，兼有滋养补虚作用。

（2）火麻仁、肉苁蓉　二者均有润肠通便作用，皆可用于肠燥便秘，尤以老年便秘最宜。火麻仁滋脾润肠而通便，更适用于津枯血虚之肠燥便秘。肉苁蓉滋肾润肠而通便，更适用于老年体弱、肾虚津亏之肠燥便秘。另外，肉苁蓉尚能补肾壮阳，益精补血，常用于肾阳不足、精血亏损之阳痿、遗精、腰膝冷痛、宫冷不孕等。

【单方验方】

（1）治疗慢传输型便秘　玄参、火麻仁、桃仁、炒莱菔子、枳壳、槟榔各 15g，决明子、生白术各 30g，大枣 6 枚。每日 1 剂，水煎取汁 400ml，分 2 次服，10 日为 1 个疗程。[杨银良．陕西中医，2008，29（1）：55]

（2）治疗老年人慢性便秘　黄芪 20g，火麻仁 15g，陈皮 10g，当归 10g。每日 1 剂，水煎服，加蜂蜜送服，15 天为 1 个疗程。[黄亦彤．实用中医药杂志，2008，24（9）：561]

【用量用法】　水煎服，10～15g。打碎入药。

【使用注意】　误食火麻仁 60～120g，可致中毒。出现恶心、呕吐、腹泻、四肢麻木、烦躁不安，严重者精神错乱、昏迷、瞳孔散大等。

郁李仁

【基源】　为蔷薇科植物郁李、欧李或长柄扁桃的干燥成熟种子。

【性味归经】　辛、苦、甘，性平。归脾、大肠、小肠经。

【功效主治】　润肠通便，利水消肿。用于肠燥便秘；水肿腹满，脚气浮肿，小便不利。

【配伍应用】

郁李仁配柏子仁、杏仁　润肠通便。用于大肠气滞，肠燥便秘。如五仁丸（《世医得效方》）。

郁李仁配当归、生地黄　养血润肠。用于产后津亏血少，大便秘结，如郁李仁饮（《圣济总录》）。

郁李仁配薏苡仁　利水消肿。用于老人水肿，小便不利，腹满喘促及脚气水肿。如郁李仁饮（《养老奉亲书》）。

郁李仁配桑白皮、赤小豆　利水消肿。用于水肿胀满，小便不利。

【单方验方】

(1) 治疗肛门病术后便秘　郁李仁 24g，秦艽 10g，当归 10g，泽泻 10g，桃仁 15g，火麻仁 24g，黄芩 15g，生地黄 24g，酒大黄 35g，苍术 10g，枳实 15g。水煎两次混合，每日 1 剂，分 2 次口服。[周毅．大肠肛门病外科杂志，2003，9（14）：269]

(2) 治疗老年糖尿病顽固性便秘　桃仁 10g，杏仁 10g，柏子仁 10g，松子仁 10g，郁李仁 10g，陈皮 10g，熟地黄 24g，山茱萸 12g，山药 12g，泽泻 9g，茯苓 9g，牡丹皮 9g。每日 1 剂，水煎，早晚 2 次服，2 周为 1 个疗程。[李晓丽．实用中医内科杂志，2007，21（4）：53]

【用量用法】　水煎服，6～12g，打碎入煎。

【使用注意】　孕妇慎用。

蜂　蜜

【基源】　为蜜蜂科昆虫中华蜜蜂或意大利蜂所酿的蜜。

【性味归经】　甘，平。归肺、脾、大肠经。

【功效主治】　补中，润燥，止痛，解毒。用于脘腹挛急疼痛，肺虚久咳，肺燥干咳，肠燥便秘；解乌头类药毒；外治疮疡不敛，水火烫伤。

【配伍应用】

（1）用于润肠通便

蜂蜜配杏仁　润肺止咳，润肠通便。用于肺燥干咳无痰，胸闷胁痛，咽喉干燥；体虚津伤肠燥便秘。如琼玉膏（《洪氏集验方》）。

（2）用于缓急止痛，解毒

蜂蜜配乌头　散寒缓急止痛，解乌头毒。用于寒疝腹痛，手足厥冷。如大乌头煎（《金匮要略》）。

【鉴别应用】

(1) 生蜂蜜、炼制蜂蜜　生蜂蜜味甘，性平，以滑肠通便、解乌头毒之力为胜，多用于肠燥便秘、乌头中毒或防止乌头中毒。炼制蜂蜜味甘，性微温，以润肺止咳、补中缓急止痛力强，多用于肺燥干咳、中虚胃痛等。

(2) 蜂蜜、饴糖　二者均味甘补中，且作用平和，可用于脾胃虚损之证。蜂蜜性平，能润燥通便、润肺止咳，多用于肠燥便秘、肺燥咳嗽。饴糖性微温，能缓急止痛，其滋润滑肠之力不及蜂蜜，多用于虚寒腹痛。

【单方验方】

（1）治疗咳嗽　生姜 50g，捣烂挤汁，加蜂蜜 150g，盛于瓷器中调匀，隔水炖热约 8min，使药液热度为 60～80℃，早晚 2 次分服，连用 2～3 天。以上为成人用量，小儿应酌减。〔兰福森，等．中国民间疗法，1999，4：43〕

（2）治疗新生儿红臀　蜂蜜和麻油（按 2：1 比例）调制成糊状，加热煮沸约 1min，待冷却后即可使用。用时将患儿臀部用温水洗净，用纱布或净洁软布轻轻拭干后，用棉签蘸油膏均匀涂于患处。更换尿布时可随时使用。〔张居芬．中国民间疗法，2006，14（5）：25〕

（3）治疗急性咽炎　用纱布裹着 10g 左右的苦丁茶放在茶杯里，用开水冲泡。稍凉后（温度要低于 60℃），加入一汤匙蜂蜜搅拌均匀放凉后，用此水在口中含漱 2～3min，每天数次，每 5 日为 1 个疗程。〔尤阳．中国误诊学杂志，2007，7（25）：6068〕

【用量用法】　煎服或冲服，15～30g。大剂量 30～60g。外用适量。本品作栓剂肛内给药，通便效果较口服更捷。

第三节　峻下逐水药

甘　遂

【基源】　为大戟科植物甘遂的干燥块根。

【性味归经】　苦，寒；有毒。归肺、肾、大肠经。

【功效主治】　泻水逐饮，消肿散结。用于水肿，臌胀，胸胁停饮，风痰癫痫；外用治疮痈肿毒。

【配伍应用】

甘遂配商陆　攻逐水饮。用于各种重症之水肿臌胀，伴二便不利，腹大胀满。

甘遂配半夏　逐水蠲饮。用于水饮内停或小便癃闭之证，症见咳嗽，

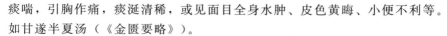

痰喘，引胸作痛，痰涎清稀，或见面目全身水肿、皮色黄晦、小便不利等。如甘遂半夏汤（《金匮要略》）。

甘遂配牵牛子 泻下利水。用于水肿腹满。如二气汤（《圣济总录》）。

甘遂配大戟、芫花 攻逐水饮。用于水肿臌胀，胸胁停饮，邪盛而正气未衰者。如十枣汤（《伤寒论》）。

甘遂配小茴香 温肝散寒，消肿散结。用于寒滞肝脉，疝气偏坠，肿胀疼痛。

【鉴别应用】

（1）生甘遂、醋制甘遂 生甘遂毒性大，药力峻烈，临床仅供外用，用于痈疽疮毒、二便不通。醋制甘遂，毒性降低，以泻水逐饮力强，多用于胸腹积水、痰饮积聚、气逆喘咳、风痰癫痫、二便不利。

（2）甘遂、大戟、芫花 三者均为有毒之品，内服均宜醋制，以降低其毒性。均反甘草。具有泻水、逐痰、消肿散结功效。三者之中甘遂泻水之力猛烈，且偏走谷道，行经隧脉络之水湿，多用于水湿壅盛所致的水肿、结胸、留饮等。大戟泻水之力不及甘遂，且谷道水道分消，偏于泻脏腑之水湿，适用于水湿泛溢机体的水肿喘满、胸腹积水、痰饮结聚及悬饮等证。芫花毒性最大，逐胸胁之水湿，多用于饮停胸胁、咳唾引痛、心下痞满等。且甘遂能破癥瘕积聚，外用可治痈肿疮毒。大戟能泄热散结，攻毒消肿，又去经络之痰凝，可用于治疗颈项腋间痈疽、瘰疬。芫花尚有解毒杀虫的作用，外用可治疗疮疡、秃疮、疥癣、冻疮。

【单方验方】

（1）治疗慢性支气管炎 用梅花针叩刺双侧的肺俞、膏肓俞、心俞、膈俞等穴位；然后取芥子、细辛各20g，延胡索、甘遂各12g，研末分3次用；再取生姜适量，捣烂、取汁，调和药末；最后将调和好的药末分摊于油纸上，分贴于双侧肺俞、膏肓俞、心俞、膈俞等穴位上，外用胶布固定，4～6h后取下。每年夏季治疗，治疗3次为1个疗程，每次治疗间隔10日。根据病情需要治疗1～3个疗程。[王宝玲，等．时珍国医国药，2007，18（12）：3103]

（2）治疗肝硬化腹水 甘遂（研末）30g，茵陈300g，黄芪100g，当归50g，半夏60g，陈皮100g，白术100g，山药100g，枸杞子100g，桑椹100g，女贞子100g，墨旱莲100g，猪苓100g，茯苓100g，泽泻100g，车前子300g，香附100g，郁金100g，延胡索100g，枳壳100g，龟甲300g，鳖甲150g，炒谷芽300g，加饴糖500g制成膏方，早晚各1匙，豆浆送服，治疗1个月。[欧阳钦，等．中医杂志，2008，49（8）：721]

【用量用法】 内服宜醋制，每次 0.5～1.5g，多入丸、散用。外用适量，生用。

【使用注意】 生甘遂毒性较大，泻下作用峻猛，只供外用；内服须经醋制后使用，以缓和其毒性，但仍不可过量或久服。年老体弱、孕妇、经期、新产后妇女及有胃肠道疾病者应禁用或慎用。

京大戟

【基源】 为大戟科植物大戟的干燥根。

【性味归经】 苦，寒；有毒。归肺、脾、肾经。

【功效主治】 泻水逐饮，消肿散结。用于水肿，臌胀，胸胁停饮；痈肿疮毒，瘰疬痰核。

【配伍应用】

京大戟配芥子 祛痰逐饮。用于痰饮停于胸膈，症见咳喘胸胁满痛者。如控涎丹（《三因极一病证方论》）。

京大戟配木香 行气泻水逐饮。用于水饮内停之胸腹积水、腹大胀满、小便不利等。

京大戟配干姜 温阳化湿，攻逐水饮。用于脾肾阳虚所致之臌胀，小便不利，畏寒便溏，舌质淡暗，苔白腻，脉虚缓或沉细。

京大戟配当归、生半夏 消肿散结。治颈间痈疽（《本草汇言》）。

【鉴别应用】

生京大戟、醋制京大戟 生京大戟泻下力猛，具解毒疗伤、散结的功效，多外用于虫蛇咬伤，热毒肿结。醋制京大戟缓和峻泻，具逐水退肿、逐痰止咳的作用，可用于水肿壅盛，痰涎留于上焦，咳唾黏稠，喘急背冷及痰迷心窍。

【单方验方】

（1）治疗肝硬化腹水 京大戟制成粉剂，装入胶囊吞服。成人每次 0.6～0.9g。清晨空腹服，隔日或隔 2 天服药 1 次。服七八次后停药 1 周。[宋立人，等．现代中药学大辞典．北京：人民卫生出版社，2001：124]

（2）治疗急、慢性肾炎水肿 京大戟 500g，加食盐 9g，加水混匀，烘干呈淡黄色，研成细粉，装入胶囊内，每次 0.45～0.6g。（《全国中草药汇编》）

【用量用法】　内服宜醋制，1.5～3g，水煎服；入丸、散服，每次 1g。外用适量，生用。

【使用注意】　本品醋制或配伍大枣可缓和其毒性。不宜与甘草同用。体质虚弱者及孕妇忌用。

红大戟

【基源】　为茜草科植物红大戟的干燥块根。

【性味归经】　苦，寒；有小毒。归肺、脾、肾经。

【功效主治】　泻水逐饮，消肿散结。用于胸腹积水，二便不利；痈肿疮毒，瘰疬痰核。

【配伍应用】

红大戟配山慈菇　辟秽解毒，泄热逐痰，消肿止痛。用于中暑时疫，外敷疔疮疖肿、虫咬损伤、无名肿毒。如紫金锭（《百一选方》）。

红大戟配生天南星、藤黄　消肿散结。熬膏外用，治瘰疬未溃者。

【鉴别应用】

红大戟、京大戟　二者均苦寒有毒，内服宜醋制以减其毒，具有泻水逐饮，消肿散结作用。京大戟源于大戟科植物，毒性大，泻下逐水力强；红大戟源于茜草科植物，毒性小，而消肿散结力强。

【单方验方】

（1）治风火牙痛　红大戟、薄荷各 10g，生地黄 15g。煎水待凉后含漱，不咽服。[宋立人，等．现代中药学大辞典．北京：人民卫生出版社，2001：932]

（2）治顽固性皮炎　红大戟 20g，芫花 10g，地肤子 15g，土茯苓 100g。煎水外洗，每日 1 次。[浙江中医杂志，1986，21（11）：521]

（3）治疗慢性咽炎　红大戟每次 3g，放入口内含服，每日 2 次，至症状消失。含服后咽干咽痛、咽喉黏膜充血缓解最快，淋巴滤泡消失较慢。[李治方．江西中医药，1987，18（4）：3]

【用量用法】　内服宜醋制，1.5～5g，水煎服；研末服每次 1g。外用适量，捣敷或熬膏贴。

【使用注意】　孕妇忌服，体虚者慎用。不宜与甘草同用。

芫 花

【基源】 为瑞香科植物芫花的干燥花蕾。

【性味归经】 苦、辛，温；有毒。归肺、脾、肾经。

【功效主治】 泻水逐饮，祛痰止咳，外用杀虫疗疮。用于胸胁停饮，水肿，臌胀；咳嗽痰喘，痰饮积聚；外用治头疮，白秃，顽癣，痈肿。

【配伍应用】

芫花配大戟、甘遂 攻逐水饮。用于水肿臌胀，胸胁停饮，邪盛而正气未衰者。如十枣汤（《伤寒论》）。

芫花配枳壳 行气逐饮。用于水肿臌胀。

芫花配朱砂 逐水消痰。用于疟母弥年，腹胁坚痛，如消癖丸（《仁斋直指方》）。

芫花配牵牛子 峻下逐水。用于水肿水胀，二便秘塞。如舟车丸（《古今医统》）。

芫花配芥子、大戟 祛痰逐饮。用于水饮内停，悬饮胸胁引痛及水肿腹胀实证。如控涎丹（《三因极一病证方论》）。

芫花配雄黄 杀虫疗疮。研末猪脂调膏，外涂治白秃、顽癣。

芫花配甘草 煎汤外洗，治疗冻疮。

【鉴别应用】

生芫花、醋制芫花 生芫花毒性大，擅长解毒杀虫，多外敷用于秃疮、头癣。醋制芫花，毒性减低，增强泻水逐饮作用，多用于治疗胸腹积水、水肿胀满、痰饮积聚、气逆喘咳、二便不利。

【单方验方】

治疗冻疮 芫花、甘草各 10g，先用水 2000ml 煎煮甘草 5min 后加入芫花继续煎煮 5min。待水温至 40℃ 左右时，用以浸洗冻疮部位，每次洗 20～30min。每日洗 2～3 次，3 剂为 1 个疗程。［应芳芹，等. 中国民间疗法，1999（12）：32］

【用量用法】 内服宜醋制，1.5～3g，水煎服。醋芫花研末吞服，每次 0.6g，每日 1 次。外用适量。

【使用注意】 内服用量宜小，逐渐增加，中病即止，不可久服。严重心脏病、溃疡病、消化道出血患者及孕妇均应禁服。醋制后可明显减低毒性。不宜与甘草同用，以免增加毒性。

商　陆

【基源】　为商陆科植物商陆或垂序商陆的干燥根。别名水萝卜，白母鸡。

【性味归经】　苦，寒；有毒。归肺、脾、肾、大肠经。

【功效主治】　泻下逐水，消肿散结。用于水肿，臌胀，二便不通；外治痈肿疮毒。

【配伍应用】

（1）用于泻下逐水

商陆配赤小豆　利水消肿。用于妇女妊娠期手脚肿满挛急。如商陆赤小豆汤（《三因极一病证方论》）。

商陆配泽泻、茯苓皮　利水消肿。用于水肿臌胀，大便秘结，小便不利的水湿肿满实证。如疏凿饮子（《严氏济生方》）。

（2）用于消肿散结

商陆配苦参　清热消肿散结。外用，治肿毒痈疮。

【鉴别应用】

（1）生商陆、醋制商陆　生商陆有毒，擅长消肿解毒，多用于外敷痈疽肿毒。醋制商陆毒性减低，以逐水消肿见长，多用于水肿胀满。

（2）白商陆、红商陆　商陆分红白两种，《唐本草》："有赤白二种，白者入药用，赤者甚有毒，但贴肿处"。现代毒性研究证明，红商陆较白商陆毒性大一倍。故一般内服用白商陆，红商陆仅供外用。

（3）商陆、牵牛子　二者均有通泻二便、逐水消肿的作用，皆可用于二便不通、水肿胀满。牵牛子毒性较商陆小得多，且有导滞、消积、杀虫的作用，可用于虫积腹痛、宿食不消等。商陆内服毒性大，外用有解毒消肿的作用，可用于痈疽肿毒。

【单方验方】

（1）治疗精神病　鲜白商陆40～60g洗净，切细，加开水40～60ml浸泡1h去渣取汁，加白糖适量，空腹一次服下，间隔5天1次，共2次。[崔泽宽.中国乡村医生杂志，2001（1）：37]

（2）治疗血小板减少性紫癜　仙鹤草、鸡血藤、白茅根各50g，商陆、生地黄、牡丹皮各30g，山茱萸20g，何首乌、甘草各15g，鳖甲、龟甲各10g，三七5g，大黄3g。先将商陆用醋制与鳖甲、龟甲合并先煎1h，加入余药，再煎煮 2 次，每次 1h，过滤，将滤液浓缩至 1000ml，酌加 0.5％苯甲酸钠后装 100ml 塑料瓶中密闭。每日 3 次口服，每次 50ml，30 天为 1 个疗程。[李翠萍，等.中医药学报，2001，29（2）：9]

【用量用法】 水煎服，5～10g，宜醋制用，若用生品宜久煎。外用适量，鲜品捣烂或干品研末涂敷。

【使用注意】 商陆鲜品经煎煮或蒸煮半小时以上，毒性可大大降低；干品除久煎外，制成蜜丸、蜜浆、乙醇浸膏，其毒性亦均减弱。本品外貌形似人参易误服，或冒充人参应用，须注意鉴别。脾虚水肿及孕妇忌服。

牵牛子

【基源】 为旋花科植物裂叶牵牛或圆叶牵牛的干燥成熟种子。别名黑丑，白丑。

【性味归经】 苦、寒；有毒。归肺、肾、大肠经。

【功效主治】 泻下逐水，去积杀虫。用于水肿，臌胀，二便不通；痰饮喘咳；虫积腹痛。

【配伍应用】

（1）用于泻下逐水

牵牛子配沉香　下气泻下逐水。用于下焦水湿。

牵牛子配小茴香　温阳利水。用于停饮肿满属寒证者。如禹功散（《儒门事亲》）。

牵牛子配大黄、槟榔　泻肺逐痰。用于肺气壅滞，痰饮咳喘，面目浮肿者。如牛黄夺命散（《保婴集》）。

牵牛子配甘遂、京大戟　峻下逐水。用于水肿水胀，二便秘塞；肝硬化腹水。如舟车丸（《丹溪心法》）。

牵牛子配葶苈子、杏仁　泻肺逐饮。用于肺气壅盛，痰饮喘咳，面目浮肿。如牵牛子散（《太平圣惠方》卷四十六）。

（2）用于消积杀虫

牵牛子配槟榔、使君子　消积杀虫，通便导滞。用于食积腹胀便秘或小儿虫积腹痛等。

【鉴别应用】

牵牛子、千金子　均有泻下逐水作用，用于腹水臌胀。但牵牛子尚能泻肺气、逐痰饮而用于肺气壅滞，痰饮喘咳，面目水肿者。且有泻下、通便、去积的作用，用于肠胃实热积滞，大便秘结，并可借其泻下通便的作用以排除虫体，治蛔虫、绦虫及虫积腹痛者。千金子为大戟科植物续随子的干燥成熟种子，有毒，临床一般制霜使用，尚有破瘀血、消癥瘕、通经脉的作用，用于癥瘕痞块，闭经；还有攻毒杀虫的作用，可治顽癣、恶疮肿毒、疣赘以及毒蛇咬伤等。

【单方验方】

（1）治疗顽固性便秘　将牵牛子洗净置锅内，文火炒约5min，研末，每晚睡前0.5h服2～3g，疗程1个月。［戚建明．四川中医，2000，18（9）：12］

（2）治疗黏液腺囊肿　取牵牛子300g，放置炒锅中火炒至7分熟，加入白糖40g（减少口服时的辛、苦味），至炒熟。自然冷却后，放置密闭容器中备用。服用方法：每次取1汤匙（4～8g，儿童适当减量），充分嚼碎后，适量温水冲咽即可。每日1次，2周为1个疗程。可重复2～4个疗程，疗程间隔2～3周。［侯明．中国误诊学杂志，2008，8（18）：4508］

（3）治疗肾炎　大黄10g，牵牛子10～20g，杏仁10g，葶苈子10g，黄芪15～60g，党参10～30g。每日1剂，水煎服。［杨建丰．河南中医，2003，23（8）：36］

（4）治疗小儿便秘　黄精10～20g，紫草5～15g，牵牛子3～9g，槟榔5～15g，大黄（后下）3～9g，蜂蜜（冲服）9～15g。用量随年龄大小酌定。用时加水适量浸泡30min，文火煮沸15min，取汁150～300ml，频频少量温服，或分3～4次温服，每日1剂。［张焱．辽宁中医杂志，2006，33（2）：195］

【用量用法】　水煎服，3～9g。入丸、散服，每次1.5～3g。本品炒用药性减缓。

【使用注意】　牵牛子有一定的毒性，大剂量能刺激肠胃引起呕吐、腹痛、腹泻及黏液血便，亦可刺激肾脏使之充血，还能引起血尿，用量30g以上可引起舌下神经麻痹，出现语言障碍、昏迷等中毒反应。孕妇忌用。不宜与巴豆或巴豆霜同用。

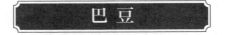

巴　豆

【基源】　为大戟科植物巴豆的干燥成熟果实。

【性味归经】 辛，热；有大毒。归胃、大肠经。

【功效主治】 峻下冷积，逐水退肿，祛痰利咽，外用蚀疮。用于寒积便秘，腹水臌胀，喉痹痰阻；外用治恶疮疥癣，疣痣。

【配伍应用】

（1）用于泻下冷积

巴豆配大黄、干姜　峻下冷积。用于寒邪食积，阻塞肠道，大便不通，腹满胀痛。如三物备急丸（《金匮要略》）。

（2）用于逐水祛痰

巴豆配绛矾　逐水杀虫。用于晚期血吸虫肝硬化腹水。如含巴绛矾丸（经验方）。

巴豆配桔梗、贝母　宣肺散结通便。用于寒实结胸，胸胁痞满、大便不通等。如三物小白散（《伤寒论》）。

巴豆配胆南星、神曲　消食逐痰。巴豆制霜入药，用于小儿痰食壅滞，腹痛便秘、疳积等。如保赤散（《中国药典》）。

（3）用于蚀疮

巴豆配乳香、没药、木鳖子　蚀疮，促进破溃败脓。研末外敷，用于痈肿成脓未溃。

【鉴别应用】

生巴豆、巴豆霜　生巴豆毒性强，仅能外用，可蚀疮，治疥癣、疣痣。巴豆去油制成巴豆霜，能降低毒性，缓和泻下作用，多用于寒积便秘、乳食停滞、腹水、二便不利、喉风、喉痹。

【单方验方】

（1）治疗周围性面神经麻痹　巴豆10个，斑蝥5只，生姜50g。碾碎后贴敷于患侧面部8h，外用敷料固定。待形成水疱后，用无菌注射器将疱内液抽出，油纱覆盖患处，使其自然愈合。［邵长艳，等．江苏中医药，2004，25（2）：33］

（2）治疗牛皮癣　巴豆（去壳）10g，雄黄3g，黄柏8g，青黛8g，冰片5g。以上共研粉为末，加猪油适量，调成糊状油膏，用玻璃瓶贮藏待用。外擦患部，嘱患者用苦参30g、艾叶15g煎水洗患部，再用消毒洁净的鹅毛蘸油膏涂搽患部，每日3次，10日为1个疗程。［李刚明．时珍国医国药，2005，16（2）：134］

（3）治疗慢性阑尾炎　乌药15g，小茴香10g，木香6g，川楝子6g，槟榔6g，高良姜6g，青皮6g，巴豆7个。先把巴豆微打破，同川楝子用麸皮炒黑，去巴豆及麸皮不用，和余药文火共煎，二煎混合，顿服。一般三服后巴豆加麸皮炒，川楝子改单用麸皮炒川楝子继用。[徐恩歧，等．齐鲁护理杂志，2004，10（9）：721]

【用量用法】 内服大多制成霜用，入丸、散剂服，每次 0.1～0.3g。外用适量，研末涂患处，或捣烂以纱布包搽患处。

【使用注意】 本品的毒性成分在巴豆油中，故内服应炒制去油取霜。内服或外用均应注意剂量和用法，不宜久用。不宜与牵牛子同用。体虚及孕妇禁服。服巴豆及其制剂后，不宜食热粥，饮热开水等热物，以免加剧泻下。服巴豆后若泻下不止，可用黄连、黄柏或绿豆煎汤冷服，或食冷粥，饮大豆汁以缓解。

千金子

【基源】 为大戟科植物续随子的干燥成熟种子。别名续随子。

【性味归经】 辛，温；有毒。归肝、肾、大肠经。

【功效主治】 逐水消肿，破血消癥；外用疗癣蚀疣。用于水肿，臌胀，癥瘕，经闭；外治顽癣，疣赘。

【配伍应用】

（1）用于泻下逐水

千金子配大黄 泻下逐水攻积。用于阳水水肿，二便不通。

千金子配葶苈子、人参 扶正逐水。用于通身虚肿，咳喘胸闷。如续随子丸（《医学发明》）。

（2）用于破血消

千金子配轻粉、青黛 破血逐瘀，消癥瘕，通经脉。用于瘀血阻滞，癥瘕痞块等。如续随子丸（《圣济总录》）。

千金子配当归、川芎、红花 破血通经。用于瘀滞经闭不通者。

【鉴别应用】

千金子、千金霜 千金子生用泻下峻烈，且有毒，故多外用，治顽癣、疣赘及毒蛇咬伤。内服，须将千金子去油制成霜，即千金霜。毒性降低，作用缓和，用于逐水消癥。

【单方验方】

（1）治疗面瘫 取千金子 20 枚，去壳，将肉压碎敷患侧太阳、颊车穴，胶布密封固定，嘱患者每天早、晚在两穴位各按摩 1 次，每次 15min，7 天更换 1 次，连续 1～3 次。内服：僵蚕 10g，白附子 3g，白芷 3g，全蝎 4g，炒川芎 10g，蝉蜕 6g，蔓荆子 10g，怀牛膝 10g，当归尾 10g，防风 10g，生白芍 15g，生甘草 5g。［来建琴．湖南中医杂志，2001，17（3）：32］

（2）治疗乳腺增生　将生天南星、生半夏、白附子、山柰、重楼、狼毒、甘松、胡芦巴、樟脑、肉桂、血竭等药物研末过 100～120 目筛，将千金子、马钱子用少量麻油炸焦去药用油。将药末加入融化的松香，再加入适量药油使其成膏状备用。取杏核大一块贴于太渊穴上，对病程长或冲任不调者加用列缺穴。用胶布覆盖。1 天换药 1 次或隔日换药 1 次。1 个月为 1 个疗程。［罗纪峰．中医外治杂志，2007，16（2）：48］

【用量用法】　内服，去壳，去油制霜用，多入丸、散服，每次 0.5～1g；外用适量，捣烂敷患处。

【使用注意】　千金子其毒性成分在其油脂中，故宜去油制成霜用。脾胃虚寒、中气不足、有消化系统疾病史，及月经期、妊娠期等当禁用。

第四章　祛风湿药

第一节　祛风寒湿药

独　活

【基源】　为伞形科植物重齿毛当归的干燥根。

【性味归经】　辛、苦，微温。归肾、膀胱经。

【功效主治】　祛风除湿，止痹痛，解表。用于风寒湿痹，腰膝疼痛；外感风寒挟湿表证，少阴伏风头痛。

【配伍应用】

独活配羌活、防风　祛风胜湿，解表。用于外感风寒挟湿表证，头痛头重，一身尽痛。如羌活胜湿汤（《内外伤辨惑论》）。

独活配荆芥、防风　发汗解表，散风祛湿。用于外感风寒湿邪，恶寒发热，头痛身痛。如荆防败毒散（《摄生众妙方》）。

独活配桑寄生、杜仲　益肾壮骨，祛风除湿。用于痹证日久，肝肾两亏，症见腰膝酸痛，关节拘挛挛痛，屈伸不利。如独活寄生汤（《备急千金要方》）。

独活配蚕沙　祛风除湿，通络止痛。用于风湿痹痛、筋脉拘急等。

独活配寻骨风　祛风除湿，通络止痛。用于风湿痹痛、肢体麻木及跌打疼痛等。

163

独活配鹿衔草　祛风胜湿，舒筋活络。用于风湿痹痛，筋骨拘挛之症。

独活配细辛、川芎　搜风止痛。用于少阴头痛，如独活细辛汤（《症因脉治》）。

【鉴别应用】

独活、羌活　《神农本草经》谓独活一名羌活。自陶弘景《本草经集注》后始分用。二者功效相似，但羌活气浓烈，偏于发汗解表而走上；独活气较淡，偏于祛风湿而走下。

【单方验方】

（1）治疗膝关节骨性关节炎　独活、茯苓、丹参各 15g，桑寄生、生薏苡仁各 30g，秦艽、防风、当归、甘草、川芎各 9g，干地黄 10g，白芍、杜仲各 12g，制附片、细辛各 3g。每日 1 剂，煎 2 次汁分 2 次服，15 日为 1 个疗程。在服药同时再将药渣加水 1000ml，煎汤后再加醋 50ml 外洗敷患膝，温度适宜，边洗边轻柔地拍打患膝关节与髌骨，按摩患膝及其周围组织，屈伸患膝，每日 1～2 次，每次 30～40min。[周友连.浙江中医杂志，2007，42（10）：591]

（2）治疗坐骨神经痛　独活 15g，桑寄生 15g，秦艽 10g，细辛 6g，杜仲 15g，牛膝 10g，当归 10g，白芍 10g，生地黄 15g，党参 10g，茯苓 10g，肉桂 8g，川芎 10g，附子 6g，麻黄 10g，甘草 3g。开水煎服，每日 1 剂，连服半月为 1 个疗程。［任麦存，等.实用医技杂志，2008，15（8）：1034］

（3）治疗产后和流产后身痛　当归 15g，熟地黄 10g，白芍 15g，川芎 10g，党参 15g，茯苓 15g，独活 12g，桑寄生 10g，秦艽 12g，防风 10g，怀牛膝 15g，杜仲 15g，细辛 5g，肉桂 6g，炙甘草 6g。每日 1 剂，水煎服。20 日为 1 个疗程。[冯变景.中国民间疗法，2006，14（10）：30]

【用量用法】　水煎服，5～15g。

威灵仙

【基源】　为毛茛科植物威灵仙、棉团铁线莲或东北铁线莲的干燥根及根茎。

【性味归经】　辛、咸，温。归膀胱经。

【功效主治】　祛风除湿，通络止痛，消骨鲠。用于风湿痹痛，肢体麻木，筋脉拘挛，屈伸不利；骨鲠咽喉。

【配伍应用】

（1）用于祛风除湿，通络止痛

威灵仙配川牛膝　祛风除湿，活血通络止痛。用于寒湿痹痛，以下半身痹痛为宜（《中药药对大全》）。

威灵仙配五灵脂　祛瘀通经，除湿止痛。用于风湿痹证手足麻木疼痛，或跌打损伤，筋骨疼痛。

威灵仙配徐长卿　祛风胜湿止痛。用于外感风湿，痹阻筋骨，肢体疼痛较甚。

威灵仙配豨莶草　祛风湿，通经络。用于风湿筋骨疼痛，四肢麻木，疼痛游走不定者。

威灵仙配当归、肉桂　祛风散寒，通络止痛。用于风寒腰背疼痛，如神应丸（《证治准绳》）。

（2）用于消骨鲠

威灵仙配砂仁　化骨鲠。加砂糖、醋煎汤，用于治疗鱼骨鲠喉（《本草纲目》）。

【鉴别应用】

威灵仙、秦艽　二者均具有祛风除湿、通络止痛的作用，但威灵仙辛散走窜，性温通利，能通利十二经，具较强的祛风湿、通经络作用，对于肢体瘫痪、麻木、关节不利更为适宜。秦艽辛散苦泄，质润不燥，为风药中之润剂，长于舒筋止痛，对于风湿阻络所致的关节疼痛、筋脉拘急，骨节酸痛，无论寒热新久均可配伍应用。其性偏寒，兼有清热作用，故对热痹尤宜。

【单方验方】

（1）治疗腰椎间盘突出症　黄芪30g，白术30g，威灵仙15g，木瓜12g，川牛膝15g，独活12g，橘络12g，何首乌30g，乌药12g，茜草12g，白鲜皮30g，延胡索12g，蜈蚣2条，土鳖虫10g，甘草9g。上药水煎，早晚分服，每日1剂，15日为1个疗程。［刘其聪. 现代中西医结合杂志，2008，17（4）：569］

（2）治疗颈椎病　葛根45g，威灵仙、黄芪、鸡血藤各30g，乌梢蛇、当归、赤芍各15g，红花、桂枝、全蝎各10g。中药冷水浸泡30min，煎沸15min即可。每日1剂，煎熬3次取药汁约600ml，每日3次，每次200ml，饭后服用。10剂为1个疗程。［杨国荣，等. 陕西中医，2007，

28（12）：1623]

（3）治疗肛肠病术后　威灵仙、黄柏、五倍子、生大黄、虎杖各 30g，炒地榆、防风、没药各 20g，用纱布包扎置于锅内，加冷水 800ml，文火煎沸 10min，取药液 500ml，趁热先熏蒸患处 5min，适温后坐浴 10～15min，每日早、晚各 1 次，后用生肌膏纱条局部换药，每日 1 次，5～7 天为 1 个疗程。[陈华良．中医外治杂志，2003，12（3）：24]

（4）治疗腰腿痛　威灵仙 15g，当归 10g，丹参 15g，制乳香、制没药各 6g，土鳖虫 6g，骨碎补 20g。水煎服，每日 1 次。2 周为 1 个疗程。[郑文少．中外医疗，2008（21）：98]

（5）治疗慢性咽炎　威灵仙 20g，半夏 10g，厚朴 10g，紫苏叶 9g，云苓 10g，生姜 5g，黄芩 10g。每日 1 剂，水煎，取汁 400ml，分 4 次口服。30 天为 1 个疗程。[李红莲，等．湖南中医杂志，2007，23（2）：69]

【用量用法】　水煎服，5～10g。外用适量。

【使用注意】　近年发现其所含白头翁素对皮肤黏膜有强烈刺激性，尤其是鲜品，局部外用时应限制接触面积和接触时间。内服剂量不宜任意加大。

川乌

【基源】　为毛茛科植物乌头的干燥母根。

【性味归经】　辛，苦，热；有大毒。归心、肝、肾、脾经。

【功效主治】　祛风除湿，温经止痛。用于风寒湿痹，关节疼痛；心腹冷痛，寒疝作痛；跌打损伤，麻醉止痛。

【配伍应用】

（1）用于祛风湿

川乌配五灵脂　温经散寒，活络止痛。用于痹证腰膝疼痛，四肢麻木。

川乌配草乌、地龙　祛风胜湿，通络止痛。用于风寒湿痹之顽症。如小活络丹（《太平惠民和剂局方》）。

川乌配麻黄　祛风除湿，温经散寒。用于寒湿头痛、身痛、历节疼痛、不可屈伸等。如乌头汤（《金匮要略》）。

（2）用于温经止痛

川乌配赤石脂　温经散寒。用于寒痰内盛的心痛彻背，背痛彻心者。

如乌头赤石脂丸（《金匮要略》）。

川乌配蜂蜜　降低川乌毒性。温经散寒。用于心腹冷痛，寒疝腹痛，手足厥冷。如大乌头煎（《金匮要略》）。

（3）用于跌打伤痛

川乌配乳香、没药　活血止痛。用于外伤瘀痛。

生川乌配生草乌、生天南星、蟾酥　外用麻醉止痛。如外敷麻药方（《医宗金鉴》）。

【鉴别应用】

（1）生川乌、制川乌　生川乌有大毒，宜外用，不内服。用于风寒湿痹，跌打损伤，麻醉止痛。制川乌为生川乌经蒸或煮法炮制而成，毒性降低，可供内服，因仍有一定毒性，内服入汤剂宜先煎。用于风寒湿痹，关节疼痛；心腹冷痛、寒疝作痛等。

（2）川乌、草乌　川乌为毛茛科多年生草本植物乌头的块根，而草乌为同科野生植物北乌头的块根。二者均为辛热有毒之品，内服宜制用，生品多外用。二药均为祛风除湿，温里散寒之良药，善治风寒湿痹之顽症、中风后肢体麻木不仁、心腹冷痛、寒疝腹痛等，又可用作手术麻醉药。一般认为，草乌毒性胜过川乌。川乌长于祛在里之寒湿，散在表之风邪；草乌温里祛寒力较强，长于祛寒胜湿，逐痰消肿，故还可用于寒痰阴疽、冷痢、顽痹等。

【单方验方】

（1）治疗青春期原发性痛经　制川乌（先煎）6g，炒当归、炒白芍各12g，炒党参、阿胶、醋制延胡索、鹿角片（先煎）各15g，川芎、五灵脂（包煎）、制香附（先煎）各10g，炒小茴香5g，肉桂2g，益母草24g。每日1剂，水煎2次，取汁300ml，分2次服。月经前3天开始服用，6日为1个疗程，连用3个月经周期。［鲁文珍．浙江中西医结合杂志，2008，18（8）：501］

（2）治疗痛痹　制川乌（先煎）2g，制附子5g，桂枝10g，细辛3g，麻黄6g，白芍15g，威灵仙15g，红花12g，川芎10g，甘草6g。每日1剂，水煎3次，分3次服，7剂为1个疗程。［刁洪亮．实用中医药杂志，2008，24（4）：220］

（3）治疗骨质增生　熟附片、黄芪、海风藤、忍冬藤各15g，制川乌（先煎）、杜仲、秦艽、僵蚕、地龙、桂枝、鹿角胶（烊化）、白芍各10g，丹参20g，红花12g，蜈蚣2条（去足头，研末冲服），全蝎8g（研末冲服）。久煎服用，每日1剂，每日3次。病情严重者以酒炒药渣外敷患处或

复煎药渣熏洗患处。[黄莺飞.现代中西医结合杂志，2008，17（8）：1218]

（4）治疗肩周炎　取川乌、樟脑各 10g，共研细末，用醋调成糊状，涂于纱布上贴敷痛处，同时用热水袋热敷 30min，每天换药 1 次。[卫田江，等.中西医结合杂志，1991，4（6）：373]

（5）治疗晚期癌痛　制川乌 15g，蜂蜜 30g。加水 1000ml，文火煎80min，滤液得 100ml。如法再煎，两次煎液混合，分上、下午 2 次服用。止痛效果与哌替啶（杜冷丁）对照组相近，尤其对消化道癌痛止痛效果更好。[葛瑞昌.山西中医，1992，8（2）：13]

（6）治疗坐骨神经痛　生川乌、生草乌各 30g，桂枝 15g。共为细末，入盐 125g，炒至盐变成深黄色，加少量白酒，立即用布包熨压痛点，或沿坐骨神经分布区熨治。每日 2～3 次，每次 10～15min。[陈绍斌.四川中医，1993，11（10）：25]

【用量用法】　内服，炮制后用，1.5～3g，宜先煎、久煎。外用，适量。

【使用注意】　阴虚阳亢，热证疼痛及孕妇禁服。不宜与半夏、瓜蒌、天花粉、贝母、白蔹、白及同用。内服需炮制后用。酒浸、酒煎服易致中毒，应慎用。乌头服用不当引起中毒，其症状可见口舌及四肢全身麻木、流涎、恶心、呕吐、腹痛、腹泻、头昏眼花、神志不清、阵发性抽搐、血压下降、心律失常等。甚至出现严重心律失常、呼吸和循环衰竭而死亡。中毒原因大多因误服、过量，或使用未经炮制的生品，或入煎剂煎煮时间过短，或饮服含生品川乌（草乌）的药酒所致。

草乌

【基源】　为毛茛科植物北乌头的干燥块根。

【性味归经】　辛、苦，热；有大毒。归心、肝、肾、脾经。

【功效主治】　祛风除湿，温经止痛。用于风寒湿痹，关节疼痛，心腹冷痛，寒疝作痛，跌打损伤，麻醉止痛。

【配伍应用】

草乌配天南星　祛风除痰止痛。用于风痰所致的肌肉疼痛、麻木、拘挛以及阴疽不溃等。

【单方验方】

（1）治疗急性软组织损伤　生天南星 100g，生草乌 100g，乳香 100g，没药 100g，肉桂 100g，当归 100g，阿魏 500g，冰片 200g，生大黄 100g，桃仁 100g，泽兰叶 100g，生栀子 120g，香附 100g。除冰片外，其他药烘干后，研磨成粉末，过 120 目筛并与研碎之冰片混合。根据局部疼痛面积的大小，取适量粉末撒在止痛消肿膏上，敷于患处，或将其与止痛消肿膏混合拌成糊状，均匀地涂在肿痛部位，厚 0.3～0.5cm，牛皮纸覆盖，绷带包扎制动于功能位，抬高患肢。5 天换药 1 次。[赵伟儿．中医正骨，2002，14（5）：38]

（2）治疗肩周炎　熟地黄 30g，白芍 30g，黄芪 15g，鹿角胶、当归各12g，芥子、桂枝、干姜、地龙各 9g，制川乌、制草乌（先煎）各 3g，制天南星、制乳香、制没药各 6g，炙麻黄 3g。每天 1 剂，煎煮 2 次，每次约100ml，滤汁混匀，分早、晚饭后服。药渣装袋扎口，再煎约 30min，先热熏患处，待药温适宜后，用药汁擦洗局部至潮红，再把药袋放置患处热敷，边敷边活动患肩。连用 10 天为 1 个疗程，巩固疗效。[崔志恒，等．内蒙古中医药，2004（4）：11]

（3）治疗坐骨神经痛　川乌、草乌、甘草各 6g，全蝎、蜈蚣各 3g，乌梢蛇、威灵仙、独活、乳香各 10g，川牛膝、杜仲、桑寄生各 12g。每日 1剂，开水煎煮（川乌、草乌先煎 40min），取汁 300ml，分 3 次饭后服用。10 日为 1 个疗程，一般服用 1～3 个疗程。[柳哲．陕西中医，2008，29（9）：1190]

（4）治疗寒湿痹证　天麻 40g，川牛膝、制川乌、制草乌、乌梅、杜仲、甘草各 20g。取上药一剂，用 45% 的白酒 750ml 盛于大瓶中，浸泡 7天后服用，每日不超过 50ml，20 日为 1 个疗程。[于存才，等．现代中医药，2002（5）：47]

（5）治疗腰腿痛　制附子、制川乌、制草乌、桂枝、牛膝、钩藤、延胡索各 10g，枸杞子、吴茱萸、补骨脂、杜仲、木瓜、石楠藤各 15g，细辛3g，三七 6g 等。延胡索、三七研粉与诸药共同装入砂锅内，取 52 度白酒200ml、食盐 30g 和黄酒适量加入砂锅内（以没住药为度），用米糠袋盖口，浸泡 20～30min，然后置火上煮沸 1h 左右，端下密闭埋入 1 尺（约 33cm）深的土中以去火毒，12h 后取出过滤高压灭菌后即可服用。每服 30ml，每日 3 次，15 日为 1 个疗程，孕妇及儿童忌服。[王相奇，等．陕西中医，2004，25（8）：706]

（6）治疗阳虚型晚期胃癌　制草乌 24g，文武火水煎两次，兑于一起，共 480ml，每日 2 次，每次 20ml，服 12 天后，休息 4 天，重复上述 1 个疗程，28 天为 1 个周期。[崔大江，等．陕西中医，2002，23（12）：1079]

【用量用法】 内服，炮制后用，1.5～3g，宜先煎、久煎。外用，适量。

【使用注意】 与川乌相同。

蕲 蛇

【基源】 为蝰科动物五步蛇的干燥体。别名大白花蛇，五步蛇，百步蛇，棋盘蛇。

【性味归经】 甘、咸，温；有毒。归肝经。

【功效主治】 祛风，通络，止痉。用于风湿顽痹，麻木拘挛，中风半身不遂；小儿惊风，抽搐痉挛，破伤风；麻风、疥癣。

【配伍应用】

（1）用于祛风通络

蕲蛇配防风、羌活　祛风通络。用于风湿顽痹，筋脉拘急，肢体麻木。如白花蛇酒（《濒湖集简方》）。

蕲蛇配黄芪　补气通络。用于中风后遗症，口眼㖞斜，半身不遂，肢体瘫痪（《中药药对大全》）。

蕲蛇配蜈蚣　祛风通络止痛。用于治疗风中经络，口眼㖞斜或破伤风，痉挛抽搐，角弓反张者。

（2）用于定惊止痉

蕲蛇配乌梢蛇、蜈蚣　定惊止痉。用于小儿急慢惊风，破伤风。如定命散（《圣济总录》）。

蕲蛇配天麻　平肝息风止痉。用于肝风内动的中风口眼㖞斜，筋脉拘急，及小儿急惊风、四肢抽搐等。

（3）用于祛风止痒

蕲蛇配大黄、蝉蜕、皂角刺　祛风止痒，以毒攻毒。用于风毒壅于肌肤之麻风，如追风散（《秘传大麻风方》）。

蕲蛇配荆芥、薄荷、天麻　祛风止痒。用于疥癣，如驱风膏（《医垒元戎》）。

【鉴别应用】

蕲蛇、乌梢蛇　均入肝经而搜剔走窜，善祛风通络，定惊止痉。所不同的是，蕲蛇有毒，祛风止痉力强，多用于顽痹、顽癣及麻风；乌梢蛇无毒，祛风止痉力缓，多用于风痹、癣痒。

【单方验方】

治疗糖尿病周围神经病变　黄芪 50g，太子参、鸡血藤、蕲蛇各 2g，当归、木瓜、地龙各 15g，桃仁、红花、川芎、全蝎各 10g，水蛭 5g。每日 1 剂，水煎取汁约 200ml，分早晚 2 次服，30 日为 1 个疗程。［李正武．新中医，2006，38（4）：48］

【用量用法】　水煎服，3～10g；研末吞服，每次 1～1.5g；或酒浸、熬膏、入丸散服。

【使用注意】　阴虚内热者忌服。

金钱白花蛇

【基源】　为眼镜蛇科动物银环蛇的幼蛇干燥体。别名小白花蛇。

【性味归经】　甘、咸，温；有毒。归肝经。

【功效主治】　祛风，通络，止痉。用于风湿顽痹，肢体麻木，筋脉拘挛；中风口眼㖞斜，半身不遂；破伤风及小儿惊风所致痉挛抽搐，角弓反张；皮肤顽癣，麻风，瘰疬，恶疮。

【配伍应用】

金钱白花蛇配防风、当归　祛风活血。用于风湿顽痹，肢体麻木，筋脉拘急，屈伸不利。

金钱白花蛇配黄芪、桂枝　益气祛风通络。用于中风半身不遂，口眼㖞斜。

金钱白花蛇配钩藤、羚羊角　祛风止痉。用于小儿惊风。

金钱白花蛇配苦参、雄黄　祛风攻毒。外用治皮肤顽癣、瘰疬、恶疮等。

【鉴别应用】

金钱白花蛇、蕲蛇　金钱白花蛇为眼镜蛇科动物银环蛇的幼蛇，蕲蛇为蝰科动物五步蛇，二者均有毒，性味功效相似，但一般认为金钱白花蛇在祛风、通络、止痉功效方面较蕲蛇更强。

【单方验方】

（1）治疗肩周炎　全蝎 45g，蜈蚣 30 条，僵蚕 90g，蕲蛇 80g，金钱白花蛇 5 条。将上述药研末和匀为 20 日剂量，即 1 个疗程，每日 3 次，每天加红糖 15g、芝麻粉 25g，水冲服。[昂永宏.基层中药杂志，2000，14（6）：60]

（2）治疗神经性皮炎　樟脑 300g，冰片 250g，金钱白花蛇 100g，苦参 150g，水杨酸 200g，枯矾 250g，水飞雄黄 250g，硼砂 300g。上药共研细末，每 50g 药粉加凡士林 120g 调匀，外涂患处，每日 3 次，15 日为 1 个疗程，一般治疗 1～3 个疗程。但应注意有糜烂（溃疡）处禁用本品。[卢俊芳，等.中国民间疗法，2002，10（5）：24]

【用量用法】　大多研末吞服，每次 0.5g；或酒浸、入丸散服。

【使用注意】　阴虚内热者忌服。

乌梢蛇

【基源】　为游蛇科动物乌梢蛇除去内脏的干燥体。

【性味归经】　甘，平。归肝经。

【功效主治】　祛风，通络，止痉。用于风湿顽痹，麻木拘挛；中风口眼㖞斜，半身不遂；小儿惊风，破伤风；麻风，疥癣，瘰疬，恶疮。

【配伍应用】

（1）用于祛风通络

乌梢蛇配全蝎、天南星　祛风通络。用于风湿顽痹，日久不愈，手足缓弱，麻木拘挛，不能伸举者。如乌蛇丸（《太平圣惠方》）。

（2）用于定惊止痉

乌梢蛇配僵蚕　祛风化痰止痉。用于风痰阻络、筋脉痉挛、角弓反张等。

乌梢蛇配麝香、皂荚　祛风止痉。用于小儿急慢惊风，如乌蛇散（《卫生家宝》）。

（3）其他

乌梢蛇配大风子、白附子、白芷　祛风止痒。用于麻风病。如乌蛇丸（《秘传大麻风方》）。

【单方验方】

（1）治疗肩周炎　乌梢蛇 15g，蜈蚣 2 条（去头足），当归 15g，羌活 8g，桑枝 15g，防风 8g，秦艽 10g，威灵仙 15g，薏苡仁 30g，黄芪 30g，地龙 10g，姜黄 8g，制乳香 10g，制没药 10g。头煎加水 300ml，取药汁 100ml；二煎加水 200ml，取药汁 100ml，两煎混合，分 2 次温服，每日 1 剂。[秦火印，等．江西中医药，2006，37（288）：37]

（2）治疗小儿哮喘　乌梢蛇 4～12g，蝉蜕 4～8g，僵蚕 4～7g，麻黄 1～4g，杏仁 4～7g，生甘草 1～3g，桔梗 4～6g，紫苏子 4～7g，前胡 4～7g，浙贝母 4～8g，鱼腥草（后下）5～15g，每日 1 剂，水煎 2 次分服。[陈忠伟．中国中医药科技，2007，14（3）：214]

（3）治疗老年皮肤瘙痒症　乌梢蛇 15g，全蝎 10g，当归 20g，生地黄 20g，熟地黄 25g，防风 15g，荆芥 15g，何首乌 20g，黄芪 40g，枸杞子 25g，白蒺藜 25g，川芎 10g，白芍 20g，甘草 10g。水煎服，每日 1 剂，煎煮 2 次，共取汁 300ml，早晚 2 次分服。[张晓忠．中医研究，2008，21（9）：31]

（4）治疗坐骨神经痛　制川乌（先煎）9g，制草乌（先煎）6～9g，乌梢蛇 9g，全蝎 6g，蜈蚣 2 条，地龙 9g，炙麻黄 6～9g，桂枝 12g，细辛 6g，当归 15g，独活 15g，炙黄芪 20g，川牛膝 10g，木瓜 20g，白芍 15～30g，甘草 6g。水煎服，每日 1 剂，早晚 2 次分服。[王福林．实用中医内科杂志，2006，20（5）：491]

（5）治疗寻常型银屑病　金银花 30g，连翘 20g，蒲公英 20g，乌梢蛇 15g，土茯苓 30g，白花蛇舌草 20g，丹参 20g，乌梅 20g，牡丹皮 20g，荆芥 30g，蝉蜕 10g，甘草 10g。水煎服，每日 2 次，1 个月为 1 个疗程。[毕艳武．实用中医内科杂志，2007，21（10）：37]

（6）治疗类风湿关节炎　黄芪 30g，桑寄生、熟地黄各 20g，乌梢蛇、乳香、没药各 6g，牛膝、当归各 15g，独活、白芍各 12g，秦艽 10g，炙甘草 9g。每日 1 剂，水煎服。30 剂为 1 个疗程，每日早晚药渣加热外敷患处关节 15～20min。[陈有岭．陕西中医，2007，28（5）：538]

【用量用法】　水煎服，9～12g。研末，每次 2～3g。或入丸剂、酒浸服。

【使用注意】　血虚生风者慎服。

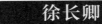

徐长卿

【基源】　为萝藦科植物徐长卿的干燥根及根茎。别名鬼督邮。

【性味归经】 辛，温。归肝、胃经。

【功效主治】 祛风化湿，止痛止痒。用于风湿痹痛，胃痛胀满，牙痛，腰痛，跌仆损伤；荨麻疹，湿疹。

【配伍应用】

徐长卿配伸筋草、续断 祛风湿，强腰膝。用于腰肌劳损，腰部疼痛之疾。

徐长卿配海螵蛸（乌贼骨）、瓦楞子 止痛止酸。用于胃痛泛酸。

徐长卿配高良姜 行气散寒止痛。用于寒凝气滞的心腹疼痛。

徐长卿配桃仁、红花 活血止痛。用于跌打损伤及瘀阻而致的心腹疼痛。

徐长卿配当归 行气活血，调经止痛。用于气滞血瘀之经行腹痛等症。

【单方验方】

（1）治疗慢性萎缩性胃炎 生黄芪、山药、蒲公英各30g，枸杞子15g，徐长卿、鸡内金、刺猬皮、失笑散（包）各10g，莪术、木蝴蝶、生甘草各6g，每日1剂。清水煎，分上下午2次温服。3个月为1个疗程。[李宇舫.浙江中医杂志，2007，42（6）：329]

（2）治疗腰椎间盘突出症 徐长卿10g，蜈蚣2条，细辛6g，牛膝10g，荆芥6g，甘草6g。每日1剂，早晚煎服，半个月为1个疗程。[王锦年，等.黑龙江中医药，2004（1）：14]

（3）治疗前列腺痛 白芍30g，当归20g，柴胡、香附、乌药、秦艽、徐长卿、乌梢蛇各10g，蜈蚣1条，炙甘草6g。每日1剂，水煎，分早晚2次服。治疗30日为1个疗程。[江立军，等.新中医，2005，37（7）：23]

（4）治疗偏头痛 徐长卿15g，川芎25g，荆芥12g，防风12g，全蝎12g，天麻15g，细辛7g，白芷12g，葛根30g，菊花20g，羌活12g，甘草10g，蜈蚣3条，三七（冲）4g。每日1剂，早晚2次分服。[闫爱兰.河北中医，2008，30（1）：341]

（5）治疗慢性荨麻疹 徐长卿30g，当归20g，川芎15g，生地黄30g，桃仁15g，红花10g，赤芍15g，地龙10g，蝉蜕6g，甘草6g。每日1剂，水煎2次，早晚各服1次，10剂为1个疗程。[王尚金.中医研究，2004，17（3）：39]

（6）治疗男女免疫性不孕不育 重楼、徐长卿、薏苡仁、黄芪各30g，淫羊藿、熟地黄各18g，菟丝子、山茱萸、枸杞子、何首乌各15g，当归、僵蚕、蝉蜕、汉防己各12g，甘草9g。每日1剂，水煎取汁，分2次口服。[杨海魁，等.中医研究，2003，16（4）：32]

174

【用量用法】　入煎剂，6～12g，不宜久煎。研末服，每次 1.5～3g，每日 2 次。或酒浸服。

【使用注意】　牡丹酚为徐长卿的主要有效成分之一，它是一种小分子酚类物质，具有易挥发特点，故入汤剂不宜久煎，药材也不宜久存，以免降低疗效。

木 瓜

【基源】　为蔷薇科植物贴梗海棠的干燥近成熟果实。

【性味归经】　酸，温。归肝、脾经。

【功效主治】　舒筋活络，和胃化湿。用于湿痹拘挛，腰膝关节酸重疼痛；吐泻转筋；脚气水肿。

【配伍应用】

（1）用于舒筋活络

木瓜配薏苡仁　祛湿舒筋活络。用于风湿痹痛、筋脉拘急等症。

木瓜配伸筋草　舒筋通络。用于各种原因引起的筋脉拘挛，转筋腿痛之症。

木瓜配五加皮　祛风胜湿，舒筋活络。用于下肢痹痛，筋骨拘挛之症。

木瓜配乳香、没药　舒筋活络。用于筋急项强，不可转侧，如木瓜煎（《普济本事方》）。

木瓜配羌活、独活、附子　祛风活络，散寒止痛。用于脚膝疼重，不能远行久立，如木瓜丹（《传信适用方》）。

木瓜配槟榔、紫苏　祛湿舒筋。用于感受风湿，脚气肿痛不可忍者，如鸡鸣散（《朱氏集验方》）。

（2）用于化湿和胃

木瓜配吴茱萸、紫苏　温中散寒，化湿和胃，舒筋止痛。用于寒湿中阻，脾胃升降失调，霍乱吐泻。如木瓜汤（《三因极一病证方论》）。

木瓜配蚕沙、黄连　和胃清热，化浊舒筋。用于湿热内蕴，霍乱吐泻，腹痛转筋。如蚕矢汤（《霍乱论》）。

【单方验方】

（1）治疗神经根型颈椎病　白芍 18g，木瓜 18g，威灵仙 12g，葛根 12g，鸡血藤 12g，川芎 9g，丹参 12g，熟地黄 10g，甘草 6g。每日 1 剂，水煎 2 次分服，2 周为 1 个疗程。[杨光，等．中医正骨，2008，20（2）：9]

（2）治疗痤疮　海浮石 12g，连翘 12g，重楼 12g，牡丹皮 12g，土茯苓 15g，木瓜 10g，大黄 6g。经煎煮加工，制成液体合剂，每瓶 450ml，备用。每次 150ml，每日 3 次口服，6 天为 1 个疗程，一般 2～3 个疗程。[陈永哲，等．中国中医药科技，2007，14（3）：213]

【用量用法】　水煎服，6～10g。

【使用注意】　内有郁热，小便短赤者忌服。

蚕 沙

【基源】　为蚕蛾科动物家蚕蛾幼虫的干燥粪便。别名蚕矢。

【性味归经】　辛、甘，温。归肝、脾、胃经。

【功效主治】　祛风湿，和胃化浊。用于风湿痹痛，肢体不遂；吐泻转筋；风疹瘙痒。

【配伍应用】

（1）用于祛风湿，止痹痛

蚕沙配羌活、独活　祛风化湿，通络止痛。用治风湿寒痹，肢体疼痛，屈伸不利。

蚕沙配防己、秦艽　祛风化湿，通络止痛。用治风湿热痹，关节红肿热痛，如宣痹汤（《温病条辨》）。

（2）用于和胃化浊

蚕沙配木瓜　和胃化浊。用治湿浊中阻，吐泻转筋。如蚕矢汤（《霍乱论》）。

（3）用于祛风湿止痒

蚕沙配白鲜皮、地肤子　祛风湿止痒。用治风疹、湿疹。

【鉴别应用】

蚕沙、木瓜　二者均能祛风湿，和胃化湿，治湿痹拘挛及湿阻中焦之吐泻转筋。但蚕沙作用较缓，长于祛风，故凡风湿痹痛，不论风重、湿重均可应用。木瓜长于舒筋活络，善治筋脉拘挛，除了湿阻中焦吐泻转筋外，也可用于血虚肝旺，筋脉失养所致挛急疼痛。

【单方验方】

（1）治疗骨质增生症 将250g左右的干净蚕沙放进瓦煲里用火炒热，边炒边下米醋，使炒热蚕沙呈湿润状态。用纱布包好的热蚕沙，热烫患处。［饶乃华．广东蚕业，2003，37（3）：17］

（2）治疗腰椎间盘突出症 骨碎补、虎杖、牛膝、蚕沙、川续断、杜仲、川乌、草乌、桑枝、狗脊、海桐皮各60g，将药物按比例装入布袋，用清水浸泡12h以上，在加热器中加热至出现气雾时开始治疗，窗口对准患者椎间盘突出节段即压痛腧穴部位，调节加热温度，一般在40℃左右，以患者自觉舒适为度，避免烫伤。每次治疗30～40min，治疗结束后需卧床休息2h以上。每日1次，15日为1个疗程。［刘美霞．中医外治杂志，2005，14（6）：39］

【用量用法】 10～15g，纱布包煎。外用适量，炒热熨。

伸筋草

【基源】 为石松科植物石松的干燥全草。别名过山龙，宽筋藤。

【性味归经】 微苦、辛，温。归肝、脾、肾、经。

【功效主治】 祛风除湿，舒筋活络。用于风寒湿痹，四肢关节酸痛，屈伸不利；跌打损伤。

【配伍应用】

伸筋草配海风藤 祛风湿，通经络。用于风湿痹痛，筋脉拘急，关节屈伸不利或小儿麻痹后遗症。

伸筋草配羌活、独活 祛风湿，舒筋活络。用于风寒湿痹，四肢关节酸痛，屈伸不利。

伸筋草配土鳖虫、桃仁、红花 舒筋活络，消肿止痛。用于跌打损伤，瘀肿疼痛。

【鉴别应用】

（1）伸筋草、寻骨风 二药皆能祛风除湿，舒筋活络。用于风湿痹痛、筋脉挛急疼痛、跌打损伤等。而伸筋草，尤长于舒筋缓挛，为久风顽痹、筋脉拘急、伸展不利之要药。也可用于腿足转筋及跌打损伤之筋脉不利，肢体麻痹软弱，肌肤麻木。寻骨风功善祛风湿，利筋骨，通经脉，止疼痛，故风湿痹痛，肢体顽麻重着，疼痛较著尤为适宜。又能行滞气，止疼痛，治疗肝胃不和或脾胃不和所致胃脘疼痛，肝脉瘀阻所致疝气以及牙痛等。

（2）伸筋草、松节　二者均有祛风湿、活经络、利关节的作用，皆可用于风湿痹痛、历节风痛。但松节擅长利关节，用于关节屈伸不利或关节肿胀的寒湿痹痛；而伸筋草偏用于筋骨拘挛之风湿痹痛。

（3）伸筋草、豨莶草　二者均能祛风湿，用于风湿痹痛。但伸筋草性温，走而不守，善于舒筋活血而通络，故对关节酸痛，肢体拘急，伸展不利之风寒湿痹效果较好。豨莶草性寒，且有补肝肾之功，宜用于风湿热痹，或肝肾不足所致的腰腿疼痛麻木。尚能降血压，用治高血压病。

【单方验方】

（1）治疗跟腱滑囊炎　伸筋草 30g，苏木 20g，威灵仙 15g，徐长卿 30g，红花 15g，海桐皮 15g，川花椒 12g，防风 15g，木瓜 12g，丹参 20g，细辛 5g，透骨草 15g，艾叶 20g。将上述药物兑水 3kg 浸泡 1h 后，放入锅内煎约 45min，然后渣和水一同倒入盆内烫洗患处（注意水温不要太高，以免烫伤皮肤）。烫洗的时候，手可以慢慢地揉搓患处。每次洗 20～30min，每天 2～3 次，以后可多次加热重复使用 4～5 天，一般治疗 1～2 周。[郭永洋，等 . 中医正骨，2003，15（7）：26]

（2）治疗膝关节骨性关节炎　熏蒸一号方：伸筋草 30g，透骨草 30g，杭白芍 30g，鸡血藤 30g，海风藤 30g，金银花 20g，天花粉 20g，当归 15g，延胡索 12g，桑枝 30g，土茯苓 15g。适用于骨性关节炎急性期伴有红肿者。熏蒸二号方：伸筋草 30g，透骨草 30g，杭白芍 30g，鸡血藤 30g，海风藤 30g，当归 15g，延胡索 12g，桑枝 30g，桂枝 15g，杜仲 15g，牛膝 15g。适用于骨性关节炎慢性期，无红肿者。煎煮后用蒸气熏蒸患膝，每日 1 次，每次 30min，连续治疗 10 次为 1 个疗程。[李巍，等 . 中医外治杂志，2006，15（2）：28]

（3）治疗强直性脊柱炎　麻黄 10g，桂枝 10g，独活 10g，青风藤 12g，木瓜 12g，伸筋草 15g，五加皮 12g，乌梢蛇 15g，当归 15g，赤芍 15g，杜仲 15g，甘草 10g。上药按比例混合，共研细末，制成水丸。每日 3 次，每次 5g，温开水送服。服 3 个月为 1 个疗程。[杨勇 . 四川中医，2005，23（7）：77]

（4）治疗肩关节周围炎　黄芪 50g，当归 15g，虎杖 15g，羌活 15g，威灵仙 15g，桂枝 10g，伸筋草 30g，鸡血藤 30g，桑枝 30g，姜黄 10g，川芎 20g，白芍 15g，甘草 10g。每剂药用冷水浸泡 1～2h 后煮沸，文火煎煮 20min 取药液 100ml 左右，每剂煎煮两次，将两次药液混合后均分，早晚

饭后 40min 服药，100ml/次。[杨军，等．吉林医学，2008，29（17）：1486]

（5）治疗膝关节韧带损伤后关节功能障碍　乳香 30g，没药 30g，当归 30g，川芎 30g，红花 30g，海桐皮 30g，伸筋草 30g，透骨草 30g，牛膝 30g，续断 30g，川乌 30g，草乌 30g，木瓜 30g。加入水中煮沸，产生蒸气。患膝置于熏洗盆上，以浴巾覆盖，熏蒸约 10min，药液温度下降后，浸洗患膝 10min，每天 2 次。[赵燕邦，等．辽宁中医药大学学报，2008，10（6）：124]

（6）治疗带状疱疹　伸筋草 10g。烧成灰，加海金沙 5g，麻油适量调成糊状，棉签蘸涂于患处，每天 2～4 次。[陈浩．浙江中医杂志，1990，25（5）：237]

【用量用法】　水煎服，10～30g。外用适量。

【使用注意】　孕妇、出血过多者忌服。

寻骨风

【基源】　为马兜铃科植物绵毛马兜铃的带根全草或根茎。别名白毛藤。

【性味归经】　辛、苦，平。归肝经。

【功效主治】　祛风湿，通络止痛。用于风湿痹痛，肢体麻木，筋骨拘挛；跌打伤痛及胃痛，牙痛。

【配伍应用】

寻骨风配威灵仙、羌活　祛风湿，通络止痛。用于风湿痹痛，关节屈伸不利。

【鉴别应用】

寻骨风、海桐皮　皆能祛风湿、通经络、止痹痛，用于风湿痹痛、四肢拘挛、腰膝疼痛。但寻骨风止痛作用较强，除用于痹痛外，尚可用于治疗牙痛、胃痛、疝痛及外伤疼痛。海桐皮善治下肢关节风湿痹痛、腰膝疼痛或麻木等症；外用有杀虫止痒之功，可用于治疗疥癣、湿疹。

【单方验方】

（1）治疗类风湿关节炎　乳香 15g，没药 15g，寻骨风 8g，透骨草 4g，制川乌 8g，乌梢蛇 10g，秦艽 12g，知母 10g，白术 15g，白芍 15g，当归 12g，黄芪 20g，炙甘草 10g。水煎，分 2 次服，每日 1 剂。[马彬，等．山

东中医杂志，2004，23（6）：337]

（2）治疗骨痹　寻骨风、川芎、生大黄各等份，烘干，研极细末，收贮于瓷瓶中备用。先将骨关节处用清水洗净，揩干，用鲜鸡蛋清将药末调成糊状，均匀平摊于关节面上，用塑料布包裹，24h 后取下，清水清洗关节面，每日外敷一次，10 日为 1 个疗程。[郭春慧，等．中医外治杂志，2001，10（1）：16]

（3）治疗转移性骨肿瘤　骨碎补、寻骨风、透骨草、自然铜各15g，补骨脂、熟地黄、炙鳖甲、干蟾蜍各10g，生黄芪、绞股蓝、白花蛇舌草、石见穿各30g，蜈蚣 3 条。水煎服，每日 1 剂，15 天为 1 个疗程。[方秀兰．浙江中医杂志，2004（6）：249]

【用量用法】　水煎服，10～15g。外用，适量。

松节

【基源】　为松科植物油松，或马尾松，或赤松枝干的结节。别名油松节。

【性味归经】　苦，温。归肝、肾经。

【功效主治】　祛风湿，通络止痛。用于风寒湿痹，历节风痛，脚痹痿软；跌打伤痛。

【配伍应用】

松节配羌活、独活　祛风湿，通络止痛。用于风湿痹痛，历节风痛。

松节配乳香、没药　活血通络止痛。用于跌打损伤。

【单方验方】

（1）治脚掌嵌压伤　用松节油将数层纱布湿透，敷在患处，将铁片放在酒精灯上烧红，立即放在松节油纱布上烫熨，反复进行，以患者能耐受为度。持续 3～5min。一般每日治疗 1 次，若未愈第 2 日可再治疗 1 次。[王三德．中国民间疗法，1997（5）：17]

（2）治疗沥青烫伤　用无菌纱布蘸松节油轻轻擦拭黏附于创面上的沥青，不要用镊子和棉球。动作要轻柔准确，边擦拭边用生理盐水或 1%新洁尔灭溶液冲洗，至沥青擦净为止。再用 1%新洁尔灭泡洗一遍。对创面上的水疱，应保留至创面清洗干净后，再在水疱低位处开窗放出疱液，然后用 1%新洁尔灭纱布湿敷，3 天后换药。[陈丹红，等．中国民间疗法，

2001，9（6）：62]

　　【用量用法】　水煎服，10～15g。外用适量，浸酒涂擦；或炒研末调敷。

海风藤

　　【基源】　为胡椒科植物风藤的干燥藤茎。别名风藤，巴岩香。

　　【性味归经】　辛、苦，微温。归肝经。

　　【功效主治】　祛风湿，通络止痛。用于风寒湿痹，肢节疼痛，筋脉拘挛，屈伸不利；跌打损伤。

　　【配伍应用】

　　海风藤配独活、威灵仙　祛风湿，通络止痛。用于风湿痹痛，筋脉拘挛，关节屈伸不利。

　　海风藤配三七、土鳖虫　活血通络止痛。用于跌打损伤，瘀肿疼痛。

　　【鉴别应用】

　　（1）海风藤、络石藤　皆有祛风湿、通经络、舒筋利痹的作用。海风藤性微温，长于祛风通络、活血通脉，善治风湿痹痛、阴雨天加重者；络石藤性微寒，能祛风湿而舒筋活络，善治风湿痹痛而有热象者。此外，海风藤能活血脉、消肿止痛，可用于跌打损伤、瘀血作痛等；络石藤能凉血消肿，可用于咽喉肿痛、疮疡肿毒。

　　（2）海风藤、海桐皮　二者均能祛风湿、通络止痛，用治风湿痹痛、关节不利等。海桐皮性平，善治下肢关节风湿痹痛，尚能杀虫止痒，外用治疥癣、湿疹瘙痒等。海风藤性微温，为祛风通络止痛的常用药，用于风寒湿痹，也可治疗跌打损伤，瘀肿疼痛。

　　【单方验方】

　　（1）治疗腰椎骨质增生　杜仲 30g，狗脊 60g，怀牛膝 10g，三棱 15g，莪术 30g，黄芪 60g，刘寄奴 20g，续断 15g，海风藤 15g，灯盏花 20g，淫羊藿 20g，当归 10g，桑寄生 60g，鸡血藤 10g，补骨脂 25g。每日 1 剂，水煎服，每日服 3 次，10 日为 1 个疗程。[赵永祥，等.云南中医中药杂志，2006，27（6）：13]

　　（2）治疗坐骨神经痛　大血藤 30g，石楠藤 30g，络石藤 30g，海风藤 30g，鸡血藤 30g，木瓜 15g，秦艽 15g。以上七味药，加水 2000ml，煎至 600ml，每服 100ml，每日 3 次。病重者每日 1 剂，即将两日量（本方 1 剂）

于一日内分为 4～6 次服用；或将 1 剂量加水 2000ml，煎至 400ml，分 4 次服。[李克煦. 四川中医，2005，23（2）：54]

（3）治疗类风湿关节炎　青风藤 30～50g，鸡血藤、海风藤各 30g，川乌 3～9g，甘草 10g。水煎服，每日 1 剂，分早、晚 2 次服，30 日为 1 个疗程，连服 1～3 个疗程。[胡茂荣，等. 中国现代医药杂志，2008，10（6）：57]

【用量用法】　水煎服，6～15g。外用，适量。

昆明山海棠

【基源】　为卫矛科植物昆明山海棠的根或全株。别名紫金皮。

【性味归经】　苦、辛，温；有毒。归肝、脾、肾经。

【功效主治】　祛风湿，祛瘀通络，续筋接骨。用于风湿痹证，跌打损伤，骨折肿痛。对类风湿关节炎、红斑狼疮、神经性皮炎、慢性肾炎、银屑病等多种胶原性疾病及自身免疫性疾病均有一定疗效。

【配伍应用】

（1）用于风湿痹证

昆明山海棠配鸡血藤　祛风湿，舒筋活络。用于风湿痹证日久，关节肿痛、麻痹。

昆明山海棠配当归、川牛膝　祛风湿，通络止痛。用于筋骨疼痛，瘫痪痿软（《滇南本草》）。

（2）用于跌打损伤

昆明山海棠配土鳖虫、苏木、骨碎补　祛瘀通经，接骨续筋。用于跌打损伤，骨折肿痛。

昆明山海棠配天南星、川乌、草乌　祛瘀通络，止痛。外用，治跌打损伤，骨折肿痛。如紫金皮散（《世医得效方》）。

昆明山海棠配芙蓉叶、生地黄　祛瘀通络，止痛。上药生采，同捣，敷贴外用，治肿疡赤肿热痛，跌打损伤，骨折疼痛。如紫金膏（《证治准绳·疡医》）。

【单方验方】

（1）治疗淤积性皮炎　昆明山海棠 20g，水煎，分早、中、晚服，局部加用复方黄柏液湿敷创面，每天 3 次，7 天为 1 个疗程。[周敏，等. 中国

美容医学，2012，21（12）：425]

（2）治疗肾病综合征继发脂质代谢紊乱 昆明山海棠片，3～5 片/次，3 次/日，饭后服用，2 个月为 1 个疗程，连服 3 个疗程。[孙建军．中国民族民间医药，2010（4）：122-123]

（3）治疗类风湿关节炎 昆明山海棠 200g，45～60 度白酒 1000ml 浸泡 1 周，每次 10～20ml，最大剂量不超过 30ml，每日 3 次，饭后饮，忌茶。[宋立人，等．现代中药学大辞典．北京：人民卫生出版社，2001：1273]

【用量用法】 水煎服，根 6～15g，茎枝 20～30g。宜先煎。外用，适量。

【使用注意】 孕妇及体弱者忌服；肾功能不全者慎用。服用昆明山海棠及其复方制剂，部分患者可出现胃部不适或胃痛、药疹等，对症处理或减量用药即可。

第二节 祛风湿热药

秦艽

【基源】 为龙胆科植物秦艽、麻花秦艽、粗茎秦艽，或小秦艽的干燥根。

【性味归经】 辛、苦，平。归胃、肝、胆经。

【功效主治】 祛风湿，通络止痛，退虚热，清湿热。用于风湿痹痛，筋脉拘挛，骨节酸痛；中风半身不遂，口眼㖞斜，舌强不语；骨蒸潮热，疳积发热；湿热黄疸。

【配伍应用】

（1）用于祛风湿，通络止痛

秦艽配防己、忍冬藤 疏泄湿热，舒筋通络。用于风湿热痹，关节发热肿痛（《中药药对大全》）。

秦艽配天麻、羌活　祛风除湿，通络止痛。用于风寒湿痹，肢节疼痛发凉，遇寒即发。如秦艽天麻汤（《医学心悟》）。

秦艽配海桐皮　祛风除湿，通络止痛。用于风湿外侵，闭阻经络，以致腰腿肢节疼痛，周身肌肉酸痛；小儿脊髓灰质炎后遗症（《中药药对大全》）。

秦艽配升麻、葛根　疏风通络。用于老年中风，口眼㖞斜，恶风恶寒。如秦艽升麻汤（《卫生宝鉴》）。

（2）退虚热

秦艽配鳖甲、青蒿　滋阴退虚热。用于骨蒸日晡潮热，如秦艽鳖甲散（《卫生宝鉴》）。

秦艽配薄荷、甘草　清热除蒸。用于小儿低热，形体消瘦，食欲减退，如秦艽散（《小儿药证直诀》）。

（3）清湿热

秦艽配茵陈　清热利湿退黄。用于湿热黄疸。

【单方验方】

（1）治疗急性脑梗死　秦艽20g，川芎、当归、赤芍各15g，防风、黄芩、羌活各8g，桃仁、红花、郁金、石菖蒲各10g，生地黄9g，丹参30g，细辛2g。水煎服，每日1剂，15日为1个疗程。[屈小元，等.陕西中医，2005，26（11）：1155]

（2）治疗产后关节痛　秦艽30g，当归15g，白芍15g，熟地黄15g，川芎10g，羌活10g，独活10g，防风10g，白芷10g，细辛3g，甘草5g。每日1剂，水煎2次，每次取汁150ml，早晚分服。[边忠德.中外健康文摘，2007，4（7）：217]

（3）治疗风湿性关节炎　秦艽15g，细辛3g，羌活10g，独活10g，防风10g，白芷10g，鸡血藤20g，当归15g，生地黄15g，川芎10g，白芍15g，茯苓10g，白术10g，黄芩10g，生石膏30g，木瓜30g，松节10g。每日1剂，水煎2次，取汁300ml，分2次服。[蒯彤.北京中医药，2008，27（2）：123]

【用量用法】　水煎服，5～15g。

防己

【基源】　为防己科植物粉防己的干燥根。别名汉防己，粉防己。

【性味归经】　苦，寒。归膀胱、肺经。

【功效主治】　祛风湿，止痛，利水消肿。用于风湿痹痛，湿热偏胜，关节红肿疼痛；水肿，脚气，小便不利；湿疹疮毒。

【配伍应用】

（1）用于祛风湿，止痹痛

防己配滑石、薏苡仁　祛风清热除湿，通络止痛。用于痹痛湿热偏胜者等。如宣痹汤（《温病条辨》）。

防己配乌头　散寒通络。用于痹痛寒湿偏盛者（《中药药对大全》）。

防己配麻黄、肉桂　祛风湿，散寒止痛。用于风寒湿痹，四肢挛急者，如防己饮（《圣济总录》）。

防己配木通　清热利湿，通脉止痛。用于着痹、痛痹之关节肿痛，屈伸不利。

（2）利水消肿

防己配茯苓　利水渗湿。用于水湿内停，四肢肿甚，按之没指之皮水证。如防己茯苓汤（《金匮要略》）。

防己配黄芪　益气健脾，利水消肿。用于气虚水肿，汗出恶风，脉浮之风水证，如防己黄芪汤（《金匮要略》）。

防己配椒目、葶苈子、大黄　攻逐水饮，利水通便。用于水饮停聚，腹满便秘，小便不利。如己椒苈黄丸（《金匮要略》）。

【鉴别应用】

防己、木防己、广防己　三者均能祛风湿，止痛，消水肿。临床上有时将三者混称防己使用，这是不严谨的，应予区别。防己，一般即指汉防己，为防己科植物粉防己的根，又名"粉防己"，长于祛风湿、利水祛湿，多用于治疗风湿痹痛、关节肿痛、下半身水肿等。木防己，为防己科植物木防己的根，长于祛风止痛，多用于治疗风湿痹痛。水煎服，5～10g。但药市上木防己品种较混乱，常将广防己当作木防己应用，由于广防己为马兜铃科植物广防己的根，虽然功效与木防己相似，但因本品含马兜铃酸，对肾脏有毒害作用，故临床尽量避免使用。

【单方验方】

（1）治疗慢性肾病　汉防己15g，黄芪30g，白术10g，淫羊藿10g，生薏苡仁20g，秦艽10g，泽兰10g，泽泻10g，当归10g，车前子（包煎）10g。每日1剂，水煎，分2次服，早晚每服200ml，连服3个月。［韩洪.北京中医，2004，23（3）：155］

（2）治疗肝硬化腹水　防己 20g，黄芪 30g，炒白术 15g，半边莲 20g，桂枝 10g，甘草 6g，生姜 3 片，大枣 10 枚。每日 1 剂，水煎服。10 天为 1 个疗程。[李勇，等．中西医结合肝病杂志，1999，14（5）：11]

（3）治疗类风湿关节炎　黄芪 30g，防己 10g，白术 10g，防风 10g，忍冬藤 15g，木瓜 10g，黄柏 8g，薏苡仁 20g，赤芍 20g，杜仲 12g，川续断 12g，枸杞子 20g。水煎服，每日 1 剂。[张四方，等．中国医师杂志，2005，7（6）：856]

【用量用法】　水煎服，5～10g。

【使用注意】　本品苦辛而寒，易伤胃气或引起腹痛，故体弱阴虚及胃纳不佳者慎用。

桑　枝

【基源】　为桑科植物桑的干燥嫩枝。

【性味归经】　微苦，平。归肝经。

【功效主治】　祛风湿，利关节。用于风湿痹证，肩臂、关节酸痛麻木。尚能利水，消水肿。

【配伍应用】

桑枝配忍冬藤、络石藤　祛风湿，清热，利关节。用于风湿热痹，肩臂、关节酸痛麻木者。

桑枝配桑寄生、天麻　祛风湿，补肝肾，强筋骨。用于风湿腰膝酸痛，关节屈伸不利，筋骨疼痛以及肝阳上亢之头痛、眩晕、肢体麻木等症。

桑枝配桂枝、羌活　祛风湿，通经络，散寒止痛。用于风湿寒痹，关节疼痛，四肢拘挛。

桑枝配柳枝　祛风湿，利关节。煎水外洗，用治风湿关节疼痛，皮肤不仁。如桑枝汤（《太平圣惠方》）。

【单方验方】

（1）治疗神经根型颈椎病　桑枝 50g，葛根 20g，桂枝、白芍、延胡索、当归各 15g，鸡血藤 20g，细辛 5g，甘草 6g。特别手臂麻痛的桑枝用量可至 60～70g，每日 1 剂，取汁 200ml 分 2 次服用，药渣翻煎，以毛巾热敷颈项肩部。2 周为 1 个疗程，2 个疗程后停用 3～5 日继续服用，症状消失继续服用 1 个疗程。[罗英，等．临床和实验医学杂志，2008，7

（8）：144]

（2）治疗肩周炎　芥子15g，桑枝30g。水煎服，每日1剂，用剩余药渣热敷肩峰部位，每日2次，每次30min，10天为1个疗程。[王国建．中医研究，1998，11（4）：48]

（3）治疗非胰岛素依赖型糖尿病　给予桑枝颗粒剂（桑枝提取物），每次1袋，每日3次，温开水溶化，餐时服用。[郭宝荣，等．山东中医药大学学报，1999，23（1）：46]

（4）治疗肌腱术后粘连术后1周　威灵仙、片姜黄各25g，桑枝50g，当归、川芎、延胡索、制香附、伸筋草各12g，海桐皮、赤芍、木瓜、制乳香各10g。术后2周可视伤口愈合情况而予以外洗治疗。用上方加透骨草15g，没药、川花椒各10g。每日1剂煎汤熏洗，每剂2次，每次15～30min。以上内服及外洗治疗均应持续4～6周。[成羿，等．中国民间疗法，2001，9（1）：47]

【用量用法】　水煎服，9～15g。外用适量。

豨莶草

【基源】　为菊科植物豨莶、腺梗豨莶，或毛梗豨莶的干燥地上部分。

【性味归经】　辛，苦，寒。归肝、肾经。

【功效主治】　祛风湿，利关节，解毒。用于风湿痹痛，筋骨无力，腰膝酸软，四肢麻痹；中风半身不遂；外治风疹，湿疮。能降血压，治高血压病。

【配伍应用】

（1）用于祛风湿，通经活络

豨莶草配海桐皮　祛风湿，活血脉，利关节，强筋骨。用于风湿客于关节筋脉，症见筋骨不利、骨节疼痛、肢体软弱无力等，半身不遂，患肢肿胀疼痛；小儿麻痹后遗症（《中药药对大全》）。

豨莶草配地龙　祛风除湿，清热定惊，活血通络。用于中风后遗症，症见半身不遂，拘急疼痛，肢体麻木；颈椎病，症见肢体麻木等；糖尿病周围神经病变；高血压病（《施今墨对药》）。

豨莶草配蕲蛇、黄芪　祛风通络。用于中风口眼㖞斜，半身不遂。

（2）用于清热解毒

豨莶草配蒲公英、野菊花　清热解毒消肿。用于疮痈肿毒红肿热痛者。

豨莶草配蒺藜、地肤子　清热解毒，祛湿止痒。用于风疹湿疮。

（3）用于降压

豨莶草配臭梧桐　祛风胜湿，活血通络，降压。用于风湿痹痛，肢体麻木，或半身不遂；高血压病伴肢体麻木。如豨桐丸（《济世养生经验集》）。

（4）用于清利湿热

豨莶草配茵陈　清利湿热。用于湿热黄疸。

豨莶草配地肤子、白鲜皮　祛风除湿止痒。用于风疹，湿疮，皮肤瘙痒。

【鉴别应用】

豨莶草、臭梧桐　皆能祛风湿、通经络、降血压，治风湿痹痛、拘挛麻木、湿疹瘙痒、中风手足不遂及高血压等。豨莶草性寒，善祛筋骨间的风湿而除骨节疼痛，治热痹宜生用，治寒痹宜制用；又能清热解毒，治疮疡肿毒。臭梧桐性凉，清热力不及豨莶草，但痹证无论寒热皆宜配伍应用。

【单方验方】

（1）治疗高血压　豨莶草、臭梧桐根皮各 15g，炒槐花 9g。煎水代茶饮。（《安徽中草药》豨桐丸）

豨莶草、夏枯草各 90g，龙胆 15g。共研细末，炼蜜为丸。早晚各 9g，开水送服。（《中药临床应用》豨夏丸）

（2）治疗胸痹　豨莶草 50g，全瓜蒌 15g，薤白 15g，桂枝 9g，葛根 20g，山楂 15g，丹参 18g，麦冬 12g，香附 10g，炒枳壳 12g，党参 15g，甘草 5g。每日 1 剂，1 周为 1 个疗程，巩固治疗 2 个月。[张喜奎．中医杂志，2001，42（4）：201]

（3）消瘀肿　豨莶草 50g，丹参 20g，红花 15g，苏木 15g，透骨草 10g。水煎，局部熏洗每日 2 次，每次 30min 以上。[冯仙荣．中医杂志，2001，42（4）：201-202]

（4）降血沉　豨莶草 30～50g，温开水洗净，用保温杯开水泡 10min 饮用，不拘时，每日 1 剂，2 周为 1 个疗程。[马继明，等．中医杂志，2001，42（5）：263]

（5）治疗先兆子痫　豨莶草 40g，钩藤 20g，茯苓 10g，地龙 10g。每日 1 剂，水煎，日服 2 次。1 周为 1 个疗程。[唐净，等．中国中医急症，2004，13（5）：285]

（6）美容消斑　豨莶草 20g，生地黄 15g，麦冬 15g，赤芍 15g，牡丹皮 12g，天花粉 12g。每日 1 剂，水煎服，1 个月为 1 个疗程，为巩固疗效，

在 1 个疗程后 2 个月内于月经前再服上药 10 剂。［杨小清．中医杂志，2001，42（5）：265］

【用量用法】 水煎服，10～15g。外用，适量。一般治风湿痹痛、半身不遂宜制用；治湿疮、风疹、疮痈宜生用。

【使用注意】 阴虚血少者不宜单用。生用或大剂量服用易致呕吐。

臭梧桐

【基源】 为马鞭草科植物海州常山的嫩枝及叶。别名海州常山，八角梧桐。

【性味归经】 辛、苦，甘，凉。归肝经。

【功效主治】 祛风湿，通经络，平肝降压。用于风湿痹痛，肢体麻木，半身不遂，肝阳偏亢，头痛眩晕，高血压病。外用治风疹，湿疮。

【配伍应用】

臭梧桐配豨莶草　祛风胜湿，活血通络，降压。用于风湿痹痛，肢体麻木，或半身不遂；高血压病伴肢体麻木。如豨桐丸（《济世养生经验集》）。

臭梧桐配桑寄生　补肝肾，降血压。用于高血压病，症见腰痛脚软、头昏耳鸣等症。

臭梧桐配钩藤、夏枯草　清肝热，平肝阳。用于高血压病，肝阳偏亢，头痛眩晕。

【单方验方】

（1）治疗高血压病　臭梧桐 30g，荠菜 30g，夏枯草 15g。水煎服。（《四川中药志》）

（2）治疗湿疹或痱子瘙痒　臭梧桐适量，煎汤洗浴。（《上海常用中草药》）

（3）治疗颈椎病　根据患者具体情况不同用臭梧桐 30～60g 不等，体质好、症状重者用量可大些，反之则小。水煎汁，每日服 2 次，5 天为 1 个疗程，同时配合卧床休息、颈部保暖等措施。［王利群．江苏中医，1996，17（2）：25］

（4）治疗类风湿关节炎　豨桐胶囊每次 2 粒（由臭梧桐、豨莶草组成，病情严重可加至 3 粒），每日 3 次，餐后开水送服，连续服药 1 个月为 1 个

疗程。[窦永起．中国医药学报，2004，19（12）：752]

【用量用法】 水煎服，10～15g，鲜品30～60g；或入丸、散。外用适量。用于高血压病不宜久煎。

海桐皮

【基源】 为豆科植物刺桐、乔木刺桐的干皮或根皮。别名刺桐皮，丁皮。

【性味归经】 苦、辛，平。归肝经。

【功效主治】 祛风除湿，舒筋通络，杀虫止痒。用于风湿痹痛，肢节拘挛，腰膝酸痛；疥癣，湿疹。

【配伍应用】

（1）用于祛风湿，舒筋脉

海桐皮配牛膝、五加皮 祛风湿，通络止痛。用于风湿痹痛，四肢拘挛，或麻痹不仁，尤宜于下肢关节痹痛。煎服，或浸酒服，如海桐皮酒（《杂病源流犀烛》）。

海桐皮配补骨脂 补肾祛风湿。用于痹证日久，肝肾两亏，腰膝酸软疼痛者。

（2）用于杀虫止痒

海桐皮配蛇床子、苦参 祛风，杀虫，止痒。用于疥癣、湿疹瘙痒。煎汤内服并外洗。

【单方验方】

（1）治疗骨质增生症 海桐皮18g，透骨草18g，乳香12g，没药12g，当归15g，川花椒15g，川芎10g，红花10g，威灵仙10g，防风10g，甘草6g，白芷6g。使用方法，熏洗：加水4500ml，文火煎煮，煎液4000ml，加入陈醋50ml，盛于盆内，患部放于盆口上方，用湿毛巾覆盖，蒸气熏蒸，温度适宜时，浸泡或淋洗。此法适用于膝关节及跟部。敷熨：加水2000ml，煎成1000ml药液，不去渣加入陈醋50ml，将药液倒入盆中（最好是锅）加盖保温或加热待用。药渣倒在毛巾上裹起，温度适宜时，敷熨患处，凉了浸入热药液后再敷熨或热敷。此法适用于各个部位。每日1剂，每日2～3次，每次约20min。7天为1个疗程，每疗程休息2天。[杨继源．中医药学刊，2001，19（4）：357]

（2）治疗疼痛性骨萎缩 海桐皮15g，生黄芪、熟地黄各30g，川续断、丹参各 20g，当归、威灵仙、知母、木通各 10g。上肢病变加桑枝 10g；下肢病变加川牛膝 10g。每日 1 剂，每剂煎服 2 次。药渣再煎，外洗患处，15 天为 1 个疗程，一般 1～3 个疗程。[夋跃飞．浙江中医杂志，2002，37（4）：150]

（3）治疗创伤性骨化性肌炎 海桐皮、透骨草、没药、乳香、当归、川芎、川花椒、红花、威灵仙各 20g，防风 15g，生甘草 6g。中药煎汤洗患处，温度较高时先用毛巾浸泡药液，局部热敷患处，待温度适宜时，将患处及关节尽量浸泡入药液内，同时嘱患者推、挤、按、揉、弹、拔患处关节及周围软组织，每次 15～20min，每日 2～3 次，每剂药用 3 天，每 5 剂为 1 疗程，一般 1～3 个疗程。患处组织有破溃、感染或经烫洗有皮肤过敏者慎用。[朱晓飞．浙江中医杂志，2003：298]

（4）治疗皮肤瘙痒 苦参 20g，黄柏 15g，当归 20g，生何首乌 30g，白蒺藜 40g，紫草 10g，白鲜皮 20g，徐长卿 30g，生地黄 20g，皂角刺 15g，蝉蜕 10g，赤芍 15g，海桐皮 15g，蜈蚣 2 条。每日 1 剂，水煎服，1 周为 1 个疗程。[朱群，等．内蒙古中医药，2006（1）：26]

（5）治疗龋齿牙痛 取海桐皮 15～30g 放置杯内，加开水 100～200ml 浸泡 15min 后，待放至温热时含漱；或用海桐皮 15～30g 放置砂锅内，加水 200ml 水煎 10min 后，取 100～150ml 液含漱 5～10min 即可。[郝时全．中国实用乡村医生杂志，2008，15（2）：38]

【用量用法】 水煎服，6～15g；或浸酒服。外用适量，煎汤熏洗；或浸酒搽。

络石藤

【基源】 为夹竹桃科植物络石的带叶藤茎。别名石龙藤。

【性味归经】 苦，微寒。归心、肝、肾经。

【功效主治】 祛风通络，凉血消肿。用于风湿热痹，腰膝酸痛，筋脉拘挛；咽喉肿痛，痈肿疮毒；跌打损伤，瘀滞肿痛。

【配伍应用】

（1）用于祛风通络

络石藤配忍冬藤 清热通络止痛。用于风湿热痹，关节红肿疼痛。

络石藤配当归 养血和络。用于风湿痹痛日久，营血虚损，遍身疼痛，筋脉拘急，面色少华者。

（2）用于凉血消肿

络石藤配皂角刺、瓜蒌、乳香、没药　消肿散瘀止痛。用于热毒痈肿，如止痛灵宝散（《外科精要》）。

【单方验方】

（1）治疗糖尿病性多发性神经炎　葛根、忍冬藤各35g，络石藤、鸡血藤、首乌藤、钩藤各25g，地龙10g，水蛭6g。每日1剂，水煎服，15天为1个疗程，一般1～3个疗程。[潘成平．吉林中医药，2001（5）：23]

（2）治疗小儿腹泻　络石藤鲜品200g，加水2500ml，煎煮至沸后，用温火维持15min，去渣留汁，待温，外洗，外洗部位为小儿双膝以下。轻者每日1次；略重者每日2次，早晚分洗，危重有脱水及酸中毒者，应及时补液，纠正酸碱失调，配合应用抗生素。[邹彩华．中医外治杂志，2001，10（4）：48]

【用量用法】　水煎服，6～12g。外用鲜品适量，捣敷患处。

雷公藤

【基源】　为卫矛科植物雷公藤根的木质部。别名莽草，断肠草，黄藤木。

【性味归经】　苦、辛，寒；有大毒。归肝、肾经。

【功效主治】　祛风除湿，活血通络，消肿止痛，杀虫解毒。用于类风湿关节炎，风湿性关节炎，坐骨神经痛，肾小球肾炎，肾病综合征，红斑狼疮，口眼干燥综合征，白塞病，湿疹，银屑病，疥疮，顽癣。

【配伍应用】

（1）联合用药可降低毒性

雷公藤配伍陈皮、鸡血藤、何首乌等，或与维生素B_6、肝泰乐同用。

（2）祛风除湿，活血止痛

雷公藤配海风藤、鸡血藤　祛风湿，通络止痛。用于风湿痹痛，类风湿或风湿性关节炎，可改善功能活动，减轻疼痛。

（3）用于杀虫解毒

雷公藤配乌药　解毒消疮。用于腰带疮，研末调搽患处。

雷公藤配防风、荆芥　祛风止痒。用于治顽癣。内服或外用均可。

雷公藤配蟾酥 解毒杀虫，消肿止痛。用于热毒痈肿疔疮。

【鉴别应用】

雷公藤、昆明山海棠 均为卫矛科植物，功能主治相似，有毒，毒性成分主要是雷公藤甲素，昆明山海棠中含量少，仅为雷公藤的1/10。二者在治疗类风湿关节炎、风湿性关节炎、红斑狼疮、慢性肾炎方面均有较好效果。昆明山海棠也可用于跌打损伤，骨折肿痛，可配伍苏木、土鳖虫、骨碎补同用。

【单方验方】

（1）治疗面部接触性皮炎 雷公藤生药20g加水1000ml，浸泡20min，文火煎20min，将煎好的药液（不少于500ml）倒入非铁制容器中，冷却后灌装医用无菌塑料瓶内，可置于冰箱内冷藏1周。治疗时，取医用纱布，将其折叠4~6层，面积以覆盖皮损为宜，用药液浸透纱布，挤压后以不滴水为度，敷于皮损上，每次30min，每日2次。6日为1个疗程。[欧阳忠辉.江西中医药，2007，38（296）：35]

（2）治疗寻常型银屑病 生地黄15g，玄参15g，当归20g，三棱12g，丹参18g，紫草10g，赤芍12g，鸡血藤15g，白芷10g，虎杖12g，麦冬18g，天花粉10g，青黛2g，雷公藤5g。每日1剂，水煎服。残药渣温水洗患处，去除鳞屑。15日为1个疗程。[任海平，等.实用中医药杂志，2008，24（8）：501]

（3）治疗类风湿关节炎 海风藤、青风藤、鸡血藤、桑枝、地龙各20g，雷公藤、乌梢蛇各12g，络石藤、桂枝、苍术各15g，薏苡仁、忍冬藤各30g，穿山龙9g，蜈蚣2条，全蝎、制乳香、制没药、炙甘草各6g。每日1剂，水煎2次，取汁400ml混匀，分早、晚2次饭后1h服。1个月为1个疗程。[黄朝富.新中医，2008，40（5）：81]

（4）治疗晚期癌性疼痛 雷公藤15~21g，煎熬2h，取药液300ml，每天分2次口服，10天为1个疗程。镇痛效果大多在0.5~1h内出现，作用缓慢而持久，其痛阈提高率与颅痛定无明显差异。[易仲杰，等.上海中医药杂志，1987（2）：46]

（5）治疗斑秃 雷公藤65g浸泡于60°白酒500ml中，摇匀密闭1个月，过滤去渣，备用。用时将酊剂涂擦患处，至有微热感为度，每日3次以上，1个月为1疗程。[冯二柱.内蒙古中医药，1993，12（2）：20]

【用量用法】 内服：煎汤，去根外皮取木质部10~25g；文火煎1~2h；亦可制成糖浆、浸膏片；若研粉装胶囊，每次0.5~1.5g，每日3次。外用：适量，研粉；或用鲜品雷公藤叶捣烂外敷；或制成酊剂、软膏涂搽。

【使用注意】 雷公藤有大毒，入药部分是根的木质部，严禁嫩叶、芽尖入药。严格掌握适应证，非适宜病证不宜内服。凡患有心、肝、肾器质性病变，白细胞减少者慎服；对过敏体质者慎用本品；孕妇、哺乳期妇女及体弱者禁服。本品安全范围较小，且剂量与疗效及毒性呈平行关系，故掌握好剂量是保证安全用药的关键。应遵循"三小一慢"的原则，即初服者剂量宜小，女性、儿童、老年人剂量宜小，增加剂量幅度宜小；增加剂量时速度要慢。雷公藤致毒成分不耐高温，易溶于有机溶剂，故宜文火久煎以降低毒性，服用雷公藤其他制剂期间，忌饮酒，以免增加药物吸收所致毒性。忌与细胞毒药物联合用药。

老鹳草

【基源】 为牻牛儿苗科植物牻牛儿苗、老鹳草，或野老鹳草的干燥地上部分。别名老贯草。

【性味归经】 辛、苦，平。归肝、肾、脾经。

【功效主治】 祛风湿，通经络，清热毒，止泻痢。用于风湿痹痛，麻木拘挛，筋骨酸痛；热毒疮疡；湿热泻痢。

【配伍应用】

老鹳草配当归 祛风除湿，活血通络。用于风湿痹痛、拘挛麻木、跌打损伤等。

老鹳草配威灵仙、独活 祛风湿，通络止痛。用于风湿痹痛，筋骨酸痛。

老鹳草配黄连、马齿苋 清热毒，止泻痢。用于热毒痢疾、泄泻。

老鹳草配蒲公英、金银花 清热解毒。用于疮疡疔疖。

【鉴别应用】

（1）老鹳草、豨莶草 皆能祛风湿、利关节、舒筋骨，可治疗风湿痹痛、筋骨不利、肌肤麻木等。但老鹳草尚能止湿热泻痢；而豨莶草生用能解毒，故风疹湿疮瘙痒可用之，且能补肝肾、降血压，可用于肝肾不足之头晕耳鸣、心烦失眠、高血压等。

（2）老鹳草、鹿衔草 皆能祛风湿、止痹痛，用于治疗风寒湿痹。但鹿衔草味苦能燥，味甘能补，既能祛风湿，又能入肝肾强筋骨，常用于风湿日久，关节疼痛而腰膝无力者；且有收敛止血之功，可治月经过多、崩

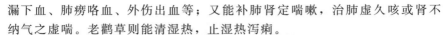

漏下血、肺痨咯血、外伤出血等；又能补肺肾定喘嗽，治肺虚久咳或肾不纳气之虚喘。老鹳草则能清湿热，止湿热泻痢。

【单方验方】

（1）治疗痛风性关节炎　忍冬藤、络石藤、青风藤各 15g，败酱草、老鹳草各 20g，土茯苓 30g，黄柏 10g，苍术、牛膝各 15g。每日 1 剂，水煎服。[张姚萍，等. 中医正骨，2002，14（7）：47]

（2）治疗溃疡性结肠炎　将长嘴老鹳草制成含 1g/ml 生药的膏剂。一次 10ml，每日 3 次。[刘荣汉. 甘肃中医学院学报，2005，22（2）：25]

（3）治疗咳喘　佛耳草、碧桃干、老鹳草各 15g，旋覆花、全瓜蒌、姜半夏、防风各 10g，五味子 6g。水煎服，每日 1 剂。[咳喘方. 家庭医药，2008（1）：11]

（4）治疗乳腺增生　老鹳草 30～60g，煎服，分 2～3 次服，30～60 天为 1 个疗程。月经期照常服。[柳宗典. 中医杂志，1983，24（9）：30]

（5）治疗带状疱疹　取鲜老鹳草捣烂成浆，加少量食醋调成糊状，涂于患处，每日 1 次。一般 3 天即愈。[王贵堂，等. 中国乡村医生，1992，（1）：36]

【用量用法】　水煎服，9～15g。或熬膏、酒浸服。外用，适量。

第三节　祛风湿强筋健骨药

五加皮

【基源】　为五加科植物细柱五加的干燥根皮。别名南五加皮。

【性味归经】　辛、苦，温。归肝、肾经。

【功效主治】　祛风湿，补肝肾，强筋骨，利水。用于风湿痹痛，筋脉拘挛；筋骨痿软，小儿行迟，体虚乏力；水肿，脚气。

【配伍应用】

（1）用于祛风湿，强筋骨

五加皮配牛膝、当归　祛风湿，强筋骨。用于风湿痹证，腰膝疼痛，筋脉拘挛。如五加皮酒（《本草纲目》）。

五加皮配木瓜、松节　祛风湿，舒筋骨。用于风湿痹痛，筋脉拘挛。如五加皮散（《沈氏尊生书》）。

五加皮配杜仲　祛风湿，补肝肾。用于肝肾两虚，风湿入侵筋骨而致的腰腿足膝酸痛，关节不利，两下肢无力（《中药药对大全》）。

五加皮配桑寄生　祛风湿，强筋骨。用于痹证日久，损及肝肾，腰膝酸软者。

（2）用于利水消肿

五加皮配茯苓皮、大腹皮　利水消肿。用于气滞水停，胸胁胀满，小便不利。如五皮饮（《太平惠民和剂局方》）。

【鉴别应用】

（1）五加皮、香加皮　五加皮为五加科植物细柱五加的根皮，又称"南五加皮"，香加皮为萝藦科植物杠柳的根皮，又称"北五加皮"，二者功效相似。但五加皮祛风湿、壮筋骨之力较优，适用于风湿痹痛兼有肝肾功能不足者，或痹痛日久而见肝肾受损、筋骨痿弱等。香加皮有毒，含有多种强心苷成分，其利水消肿之力较强，用于心悸气短、下肢水肿、脚气胫肿、小便不利等尤宜，但不宜大剂量应用，也不宜与中西药物中的强心药物配伍同用，以免药效叠加而中毒。

（2）五加皮、刺五加　二者都为五加科植物，前者为细柱五加的根皮，后者为刺五加的根茎或茎。都有补肾强腰膝功效，可用治肾虚腰膝酸痛。但五加皮功能更长于祛风湿，故常用于治疗风湿痹痛，且有利水功能，也用于水肿病。而刺五加功能更长于益气健脾，多用于脾肺气虚证。此外，尚有养心安神功能，常用于失眠健忘之症。

【单方验方】

（1）治疗乳汁淤滞症　透骨草 250g，五加皮 120g，白芷 120g，乳香 60g，没药 60g，当归尾 120g，千年健 60g，追地风 60g，羌活 60g，独活 60g。上药磨成粉状，每 150g 为 1 份。每次取 1 份，用纱布袋包好放入蒸锅，隔水文火蒸 15min 后，用干毛巾包裹药包热敷于乳房硬结处（防止烫伤），直至药包冷却，敷后用手环形按摩硬结部位并协助产妇挤出淤积的乳汁；同时轻提乳头数次，以扩张乳管，促使积乳排出。每日 2 次，每药包可反复使用 7～10 天。10 日为 1 个疗程。［许国姣，等．江苏中医药，2002，23（10）：35］

（2）治疗消化性溃疡　黄芪、海螵蛸各 30g，白术、白及、白芍、陈皮、五加皮、威灵仙、百合、延胡索、草果、蒲公英、桂枝、甘草各 10g。

加水 2000ml，慢火煎煮 30min 左右，取药液 300ml。再加水 1500ml，重煎煮 30min 左右，取汁 200ml，将两次药汁混合，饭前顿服，早晚各 1 次，30 日为 1 个疗程。[李彩霞，等．陕西中医，2007，28（9）：1136]

（3）治疗特发性水肿　生黄芪 30g，防己 10g，薏苡仁 30g，茯苓 12g，白术 12g，菟丝子 10g，五加皮 10g，牛膝 12g，甘草 4g。每日 1 剂，水煎 2 次，药液混合后分 2 次口服。[陈学勤，等．实用中医内科杂志，2002，16（1）：21]

（4）治疗小儿静脉炎　黄柏 10g，连翘 10g，五加皮 10g，野菊花 15g，白花蛇舌草 15g。加水 1500ml 浸泡 20min，煮开后文火再煮 20min，先熏蒸小儿患处。待药温降至 25℃ 左右过滤后，用浸有该药汁的医用纱布局部湿敷，纱布宜稍大于渗出面积，让药液能充分渗入，每 4h 更换敷料 1 次。[曾元香．中医药导报，2006，12（4）：42]

【用量用法】　水煎服，5～15g。或酒浸、入丸散服。

香加皮

【基源】　为萝藦科植物杠柳的干燥根皮。别名北五加皮，杠柳皮。

【性味归经】　辛、苦，温；有毒。归肝、肾、心经。

【功效主治】　祛风湿，强筋骨，利水。用于风寒湿痹，腰膝酸软，心悸气短，下肢水肿。

【配伍应用】

用于祛风湿，利水可参考五加皮。

【鉴别应用】

香加皮、五加皮　见五加皮条。

【单方验方】

治疗慢性心力衰竭　生黄芪 30g，红参须 10g，大麦冬 15g，五味子 6g，香加皮 6g，血丹参 15g，炒川芎 10g，车前子 15g，白茯苓 30g。2 周为 1 个疗程。[金九如，等．浙江中医学院学报，1995，19（3）：36]

【用量用法】　水煎服，3～6g。

【使用注意】　香加皮不可作五加皮的代用品。因为前者含有强心苷类成分。本品治疗心力衰竭时，不可与其他强心药如地高辛同用，并须严密观察。若有早期中毒表现，应即刻停药，必要时对症处理，避免产生严重后果。严格遵照内服剂量规定，不宜过量久服。

桑寄生

【基源】 为桑寄生科植物桑寄生的干燥带叶茎枝。

【性味归经】 苦、甘、平。归肝、肾经。

【功效主治】 祛风湿，补肝肾，强筋骨，安胎元。用于风湿痹痛，腰膝酸软，筋骨无力；崩漏经多，妊娠漏血，胎动不安；高血压病。

【配伍应用】

（1）用于祛风湿，补肝肾，强筋骨

桑寄生配狗脊 祛风湿，补肝肾，强筋骨。用于痹证日久，损及肝肾，腰膝酸软者。

桑寄生配鹿衔草 祛风湿，强筋骨。痹证日久，损及肝肾，腰膝酸软者。

（2）用于安胎

桑寄生配阿胶、续断、菟丝子 补肾安胎，养血止血。用于肾虚胎动不安、胎漏下血、习惯性流产等，如寿胎丸（《医学衷中参西录》）。

桑寄生配砂仁 安胎。用于肾虚兼有湿阻气滞胎动不安诸证。

【鉴别应用】

（1）桑寄生、杜仲 二者均有补肝肾、强筋骨、安胎的作用，用于腰痛、胎动不安。杜仲性温，补益之力强于桑寄生，适用于肾经气虚、寒湿侵袭之腰痛。桑寄生性平，补肝肾之力不及杜仲，但长于祛风湿，且能养血，适用于肾经血虚，内湿侵袭之腰痛。杜仲补肝肾气分而安胎，桑寄生补肝肾血分而安胎。

（2）桑寄生、狗脊 二者都能祛风除湿，强筋健骨，补益肝肾。但桑寄生祛风胜湿之力更强，且有养血安胎之功，能固冲任而安胎，用于胎漏下血、胎动不安等。狗脊补益肝肾作用较好，能温补固摄，用于肝肾阳虚、肾气不固所致的遗尿尿频、白带过多等。

（3）桑寄生、槲寄生 二者来源于桑寄生科不同属的植物。过去槲寄生没有单列，常作为商品药材桑寄生中的一个品种，现在《中国药典》将槲寄生从桑寄生中分离出来单独收载。其性能、功效与应用均与桑寄生相同。

【单方验方】

（1）治疗腰椎间盘突出症　桑寄生、川杜仲、白芍各 15g，独活、防风、细辛各 8g，秦艽、当归、川芎、熟地黄、茯苓、党参各 10g，羌活 6g，肉桂、甘草各 7g，川牛膝 12g。水煎服，每日 1 剂，分 2 次温服，20 日为 1 个疗程。[镇树清，等．现代中西医结合杂志，2009，18（2）：175]

（2）治疗高血压病　桑寄生 150g，丹参 200g，白菊花 150g，益母草 150g，磁石 200g，罗布麻 120g，夏枯草 100g，钩藤 50g，川芎 50g。上药混合，放入粉碎机中粉碎。选用棉质布缝制成小枕，将上述经粉碎后的药物全部装入枕中，此药枕放到患者平时用的枕头上面或嵌入平时用的枕头内，每次睡觉时必须枕在上面，每昼夜使用时间不短于 6h，清晨起床后用塑料袋将药枕封好，以减缓药物的挥发，达到延长药效的作用。[王忠萍．山西医药杂志，2008，37（12）：1102]

【用量用法】　10～15g，水煎服。

狗脊

【基源】　为蚌壳蕨科植物金毛狗脊的干燥根茎。别名金毛狗脊。

【性味归经】　苦、甘，温。归肝、肾经。

【功效主治】　祛风湿，补肝肾，强腰脊。用于风湿痹痛，腰痛脊强，足膝软弱；遗尿，白带过多。

【配伍应用】

狗脊配杜仲　祛风湿，补肝肾。用于肝肾亏虚的寒湿痹痛、腰痛、下肢不利等症。如狗脊饮（《中国医学大辞典》）。

狗脊配补骨脂　祛风湿，补肾阳，强筋骨。用于肾阳不足，寒湿痹阻之腰膝虚寒冷痛、足膝无力等症。

狗脊配附子、牛膝　补肾助阳，壮腰膝。用于治肾脏虚冷，腰胯疼痛。如狗脊丸（《太平圣惠方》）。

狗脊配益智　温补缩泉。用于肾虚不固之尿频、遗尿。

狗脊配鹿角胶　温补固摄。用于冲任虚寒，带下过多清稀。

【鉴别应用】

（1）生狗脊、砂炒狗脊、蒸制狗脊或酒拌蒸制狗脊　生狗脊以祛风湿、利关节作用为主，用于风寒湿痹、关节疼痛、屈伸不利等。砂炒狗脊以补肝肾、强筋骨为主，用于肝肾不足或冲任虚寒之腰痛脚软、遗精遗尿、妇女带下等。蒸制狗脊或酒拌蒸制狗脊，能增强补肝肾、强腰膝的作用，其临床应用和砂炒基本相同。

（2）狗脊、骨碎补　二者均有补肝肾，强筋骨功能，但狗脊长于祛风湿，强筋骨，故临床多用于风湿痹痛、腰痛脊强、足膝软弱病证；骨碎补长于活血续筋，补肾强骨，临床多用于跌打损伤、筋骨损伤、瘀滞肿痛。

【单方验方】

（1）治疗绝经后骨质疏松症　金毛狗脊、川续断、熟地黄、当归、阿胶、黄芪各15g，鹿角胶12g，东（阳）白芍、香附、川芎、红花、土鳖虫各10g。每天取水800ml，泡上药20min，以文火煎煮20min，取汁200ml左右，共煎3次，合取汁600ml，分早、晚2次温服，每日1剂。连服3个月为1个疗程。[何文扬，等.中医药学刊，2004，22（7）：1316]

（2）治疗腰痛　狗脊18g，先用冷水500ml浸泡30min，然后加热至沸，改用微火煎30min，过滤取汁，药渣再加开水500ml，煎30min。二煎药汁混合，分2次服。[石训义，等.中国民间疗法，2003，11（11）：38]

（3）治疗腰椎间盘突出症　豨莶草15g，狗脊15g，地骨皮12g，当归8g，炒白芍12g，淫羊藿12g，广地龙10g，怀牛膝10g，青藤根12g，炒延胡索12g，小茴香8g，炙甘草6g。[孟春，等.中医正骨，2005，17（5）：32]

（4）治疗腰肌纤维织炎　狗脊15g，续断15g，桑寄生15g，杜仲炭15g，骨碎补15g，当归10g，白芍15g，鸡血藤20g，川芎15g，乳香10g，苏木15g，赤芍30g，桃仁10g。水煎服，每日1剂。[常建波，等.吉林中医药，2000，6：3]

【用量用法】　6～12g，水煎服。

【使用注意】　肾虚有热，小便不利，或短涩黄赤者慎服。

千年健

【基源】　为天南星科植物千年健的干燥根茎。

【性味归经】　苦、辛，温。归肝、肾经。

【功效主治】　祛风湿，健筋骨。用于风寒湿痹，腰膝冷痛，下肢拘挛麻木。

【配伍应用】

千年健配钻地风、牛膝　祛风湿，止痹痛。用于风寒湿痹，腰膝冷痛，下肢拘挛麻木（《本草纲目拾遗》）。

千年健配续断　补肝肾，强筋骨。用于肝肾不足，腰腿酸痛，筋骨痿软无力。

千年健配延胡索　止痛。用于胃脘疼痛症。

【单方验方】

（1）治疗压疮　将新鲜千年健柄叶清洗干净，切碎煮沸3min，冷却后渣、液分别置于灭菌盅中备用。取其制备好的药液（37～38℃）涡流式冲洗至疮面清洁，瘘管者彻底清除坏死组织后再用该药液冲洗溃疡面。用无菌干棉签轻轻擦拭溃疡面的积水，用碘伏消毒周围皮肤。将制备好的千年健碎柄叶敷于创面，把整个溃疡面填满，外面覆盖一层薄灭菌纱块，包扎固定，每天换药1～2次，直至溃疡面愈合。［赵鸥．中国临床医药研究杂志，2007（171）：56］

（2）治疗腰椎间盘突出症　川续断15g，狗脊15g，牛膝15g，木瓜15g，威灵仙20g，钻地风10g，千年健10g，鸡血藤30g，伸筋草30g，鹿衔草15g，乌梅6g，细辛3g，土鳖虫12g，全蝎（研末冲服）4条，甘草6g。每日1剂，加水500ml，煎至150ml，早晚分服。［马尚波，等．中医正骨，2003，15（5）：48］

【用量用法】　水煎服，5～10g。或酒浸服。

【使用注意】　阴虚内热者慎服。

雪莲花

【基源】　为菊科植物绵头雪莲花、鼠曲雪莲花、水母雪莲花等的带花全株。别名雪莲。

【性味归经】　甘、微苦，温。归肝、肾经。

【功效主治】　祛风湿，强筋骨，补肾阳，调经止血。用于风湿痹证，阳痿，月经不调，痛经经闭、崩漏带下。

【配伍应用】

（1）用于祛风湿、强筋骨

雪莲花配桑寄生、五加皮、狗脊　祛风湿、补肝肾、强筋骨。用于痹证日久，肝肾两亏，腰膝酸软，筋骨无力者。

（2）用于补肾阳

雪莲花配冬虫夏草　温肾壮阳。用于肾阳不足，精血亏虚的阳痿遗精、腰膝酸痛等（《高原中草药治疗手册》）。

【鉴别应用】

雪莲花、天山雪莲花　天山雪莲花为菊科植物大苞雪莲花的带花全株，又名新疆雪莲花，天山雪莲，系维吾尔族习用药材。二者效用相似，因此部分地区二者不分，统称雪莲花。但天山雪莲花有毒，内服过量，可致大汗淋漓。此外，该药尚有止咳功效，可用于肺寒咳嗽。天山雪莲花用量较雪莲花小，水煎服，3～6g，或酒浸服。孕妇忌服。

【单方验方】

（1）治疗原发性痛经　雪莲花口服液（新卫药准第560690号）（由新疆新扶桑制药有限公司提供），每次1支（10ml），每天2次。为第一疗程。连用2个疗程。[叶敦敏，等.临床纵横，2003：7-8]

（2）治疗子宫肌瘤　雪莲花5g，当归20g，川芎10g，生地黄20g，白芍10g，艾叶10g，阿胶（烊化兑服）20g，炮姜10g，益母草10g，茺蔚子10g，九制香附10g，水蛭（碾末兑服）6g。水煎服，每日1剂。[邓柯虹.湖南中医杂志，2009，25（2）：77-78]

（3）治疗慢性支气管炎　取绵头雪莲花9～15g，煎汤内服，1日3次。[金美子.中外健康文摘，2010，7（34）：420]

（4）治疗风湿性关节炎　雪莲15g，加白酒或黄酒100ml，泡7天，每服10ml，1日2次。（《新疆中草药手册》）

【用量用法】　水煎服，6～12g。外用，适量。

【使用注意】　本品对子宫有兴奋作用，且可终止妊娠，故孕妇忌服。

鹿衔草

【基源】　为鹿蹄草科植物鹿蹄草或普通鹿蹄草的干燥全草。别名鹿蹄草，鹿含草。

【性味归经】　甘、苦，温。归肝、肾经。

【功效主治】　祛风湿，强筋骨，止血，止咳。用于风湿痹痛，腰膝无力，月经过多，崩漏，咯血，外伤出血，久咳劳嗽。

【配伍应用】

（1）用于祛风湿，强筋骨

鹿衔草配牛膝　祛风湿，补肝肾。用于肝肾两虚，风湿入侵筋骨而致的腰腿足膝酸痛，关节不利。

（2）用于止血

鹿衔草配白及、阿胶　止血。用于咳嗽咯血。

鹿衔草配棕榈炭、地榆炭　收敛止血。用于月经过多，崩漏下血。

鹿衔草配三七　止血。用于外伤出血，可研末调敷外用。

（3）用于止咳

鹿衔草配五味子、百部　补益肺肾，止咳定喘。用于肺虚久咳或肾不纳气之虚喘。

【单方验方】

治疗老年性膝关节炎　鹿衔草 30g，伸筋草 15g，女贞子 15g，墨旱莲 15g，生黄芪 10g，赤芍 12g，白芍 12g，炒白术 9g，秦艽 9g，威灵仙 15g，桃仁 9g，红花 5g，桑寄生 15g，杜仲 9g，牛膝 9g。水煎服，每日 1 剂，分 2 次口服，共服用 4 周。[刘洪波，等 . 中国临床康复，2006，10（23）：30]

【用量用法】　水煎服，10～15g。外用，适量。

石楠叶

【基源】　为蔷薇科植物石楠的干燥叶。

【性味归经】　辛、苦，平；有小毒。归肝、肾经。

【功效主治】　祛风湿，通经络，益肾气。用于风湿痹证兼有肾虚腰痛脚弱，头风头痛，风疹瘙痒。

【配伍应用】

石楠叶配淫羊藿（仙灵脾）　温肾助阳。用于经前乳胀兼有不孕、性冷漠属肾阳不足者。

石楠叶配黄芪、鹿茸、肉桂　温补肾阳，祛风除湿。用于风湿日久兼有肾虚腰膝酸痛者。如石楠丸（《圣济总录》）。

石楠叶配白芷、川芎　祛风止痛。用于头风头痛。

石楠叶配荆芥、蝉蜕　祛风止痒。用于风疹瘙痒。

【鉴别应用】

石楠叶、五加皮　二者均可祛风湿、止痹痛。但五加皮补肝肾、强筋骨之力较强；石楠叶能祛风止痛，治疗头风头痛效果较好。此外，五加皮能利水消肿，用于水肿、小便不利、脚气肿痛等。

【单方验方】

（1）治疗腰腿痛　石楠叶 15g，羌活 30g，杜仲 60g，熟附子 5g，白酒 500ml，密封浸泡 7 日，过滤去渣，口服，每次 20ml，每日 2 次。［程鸿．东方药膳，2015（5）：29-30］

（2）治疗血管神经性头痛　石楠叶 20g，川芎、白芷、白僵蚕、羌活、徐长卿各 15g，天麻、蔓荆子、石菖蒲各 10g，葛根、水牛角（先煎）各 30g，炙甘草 6g。加水 600ml，煎取 300ml，日 1 剂，早晚 2 次分服。［胡春萍．中医药临床杂志，2010，22（12）：1051-1052］

【用量用法】　水煎服，10～15g。外用适量。

第五章 化湿药

广藿香

【基源】 为唇形科植物广藿香的干燥地上部分。

【性味归经】 辛，微温。归肺、脾、胃经。

【功效主治】 祛暑解表、化湿和胃，止呕。用于湿阻中焦，胸脘痞闷，呕吐泄泻；夏令感冒，寒热头痛；鼻渊。外用治手、足癣。

【配伍应用】

广藿香配紫苏 解表化湿，和胃止呕。用于暑月外感风寒，内伤湿滞，恶寒发热、脘痞不舒、恶心呕吐、舌苔黏腻等。如藿香正气散（《太平惠民和剂局方》）。

广藿香配苍术、厚朴 芳香化湿，理气和胃。用于寒湿困脾，脘腹痞闷，少食作呕，神疲体倦。如不换金正气散（《太平惠民和剂局方》）。

广藿香配半夏 芳香化湿，和胃止呕。用于湿浊中阻，脾胃不和，头目昏沉，胸脘痞闷，呕恶腹泻。如藿香半夏汤（《太平惠民和剂局方》）。

广藿香配黄连 清热祛湿。同入中焦脾胃，一除热中之湿，一除湿中之热，湿化则阳气通，热清则中焦畅。用于暑温病或湿热中阻而致的身热不扬，呕吐恶心，胸脘痞闷，下痢不畅，舌苔黄白相间之证。湿重者重用广藿香，热重者重用黄连。

广藿香配黄芩、滑石 化浊利湿，清热解毒。用于湿温初起，湿热并重者。如甘露消毒丹（《温热经纬》）。

广藿香配陈皮 辟秽化浊，止呕止泻。用于外感暑湿或湿浊内蕴所致的脘闷痞满、食少纳呆、吐泻并作等症。

广藿香配白扁豆　解暑和中化湿。用于伤暑吐泻。

广藿香配砂仁　理气和中，止呕安胎。用于妊娠呕吐及气滞脘闷的胃纳不佳。

广藿香配白术　健脾益胃，化湿止泻。用于脾胃虚弱之呕吐泄泻。

广藿香配郁金　化湿行气，解郁止痛。用于湿阻气滞或肝郁气滞所致的胸胁、脘腹疼痛痞闷等。

【鉴别应用】

（1）鲜藿香、生藿香　鲜藿香为广藿香的鲜品，燥性微弱，善于清化暑湿之邪而不伤阴，暑月湿热蒸腾之季尤为适用。生藿香为广藿香阴干而成，其辛温发散之性较鲜品强，有伤阴之弊。

（2）藿香叶、藿香梗　具有芳香化湿、发表解暑、和中止呕功效。但藿香叶发散之性较强，长于发表散邪；藿香梗能宽中畅膈，理气行滞，长于和中止呕。

（3）广藿香、佩兰　芳香入脾胃而善化湿解暑，治湿阻中焦、湿温及暑湿等证，常配伍同用。但广藿香微温，化湿力较强，且善发表治夏月感寒饮冷之阴暑证，还能止呕，治寒湿等所致的恶心呕吐。佩兰性平偏凉，药力平和，为治脾经湿热之口甜或口苦、多涎之要药。

（4）广藿香、藿香　均为唇形科植物广藿香和藿香的地上部分，前者主产于广东、海南、云南等地，后者主产于大江南北，以四川、江苏、湖南等地为主。广藿香别名藿香，藿香别名土藿香、川藿香、苏藿香。因其性味、功效和应用相似，故常常二者不分，都以藿香药材名应用于临床。根据药材来源不同，《中国药典》将二者分别单列。从效用而言，一般认为广藿香为优。藿香用量用法同广藿香。

【单方验方】

（1）治疗小儿暑湿发热　柴胡 10g，广藿香 10g，枯芩 6g，连翘 10g，芦根 10g，竹茹 5g，射干 10g，苦杏仁 10g，前胡 10g，厚朴 10g，法半夏 10g，陈皮 10g，白扁豆 10g，生甘草 5g。水煎，每日 1 剂，每日服 4～5 次。[杨艳，等．云南中医中药杂志，2006，27（3）：29]

（2）治疗外感夹湿型感冒　广藿香 15g，紫苏叶 15g，桂枝 15g，白芍 15g，白芷 15g，云苓 15g，川芎 10g，枳壳 10g，陈皮 15g，法半夏 15g，黄芩 10g，生姜 3 片，大枣 5 枚，生甘草 10g。每剂水煎 3 次，所得药液混合共 450ml，分 3 次服用，3 天为 1 个疗程。[褚蕾，等．云南中医学院学报，2007，30（5）：45]

（3）治疗骨科术后非感染性发热　广藿香、苍术、半夏、当归各10g，陈皮、柴胡、川芎、白豆蔻各6g，薏苡仁18g，黄芪60g。每日1剂，早晚温服。[陈细明，等．中国中医药科技，2008，15（2）：104]

（4）治疗口臭　口服藿香正气软胶囊，每次4粒，每日3次，并嘱禁食生冷油腻刺激之物。1周后症状明显减轻，口臭基本消失，巩固治疗3周。[陈明．中国民间疗法，2005，13（5）：29]

（5）治疗难治性水肿　广藿香10g，紫苏叶、紫苏梗各10g，白芷10g，生白术10g，茯苓30g，陈皮10g，大腹皮10g，生大黄5g，黄连5g，黄芩10g，泽泻10g，滑石（包煎）15g，阿胶（烊化）10g，生甘草5g。3周为1个疗程。[华传金．北京中医药大学学报（中医临床版），2008，15（4）：43]

【用量用法】　水煎服，6～10g。鲜品加倍。或入丸、散。外用适量，煎水洗，治手足癣。

【使用注意】　阴虚血燥者当慎用。

佩 兰

【基源】　为菊科植物佩兰的干燥地上部分。别名兰草，省头草。

【性味归经】　辛，平。归脾、胃、肺经。

【功效主治】　化湿，解暑。用于湿浊中阻，脘痞呕恶，脾经湿热，口中甜腻，口臭，多涎；暑湿表证或温病初起。

【配伍应用】

佩兰配滑石　解暑醒脾，清热利尿。用于夏令伤暑。

佩兰配砂仁　芳香化湿，醒脾开胃，降逆止呕，用于湿阻气滞、呕恶不食、脘闷苔腻等。

佩兰配荷叶　轻清宣透，清热解暑化湿。用于暑湿内蕴之发热头胀、脘闷不饥等。

佩兰配泽兰　芳香化浊，活血利水消肿。用于湿阻血瘀、水肿臌胀、小便不利及外伤肿痛等。

佩兰配石菖蒲　芳香开胃，理气和中。用于湿阻中焦及肝胃不和所致的脘闷腹胀、呕恶泄泻、胁痛、苔腻等。

【单方验方】

（1）治疗小儿夏季热　丝瓜叶、藿香叶、金银花各 3g，苦瓜叶、佩兰叶各 2g，白扁豆、麦冬各 6g，鲜薄荷叶、苇根、太子参各 10g，鲜荷叶 15g。将太子参、麦冬、白扁豆三味药加水煎沸 5～10min 后再入其他药，沸后再煎 2min 即可。每日 1 剂，分 2～4 次服。6 天为 1 个疗程。［丁素珍，等．四川中医，2001，19（2）：51］

（2）治疗小儿轮状病毒性肠炎　佩兰 6g，广藿香 6g，白术 10g，苍术 6g，茯苓 10g，法半夏 6g，广木香 3g，厚朴 6g，薏苡仁 15g，车前子 6g，炒川黄连 3g，甘草 3g，生姜 6g。先用开水 300ml 浸泡半小时，煎煮 20min，取汁 100ml，二煎加水 150ml，煎 15min，取汁 100ml，两煎合并，浓缩至 100ml。6 个月以内每次服 10ml，6 个月～1 岁每次服 20ml，1～2 岁者每次服用 30ml，分早、中、晚 3 次，3 天为 1 个疗程。［陈辉．中国民族民间医药杂志，2002（55）：78］

（3）治疗小儿厌食　佩兰叶 10g，藿香 10g，紫苏梗 10g，竹茹 10g，佛手 10g，焦三仙 10g，天花粉 10g，乌梅 6g，砂仁 3g，鸡内金 10g，荷叶 10g，生谷芽 10g，生麦芽 10g。同时配合捏脊，每日 1 次。2 周为 1 个疗程。［韩谨．中国民间疗法，2001，9（3）：30］

（4）治疗闭经　佩兰叶 9g，泽兰叶 9g，大腹皮 9g，茯苓块 9g，川续断 9g，杜仲炭 12g，盐橘核 9g，乌药 9g，杭白芍 9g，香附米 9g，砂仁 9g，丝瓜络 9g，12 剂，水煎服。［于丽军，等．北京中医，1998，17（6）：6］

【用量用法】　水煎服，5～10g。鲜品加倍。

【使用注意】　阴虚血燥者慎用。

苍术

【基源】　为菊科植物茅苍术或北苍术的干燥根茎。

【性味归经】　辛、苦，温。归脾、胃、肝经。

【功效主治】　燥湿健脾，祛风散寒，明目。用于湿阻中焦，脘腹胀满，呕恶食少，吐泻乏力；风湿痹证，风寒挟湿感冒；夜盲症。

【配伍应用】

（1）用于燥湿健脾

苍术配厚朴　燥湿运脾，行气和胃。用于湿阻中焦，脘腹胀满、苔厚腻等，如平胃散（《太平惠民和剂局方》）。

苍术配白术　燥湿健脾。用于脾胃不健，纳运失常，症见纳差、纳后腹胀、脘闷呕吐等；外湿困脾，气机不利，胸脘满闷、呼吸不畅等；湿气下注肠间，症见腹胀、肠鸣、泄泻等。

苍术配茯苓、泽泻　健脾利水。用于脾虚湿聚，水湿内停所致痰饮、水肿，如胃苓汤（《证治准绳》）。

苍术配花椒　温中散寒，燥湿化浊止泻。用于脾胃虚寒之脘腹冷痛；寒湿内蕴，症见泻久不愈，纳呆，舌苔白滑；妇女下焦虚寒，寒湿带下等，如椒术丸（《普济方》）。

苍术配车前子　健脾燥湿。用于妇女带下或泄泻因湿邪导致者。

（2）用于祛风湿止痹痛

苍术配薏苡仁、独活　祛风湿。用于痹证湿胜者。如薏苡仁汤（《类证治裁》）。

苍术配石膏、知母　用于湿热痹痛。如白虎加苍术汤（《普济本事方》）。

苍术配黄柏　清热燥湿。用于湿热下注证，症见两足痿软，或足膝红肿疼痛，或湿热带下。如二妙散（《丹溪心法》）。

苍术配黄柏、牛膝、薏苡仁　清热利湿，舒筋健骨。用于湿热痿证。如四妙丸（《成方便读》）。

苍术配芥子　除肌表痰湿，通经络止痛。用于风湿痰郁阻于经络所致的关节疼痛、肢体痿废等。

（3）用于明目

苍术配黑芝麻　补肝肾明目。用于内外障、青盲、雀目等。

苍术配羊肝或猪肝蒸煮同食。

（4）用于解散风湿表证

苍术配羌活、防风　解表祛湿。用于风寒表证挟湿者。如神术散（《太平惠民和剂局方》）。

【鉴别应用】

（1）生苍术、制苍术　生苍术温燥而辛烈，燥湿、祛风、散寒力强。制苍术功同生品，但经米泔水浸泡后能缓和燥烈之性，增强和胃的功效。

（2）苍术、白术　皆能燥湿健脾，用于脾虚湿阻证。苍术性温而燥，走而不守，功偏燥湿而健脾，适用于湿邪困脾之实证，能治上、中、下三焦的湿邪。白术性缓不燥，守而不走，偏于益气健脾而除湿，适用于脾胃虚弱而夹湿者。此外，苍术尚能发汗解表，常用于风寒挟湿感冒；白术能止汗，常用于治疗表虚自汗。苍术能祛风除湿、明目，常用于治疗风湿痹痛及青盲、雀目等目疾；白术能健脾利水安胎，常用于治疗脾虚水肿及胎动不安等。

【单方验方】

（1）治疗自主神经功能紊乱　熟地黄 30g，苍术 45g，五味子 10g，炮姜 10g，厚朴 10g，茯苓 15g，黄连 6g，肉桂 3g。2 周为 1 个疗程。[王小沛. 河南中医，2008，28（3）：63]

（2）治疗肠易激综合征　炒苍术（必要时 50g）、炒党参各 30g，茯苓、焦神曲各 20g，木香、台乌药、补骨脂、炒白术、肉豆蔻各 15g，炮附子、淡干姜、炙甘草各 10g。2 周为 1 个疗程。[顾文忠. 实用中医药杂志，2001，17（9）：43]

（3）治疗妊娠呕吐　陈艾叶（2 年以上）250g，苍术 50g。先将苍术研为细末，再将艾叶揉搓成团状，两者混匀，用细麻线（或易燃的薄纸）卷裹成 20～25cm 长的艾条，直径约为 1.2cm。选穴及灸治方法：取中脘、天突、内关、神门、巨阙、足三里，点燃艾条对准选定的穴位，距皮肤 1 寸上下熏灼，直到所灸穴位皮肤呈潮红色为止。每日 1 次，治疗 3～5 次不等。[杨宗善. 中国针灸，2000，20（4）：225]

（4）治疗小儿厌食　苍术、白术、山楂、炒谷芽、炒麦芽、神曲、陈皮各 6g，鸡内金、胡黄连各 5g，枳实 3g。水煎 2 次，约 200ml，2 岁以内小儿每日分 4～6 次，5 岁以内小儿每日分 3～4 次，口服，每日 1 剂，1 个月为 1 个疗程。[曹秀玲，等. 实用中医药杂志，2002，18（1）：16]

（5）治疗胃下垂　取苍术 15～20g，煎汤或用滚开水浸泡，每次煎药 2 次或冲泡 2～3 杯。服时慢慢呷饮，像品茶那样，坚持服用 1～3 个月。[杨锋. 上海中医药杂志，2001（9）：39]

（6）治疗过敏性紫癜　苍术 15g，黄柏 10g，川牛膝 10g，生薏苡仁 30g，泽泻 10g，紫草 15g，生地黄 30g，牡丹皮 15g，赤芍 15g，萆薢 15g。每日 1 剂，水煎，日服 3 次，10 天为 1 个疗程。[赵永祥. 云南中医中药杂志，2002，23（4）：45]

【用量用法】　水煎服，5～10g。生用或炮制后用。

【使用注意】　阴虚内热，气虚多汗者忌服。

厚朴

【基源】　为木兰科植物厚朴或凹叶厚朴的干燥干皮、根皮及枝皮。

【性味归经】　苦、辛，温。归脾、胃、肺、大肠经。

【功效主治】　燥湿消痰，下气除满。用于湿阻中焦，脘痞吐泻，食积气滞，腹胀便秘；痰饮喘咳。

【配伍应用】

（1）用于行气燥湿

厚朴配苍术、陈皮　燥湿运脾，行气和胃。用于湿滞脾胃证，症见脘腹胀满、不思饮食等。如平胃散（《太平惠民和剂局方》）。

厚朴配干姜　温中化湿，行气消胀。用于急慢性胃炎、肠炎，消化不良，妇人带下属寒湿气滞者。如厚朴温中汤（《内外伤辨惑论》）。

厚朴配白术　健脾燥湿。用于脾虚或寒湿困脾，症见胃脘痞满，呕恶纳呆，纳后腹胀，或便溏泄泻，舌淡胖，苔白滑，脉沉缓。

厚朴配泽泻　行气利水。用于湿邪困脾，或脾虚水停，气机不利，症见脘闷腹胀，尿少肿满。

厚朴配半夏　燥湿化痰，行气降逆。用于痰气凝结之胸闷咳喘，脘闷腹胀，呃逆呕吐；痰郁互结所致之咽中如有异物，吐之不出，咽之不下，即梅核气。如半夏厚朴汤（《金匮要略》）。

厚朴配砂仁　化湿行气和胃。用于湿阻气滞所致的脾胃不和诸证，尤以寒湿气滞多宜。

厚朴配白豆蔻　化湿行气和胃。用于湿阻中焦及脾胃气滞所致的脘腹胀满、不思饮食等。

厚朴配草豆蔻　温中止痛，散寒除湿降逆。用于寒湿困脾所致的脘腹疼痛、呕吐纳呆等。

（2）用于消积除满

厚朴配枳实　破气除满，行痰消痞。临床无论寒热虚实的胸腹胀满、脘腹痞闷、喘满呕逆、大便不通等皆可应用。如厚朴三物汤（《金匮要略》）。

厚朴配山楂　行气消食。如食积之嗳气吞酸、脘腹胀满、痞满不舒等。

（3）用于平喘

厚朴配苦杏仁　宣肺下气，消痰平喘。用于气逆喘咳。如厚朴杏子汤

（《伤寒论》）。

厚朴配紫苏子　降气化痰，定喘止咳。用于痰湿内阻，胸闷喘咳。如苏子降气汤（《太平惠民和剂局方》）。

【鉴别应用】

生厚朴、姜厚朴　生厚朴燥湿化痰，下气除满，药力较为峻烈。姜厚朴增强了宽中、和胃、止呕的功效。一般燥湿泄满宜生用，止呕宜姜制。

【单方验方】

（1）治疗胃轻瘫综合征　法半夏10g，制厚朴10g，茯苓10g，紫苏梗10g，生甘草3g。脾胃虚弱加党参20g，黄芪20g，白术10g；肝胃不和加川楝子10g，八月札10g，佛手片10g；中焦瘀热加制香附10g，丹参10g，蒲公英30g，黄连3g；胃阴不足加玉竹10g，石斛10g，南沙参10g，麦冬10g。上药加水500ml，煎成200ml，分2次口服或由胃管注入，每日1剂，分2次口服。［袁瞳. 山东中医杂志，2006，25（7）：450］

（2）治疗十二指肠胃反流　半夏厚朴汤150ml，每日2次，4周为1个疗程。［杨勤. 中华腹部疾病杂志，2003，3（9）：672］

【用量用法】　水煎服，3～10g。或入丸、散剂。

【使用注意】　气虚津亏者及孕妇当慎用。

砂　仁

【基源】　为姜科植物阳春砂、绿壳砂，或海南砂的干燥成熟果实。别名缩砂仁。

【性味归经】　辛，温。归脾、胃、肾经。

【功效主治】　化湿开胃，温脾止泻，理气安胎。用于湿浊中阻，脘痞胀痛；脾胃虚寒，呕吐泄泻；妊娠恶阻，胎动不安。

【配伍应用】

（1）用于化湿行气

砂仁配豆蔻　行气止痛，芳香化浊，醒脾开胃，和中消食。用于脾胃虚寒，运化失职，湿浊内蕴，气机不畅，以致纳食减少、胸闷不舒、脘腹胀痛、反胃、呕逆等症；小儿胃寒消化不良、吐乳等症（《施今墨对药》）。

砂仁配陈皮　理气除湿，和胃畅中。用于湿滞中焦，脾不健运之纳呆、

212

腹泻或胃气不利之嗳气饱闷，甚或呕吐痰涎等。

砂仁配草果　化湿浊，温脾阳，和胃气。用于寒湿困阻中焦，脾胃气机升降不利而见胸脘痞闷、恶心呕吐、腹痛等。

砂仁配木香、枳实　行气化滞。用于脾胃气滞，脘腹胀满，不思饮食。如香砂枳术丸（《景岳全书》）。

（2）用于温中止呕止泻

砂仁配干姜　温中止呕止泻。用于脾胃虚寒吐泻。

（3）用于安胎

砂仁配紫苏梗、白术　化湿行气安胎。用于湿阻气滞，胎动不安。

【鉴别应用】

（1）砂仁、豆蔻　二者性味相同，功效相近，皆有芳香化湿、行气宽中的作用，用于湿阻中焦、脾胃气滞之证。但砂仁香气浓郁，温燥之性较强，偏行中、下二焦之气滞，适用于脾胃气滞、寒湿郁结之脘腹胀满、呕吐泄泻及妊娠恶阻、胎动不安。豆蔻则芬芳清香，温燥之性小，兼宣通肺气，偏行中、上二焦之气滞，善治噎膈，也常用于寒湿中阻之脘腹胀满、呕吐泄泻及湿温初起之胸闷不畅、身热不扬等。

（2）砂仁、砂仁壳　前者为成熟果实，后者为砂仁之果壳。性味功效两者相似，但砂仁壳温性略减，药力薄弱，适用于脾胃气滞，脘腹胀痛、呕恶食少等症。用量同砂仁。

【单方验方】

治疗腹胀　萎缩性胃炎、胃溃疡、浅表性胃炎出现腹胀属于脾虚气滞证，六君子汤加木香、砂仁，一般用砂仁6g（后下），用药时间不宜太长，5～10天为宜。［巫浣宜．北京中医杂志，1992（2）：49］

【用量用法】　水煎服，3～6g，入煎剂宜后下。

【使用注意】　阴虚内热者忌服。

豆　蔻

【基源】　为姜科植物白豆蔻或爪哇白豆蔻的干燥成熟果实。别名白豆蔻。

【性味归经】　辛，温。归肺、脾、胃经。

【功效主治】　化湿行气，温中止呕。用于湿浊中阻，不思饮食；湿温初起，胸闷不饥；寒湿呕逆，脘腹胀满，食积不消。

【配伍应用】

豆蔻配苦杏仁、薏苡仁　宣畅上、中二焦。用于湿温初起、胸闷不饥、头痛身重、午后身热、苔白腻等。如三仁汤（《温病条辨》）。

豆蔻配藿香、半夏　行气宽中，温胃止呕。用于寒湿阻滞所致胃脘胀满，气滞呕吐。如白豆蔻汤（《沈氏尊生书》）。

豆蔻配党参、白术　理气健脾。用于脾胃虚弱，湿阻气滞的胸腹虚胀，食少无力者。如白豆蔻丸（《太平圣惠方》）。

豆蔻配丁香　温中行气，和胃降逆。用于寒凝气滞之胃脘疼痛，呕吐呃逆等症。

【鉴别应用】

（1）豆蔻、红豆蔻　红豆蔻为姜科植物大高良姜的果实。与豆蔻性味功效相似，均能化湿行气，温中散寒。用于寒湿阻滞，脾胃气滞引起的脘腹冷痛、消化不良、呕吐等。但红豆蔻温燥之性较豆蔻为甚，多服易伤阴动火。用量3～6g，入煎剂，后下。

（2）豆蔻、草豆蔻　二者均有化湿散寒止呕的作用，用于寒湿中阻之证。但草豆蔻辛温燥烈之性较强，适用于寒湿郁结中焦之脘腹胀闷、胃脘冷痛、气逆呕吐等。豆蔻芳香气清，温燥之性较草豆蔻弱，常用于寒湿中阻之脘腹胀满、呕吐泄泻、噎膈及湿温初起之胸闷不畅等。

（3）豆蔻、肉豆蔻　来源于不同科属的植物，均有温中行气的作用，皆可用于治疗中焦气滞之脘腹胀满、呕吐泄泻。但肉豆蔻固摄力强，能涩肠止泻，多用于脾胃虚弱之久泻不止及脾肾阳虚之五更泄泻。而豆蔻则行气止呕力强，兼能化湿和胃，多用于中焦湿阻气滞之腹胀、纳呆等症，也可用于湿温初起之证。

（4）豆蔻、豆蔻壳　前者为成熟果实，后者为豆蔻之果壳。性味功效二者相似，但豆蔻壳温性不强，功效较弱，适用于湿阻气滞所致的脘腹痞闷、食欲不振、呕吐等。用量同豆蔻。

【单方验方】

（1）治疗小儿腹泻　柴胡10g，黄连6g，炒黄芩10g，吴茱萸3g，白芍10g，车前子10g，薏苡仁15g，茯苓10g，豆蔻10g，生甘草3g。每日1剂，连服4天。[杨红松，等．中医药学刊，2001，19（6）：554]

（2）治疗妇产科腹部术后肠功能恢复　豆蔻10g，研细末，加水150ml煮沸后，于术后6h即服，每日2次，服至患者饮食正常为止。[时学芳，等．北京中医，2003，25（12）：950]

【用量用法】　水煎服，3～6g，入煎剂宜后下。研末，入丸、散剂服。

【使用注意】 阴虚血燥者忌服。

草豆蔻

【基源】 为姜科植物草豆蔻的干燥近成熟种子。别名草蔻仁，草蔻。

【性味归经】 辛，温。归脾、胃经。

【功效主治】 燥湿行气，温中止呕。用于寒湿中阻，脘腹胀满、冷痛，不思饮食，嗳气呕逆，腹痛泄泻。

【配伍应用】

草豆蔻配半夏、陈皮 燥湿化浊，行气消胀。用于脾胃寒湿偏重，气机不畅所致的脘腹胀满、不思饮食等。如豆蔻汤（《圣济总录》）。

草豆蔻配干姜、厚朴 温中散寒，化湿行气。用于寒湿郁滞中焦的脘腹冷痛，恶心呕吐。如厚朴温中汤（《内外伤辨惑论》）。

草豆蔻配白术 温脾和胃。用于湿困脾胃或脾虚湿盛所致的纳呆不食、呕吐泄泻、脘痞或痛等。

草豆蔻配吴茱萸 散寒止痛。用于脾胃气滞，寒湿郁阻的腹痛、呕泻。

草豆蔻配肉桂、高良姜 温中散寒，降逆止呕。用于寒湿困脾所致的脘腹疼痛、呕吐纳呆等。如草豆蔻散（《博济方》）。

【鉴别应用】

（1）生草豆蔻、姜草豆蔻 生品散寒祛湿、理气开郁力较强，常用于寒湿中阻所致的胸腹胀满、食欲缺乏、呕吐或腹痛泄泻等。姜制后偏于温中止呕，适用于胃寒呕吐。

（2）草豆蔻、草果 二者都有燥湿、温中功效，用于寒湿内阻之脘腹胀满、恶心呕吐。但草果偏于除湿祛寒、除瘴截疟，多用于疟疾、瘟疫初起。草豆蔻偏于温中调胃、止呕消胀，多用于寒湿困脾之脘腹胀满、呕吐等。

【单方验方】

（1）治疗功能性消化不良 枳实、党参各 15g，白术、茯苓、白芍各 30g，麦芽 20g，柴胡、陈皮、法半夏、石菖蒲、草豆蔻、甘草各 10g。每日 1 剂，水煎，分 2 次口服，每次 200ml。4 周为 1 个疗程。［黄育平．陕西中医，2006，27（1）：43］

（2）治疗顽固性呃逆　柴胡、白芍各9g，山药、赭石、紫苏子各30g，党参、半夏、草豆蔻、炒麦芽各15g，枳实20g，甘草6g。服7剂。［徐亚民，等．四川中医，2004，22（7）：94］

（3）治疗高胆红素血症　茵陈1500g，蒲公英1500g，茯苓900g，泽泻900g，白术900g，车前子600g，草豆蔻600g。制成总量为2000ml浓缩液，摇匀、过滤、分装、灭菌即得。儿童每日2次，每次10ml，1岁以下酌减。［孙逢国．济宁医学院学报，2003，3（1）：57］

（4）治疗恙虫病　柴胡18g，黄芩15g，半夏15g，党参15g，黄连10g，连翘18g，夏枯草15g，大黄6g，羌活15g，独活15g，草豆蔻18g，青蒿18g，大枣10g，生姜15g。小儿剂量减半，每日1剂，开水浸泡30min煎沸即可，大便干结者大黄可酌情加量。服用3～9天。［张兴海．河南中医，2004，24（12）：13］

【用量用法】　水煎服，3～6g，宜后下。

【使用注意】　阴虚血燥者忌服。

草　果

【基源】　为姜科植物草果的干燥成熟果实。别名草果仁。

【性味归经】　辛、温。归脾、胃经。

【功效主治】　燥湿温中，除痰截疟。用于寒湿内阻，脘腹冷痛，呕吐泄泻；疟疾寒热。

【配伍应用】

（1）用于燥湿温中

草果配吴茱萸、砂仁　燥湿利气，温中止呕。用于寒湿中阻，脘腹冷痛，呕吐泄泻。

（2）用于除痰截疟

草果配常山、知母、槟榔　芳香辟浊，除痰截疟。用于疟痰，寒湿偏盛者，如草果饮（《慈幼新书》）。

【鉴别应用】

炒草果、姜草果　两种不同炮制品。炒草果功善除痰截疟，散邪外出，多用于治疗疟疾、瘟疫初起。姜草果燥烈之性缓和，温中祛寒止痛、止呕力强，多用于寒湿阻滞脾胃之脘腹胀满、呕吐食少等症。

【单方验方】

（1）治疗剖宫产术后腹胀　草果 50g，加冷水 200ml，浸泡 30min，煮沸 15min 后口服。[戴芙蓉．中国民族民间医药杂志，2003（64）：281]

（2）治疗便秘　草果、枳实、郁金、石菖蒲各 10g，冬瓜子、薏苡仁各 30g，海浮石、肉苁蓉各 20g，全瓜蒌 60g，生姜、干姜各 2g，浙贝母 15g，蚕沙（另包）12g。7 天为 1 个疗程。[李军，等．新疆中医药，2008，26（1）：52]

【用量用法】　水煎服，3～6g。去壳取仁捣碎用。

【使用注意】　阴虚血燥者慎用。

第六章 利水渗湿药

第一节 利水消肿药

茯苓

【基源】 为多孔菌科真菌茯苓的干燥菌核。

【性味归经】 甘、淡，平。归心、肺、脾、肾经。

【功效主治】 利水渗湿，健脾，安神。用于各种水肿，小便不利，痰饮眩悸；脾虚食少，便溏泄泻；心悸，失眠。

【配伍应用】

（1）用于利水渗湿

茯苓配黄芪　健脾利水。用于脾胃气虚之食少体倦、便溏；脾虚所致的水肿、白浊、白带增多者。

茯苓配附子　温阳利水。用于脾肾阳虚，水气内停证，症见小便不利，四肢沉重疼痛，腹痛下痢，苔白不渴，脉沉。如真武汤（《伤寒论》）。

茯苓配泽泻、猪苓　利水渗湿健脾。用于水湿内停之水肿、淋浊、小便不利、泄泻等。如五苓散（《伤寒论》）。

茯苓配赤小豆　清热利湿。用于湿热为患，水肿腹满，下肢水肿，小便不利，或尿血。

茯苓配冬葵子　利水通淋。用于妊娠有水气，身重、小便不利等。如葵子茯苓散（《金匮要略》）。

茯苓配桂枝、白术　温阳化饮，健脾祛湿。用于脾阳不足，痰饮内生，胸胁支满，目眩心悸，短气而咳。如苓桂术甘汤（《伤寒论》）。

（2）用于健脾益气

茯苓配人参　补气健脾。用于脾气不足证，症见神疲乏力，气短，语音低微，食少便溏，舌淡苔白，脉虚弱。如四君子汤（《太平惠民和剂局方》）。

茯苓配半夏　健脾利水，燥湿化痰，和胃降逆。用于脾虚水湿内停、胃气不降之脘痞腹胀、呃逆呕吐、大便溏泻，或咳嗽痰多等。如二陈汤（《太平惠民和剂局方》）。

茯苓配白术　健脾燥湿渗湿。用于脾气虚弱，不能运化水湿的神倦食少、腹胀肠鸣、大便泄泻等症。如参苓白术散（《太平惠民和剂局方》）。

（3）用于宁心安神

茯苓配酸枣仁、知母　养血安神，清热除烦。用于心悸失眠，虚烦不安。如酸枣仁汤（《金匮要略》）。

茯神配黄芪、当归、酸枣仁、白术　益气养血，健脾安神。用于气血不足，心悸怔忡，健忘失眠。如归脾汤（《严氏济生方》）。

茯苓配麦冬　清心养阴，宁心安神。用于心阴不足，阴不敛阳，心阳外越之证，症见头昏，口干，心烦，失眠，舌红，脉细数（《施今墨对药》）。

（4）其他

茯苓配桂枝、牡丹皮、桃仁　温通经脉，消癥化瘀。用于瘀阻胞宫证，子宫肌瘤。如桂枝茯苓丸（《金匮要略》）。

茯苓配益智　健脾益肾，缩泉止泻。用于下元虚寒，气化功能失调之证，症见小便淋沥不畅、小便浑浊等；或脾肾虚寒之泄泻等（《施今墨对药》）。

【鉴别应用】

（1）茯苓、赤茯苓、茯神、茯神木、茯苓皮　上述均为多孔菌科寄生植物茯苓菌的干燥菌核的不同入药部位。茯苓为其菌核内部，色白者，即白茯苓，长于健脾、利水、安神。其补而不峻、利而不猛，既能扶正，又能祛邪为其特点。常用于各种水湿停滞之水肿、小便不利，或脾虚不运、痰饮内停诸症，以及心脾两虚、心神失养等。赤茯苓为茯苓菌核近外皮部淡红色部分，长于渗湿热、利小便。多用于膀胱湿热引起的小便不利、淋沥涩痛等症。茯神即茯苓中抱松树根而生的部分，以宁心安神为长，多用于心气虚或心脾两虚引起的惊悸、怔忡、失眠、健忘等症。茯神木为茯神中间之松根，又称抱木茯神，偏于舒筋利痹，多用于治疗风湿筋骨挛缩、中风口眼㖞斜、心掣痛等。茯苓皮为茯苓外面的皮质部分，偏于走肌表，功专利水消肿，多用于治疗脾虚不能行水，以致周身浮肿之皮水及妊娠水肿。上述药材剂量用法同茯苓。

（2）茯苓、薏苡仁　均属甘淡渗利兼补虚之品，能利水渗湿、健脾，主治水肿、小便不利及脾虚诸证。但茯苓性平，凡水湿停滞及脾虚诸证无论寒热均宜应用，且能宁心安神，治心脾两虚或水气凌心之心悸、失眠。薏苡仁性凉，利水之力不及茯苓，生用兼能清热，有清热除痹、排脓消痈功效，故可治湿热痹痛或湿痹拘挛、肺痈、肠痈。

（3）茯苓、泽泻　皆能利水渗湿，治小便不利、水肿、痰饮、泄泻等水湿内停证。茯苓性平，治水湿内停无论寒热均宜，且兼能健脾安神。泽泻性寒，治水湿内停兼热者尤宜，又能泄热，可治疗相火妄动的梦遗、白浊、眩晕、消渴等。

【单方验方】

（1）治疗子宫肌瘤　桂枝、牡丹皮各 9g，茯苓 12g，桃仁、赤芍、莪术各 10g。水煎服，月经净后每日 1 剂，1 个月为 1 个疗程，治疗 3 个疗程。[王华．浙江中西医结合杂志，1998，8（5）：312]

（2）治疗卵巢囊肿　桂枝 9g，茯苓 12g，牡丹皮 10g，桃仁 10g，赤芍 9g，水蛭粉（吞服）5g。每日 1 剂，分 2 次服，30 天为 1 个疗程。[钱晓琴．贵阳中医学院学报，2001，23（2）：42]

（3）治疗盆腔炎包块　茯苓 20g，桂枝 20g，赤芍 20g，牡丹皮 15g，生牡蛎 20g，败酱草 15g，三棱 9g，莪术 6g，桃仁 15g，甘草 6g。水煎服，每日 1 剂，分 2 次服。[耿金凤，等．江苏中医杂志，1997，18（6）：13]

（4）防治化疗所致呕吐　生姜、半夏、茯苓各 50g，制成半夏茯苓胶囊 57 粒，每粒净重 0.55g，化疗前 1 天，分早、中、晚 3 次服，化疗当日 8 时加服 1 次，每次服 11g，与恩丹西酮合用可能有协同作用。[柏玉举，等．陕西中医，2006，27（10）：1224]

【用量用法】　水煎服，10～15g。

猪苓

【基源】　为多孔菌科真菌猪苓的干燥菌核。

【性味归经】　甘、淡，平。归肾、膀胱经。

【功效主治】　利水渗湿。用于小便不利、水肿、泄泻、淋浊等。

【配伍应用】

猪苓配大腹皮　利水除胀。用于水肿胀满、小便不利者。

猪苓配茯苓、泽泻、白术　健脾利水。用于脾虚水肿，小便不利。如四苓散（《明医指掌》）。

猪苓配苍术、茯苓　利水燥湿，健脾止泻。用于脾虚水湿泄泻，或水肿腹胀，小便不利。如胃苓汤（《丹溪心法》卷四）。

猪苓配泽泻、滑石、阿胶　滋阴清热利水。用于阴虚有热、小便不利、淋浊等。如猪苓汤（《伤寒论》）。

猪苓配生地黄、木通、滑石　利水通淋。用于热淋，小便不利，淋沥涩痛。如十味导赤汤（《医宗金鉴》）。

【鉴别应用】

猪苓、茯苓　均能利水渗湿，治小便不利、水肿、痰饮、泄泻等水湿内停证。但茯苓尚有健脾、安神功能，治脾虚诸证、心悸、失眠等；猪苓则功专渗利而力强。

【单方验方】

（1）治疗慢性肾炎　猪苓15g，茯苓15g，泽泻15g，滑石9～30g，阿胶6～20g，茜草10g，白茅根30g，当归15g。水煎服，每日1剂，30剂为1个疗程，连用3个疗程。[张玉贤，等.中华临床防治医学杂志，2007，2（3）：90]

（2）治疗玻璃体变性浑浊　猪苓9g，木通9g，大黄4.5g，栀子9g，滑石9g，萹蓄9g，苍术9g，车前子9g，生薏苡仁24g。每日1剂，早晚分服，共服30剂。[嵇金宝，等.中华实用中西医结合杂志，2003，3（16）：726]

（3）治疗寻常型银屑病　猪苓多糖注射液4ml肌内注射，连续20天，休息10天，3个月为1个疗程。[孙凤春，等.中华皮肤科杂志，1994，27（3）：170]

（4）治疗中晚期膀胱癌　猪苓、茯苓、泽泻各12g，阿胶9g，滑石6g，白花蛇舌草30g，半枝莲、半边莲、山慈菇各15g，每日1剂，水煎，早晚分2次口服。于热疗前5天至热疗后17天服用。[丁向东，等.中国中西医结合杂志，2007，27（2）：168]

（5）治疗产后尿潴留　猪苓、瞿麦、木通、泽泻、桔梗、益母草各15g，茯苓、滑石（包煎）各25g，黄芪30g，车前子（包煎）、甘草各10g。

【用量用法】 水煎服，6～12g。

【使用注意】 无水湿及小便过多者忌用。

薏苡仁

【基源】 为禾本科植物薏米的干燥成熟种仁。别名薏米，苡仁。

【性味归经】 甘、淡，凉。归脾、胃、肺经。

【功效主治】 利水渗湿，健脾止泻，除痹，清热排脓。用于水肿，脚气，小便不利；湿痹拘挛；脾虚泄泻；肺痈，肠痈；扁平疣。

【配伍应用】

（1）用于健脾，利水渗湿

薏苡仁配白术　健脾祛湿。用于脾虚湿胜之大便溏泄、身倦乏力等症。

薏苡仁配茯苓、黄芪　健脾利水消肿。用于脾虚水肿，小便不利。

薏苡仁配防己、木瓜　健脾利水消肿。用于脚气浮肿。

薏苡仁配冬瓜皮　健脾利水消肿。用于湿热盛而脾虚之水肿、小便短少者。

薏苡仁配绿豆衣　益脾胃，清虚热，解毒热。用于糖尿病上消诸症（《施今墨对药》）。

（2）用于祛湿除痹

薏苡仁配独活、苍术　祛风湿除痹。用于湿痹而筋脉挛急疼痛者，如薏苡仁汤（《类证治裁》）。

（3）用于清热排脓

薏苡仁配苇茎、冬瓜仁、桃仁　清肺化痰，逐瘀排脓。用于肺痈，症见咳嗽痰多，甚则咳吐腥臭脓血，胸中隐隐作痛，舌红苔黄腻，脉滑数。如苇茎汤（《备急千金要方》）。

薏苡仁配附子、败酱草、牡丹皮　清热排脓消痈。如薏苡附子败酱散（《金匮要略》）。

【鉴别应用】

生薏苡仁、炒薏苡仁　生薏苡仁性偏凉，长于利水渗湿、清热排脓、除痹止痛，常用于治疗水肿脚气、肠痈、肺痈、湿痹、筋脉拘急及湿温病在气分。炒薏苡仁健脾止泻作用加强，适用于脾虚泄泻、食少、脘腹作胀。

【单方验方】

(1) 治疗带状疱疹　生薏苡仁 120g，每日分 2 次煎服。少则 3 天，多则 1 周，疱疹可迅速消退。[华乐柏．中国中药杂志，1997，22（2）：119]

(2) 治疗扁平疣　生薏苡仁 100g 和粳米适量煮而食之，每日 1 次，连服，方能取效。赘疣消失之前，病灶可见增大变红，不必停药，继服数日后必然自行脱落而愈。[华乐柏．中国中药杂志，1997，22（2）：119]

(3) 治疗泌尿系结石　生薏苡仁研末加少许白糖拌匀，每服 30g，每日服 2 次。服后大量饮水，同时配以跳跃运动，往往可促结石速下排。[华乐柏．中国中药杂志，1997，22（2）：119]

(4) 治疗鼻咽癌　用单味薏苡仁（80g）煎剂一次配合^{60}Co 根治性外照射治疗晚期鼻咽癌。[李毓．桂林医学院学报，1997，10（1）：51]

【用量用法】　水煎服，10～30g。本品力缓，用量宜大。亦可作粥食用，为食疗佳品。

泽泻

【基源】　为泽泻科植物东方泽泻或泽泻的干燥块茎。

【性味归经】　甘、淡，寒。归肾、膀胱经。

【功效主治】　利水渗湿，泄热，化浊降脂。用于水肿，小便不利，泄泻，痰饮；淋浊带下，遗精。

【配伍应用】

泽泻配白术　健脾利湿。用于脾虚痰饮内停，清阳不升之头目昏眩。现代临床常以此为基本方用治内耳眩晕症。如泽泻汤（《金匮要略》）。

泽泻配茯苓、猪苓、桂枝　利水渗湿，温阳化气。用于水湿内停，小便不利、水肿等。如五苓散（《伤寒论》）。

泽泻配厚朴、苍术、茯苓　祛湿和胃，行气利水。用于脾胃伤冷，水谷不分，泄泻不止。如胃苓汤（《丹溪心法》）。

泽泻配木通　利水湿，泻心火。用于热淋、血淋、石淋、小便短赤涩痛、水肿、黄疸等。

泽泻配茵陈　利湿退黄。用于黄疸湿重于热者，如茵陈五苓散（《金匮要略》）。

泽泻配熟地黄、山茱萸、牡丹皮　补肾阴，清相火。用于肾阴不足，相火偏亢之遗精、潮热。如六味地黄丸（《小儿药证直诀》）。

【鉴别应用】

泽泻、车前子　二者均性寒，利水消肿，治水肿胀满、小便淋沥不爽及暑湿泄泻等证。但泽泻入肾经，尚能清泻相火，用于阴虚火旺之证。车前子入肝经，能清肝明目，可用于目赤涩痛或昏暗。

【单方验方】

（1）治疗内耳眩晕症

① 泽泻 15g，白术 12g，云苓 18g，桂枝 9g，甘草 9g，半夏 12g，陈皮 12g，生姜 9g，生龙骨、生牡蛎各 18g（先煎）。水煎，内服，每日 1 剂，分 2 次饭前服用，7 天为 1 个疗程。[何随奇. 现代医药卫生，2007，23（20）：3098]

② 泽泻、白术各 60g，加水 500ml，煎至 100ml，每日 1 剂，12 天为 1 疗程。[彭暾. 陕西中医，1989，10（12）：534]

（2）治疗高脂血症　何首乌 10g，泽泻 15g，法半夏 10g，白术 10g，枳实 8g，制大黄 10g，芥子 8g，生山楂 15g，郁金 10g，丹参 10g，当归 10g。水煎，分 2 次服，每日 1 剂。[赵坤元. 江苏中医药，2006，27（5）：32]

（3）治疗慢性前列腺炎　山茱萸、黄芪、泽泻、杜仲各 15g，山药、茯苓、菟丝子各 20g，白术 12g，巴戟天、桃仁、红花各 10g，泽兰 9g，车前子、益母草各 30g。每日 1 剂，水煎 2 次，分早、晚 2 次服。4 周为 1 个疗程，可连续服用 2～3 个疗程。[高征. 陕西中医，2007，28（12）：1604]

【用量用法】　水煎服，5～10g。

【使用注意】　肾虚滑泄者慎服。

玉米须

【基源】　为禾本科植物玉蜀黍的干燥花柱和柱头。

【性味归经】　甘、淡，平。归膀胱、肝、胆经。

【功效主治】　利尿消肿，利湿退黄。用于水肿，小便淋沥；黄疸。

【配伍应用】

玉米须配车前草　利水消肿。用于水肿、小便不利或短赤、淋痛等。

玉米须配泽泻、冬瓜皮、赤小豆　利水渗湿消肿。用于水肿，小便不利。

玉米须配海金沙、金钱草　利水通淋。用于石淋证。

玉米须配茵陈 清热利湿。用于湿热淋浊、小便不利、黄疸等。

【鉴别应用】

玉米须、冬瓜皮 皆能利水消肿，但作用缓和。冬瓜皮性微寒，清热利水，水肿有热者更为适宜。玉米须尚有利尿通淋，利胆退黄的功效，可用于小便淋沥涩痛、黄疸等。

【单方验方】

（1）治疗急慢性肾炎、肾病综合征 用玉米须30～60g煎服；或与赤小豆、冬瓜皮、泽泻等同用，可利尿消肿，改善肾功能，消除蛋白尿。〔胡烈．中国临床医生，2000，28（8）：40〕

（2）治疗肾性高血压 玉米须30～60g，煎水代茶饮；或在辨证论治的基本方中加用玉米须，有利尿降压作用，并有对抗肾上腺素的升压效应。〔胡烈．中国临床医生，2000，28（8）：40〕

（3）治疗乳糜尿 玉米须30～60g，荠菜花15g，萆薢15g。煎服。〔胡烈．中国临床医生，2000，28（8）：40〕

【用量用法】 水煎服，30～60g。鲜者加倍。

泽 漆

【基源】 为大戟科植物泽漆的全草。别名猫儿眼睛草，五凤草。

【性味归经】 辛、苦，微寒。有毒。归大肠、小肠、肺经。

【功效主治】 利水消肿，化痰止咳，解毒散结。用于水气肿满，痰饮喘咳，瘰疬，癣疮。

【配伍应用】

（1）用于利水消肿

泽漆配茯苓、泽泻 健脾利水。用于大腹水肿，四肢面目水肿。

（2）用于化痰止咳

泽漆配半夏 化痰止咳。用于水饮内停，湿痰犯肺而致喘咳，如泽漆汤（《金匮要略》）。

泽漆配桑白皮 化痰止咳。用于肺热咳喘。

（3）用于解毒散结

泽漆配夏枯草、生牡蛎 解毒散结消肿。治疗瘰疬痰核。

泽漆配浙贝母 化痰软坚散结。用于瘰疬痰核。

【鉴别应用】

泽漆、泽泻 皆为利水消肿药,用于水肿、小便不利等。但泽漆有毒,利水消肿作用较强,且有化痰止咳平喘之功,肺热咳嗽及痰饮内停、湿痰犯肺咳喘等均宜之;还可化痰散结、解毒消肿,治疗瘰疬、痰核等。泽泻善泻伏水,故心下水饮所致的头晕目眩,水湿内停所致水肿、泄泻均适用;且长于泻肾经之相火,常用于湿热内蕴所致的小便不利、尿赤热痛及阴虚火旺、遗精耳鸣等。

【单方验方】

(1)治疗结核性溃疡

① 取新鲜泽漆乳浆,经稀释后涂于溃疡面上,若脓液较多,可将药液注入溃疡面底,然后盖以油纱布或无菌纱布,每日换药 1 次,脓少后可隔日或隔 3 天后换药。一般通过 9~40 次换药,疮面全部愈合。[浙江中医杂志,1983,18(3):134]

② 泽漆 500g,加水 1500ml,慢火熬成糊状,涂治破溃型淋巴结核。每日 1 次。[耿太峰,等.河北中医,1991,13(3):24]

(2)治疗乳糜尿 泽漆 30g,水煎约 30min,分 3 次服,或研细末,水泛为丸,每次 4g,1 日 3 次。10 天为 1 疗程。[吕长青.新中医,1992,24(9):54]

(3)治疗肺结核 泽漆、百部各 15g,蒲公英 30g,甘草 10g。水煎服。[南京药学院《中草药学》]

【用量用法】 水煎服,5~10g;或熬膏,入丸、散用。外用适量,煎水洗;治瘰疬、疮癣,可熬膏涂或研末调敷。

【使用注意】 本品有毒,不宜过量或长期使用。脾胃虚寒者及孕妇慎用。

蝼蛄

【基源】 为蝼蛄科动物非洲蝼蛄和华北蝼蛄的全虫。别名土狗,地老虎,啦啦蛄。

【性味归经】 咸,寒。归膀胱、小肠、大肠经。

【功效主治】 利水消肿,通淋。用于水肿,小便不利,淋证。

【配伍应用】

蝼蛄配大腹皮 利水消肿。用于水肿喘满,小便不利。

蝼蛄配海金沙、石韦　利尿通淋排石。用于石淋。

【鉴别应用】

蝼蛄、蟋蟀　皆为昆虫类利水药，利水消肿作用较好，用于大腹水肿、面目水肿、小便不利、闭塞不通等。但蝼蛄味咸性寒，尚有通淋作用，故能用治小便不利、石淋等。而蟋蟀味辛、咸，性温，有小毒，其性通利，为通窍利水之佳品，功专利水消肿，主要用于癃闭、水肿、腹水、小儿遗尿等。内服，研末，每次 1～2g。

【单方验方】

(1) 治疗肝硬化腹水　蝼蛄（焙）20g，大青蛙 1 只，砂仁 6g，木香 6g，大腹皮、党参各 15g，黄芪 20～30g，鳖甲（煅）、茵陈、马鞭草各 20g。先将砂仁、木香纳入青蛙腹内，用泥封固，火煅至泥枯为度，取青蛙及内药，加蝼蛄、鳖甲共研细末，用上方煎水冲服。[王贯中．现代中医药，2004（3）：52]

(2) 治疗尿潴留　龟甲、知母、黄柏各 10g，鹿角胶 10g，熟地黄 10g，白参 6g，当归 10g，牛膝 12g，菟丝子 12g，杜仲 12g，茯苓 12g，黄芪 18g。每日 1 剂，煎服，另用蝼蛄 7 只（去头、翼、爪）焙干加琥珀 3g 研粉冲服。[孙海鸣，等．中西医结合实用临床急救，1996，3（1）：32]

(3) 治疗产后尿潴留　黄芪、益母草各 30g，当归 20g，蝼蛄 12 只（用酒醉死，去足、翅焙干，研末，白米酒或黄酒兑服），大黄、车前子、桂枝、怀牛膝、炙甘草各 10g。水煎服，一般一剂见效。[卢财生，等．新中医，1996，28（2）：63]

【用量用法】　水煎服，5～10g；研末服，每次 3～5g。外用适量。

【使用注意】　气虚体弱者及孕妇均忌服。

第二节　利水通淋药

车前子

【基源】　为车前科植物车前或平车前的干燥成熟种子。

【性味归经】　甘，微寒。归肝、肾、肺、小肠经。

【功效主治】　利尿通淋，渗湿止泻，明目，祛痰。用于水肿胀满，热淋涩痛；暑湿泄泻；目赤肿痛，目暗昏花，翳障；痰热咳嗽。

【配伍应用】

（1）用于利尿通淋

车前子配车前草、木通　清热利湿，通淋排石。用于小便短少或淋沥涩痛或癃闭，或尿血及水肿者；暑热泻痢，石淋（《施今墨对药》）。

车前子配六一散　清热解暑，通淋止痛。用于淋浊，石淋；夏日中暑，发热汗出，烦躁口渴，小便黄少不利；呕吐、腹泻等症（《施今墨对药》）。

车前子配白茅根　利水通淋，凉血止血。用于水湿内停所致的小便不利、下肢水肿；湿热内停或水热互结所致的尿少、尿痛及尿血等证。

车前子配血余炭　化瘀止血，利尿通淋。用于湿热下注，迫血妄行之血淋、尿血等。

车前子配海金沙　清利湿热通淋。用于湿热蕴结膀胱所致的小便淋涩疼痛或湿热所引起的结石。

车前子配木通　清热渗湿，利水通淋。用于水肿淋证，小便短少或淋沥涩痛。

（2）用于清肝明目

车前子配菊花、龙胆　清肝明目。用于肝热目赤肿痛，如车前散（《证治准绳》）。

车前子配熟地黄　补益肝肾明目。用于肝肾不足，两目昏花，或目暗不明，如驻景丸（《太平圣惠方》）。

（3）用于化痰止咳

车前子配枇杷叶　清肺化痰止咳。用于肺热咳嗽痰多。

【鉴别应用】

（1）车前子、车前草　来源于同一植物不同药用部分，具有渗湿利水、清热通淋之功，常用于治疗热性水肿、小便不利、淋痛、尿闭等。但车前子尚能清肝热，疗目疾，清肺化痰，疗痰热咳嗽。而车前草长于清热解毒、凉血止血，故也常用于治疗热痢及血热衄血、尿血、热毒疮疡痈肿等症。入煎剂，10～30g。

（2）车前子、滑石　皆为甘寒滑利之品，有利水通淋之功，可用于淋证、尿闭。但车前子长于利水，为利水通淋要药，且能清肝明目，可用于目赤涩痛或昏暗。而滑石长于清热解暑，常用于湿温、暑病发热。外用能清热收湿，治疗痱疮、湿疹。

【单方验方】

（1）治疗慢性前列腺炎　败酱草 30g，泽兰 15g，石韦 12g，车前子 10g，灯心草 6g，橘核 15g，丹参 15g，延胡索 15g，淫羊藿 15g。水煎 2 次，取汁 1000ml，分早晚 2 次空腹温服，每日 1 剂，30 天 1 个疗程，忌烟酒、海鲜等辛辣刺激性食物。[王振洲 . 四川中医，2008，26（6）：65]

（2）治疗小儿秋季腹泻　炒车前子（包煎）4g，生车前子（包煎）4g，炒白术 3g，炒白芍 3g，陈皮 2g，防风 1g，炒山楂 4g。每日 1 剂，水煎，早晚 2 次分服。以上为小儿 1 岁剂量，其他年龄可酌情增减。3 天为 1 个疗程。[张朝霞 . 现代中西医结合杂志，2008，17（4）：500]

（3）治疗糖尿病神经源性膀胱　麦冬、茯苓、车前子各 15g，沙参 20g，黄芩、桔梗、柴胡、栀子、冬葵子各 10g，通草 6g，猪苓、桑白皮各 12g。每日 1 剂，水煎，分 2 次服，10 天为 1 个疗程。[夏世澄 . 新中医，2005，37（6）：41]

（4）矫正胎儿臀位　采用口服车前子加膝胸卧位法，用车前子 9g 烘干焙末开水冲饮，睡前 1 次口服，2～7 天为 1 个疗程，如 1 个疗程矫正未成功，可加用 1 个疗程，但不应超过 3 个疗程。[王忠叶，等 . 山东医药，2004，44（35）：71]

【用量用法】　水煎服，10～15g，宜布包入煎。

【使用注意】　内无湿热及肾虚滑精者慎服。

滑　石

【基源】　为硅酸盐类矿物滑石族滑石，主含含水硅酸镁[$Mg_3 \cdot (Si_4O_{10}) \cdot (OH)_2$]。

【性味归经】　甘、淡，寒。归膀胱、肺、胃经。

【功效主治】　利尿通淋，清热解暑，收湿敛疮。用于热淋，石淋，尿热涩痛；暑湿烦渴，湿温初起；外治湿疹，湿疮，痱子。

【配伍应用】

（1）用于利水通淋

滑石配木通、车前子　利水通淋。用于湿热下注之小便不利、热淋及尿闭等，如八正散（《太平惠民和剂局方》）。

滑石配海金沙　利水通淋止痛。用于诸淋涩痛，如海金沙散（《证治准绳》）。

滑石配海浮石　清热渗湿，软坚化石，通淋止痛。用于尿少，淋沥不尽或癃闭；淋证如石淋、砂淋，症见小便淋沥不尽、尿道疼痛等（《施今墨对药》）。

滑石配椿根皮　清热利湿固涩。用于妇女带脉为病，任脉不固，复因湿热浸淫，蕴酿而见带下赤白，绵绵不断。

滑石配冬葵子　清热利水通淋。用于湿热蕴结膀胱之小便不利、淋沥涩痛等。

（2）用于清解暑热

滑石配生甘草　清暑利湿。用于暑湿证，症见身热，烦渴，小便不利，或泄泻，如六一散（《伤寒直格》）。

滑石配山药　清暑利湿，补益气阴。用于气阴两虚，感受暑湿而见低热自汗、烦渴饮不多、小便不利、泻痢不止等（《医学衷中参西录》）。

滑石配通草　清暑利湿。用于湿热蕴结所致的头痛身重、胸闷、小便滞涩不爽等。

（3）用于收湿敛疮

滑石配枯矾、黄柏　清热祛湿敛疮。外用调敷，用于湿疮，湿疹。

【单方验方】

（1）治疗婴幼儿病毒性肠炎　在对症支持治疗的同时，合用六一散治疗婴幼儿病毒性肠炎，予以六一散21g，配水500ml煎服，采用少量多次口服，总量不限，连用3～5天。［王华伟，等.浙江中西医结合杂志，2006，16（10）：639］

（2）治疗烧烫伤　用滑石粉、石膏粉配制成麻油双石膏，外敷于烧烫伤处，纱布包扎，每日1次。Ⅰ度烫伤3日治愈，浅Ⅰ度烫伤7日治愈，深Ⅰ度烫伤平均12日治愈，Ⅲ度烫伤平均35日治愈。［赵伍，等.现代中医药，2008，28（1）：22］

（3）治疗痛风急性期　用滑石40g（布包）加水500ml浸泡30min后煮沸10min，频服似饮茶，外用金黄散、住痛散（生川乌、生草乌、羌活、独活、木香各6g，细辛、干姜各12g，当归6g，雪上一枝蒿15g），两方各15～30g调敷包扎患处。同时叮嘱抬高患肢、休息、清淡饮食、多饮水、戒烟酒、忌食高嘌呤食物。1周为1个疗程，连用3个疗程。［刘淑敏.四

川中医，2001，19（6）：36]

（4）治疗产后尿潴留　给予新斯的明 0.5mg 肌内注射，同时给予木通、滑石（包煎）、冬葵子、槟榔各 9g，枳壳 12g，生甘草 6g。每日 1 剂，水煎服。[李华玉，等．陕西中医，2001，22（6）：342]

【用量用法】　10～20g，布包入煎。外用适量。

【使用注意】　脾虚、热病伤津及孕妇忌服。

木　通

【基源】　为木通科植物木通、三叶木通或白木通的干燥藤茎。别名八月瓜藤。

【性味归经】　苦，寒。归心、小肠、膀胱经。

【功效主治】　清心除烦，利尿通淋，通经下乳。用于口舌生疮，心烦尿赤；热淋涩痛，水肿；经闭乳少。

【配伍应用】

（1）用于清心火，利尿通淋

木通配车前子、滑石　利尿通淋。用于膀胱湿热，小便短赤，淋沥涩痛。

木通配生地黄、甘草　清心养阴，利水通淋。用于心经热盛，症见心胸烦热，口渴面赤，口舌生疮；心移热于小肠，症见小便短涩刺痛，甚至尿血，如导赤散（《小儿药证直诀》）。

木通配灯心草　利水泄热，兼清降心火。用于心经有热，下移小肠，或热结膀胱，或湿热下注，但见淋沥涩痛者。

木通配地肤子　清利湿热。用于膀胱湿热，小便不利，淋沥涩痛，如地肤子汤（《严氏济生方》）。

木通配通草　清热利湿通淋。用于热淋涩痛，小便不利，如通草汤（《沈氏尊生书》）。

（2）用于通经下乳

木通配丹参、红花　活血通经。用于血瘀经闭。

木通配王不留行　通经下乳。用于乳汁短少或不通。

【鉴别应用】

（1）木通、关木通、川木通　三者性味苦寒，皆有利水通淋、泄热、通经下乳功效。木通为木通科植物木通、三叶木通、白木通的干燥藤茎；

关木通为马兜铃科植物东北马兜铃的干燥藤茎；川木通为毛茛科植物小木通或绣球藤的干燥藤茎。关木通有毒，所含马兜铃酸对肾脏有损害，《中国药典》2005年版以后已不再收载。川木通毒副作用小。故现在木通入药多用木通科的木通，部分地区以毛茛科的川木通入药。川木通与木通功效同，所用剂量也同。

（2）木通、防己　　均为苦寒之品，善走下行，清热利水作用较强，故湿热蕴结之水肿、小便不利及风湿痹痛均可应用。但防己既善于利水，又善于驱风，故水肿胀满、痰饮喘息及风湿痹痛用之更好；木通善清心与小肠之火，又能通利血脉，故心与小肠火盛之口舌生疮、尿涩尿痛及血滞经闭等较为常用。

（3）木通、八月札　　二者植物来源相同，同为木通科植物，前者藤茎入药，后者是成熟果实入药。两者均味苦、性寒。但木通功能主要是清心火，利尿通淋，通经下乳。八月札功能疏肝理气，活血止痛，散瘀利尿，主要用于肝胃气痛、胁痛、痛经经闭、痰核痞块、小便不利等。也常用于各种消化道癌性疼痛、腹胀等。

（4）木通、瞿麦　　二者均苦寒，能利水通淋，活血通经，可用于淋证、经闭等。但木通善清心与小肠之火，用治心火上炎，口舌生疮及心火下移小肠所致的心烦、尿赤等；还可用于水肿脚气；又有通利气血之功，适用于湿热痹痛、乳汁不下等。瞿麦为治淋专药，利尿通淋止痛作用较好，各种淋证均能用之，尤宜于热淋、血淋。

【单方验方】

（1）治疗尿潴留　黄芩、黄柏、桑白皮、杏仁、木通、滑石各15g，栀子、桔梗、车前子、萹蓄、瞿麦、甘草梢各10g，茯苓12g。水煎，每日1剂，分2次服。[王冬毅.实用中医药杂志，2005，21（11）：696]

（2）治疗复发性口腔溃疡　生地黄30g，木通15g，甘草10g。每日1剂，水煎，早晚分2次服，4剂为1个疗程，可连服2个疗程。[任冬梅，等.黑龙江中医药，2006（5）：29-30]

（3）治疗小儿多动症　生地黄15g，淡竹叶10g，川木通10g，黄连6g，牡丹皮10g，栀子6g，僵蚕12g，蝉蜕6g，姜黄10g，大黄（后下）10g，槟榔15g，炒枳实10g。每日1剂，服12剂。[徐正莉，等.四川中医，2006，24（3）：7]

【用量用法】　水煎服，3～6g。

【使用注意】　内无湿热者、儿童与老年体弱者慎用。孕妇忌用。

通 草

【基源】　为五加科植物通脱木的干燥茎髓。别名通脱木，白通草。

【性味归经】　甘、淡，微寒。归肺、胃经。

【功效主治】　利尿通淋，通气下乳。用于热淋，小便不利，水肿尿少；产后乳汁不下。

【配伍应用】

通草配滑石、白茅根　淡渗清降，滑利通导。用于湿热之小便不利，淋沥涩痛。

通草配猪蹄　补益下乳。用于产后气血不足，乳汁不下。如通乳汤（《医宗金鉴》）。

【鉴别应用】

通草、木通　均能利水通淋、通乳，常用于湿热淋痛、妇女产后乳少。但木通苦寒，清心火作用较强，并能通血脉，治痹痛。通草甘淡微寒，利尿作用较木通缓和。木通在古代本草文献中常称为通草，如《神农本草经》。大约公元8世纪以后有文献记载称为木通，如《食性本草》，明代以后则普遍采用木通名。今之通草，古代文献中称为"通脱木"。

【单方验方】

治疗产后缺乳　北黄芪30g，党参15g，当归10g，王不留行（炒）20g，通草12g，猪蹄1~2只，黄豆50g，花生50g。黄豆、花生、猪蹄加水适量，文火炖至猪蹄烂熟，再将余药放入另一药锅内按照中药煎煮法煎煮两次合并两次煎液，加入熬好的花生黄豆猪蹄汤内，煮沸即可。分早、晚两次服用，每日1剂，7日为1个疗程。[苏伟琴，等.中国医药导刊，2008，10（3）：420]

【使用注意】　孕妇慎用。

瞿 麦

【基源】　为石竹科植物瞿麦或石竹的干燥地上部分。别名山瞿麦。

【性味归经】　苦，寒。归心、小肠经。

【功效主治】　利尿通淋，破血通经。用于热淋，血淋，石淋，小便不利，淋沥涩痛；闭经，月经不调。

【配伍应用】

（1）用于利尿通淋

瞿麦配萹蓄、木通　清热利湿通淋。用于湿热下注膀胱，小便淋沥涩痛，如八正散（《太平惠民和剂局方》）。

瞿麦配海金沙、金钱草　清热利湿排石。用于石淋。

瞿麦配栀子、甘草　清热利尿通淋。用于小便淋沥有血，如立效散（《太平惠民和剂局方》）。

瞿麦配琥珀、大蓟、小蓟　利尿通淋，凉血止血。用于血淋证，症见小便淋沥涩痛、尿血等。

（2）用于活血通经

瞿麦配丹参、红花　活血逐瘀通经。用于血瘀经闭，痛经。

【鉴别应用】

瞿麦、萹蓄　皆为清热利水通淋药，用治热淋、石淋，尿涩热痛，常配伍同用。但萹蓄长于清利下焦湿热，故也可用于湿热泻痢、湿疹、湿疮、阴痒等证；且能"杀三虫"，用治蛔虫、蛲虫、钩虫病。瞿麦则能破血通经，故可用于妇女经闭或月经不调。

【单方验方】

（1）治疗糖尿病肾衰阳虚型水肿　在基础治疗上加服瓜蒌瞿麦散（方药组成：瓜蒌根15g，瞿麦15g，茯苓15g，怀山药20g，五爪龙30g，炮附片5g）。每日1剂，水煎，分早晚2次服，4周为1个疗程，治疗2个疗程。[罗试计，等．河南中医，2006，26（4）：44]

（2）治疗泌尿系结石　在体外碎石治疗基础上加服中药宣肺排石汤（处方：乌药、枳壳、瞿麦、海金沙、牛膝、车前子各15g，川芎、白芷各10g，干姜5g，桂枝6g，麻黄3g，金钱草30g）。每日1剂，水煎2次，每次取汁500ml，混匀后分早、晚2次温服，10天为1个疗程，连续3个疗程。[何淑娴，等．新中医，2006，38（12）：58]

（3）治疗足癣　瞿麦12g，萹蓄12g，苍术9g，苦参12g，车前子9g，乌梅12g，白鲜皮12g，蛇床子12g，地肤子12g，土茯苓15g，川牛膝9g，黄芪15g，生甘草3g。水煎服，每日2次，渣再煎外洗。[王东庆．安徽中医杂志，2001，13（3）：211]

【用量用法】　水煎服，10～15g。

【使用注意】　孕妇忌服。

萹 蓄

【基源】　为蓼科植物萹蓄的干燥地上部分。

【性味归经】　苦，微寒。归膀胱经。

【功效主治】　利尿通淋，杀虫，止痒。用于热淋，石淋，小便短赤，淋沥涩痛；虫证，皮肤湿疹，阴痒带下。

【配伍应用】

（1）用于利尿通淋

萹蓄配车前子、木通、滑石　清热利水通淋。用于小便短赤，淋沥涩痛。如八正散（《太平惠民和剂局方》）。

萹蓄配白茅根　清热利尿凉血。用于血淋。

（2）用于杀虫止痒

萹蓄配米醋　杀虫。用于蛔虫，蛲虫。

萹蓄配地肤子、蛇床子　利湿止痒。用于湿疹、湿疮、阴痒，可煎水外洗。

【单方验方】

（1）治疗急性尿路感染血尿　车前草 10g，木通 10g，萹蓄 10g，大黄 5g，栀子 10g，滑石 7g，灯心草 5g，瞿麦 10g，甘草梢 10g，墨珠草 10g，墨旱莲 10g，石橄榄 10g，石韦 10g，凤尾草 10g，藕节 10g。每日 1 剂，水煎，分 3 次口服。10～14 天为 1 个疗程，一般治疗 1～2 个疗程。[段冬寿，等．中国中医急症，2003，12（6）：568]

（2）治疗慢性盆腔炎　瞿麦、萹蓄、连翘、蒲公英各 12g，红花、木通各 6g，桃仁 3g，延胡索、车前子、滑石、泽兰、益母草各 10g，红花 6g。1 个月为 1 个疗程，治疗 3 个疗程。[亢丽，等．陕西中医，2008，29（7）：795]

【用量用法】　水煎服，10～15g。外用适量，煎洗患处。

【使用注意】　多服泄精气。脾虚者慎用。

地肤子

【基源】　为藜科植物地肤的干燥成熟果实。别名地葵，落帚子。

【性味归经】 辛、苦，寒。归肾、膀胱经。

【功效主治】 利尿通淋，清热利湿，祛风止痒。用于淋证，小便涩痛，阴痒带下；风疹，湿疹，皮肤瘙痒。

【配伍应用】

（1）用于利尿通淋

地肤子配木通、冬葵子、瞿麦　利尿通淋，清热利湿。用于膀胱湿热，小便不利，淋沥涩痛（《严氏济生方》）。

（2）清热利湿，祛风止痒

地肤子配苦参、龙胆、白矾　清热燥湿止痒。煎水外用，治下焦湿热，外阴湿痒。

地肤子配蛇床子、白鲜皮　祛风燥湿，杀虫止痒。煎水外用，治皮肤风疹、湿疮、周身瘙痒等，无论寒热皆可使用。

【鉴别应用】

地肤子、苦参　皆能清湿热，祛风止痒，利尿。用于风湿侵袭肌肤、皮肤瘙痒、妇女阴痒、带下之症，及湿热蕴结之小便不利、淋沥涩痛之症。可配伍使用。但苦参苦寒，清热燥湿力强，故可外治热毒疮肿，内治泻痢、黄疸等。地肤子祛风利湿止痒较好，故偏治因风湿热邪所致的皮肤瘙痒及妇女阴痒、小便淋痛等。此外，地肤子尚能利水通淋，用于热淋涩痛等。

【单方验方】

（1）治疗痤疮　黄连 15g，黄柏 15g，黄芩 20g，地肤子 15g，苦参 15g，陈皮 15g，丹参 20g，冰片 10g，甲硝唑 2g，螺内酯 1g，维生素 B_6 2g。将中药饮片破碎后放入大磨口瓶中，加入 $40\%\sim60\%$ 乙醇溶液浸泡 7 天后过滤，再将冰片及其他西药研粉后加入滤液，溶化后即可应用。温水洗净面部拭干后，用棉签蘸取药液涂患处，不拘次数。[李玉仙，等．中医外治杂志，2003，12（4）：51]

（2）治疗扁平疣　用复方地肤子搽剂 100ml，用棉棒蘸少许药液涂疣体，稍用力，每日 3 次，连用 20 天。[田健，等．中国现代药物应用，2008，2（11）：9]

【用量用法】 水煎服，10～15g。外用适量，煎汤熏洗。

海金沙

【基源】 为海金沙科植物海金沙的干燥成熟孢子。

【**性味归经**】　甘、咸，寒。归膀胱、小肠经。

【**功效主治**】　利尿通淋，止痛。用于各种淋证，尿道涩痛，小便不利，水肿。

【**配伍应用**】

海金沙配甘草梢　清热泻火，通淋止痛。用于湿热蕴结下焦所致的各种淋证。

海金沙配金钱草　清热利尿，通淋排石。用于尿路结石，胆管结石（《施今墨对药》）。

海金沙配海浮石　化坚散瘀，利尿止痛。用于湿热为患，小便淋沥不畅、灼热疼痛；砂淋，石淋诸证；膏淋，热淋诸证（《施今墨对药》）。

海金沙配石韦　清热利尿通淋，凉血止血。用于石淋、血淋、热淋。

【**鉴别应用**】

（1）海金沙、金钱草　皆能利水通淋，为治结石病要药，无论是尿路结石或肝胆结石均适用。此外，金钱草兼能解毒消肿，治热毒疮肿；海金沙兼能利水消肿，治水肿。

（2）海金沙、海金沙藤　海金沙为植物海金沙的成熟孢子，海金沙藤为植物海金沙的全草，也可入药。二者性味功效相似，但海金沙藤更长于清热解毒，多用于治热淋、石淋等。其次也可用于痈肿疮疡、痄腮和黄疸。水煎服，15～30g。外用适量，煎汤外洗或捣敷。

【**单方验方**】

（1）治疗泌尿系结石　金钱草30g，杜仲10g，海金沙20g，补骨脂10g，白茅根30g，川牛膝15g，白芍30g，郁金10g，鸡内金10g，续断10g，甘草10g，柴胡8g，石韦10g，通草8g，冬葵子10g，莪术10g。每日1剂，水煎取汁400ml，分2次温服。2周为1个疗程，服2个疗程。［龚明伟．中国中医急症，2008，17（4）：546］

（2）治疗带状疱疹　海金沙用麻油调成糊状，敷于患处约0.3cm厚并包扎，每日1次，同时口服病毒灵片0.4g，每日3次。5日内痛止，10天内结痂、脱痂、症状消失。［楼英．浙江临床医学，2002，4（4）：265］

（3）治疗胃脘痛　取海金沙若干装入空心胶囊，每次吞服3～5g（6～10粒），每日2～3次，或不装入胶囊用开水直接吞服，用量相同。［兰小华，等．浙江中医杂志，2001（8）：343］

（4）治疗婴幼儿腹泻　鲜海金沙全草50g，洗净切碎，加米泔水浸渍捣烂，加温过滤取汁，加适量蜂蜜即可服用。1周岁以上幼儿每次50ml，每天2次，温服，1周岁以下酌减。一般服药1天，最多不超过2天。脱水

严重者配合补液治疗。[陈建龙，等．新中医，2002，34（9）：77]

【用量用法】 6～15g，入煎剂，宜包煎。

【使用注意】 肾阴亏虚者慎服。

石韦

【基源】 为水龙骨科植物庐山石韦、石韦或有柄石韦的干燥叶。别名石兰，石剑。

【性味归经】 甘、苦，微寒。归肺、膀胱经。

【功效主治】 利尿通淋，清肺止咳，凉血止血。用于热淋、血淋、石淋，小便淋沥涩痛；肺热咳喘；血热妄行之吐血、衄血、尿血、崩漏。

【配伍应用】

（1）用于利水通淋

石韦配生蒲黄 利水通淋，散瘀止血。用于小便涩痛、血淋。如石韦散（《备急千金要方》）。

石韦配滑石 清热利水通淋。用于热淋、石淋，如石韦散（《古今录验》）。

（2）用于清热止咳

石韦配槟榔 清肺止咳。用于肺热咳嗽。如石韦散（《圣济总录》）。

石韦配鱼腥草、黄芩 清肺止咳。用于肺热咳喘气急。

（3）用于凉血止血

石韦配侧柏叶、栀子 凉血止血。用于血热妄行之吐血、衄血、尿血、崩漏。

【鉴别应用】

石韦、金钱草 皆能利水通淋，治疗湿热淋痛，常配伍同用。金钱草兼能解毒消肿，治热毒疮肿；石韦兼能清肺止咳、凉血止血，治肺热咳喘及血热出血等。

【单方验方】

（1）治疗慢性肾盂肾炎 冬葵子9～15g，瞿麦、石韦、滑石、车前子各9～12g，白花蛇舌草25～30g，萆薢、猪苓各12～15g，刘寄奴、牛膝各12～18g，生甘草6g。每日1剂，短者7～10天，长者1～2个月。[庄道征，等．四川中医，1999，17（5）：33]

（2）治疗扁平疣　取新鲜石韦 500g 切碎放入 75％酒精 1000ml 内浸泡 1 周，用棉棒蘸药水后反复在疣体上进行螺旋式涂搽 15～20s，每日 3 次，连续治疗 10 日为 1 个疗程。[沈庆毅 . 现代中西医结合杂志，2003，12（10）：8701]

（3）治疗慢性气管炎　用鲜石韦全草 50g，水煎服。[上海《老年慢性气管炎防治研究资料》]

（4）治疗白细胞减少症　石韦 30g，大枣 10g。随证加减。水煎服，每日 1 剂。6～12 剂为 1 个疗程。[李文海，等 . 湖南中医杂志，1992，8（1）：7]

【用量用法】　水煎服，6～12g。大剂量可用到 30～60g。
【使用注意】　阴虚无湿热者慎用。

冬葵子

【基源】　为锦葵科植物野葵的干燥成熟种子。
【性味归经】　甘、涩，凉。归大肠、小肠、膀胱经。
【功效主治】　利尿通淋，润肠通便，下乳。用于淋证，水肿，小便不利；乳汁不通、乳房胀痛；肠燥便秘。
【配伍应用】
（1）用于利尿通淋
冬葵子配海金沙、鸡内金　通尿通淋。用于石淋。
冬葵子配冬瓜子　利湿排脓，消肿止痛。用于水肿、小便不利、大便不通等；肺痈，肠痈（《施今墨对药》）。
冬葵子配猪苓、泽泻　利水消肿。用于水肿胀满，小便不利。
（2）用于下乳
冬葵子配王不留行　通经下乳。用于产后乳汁不通，乳房胀痛。
（3）用于润肠通便
冬葵子配郁李仁、杏仁　润肠通便。用于肠燥便秘。
【单方验方】
（1）治疗前列腺增生性急性尿潴留　荆芥 20g，大黄 15g，瞿麦、石韦、冬葵子、茯苓各 12g，青皮、陈皮各 6g，泽泻、丹参、车前子各 15g。每日 1 剂，水煎 2 次分服，服 3～7 天。[陈忠伟 . 河北中医，2007，29

(5)：443]

（2）治疗尿路感染　萹蓄 30g，石韦、怀牛膝、蒲公英、党参各 15g，瞿麦、冬葵子、生地黄各 12g，六一散（包煎）10g。每日 1 剂，水煎 2 次分服，7 日为 1 个疗程，治疗 2 个疗程。[徐大龙，等 . 陕西中医，2007，28（7）：827]

（3）治疗体外碎石后输尿管结石　橘茴排石冲剂（橘核 20g，小茴香 10g，瞿麦 20g，车前子 15g，冬葵子 15g，石韦 15g，滑石 10g，泽泻 20g，三棱 10g，王不留行 15g，枳壳 15g，川牛膝 15g）1～2 包，服药后多饮水，20min 后运动 30min，每日 2 次，1 周为 1 个疗程。1 周后复查，若结石减小或位置下移，则重复治疗。[张丽 . 实用中医药杂志，2007，23（10）：651]

（4）治疗乳汁不足　黄芪 50g，王不留行 50g，瓜蒌 30g，当归 30g，麦冬 20g，川续断 20g，茯苓 20g，路路通 15g，冬葵子 15g，合欢皮 15g，陈皮 20g，甘草 10g。每日 1 剂，慢火煎煮两遍，浓缩 400ml，早晚分服，3 天为 1 个疗程。[张秋晔，等 . 黑龙江医药科学，2006，29（5）：78]

【用量用法】　水煎服，6～15g；或入散剂。

【使用注意】　脾虚便溏者与孕妇慎用。

灯心草

【基源】　为灯心草科植物灯心草的干燥茎髓。

【性味归经】　甘、淡，微寒。归心、肺、小肠经。

【功效主治】　利尿通淋，清心降火。用于淋证，小便淋沥涩痛；心烦失眠，口舌生疮。

【配伍应用】

灯心草配六一散（滑石、甘草）　清热泻火，祛暑除烦，利湿通淋。用于夏季感受暑湿，症见身热面赤、口干渴、心烦不安、小便短少等；湿热蕴结下焦之小便淋沥涩痛，及石淋、血淋（《施今墨对药》）。

灯心草配朱砂　清心安神。用于心烦失眠。使用方法：先将朱砂水飞研磨极细，后将适量朱砂拌入灯心草中，称朱衣灯心草，再入煎剂。

灯心草配蝉蜕、淡竹叶　清心除烦。用于小儿夜啼，惊痫。

【鉴别应用】

灯心草、通草　皆能利水通淋，常用于湿热淋痛，因作用缓和，都不作主药应用，可配伍木通、车前子等药同用。通草能通乳，如配猪蹄或配黄芪，治疗妇女产后缺乳；灯心草能清心火，常配朱砂，清心安神，治疗心烦失眠。

【单方验方】

（1）治疗呃逆　用一张白纸将一撮灯心草（1～2g）卷成"雪茄烟"样柱状物，点燃一端后凑近患者鼻孔（切勿太近以免灼伤皮肤），嘱患者尽量吸入灯心草燃烧产生的烟雾，然后屏气片刻，呼气后再次吸入。屏气及呼气时可移开"烟卷"，吸气时再凑近。重复进行至"烟卷"燃尽。[张舒雁．浙江中医杂志，2001（10）：453]

（2）治疗带状疱疹　用中药灯心草，将其一端约1cm长浸入麻油、花生油或豆油中，若蘸油太多可用棉纸吸去浮油，以免油滴下烫伤皮肤，然后掐住灯心草上端，蘸油的一端点燃，迅速灼"蛇头"（疱疹最高处上方）"蛇尾"（疱疹最低处下方），一触及皮肤便立即离开，以发现"啪"的一声响为是，火随之即灭，灸处可有小块灼伤，可自愈，每日治疗1次，10次为1个疗程。[郑於敏，等．现代中西医结合杂志，1999，8（4）：608]

【用量用法】　水煎服，1～3g。外用治喉痹，将本品煅存性研末，吹喉即可，日2次。

萆　薢

【基源】　为薯蓣科植物绵萆薢、福州薯蓣和粉背薯蓣的干燥根茎。前二者称绵萆薢，后者称粉萆薢。

【性味归经】　苦，平。归肾、胃经。

【功效主治】　利湿去浊，祛风除痹。用于膏淋，白浊，白带过多；风湿痹痛，关节不利，腰膝疼痛。

【配伍应用】

（1）用于利湿去浊

萆薢配益智、石菖蒲　温暖下元，利湿化浊。用于虚寒白浊，症见小便频数，白如米泔，凝如膏糊，舌淡苔白，脉沉，如萆薢分清饮（《杨氏家藏方》）。

萆薢配芡实　健脾固肾，分清泌浊。用于肾病所致的蛋白尿。

萆薢配石菖蒲　利尿化浊。用于湿浊不化之尿浊、尿频。

（2）用于祛风除痹

萆薢配附子　祛风散寒，除湿通络。用于寒湿痹痛、腰膝酸痛、关节屈伸不利等。如萆薢散（《元和纪用经》）。

萆薢配怀牛膝　补肝肾，强筋骨，止痹痛。用于着痹之肢体重痛、腰膝酸软。

萆薢配黄柏、防己　清热利湿，止痹痛。用于热痹关节红热肿痛。

【鉴别应用】

萆薢、菝葜　菝葜别名金刚根，为百合科植物菝葜的干燥根茎，由于植物形态与萆薢有某些相似之处，部分地区常将二者混淆。菝葜味甘、微苦、涩，性平。归肝、肾经。功能胜湿除痹，解毒消肿。主要用于痹痛湿甚、筋脉拘挛、肢体麻木、泄泻痢疾、痈肿、疮疖、湿疹、牛皮癣等。还用于多种癌肿。水煎服，10～15g，大剂量可用到30～90g。亦可浸酒服。外用：煎水熏洗。

【单方验方】

（1）治疗慢性前列腺炎　用萆薢分清丸（由萆薢、乌药、石菖蒲、益智、茯苓、甘草等组成），每次6g（1瓶），每日3次，温开水送服。1个月为1个疗程。[周智恒，等．中成药，2007，29（7）：25]

（2）治疗下肢丹毒　萆薢20g，薏苡仁15g，黄柏10g，赤茯苓12g，牡丹皮12g，泽泻10g，滑石10g，牛膝10g。水煎服，每日1剂。全身症状严重，高热、烦躁者可加青霉素肌内注射或静脉滴注。同时配合刺络拔罐，每日1次，每次选1～2处，5日为1个疗程。[孙欣．白求恩军医学院学报，2007，5（4）：237]

（3）治疗结节性红斑　黄柏12g，萆薢15g，茯苓30g，生薏苡仁30g，牡丹皮20g，泽泻10g，滑石30g，延胡索15g，银花藤30g，茜草15g，川牛膝10g。加水浸泡药物30～60min，煎2次，药液混合分2次服，饭前服，若胃肠功能较差者可饭后服。10天为1个疗程。[常贵祥．光明中医，2007，22（3）：48]

（4）治疗急性湿疹　萆薢10g，薏苡仁30g，黄柏10g，茯苓10g，牡丹皮10g，泽泻10g，通草3g，苦参6g，车前子（包）10g，徐长卿10g，白鲜皮10g，生甘草6g。每日1剂，水煎2次共取汁约500ml，分早、晚2次温服。至皮损完全消失停服，皮损未消者最长不超过3周。局部处理：糜烂渗出时以黄柏30g，苦参20g，苍术20g，白鲜皮30g，野菊花30g，蒲公英30g，加水煎至约1000ml去渣，浸洗湿敷患处，每日2次，每次

20min，皮损渗出停止。 ［吴宏斌．中国中医药现代远程教育，2007，5（9）：21］

【用量用法】 水煎服，10～15g。

【使用注意】 肾阴亏虚，遗精滑泄者慎用。

第三节 利湿退黄药

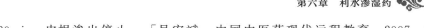

茵 陈

【基源】 为菊科植物滨蒿或茵陈蒿的干燥地上部分。别名茵陈蒿，绵茵陈。

【性味归经】 苦、辛，微寒。归脾、胃、肝、胆经。

【功效主治】 清利湿热，利胆退黄。用于湿热黄疸，湿疮瘙痒。

【配伍应用】

茵陈配栀子、大黄 清热利湿退黄。用于湿热黄疸，症见一身面目俱黄，黄色鲜明，腹微满，口中渴，小便短赤，舌黄苔腻，脉沉数。如茵陈蒿汤（《伤寒论》）。

茵陈配附子 温阳祛寒，利湿退黄。用于阴黄证，症见黄色晦暗，手足不温，身体沉重，神倦食少，脉沉紧或沉细无力。如茵陈四逆汤（《张氏医通》）。

茵陈配金钱草 清热利湿，清利肝胆。用于肝胆湿热证。

茵陈配虎杖 清热利湿退黄。用于湿热黄疸，淋浊带下。

茵陈配垂盆草 利湿退黄，解毒。用于湿热黄疸，急慢性肝炎谷丙转氨酶高。

【鉴别应用】

茵陈、金钱草 皆能清热利湿退黄，为治疗脾胃肝胆湿热黄疸之要药。但茵陈功专利湿退黄，无论湿热阳黄，或寒湿阴黄，通过不同配伍均可应用；且兼有清热利湿止痒功效，可治湿疹、湿疮。金钱草则长于利尿通淋、排石，为治肝胆结石、尿路结石的要药；兼能解毒消肿，可用于热毒疮肿、毒蛇咬伤等。

【单方验方】

(1) 治疗病毒性肝炎重度黄疸　在基础治疗上加用加味茵陈蒿汤（处方：茵陈 30～50g，栀子、泽泻、茯苓、赤芍各 15g，苍术、半夏、牡丹皮、大黄、郁金各 10g）。每日 1 剂，水煎，早晚 2 次分服。疗程为 1 个月。[王志炜，等. 浙江中医杂志，2008，43（8）：453]

(2) 治疗胆石症　茵陈 20g，栀子 15g，大黄 10g，金钱草 30g，海金沙 15g，陈皮 30g，川楝子 10g，白芍 15g，枳壳 10g，甘草 6g。煎煮 2 次，取汁 300ml，加入猪胆汁 5ml 混合均匀，分 2 次饭前服，每日 1 剂，1 个月为 1 个疗程。[许靖. 右江民族医学院学报，2005（4）：575]

(3) 治疗肝癌介入性治疗后急性综合征　肝癌在介入性化学性治疗后当天给予口服加味茵陈蒿汤（茵陈 30g，栀子、大黄各 10g，黄芩、柴胡各 12g，虎杖 30g，枳实 15g，厚朴 12g，蒲公英 30g，丹参 20g，郁金 12g，白芍 15g，党参 30g）。每日 1 剂，水煎服，连用 4 天。[邬晓东，等. 浙江中西医结合杂志，2001，11（9）：559]

(4) 治疗急性胆管炎内毒素血症　急性胆管炎行内镜乳头括约肌切开术（EST）后第一天始服茵陈蒿承气汤，处方：茵陈 30g，栀子 15g，厚朴 15g，枳实 15g，大黄（后下）15g，芒硝（冲服）10g。每日 1 剂（200ml），水煎服，早晚分服。[尚东，等. 中国中西医结合外科杂志，1998，4（1）：5]

(5) 治疗痤疮　茵陈、连翘、大黄、白芷、防风、天花粉、鸡内金、陈皮各 15g，金银花、浙贝母、皂角刺各 30g，鱼腥草、败酱草、苍术各 20g，栀子、乳香、没药、甘草各 10g，每日 1 剂，水煎，分 2 次口服。4 周为 1 个疗程，连服 2 个疗程。[李怀军，等. 吉林中医药，2008，28（3）：194]

【用量用法】　水煎服，10～30g。外用适量，煎汤熏洗。

【使用注意】　蓄血发黄及血虚萎黄者慎用。

金钱草

【基源】　为报春花科植物过路黄的干燥全草。别名四川大金钱草，过路黄。

【性味归经】　甘、咸，微寒。归肝、胆、肾、膀胱经。

【功效主治】　利湿退黄，利尿通淋，解毒消肿。用于湿热黄疸，热淋，石淋，尿涩作痛；痈肿疔疮，毒蛇咬伤；肝胆结石，尿路结石。

【配伍应用】

金钱草配茵陈、栀子　清热利湿退黄。用于湿热黄疸。

金钱草配大黄、郁金　清肝利胆。用于肝胆结石。如利胆排石片（《中国药典》1995 年版）。

金钱草配萹蓄　利尿通淋。用于热淋。

金钱草配海金沙、鸡内金　利尿通淋。用于石淋。如二金排石汤（经验方）。

金钱草配蒲公英　解毒消肿。鲜品捣汁内服或捣烂外敷，用于恶疮肿毒。

【鉴别应用】

（1）金钱草、虎杖　二者皆能利湿退黄，常配伍同用。但金钱草善清肝胆之火，又能除下焦湿热，有较好的利尿通淋、清热排石之功，为通淋排石要药，适用于砂石淋、热淋、尿涩作痛等，肝胆结石应用效果也佳。而虎杖长于活血通经，清肺化痰，泻下通便，用治血滞经闭、风湿痹痛、跌打肿痛、肺热咳嗽、热结便秘等。

（2）金钱草、垂盆草　利湿退黄，用于湿热黄疸，且都有清热解毒之功，用于痈肿疮毒。但垂盆草其清热解毒力较强，常用于治疗痈肿、水火烫伤、毒蛇咬伤。金钱草善清肝胆之火，又能除下焦湿热，为通淋排石要药，无论泌尿系结石，还是肝胆结石均为首选药物之一。

（3）金钱草品种较多，各地所用不尽相同，但以报春花科过路黄为正品。全国各地称金钱草的植物还有：四川部分地区将旋花科植物马蹄金的全草，别称小叶金钱草，江浙地区将唇形科活血丹属植物长管活血丹的全草，广东地区将豆科植物山蚂蝗属植物广金钱草地上全草，江西等地将伞形科天胡荽属植物天胡荽的全草和同科同属植物破铜钱全草当作金钱草使用。据记载上述各地所用金钱草都具有清热利湿，通淋排石的作用。但一般认为以四川大金钱草，即报春花科过路黄功效最优，为正品。

【单方验方】

（1）治疗肾积水　金钱草 80g，海金沙 15g，木通 12g，丹参 15g，牛膝 15g，滑石 15g，灯心草 10g，白术 15g，甘草 5g。水煎服，每日 1 剂，早中晚分服，5 天为 1 个疗程，服用 2 个疗程。[马五华，等. 云南中医中

药杂志，2007，28（7）：23]

（2）治疗腹腔镜胆囊摘除术后综合征　柴胡、枳壳、川芎、茵陈、陈皮各 10g，赤芍、白芍、香附、延胡索、郁金各 12g，金钱草 30g，石见穿、垂盆草、田基黄各 15g，甘草 5g。每日 1 剂，水煎，分 2 次口服，服药时间 1 周至 1 个月。[陈富强，等．新中医，2008，40（2）：80]

（3）治疗婴儿巨细胞病毒性肝炎　常规给予保肝、退黄并补充维生素治疗，金钱草（四川大金钱草）每天 40g，水煎成 100ml，每日分 2～4 次口服，连用 5 天停 2 天，共服 4 周。同时，给予更昔洛韦每次 5mg/kg，每日 2 次静脉滴注，连续 2 周后改为维持量 5mg/kg，每日 1 次静脉滴注，连用 2 周。对合并严重腹水、低蛋白血症者酌情给予输白蛋白，每次 1g/kg。[刘学工，等．中国中西医结合杂志，2006，26（7）：639]

（4）治疗慢性胰腺炎　吴茱萸 3g，黄连 3g，金钱草 30g，车前草 30g，茵陈 30g，延胡索 15g，乌药 15g，青皮 15g，制香附 15g，白芍 15g。水煎服，每日 1 剂，分 2 次，饭后半小时服用。[金涛，等．中医杂志，2008，49（2）：143]

【用量用法】　水煎服，15～60g；鲜品加倍。外用适量。

虎　杖

【基源】　为蓼科植物虎杖的干燥根茎及根。

【性味归经】　微苦，微寒。归肝、胆、肺经。

【功效主治】　利湿退黄，清热解毒，散瘀定痛，止咳化痰。用于湿热黄疸，淋浊带下；水火烫伤，痈肿疮毒，毒蛇咬伤；经闭，癥瘕，跌仆损伤；肺热咳嗽。

【配伍应用】

（1）用于利湿退黄

虎杖配茵陈、郁金　清热利湿退黄。用于湿热黄疸。

（2）用于清热解毒

虎杖配地榆、冰片　清热解毒敛疮。研末外用调敷，用于水火烫伤而致肌肤灼痛或溃后流黄水者。

（3）用于活血祛瘀

虎杖配三七　活血祛瘀止痛。用于跌打损伤疼痛。

虎杖配桃仁、红花 活血通经止痛。用于经闭，痛经。

虎杖配苏木、赤芍 活血止痛。用于跌打瘀肿。

虎杖配土鳖虫 活血疗伤。用于骨折筋伤。

（4）用于止咳化痰

虎杖配贝母、枇杷叶 清肺化痰止咳。用于肺热咳嗽。

虎杖配鱼腥草 清肺解毒。用于肺热咳嗽，热盛痰稠者。

【鉴别应用】

虎杖、大黄 同属蓼科植物，性味苦寒，功能清热、泻下、活血、解毒、利湿。但大黄泻下导滞药力峻猛，直折火邪，凉血止血效果也好。虎杖活血祛瘀，清热利湿作用较好，常用于风湿痹痛、损伤瘀阻、湿热黄疸及淋浊带下等；用于疮肿及毒蛇咬伤，内服外敷均有效；且能清肺化痰止咳，用于肺热咳嗽。

【单方验方】

（1）治疗急性黄疸型乙型肝炎 在基础治疗上加服中药蓝芪虎杖丸[板蓝根 20g，黄芪、虎杖、柴胡、丹参各 15g，黄芩、猪苓各 12g，败酱草、白花蛇舌草各 30g，党参 10g，甘草、大枣（去核）各 6g，生姜 9g]，每次 10g，每日 2 次，15 日为 1 个疗程。[李金海．河南中医，2003，23（8）：31]

（2）治疗烧伤 虎杖 3000g，黄连、黄柏、黄芩、大黄、地榆各 1000g，紫草 500g，冰片 50g，亚硝酸钠 100g。创面消毒干净，将药液喷于创面，并用烤灯照射，每天多次，待结痂后每天喷药 3 次。注意保持创面干燥，以无渗液为佳。如结痂下有渗液和积脓，应及时清洗消毒。按上述方法反复使用。[徐敏洁，等．新中医，2007，39（3）：61]

（3）治疗慢性前列腺炎 大血藤 30g，败酱草 30g，虎杖 30g，生大黄（后下）8g，知母 10g，黄柏 10g，肉桂 2g，牡丹皮 10g，桃仁 10g，琥珀（另冲）2.5g，生黄芪 40g，甘草梢 6g。头煎加清水 300ml，浸泡 15min，文火煎沸 5～10min，滤渣取汁，复加水 250ml 煎煮取汁，两煎合并，分早晚各服 1 次，每 15 天为 1 个疗程。[王道俊．中国民间疗法，2007，15（10）：13]

（4）治疗男性不育 采用"虎杖丹参饮"（枸杞子 15g，淫羊藿 15g，何首乌 15g，黄芪 15g，虎杖 15g，蒲公英 20g，生地黄 15g，丹参 15g，赤芍 15g，徐长卿 12g，当归 15g，生甘草 3g）水煎服，日 1 剂。3 个月为 1 个疗程。[卢太坤，等．中华男科学杂志，2006，12（8）：750]

（5）治疗急性上消化道出血 以单味虎杖制成虎杖口服液，每次 10ml

（每 10ml 含生药 5g），每日 4 次，疗程为 7 天。［傅志泉，等. 中国医院药学杂志，2006，26（5）：925］

（6）治疗化疗引起的静脉炎　用碘伏棉棒消毒局部皮肤，直接将虎杖膏（虎杖 120g，冰片 1.5g，麻香油 40g，固体石蜡 20g）调匀后外敷患处，厚 0.5cm，用双层纱布覆盖，24h 更换一次。［罗世惜，等. 陕西中医，2006，27（2）：211］

【用量用法】　水煎服，10～15g。外用适量，制成煎液或油膏涂敷。

【使用注意】　本品含大量鞣质，大剂量或长期服用，应注意肝功能的定期检查。孕妇忌服。

垂盆草

【基源】　为景天科植物垂盆草的新鲜或干燥全草。

【性味归经】　甘、淡，凉。归肝、胆、小肠经。

【功效主治】　利湿退黄，清热解毒。用于湿热黄疸；痈肿疮疡，咽喉肿痛，毒蛇咬伤；水火烫伤。

【配伍应用】

垂盆草配茵陈、板蓝根　清热利湿退黄。用于湿热黄疸。

垂盆草配鱼腥草、金荞麦　清肺排脓。用于肺痈。

垂盆草配冰片　清热解毒。鲜品加冰片捣成糊状外敷，用于水火烫伤。

垂盆草配防风、苦参　清热解毒，祛风止痒。用于皮肤湿疹瘙痒。

【单方验方】

（1）治疗暑疖、痈　取新鲜垂盆草 60～120g，将上药洗净捣烂加干面粉少许调成糊状（或晒干研末加凡士林适量调成软膏）外敷患处，每日换药 1 次（如脓已出头，中间留一小孔以便排脓），并将鲜药 30～60g 捣汁冲服。［叶春芝，等. 中国民族民间医药杂志，2002（55）：96］

（2）治疗带状疱疹　新鲜垂盆草全草去杂质、泥灰，洗干净，加少量青盐，捣汁。常规消毒创面，将无菌垂盆草汁均匀敷于创面，即刻干燥，每日 1 次，用 1～5 次。［冯幕芬，等. 实用中医药杂志，2005，21（7）：411］

（3）治疗压疮　采用新鲜垂盆草茎、叶适量，洗净，阴干备用。用时加入适量的酒精，在药钵内捣烂，再用纱布滤干，根据压疮面积大小，敷于疮面，外加尼龙薄膜加纱布固定，早晚各更换次，一般 2～8 天。敷药前先将压疮进行常规消毒处理。[钟建平. 浙江中医杂志，2007，42（1）：15]

【用量用法】 干品 15～30g，鲜品加倍，水煎服。外用鲜品适量。

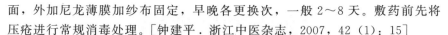

鸡骨草

【基源】 为豆科植物广州相思子的干燥全株。

【性味归经】 甘、微苦，凉。归肝、胃经。

【功效主治】 利湿退黄，清热解毒，疏肝止痛。用于湿热黄疸，胁肋不舒，胃脘胀痛，乳痈肿痛。

【配伍应用】

（1）利湿退黄、清热解毒

鸡骨草配茵陈　利湿退黄，清热解毒。用于肝胆湿热郁蒸引起的黄疸。

（2）用于疏肝止痛

鸡骨草配两面针　疏肝和胃，行气止痛。用于肝气郁结之胁肋不舒，胃脘疼痛。

【鉴别应用】

鸡骨草、垂盆草　皆有利湿退黄功效，是治疗湿热黄疸的常用药物。但鸡骨草兼有疏肝止痛作用，所以更适合于黄疸兼有肝区胀痛者或胃脘胀痛者使用。垂盆草清热解毒作用较好，故也常用于痈肿疮疡等病证，内服外敷均可。

【单方验方】

（1）治疗 ABO 母儿血型不合　鸡骨草 100g，煎成 250ml 服，每天 1 次，10 天为 1 个疗程，服 2～4 个疗程。[冯惠娟，等. 中国妇幼保健，2006，21（12）：1712-1714]

（2）治疗肝硬化纤维化　鸡骨草肝炎冲剂（广州奇星药业有限公司生产），每次 15g，开水冲服，1 日 2 次，疗程为 12 周。[庄海新，等. 中国民族民间医药，2008，17（2）：70-72]

（3）治疗乙型肝炎　黄芪 30g，鸡骨草 50g，黄脚鸡 50g，绣花针 50g。每日 1 剂，水煎，分早晚 2 次口服。3 月为 1 个疗程，治疗 1～2 个疗程。[徐新华. 医药前沿，2012（2）：215]

【用量用法】 水煎服，15～30g。治乳痈肿痛，鲜品适量，捣烂外敷。

地耳草

【基源】 为藤黄科植物地耳草的干燥全草。

【性味归经】 苦、甘，凉。归肝、胆经。

【功效主治】 利湿退黄，清热解毒，活血消肿。用于黄疸，痈肿，跌打损伤。

【配伍应用】

（1）用于利湿退黄

地耳草配茵陈、金钱草　清利肝胆，利湿退黄。用于湿热黄疸。

（2）用于清热解毒

地耳草配鱼腥草、芦根　清热解毒，消痈排脓。用于肺痈。

地耳草配红藤、败酱草　清热利湿，消肿排脓。用于肠痈。

地耳草配蒲公英　清热解毒，消肿排脓。用于乳痈。

（3）用于活血消肿

地耳草配乳香、没药　活血祛瘀，消肿止痛。用于跌打损伤，瘀肿疼痛。

【鉴别应用】

地耳草、鸡骨草　均能利湿退黄、清热解毒，用于湿热黄疸、疮痈肿毒。但地耳草又有活血消肿之功，可用于跌打损伤，瘀肿疼痛。鸡骨草兼能疏肝止痛，用于肝气郁结，胁肋不舒，胃脘胀痛。

【单方验方】

（1）治疗急性肾炎　地耳草、鸭跖草、益母草、白茅根各30g，僵蚕、蝉蜕各12g，石韦、车前草各15g。每日1剂，水煎2次分服。[王邦鼎．实用中医药杂志，2004，20（9）：493]

（2）治疗慢性肾功能不全　采用广东一方制药生产的地耳草配方颗粒，每包相当于15g地耳草生药量。每次2包，每天3次，开水冲服。连续服用两周为一疗程。[余晓红．华西医学，2009（10）：2711]

【用量用法】 水煎服，15～30g。外用，鲜品适量，捣烂外敷。

第七章　温里药

附　子

【基源】　为毛茛科植物乌头（栽培品）的侧根（子根）的加工品。根据临床需要有多种炮制品，如生附片、炮附片、盐附子、黑附片、白附片。

【性味归经】　辛、甘，大热。有毒。归心、肾、脾经。

【功效主治】　回阳救逆，补火助阳，散寒止痛。用于亡阳证，肢冷脉微；阳虚证，阳痿宫冷，脘腹冷痛，虚寒吐泻，阴寒水肿，阳虚外感；寒湿痹痛。

【配伍应用】

（1）用于回阳救逆

附子配干姜　回阳救逆。用于亡阳证，冷汗自出，四肢厥冷，脉微欲绝。如四逆汤（《伤寒论》）。

附子配人参　温补元阳，大补元气。用于正气大亏、阳气暴脱，症见四肢逆冷、呼吸微弱、汗出肢冷、脉微欲绝。如参附汤（《正体类要》）。

附子配干姜、肉桂、人参　回阳救逆，益气生脉。用于寒邪直中三阴，真阳衰微证。如回阳救急汤（《伤寒六书》）。

（2）用于温肾助阳

附子配肉桂　温肾助阳，温经散寒止痛。用于治疗肾阳不足之腰膝酸软无力，形寒肢冷；男子阳痿早泄；女子宫寒不孕；痹证属寒湿较盛者。如右归丸（《景岳全书》）。

附子配党参、干姜、白术　温阳散寒，健脾燥湿。用于脾肾阳虚，寒湿内盛所致脘腹冷痛、大便溏泄等，如附子理中汤（《太平惠民和剂局方》）。

附子配茯苓、白术　温阳利水。用于脾肾阳虚，水气内停，小便不利，腹痛下利，或肢体水肿，如真武汤（《伤寒论》）。

附子配麻黄　温经散寒，助阳解表。用于阳虚外感风寒。如麻黄附子细辛汤（《伤寒论》）。

（3）散寒止痛

附子配桂枝、白术、甘草　散寒止痛。用于风寒湿痹，周身骨节疼痛。如甘草附子汤（《伤寒论》）。

【鉴别应用】

（1）附子、干姜　具有温里、散寒、回阳的作用，用于治疗阳虚欲脱证、中焦虚寒证，常配伍同用。但附子长于回阳救逆，兼能温中，以治中下焦虚寒证为主，多用于肾阳不足、命门火衰之证；尚有温经止痛的作用，也常用于寒湿痹痛。而干姜长于温中暖脾，且能温肺，以治中上焦虚寒证为主，多用于脾胃虚寒，脘腹冷痛，肺寒喘咳。

（2）附子、肉桂　皆有补肾阳、益命火的作用，用于肾阳不足、命门火衰之证。但附子辛热燥烈，走而不守，其回阳救逆力强，阳气欲脱之证非附子不能救；且温经散寒力胜，常用于寒厥、寒湿痹痛。肉桂甘热，能走能守，其回阳救逆、散寒之力不及附子，长于温肾补阳、散寒止痛、引火归原，兼通血脉、温经止痛，善治下焦虚寒之腰膝冷痛、阳痿、宫冷、血寒痛经等。

（3）附子、乌头（川乌、草乌）　均为毛茛科植物乌头的根，辛热燥烈、有毒，有温里散寒，止痛的作用。附子为其子根，长于回阳救逆、温肾助阳，善治阳气欲脱证及肾、脾、心诸脏阳气衰弱等。乌头为其母根，善祛风逐寒除湿、麻醉止痛，其驱风逐寒止痛作用强于附子，多用于风寒湿痹痛及寒凝肝脉之寒疝腹痛。川乌多为栽培，草乌多为野生。

（4）生附片、炮附片、盐附子、黑附片、白附片　生附片有毒，总生物碱含量为1.1%，其含有剧毒的二萜双酯类生物碱，如乌头碱、次乌头碱、新乌头碱、塔拉弟胺等成分，毒性强，多外用。炮附片总生物碱含量较生附片减少81.30%，以温肾暖脾，补命门之火力胜，临床多用于虚寒泄泻，风寒湿痹，阳虚水肿，阳虚感冒，精泄不禁。盐附子生物碱含量为0.34%，以回阳救逆，散寒止痛为主，故临床用于治疗亡阳虚脱、肢冷脉微、寒湿痹痛、心腹冷痛、阳虚水肿、阳虚感冒等。黑附片生物碱含量为0.27%，以温阳逐寒，温补脾肾为主，临床多用以治疗肢厥无脉，中风瘫痪，痰涎壅盛，泄泻无度。白附片生物碱含量为0.17%，毒性较低，其强心作用较强，煎煮越久，强心作用越显著。

【单方验方】

（1）治疗低血压　附子 15g，黄精 31g，甘草 31g。水煎，内服，每日服 2～3 次。（《实用中医内科学》）

（2）治疗阴虚牙痛　生附子研末，口津调敷两足心，极效。（《华佗神医秘传》）

（3）治疗冻疮　附子 10g，浸入白酒 50g 中，0.5h 后，用文火煎沸 3min，趁热用棉球蘸酒涂于冻疮患处，每晚临睡前涂搽 5 次。［胡荣昕，等．浙江中医杂志，1998，33（10）：441］

（4）治顽固性头痛　制附子 60g，食盐 30g（为 1 剂量）。分别研末，各分成 6 包，每次各服 1 包，每日 2 次，饭后冲服。阳虚头痛者，服 1 剂后头痛仍未缓解者，间隔 3～5 日，可持上方再服 1 剂，但不宜连续久服。［赵辉．陕西中医，1989（6）：270］

（5）治疗过敏性鼻炎　取穴肺俞（双）、脾俞（双）、肾俞（双）。将附子片放置以上诸穴，上置艾炷，施灸，使皮肤潮红而不起疱为度。每日 1 次，10 次为 1 个疗程，间隔 2～3 天行第 2 疗程，治疗 3 个疗程后改为每月施灸 1 次，连灸 1 年为巩固期治疗。［杨冠军，等．内蒙古中医药，2008（6）：24］

（6）治疗十二指肠溃疡　黄连 10g，炮附子 5g，白芍 10g，延胡索 15g，乳香 10g，海螵蛸 10g，醋炒香附 5g，酒炒高良姜 10g。水煎 2 次，取汁 450ml，每日 2 次，口服。［周淑娟．中国民间疗法，2011，19（10）：32］

（7）外感风寒引起失音　麻黄 9g，附子 9g，细辛 3g，蝉蜕 10g。每日 1 剂，先煎麻黄去沫，后纳其他药物同煎 2 次，取药汁分 3 次服。［李荣高．中国社区医师，2012，14（19）：201］

【用量用法】　炮制后入药。水煎服，3～15g，回阳救逆可用 18～30g；或入丸、散。外用：适量，研末调服，或切成薄片盖在患者或穴位上，用艾炷灸之。内服宜制用，宜久煎；外用多用生品。

【使用注意】　本品辛热燥烈，凡阴虚阳亢者及孕妇忌用。不宜与半夏、瓜蒌、天花粉、贝母、白蔹、白及同用。生品毒性大，仅供外用，内服须经炮制。与甘草配伍同煎可降低毒性。内服不能过量，入汤剂须先煎。

干　姜

【基源】　本品为姜科植物姜的干燥根茎。

【性味归经】 辛，热。归脾、胃、肾、心、肺经。

【功效主治】 温中散寒，回阳通脉，温肺化饮。用于脘腹冷痛，呕吐泄泻；亡阳证，肢冷脉微；寒饮喘咳。

【配伍应用】

（1）用于温中散寒

干姜配党参、白术　温脾散寒，健运脾阳。用于脾胃虚寒，脘腹冷痛。如理中丸（《伤寒论》）。

干姜配高良姜　温脾散寒，暖胃止痛。用于胃寒呕吐，脘腹冷痛。如二姜丸（《太平惠民和剂局方》）。

干姜配甘草　辛甘化阳，温阳补中。用于脾胃虚寒所致的胃痛、呕吐等。还可用于治疗肺脾气虚所致的肺痿短气、频吐涎沫等。如甘草干姜汤（《伤寒论》）。

（2）用于温肺化饮

干姜配细辛、麻黄　温化寒饮，化痰止咳。用于寒饮内伏，肺气不降之咳喘。如小青龙汤（《伤寒论》）。

（3）用于回阳通脉

干姜配附子　回阳救逆。用于阴寒内盛，亡阳厥逆，脉微欲绝。如四逆汤（《伤寒论》）。

【鉴别应用】

（1）干姜、肉桂　二者均能温中逐寒，用于中焦虚寒之脘腹冷痛、呕吐泄泻等。但干姜偏入脾经气分，且能回阳救逆，兼通心阳，可用于阳虚欲脱证。肉桂偏入肾经血分，交通心肾，可用于肾阳不足、命门火衰之证。

（2）干姜、生姜、炮姜、姜炭　生姜以发散风寒为优，温中散寒力弱，其性走而不守，常用于治疗外感风寒轻症及胃寒呕吐、妊娠呕吐。干姜具有温中散寒、回阳通脉、温肺化饮的作用，其性能守能走，常用于治疗中焦虚寒证、亡阳证及痰饮喘咳等。炮姜辛味减而带苦味，其辛燥之性较生品弱，温里之力不及干姜迅猛，但作用缓和而持久，长于温中止痛、止泻、温经止血，多用于脾胃虚寒之腹痛吐泻及虚寒性出血。炒炭后其辛味消失，长于温经止血，其温经作用弱于炮姜，但固涩止血作用强于炮姜，用于各种虚寒性出血。

【单方验方】

（1）治头目眩晕吐逆　川干姜（炮）60g，甘草（炙赤色）30g。上两味，为粗末。每服12～15g，用水400ml煎至8分，食前热服。（《传信适

用方》)

（2）治疗压疮 取干姜粉（高压灭菌）10g，生姜自然汁（高压灭菌）40ml，新鲜蛋清60ml，生理盐水40ml，搅匀，放入纱布敷料浸泡，取出敷于疮面，每隔2～4h换药一次，或连续湿敷，疮深脓多者，则扩创清疮后再敷药。[何继红，等. 新中医，1990（8）：18]

（3）治疗遗尿 用干姜15g，加水200ml，煎至100ml，滤渣取液和面粉调成糊状，摊于3块6cm见方的布上，晒干即成姜饼。选中极、三阴交穴将药饼放置，用艾条熏灸，每日2～3次，每次30min，3日为1个疗程。[张钢纲. 常用中草药新用途手册. 北京：中国中医药出版社，1993：22]

（4）治疗婴幼儿秋季腹泻 干姜3g（炒成炭），淀粉（山芋粉、面粉均可）一食匙（炒成黄黑色），合为一剂分2次服，较小婴儿可分3次服。有脱水者加服补液盐，按每1kg体重50～60ml/日，分多次口服。[徐淑君. 中国冶金工业医学杂志，1993，10（1）：46]

【用量用法】 水煎服，3～10g。

【使用注意】 阴虚内热者忌服。

肉 桂

【基源】 为樟科樟属植物肉桂的干燥树皮。

【性味归经】 辛、甘，大热。归肾、脾、心、肝经。

【功效主治】 补火助阳，散寒止痛，温经通脉，引火归原。用于阳痿宫冷，心腹冷痛，寒疝作痛；寒痹腰痛，胸痹，阴疽，经闭，痛经；虚阳上浮证。

【配伍应用】

（1）用于补火助阳

肉桂配附子 补火助阳。用于肾阳不足，命门火衰，阳痿宫冷，腰膝冷痛，夜尿频多。如肾气丸（《金匮要略》）、右归丸（《景岳全书》）。

（2）用于散寒止痛

肉桂配独活、桑寄生、杜仲 祛风湿，强腰膝，散寒止痛。用于风寒湿痹，腰膝疼痛。如独活寄生汤（《备急千金要方》）。

肉桂配当归 温阳散寒，行瘀止痛。可治疗冲任虚寒性腹痛、经闭以及痈疽脓成不溃。如理阴煎（《景岳全书》）。

肉桂配吴茱萸、小茴香　散寒止痛。用于寒疝腹痛。

肉桂配干姜、高良姜、荜茇　用于寒邪内侵或脾胃虚寒的脘腹冷痛，如大已寒丸（《太平惠民和剂局方》）。

肉桂配丁香　温里散寒止痛。用于寒邪头痛，脘腹冷痛，及诸寒性疼痛，可内服，也可外用，如丁桂散（《外科传薪集》）。

【鉴别应用】

（1）紫油桂、桂心、官桂　紫油桂为肉桂中的上品，指甲用力掐即见油印，其药力足。桂心，即去掉外层粗皮的肉桂，性温而不燥，行血分，助心阳，交通心肾，多用于心阳不振、心肾不交、血脉凝滞。官桂，为幼桂树皮，其力弱性燥，温中燥湿，多用于中焦寒湿。

（2）肉桂、桂枝　来源于同一植物，不同的药用部位。桂枝为肉桂树的干燥嫩枝，其性气薄，善上行而温散表寒，走四肢而温通血脉，具有解肌发汗、温阳止痛、化气行水的作用，常用于治疗外感风寒表证、营卫不和之自汗或盗汗证、风湿痹证、胸痹、阳虚之证、痰饮、水肿等。肉桂为肉桂树的树皮，善补命火、壮元阳，具有温肾补阳、散寒止痛的作用，常用于治疗阳痿、滑精、宫寒不孕等病证，及虚寒性脘腹痛、泄泻、腰背痛、痛经等病证。

【单方验方】

（1）治小儿口角流涎　取肉桂 10g 研成细末，醋调成糊状，每晚临睡前将药料均匀摊于 2 块纱布上，分别贴敷于双侧涌泉穴，并用胶布固定，次日晨取下。[兰茂璞．中医杂志，1983（8）：638]

（2）治疗铜绿假单胞菌感染　将 0.5% 肉桂油置于消毒容器中，消毒纱布浸药液敷创面或塞入创口及瘘管内，每日换 1 次，也可用喷雾喷洒创面，每日 3 次。据报道，肉桂有促进机体免疫反应的作用，使抗体较早出现。[李萍，等．山东医药，1980，20（11）：28]

（3）治疗阑尾切除术后肠功能恢复　用桂萸膏，即肉桂、吴茱萸各等份，研细末过 20 目筛，将适量凡士林加热以后与以上药末调膏，取适量药膏涂于纱布中央（约 2cm×2cm 大小），稍烘热后敷脐（神阙穴），24h 换 1 次。[龚旭初，等．北京中医，1990（5）：26]

（4）治疗小儿口疮　以黄连 10g，肉桂 2g，烘干研细末，以纱布包起，敷于患儿脐部，固定。3 日后如口疮未愈，再敷 1 次。[赵文斌．江苏中医，1999（5）：13]

（5）治疗小儿腹泻　丁香 1.5g，肉桂 3g，共研细末备用。使用时取药粉少许用水调成糊状，摊在 3cm×3cm 的伤湿止痛膏上，然后稍加热，将膏药贴于脐上，每 12h 换药 1 次。敷药期间口服补液。[代洪梅．中国民间疗法，1998（6）：21]

【用量用法】　水煎服，2～5g，宜后下或焗服；或研末冲服，每次 1～2g。

【使用注意】　本品性热易助火伤阴，入血分促进血行，故阴虚火旺、血热妄行及孕妇均忌服。畏赤石脂。

吴茱萸

【基源】　为芸香科吴茱萸属植物吴茱萸、石虎或疏毛吴茱萸的干燥近成熟果实。别名吴萸。

【性味归经】　辛、苦，热。有小毒。归肝、脾、胃、肾经。

【功效主治】　散寒止痛，降逆止呕，助阳止泻。用于厥阴头痛、寒疝腹痛、寒湿脚气；胃寒呕吐，脾肾阳虚，五更泄泻；外治口疮、高血压病。

【配伍应用】

（1）用于散寒止痛

吴茱萸配小茴香　散寒止痛。用于寒疝腹痛，如导气汤（《医方简义》）。

吴茱萸配川楝子　疏肝行气止痛。用于治疗寒热郁结、肝胃不和的疼痛、疝气等。如金茱丸（《医宗金鉴》）。

吴茱萸配木瓜　散寒除湿，通络止痛。常用于治疗寒湿脚气，小腹胀满疼痛、吐泻转筋等。如鸡鸣散（《类编朱氏集验医方》）。

（2）用于降逆止呕

吴茱萸配生姜、人参　温中补虚，降逆止呕。适用于脾胃虚寒之胃脘痛，妊娠呕吐，厥阴头痛、干呕、吐涎沫，如吴茱萸汤（《伤寒论》）。

吴茱萸配黄连　用治肝郁化火，肝胃不和所致胁痛口苦，呕吐吞酸。如左金丸（《丹溪心法》）。

（3）用于助阳止泻

吴茱萸配补骨脂、肉豆蔻、五味子　温补脾肾，涩肠止泻。用于脾肾阳虚证，五更泄泻，不思饮食，或久泻不愈、腹痛腰酸肢冷、神疲乏力等，如四神丸（《内科摘要》）。

【鉴别应用】

吴茱萸、细辛 二者均能散寒止痛，治疗寒凝痛证。但细辛止痛作用显著，善祛风邪，走窜开窍，又温肺化饮，故多用于风湿痹痛，风邪头痛、牙痛，外感风寒表证，以及鼻渊、痰饮咳喘等。吴茱萸性热而燥性较强，善治寒凝肝经之疝气、痛经、寒湿脚气疼痛及厥阴头痛；且疏肝下气又善治吞酸呕吐，还能助阳止泻。

【单方验方】

（1）治疗麻痹性肠梗阻 吴茱萸 10g 研末，淡盐水调成糊状，摊于两层方纱布上，将四边折起，长宽各约 5cm，敷于脐部，胶布固定，12h 更换一次，一般敷药 1～2h 生效，起效最快 40min，最慢 2h。[农远计 . 中医杂志，1995，36（3）：136]

（2）治疗慢性前列腺炎 取吴茱萸 60g，研末，用酒、醋各半，调制成糊状，外敷于中极、会阴二穴，局部用胶布固定，每日一次，年老体弱者、无明显热象者，用吴茱萸 15～20g，加水 100ml，煎 40min 左右成 60ml，分 2 次服；体质强壮者或有热象者用吴茱萸 10～12g，竹叶 8g，加水 100ml，煎成 90ml，分 3 次服，每日 1 剂。上法连用 10 天为 1 个疗程，一般 1 个疗程可见效。[范新发 . 中医杂志，1995，36（4）：200]

（3）治疗高血压病 取吴茱萸粉 10g，加醋调至糊状，于每天酉时即 17：00 至 19：00 敷于涌泉穴，外敷纱布胶带固定。30 天 1 个疗程。[吴少霞，等 . 现代临床护理，2012，11（3）：34]

（4）治疗小儿泄泻 吴茱萸粉加醋成糊敷脐周。[严凤山 . 陕西中医，1987（8）：461]

（5）治疗小儿鼻出血 吴茱萸 10～20g，研粉，每晚加适量水调成糊状，分敷于两足底涌泉穴，第二天早晨揭去，7 天为 1 个疗程。血止后仍需继续 1 个疗程的治疗。[张三山 . 浙江中医杂志，2003（7）：302]

（6）治疗化疗后口腔溃疡 先予温水浸泡双足 10min，擦干后将吴茱萸用醋调好后外敷于涌泉穴，涂抹直径约 10mm，厚 3mm，外敷纱布并用胶布固定，2h 后揭去，每日 2 次。疗程 3～5 日，治愈后停药。[徐莉亭，等 . 中华护理杂志，2006，41（10）：873]

【用量用法】 水煎服，1.5～4.5g。外用适量，研末醋调敷足心（涌泉穴），每日 1 次，治口疮、高血压病。

【使用注意】 本品辛热燥烈，易耗气动火，故不宜多用、久服。

小茴香

【基源】　为伞形科植物茴香的干燥成熟果实。

【性味归经】　辛，温。归肝、肾、膀胱、胃经。

【功效主治】　散寒止痛，理气和胃。用于寒疝腹痛，睾丸偏坠胀痛，少腹冷痛，痛经；中焦虚寒气滞证，脘腹胀痛，食少吐泻。

【配伍应用】

（1）用于散寒止痛

小茴香配补骨脂　温脾暖肾，固精缩尿。适用于冲任虚寒之月经后期、痛经；肾阳不足、下元不固之遗精、遗尿、尿频、早泄等；脾肾阳虚、胃寒气滞之食欲缺乏、食后脘腹饱胀、嗳气呕吐、腹痛、便溏等，如温冲汤（《医学衷中参西录》）。

小茴香配乌药、高良姜、青皮　温肾暖肝，散寒止痛。用治寒疝腹痛。如天台乌药散（《医学发明》）。

小茴香配川楝子　理气止痛，温肾散寒。适用于疝气肿痛初起而兼有寒热交作之症者，妇女行经腹胀、少腹冷痛者，如川楝茴香散（《瑞竹堂经验方》）。

（2）用于理气和胃

小茴香配高良姜　温中散寒，理气和胃。用于治疗胃寒食少，脘腹冷痛，如鸡舌香汤（《卫生家宝》）。

【鉴别应用】

（1）生小茴香、盐制小茴香　生小茴香辛散，挥发油含量高，理气作用较强，长于温胃止痛，用于呕吐食少，小腹冷痛或脘腹胀痛。盐制品挥发油含量降低，辛散作用稍缓，擅长温肾祛寒，疗疝止痛，用于疝气疼痛及肾虚腰痛等。

（2）小茴香、八角茴香　二者性味、功效相似，均有散寒、理气、止痛作用。但八角茴香功力较弱，现在主要用作食物调料。八角茴香别名八角、大茴香。

【单方验方】

（1）治遗尿　小茴香6g，桑螵蛸15g。装入猪尿脬内，焙干研末。每次3g，每日2次（《吉林中草药》）。

（2）治疗痛经　月经前3日及经期服用小茴香方（小茴香10g，生姜

10g)，每日 1 剂，水煎分 2 次服，连服 3～5 剂。每次月经来潮均按此法治疗，可连续服用 3 个月经周期。［谭闽英，等．中国民间疗法，2002，9 (6)：50］

（3）治疗肠梗阻　除用传统方法（胃肠减压、营养支持、维持水电解质平衡）外，另用食盐 500g 加小茴香 100g，炒热至烫手，装入毛巾袋中，腹部持续热敷，温度降低后再次加热，小茴香炒焦后更换之。［方新社．中国中西医结合消化杂志，2006，14 (5)：339］

（4）治疗胃痛　用瓦片把小茴香焙干至微黄，焙干后研成粉末，把盐面和小茴香面掺在一起。比例不限，胃脘胀闷明显痛轻，大便不爽、苔厚腻者加大盐面用量；痛重，吐酸水，喜暖喜按，大便溏薄，舌淡白者加大小茴香面用量。温开水调服或用食物蘸取粉末同吃，每日 3 次。［张保峰．临床军医杂志，2003，31 (2)：111］

（5）治疗鞘膜积液和阴囊象皮肿　小茴香 15g、食盐 4.5g，同炒焦黄，研细末，打入青壳鸭蛋 1～2 枚，同煎为饼。临睡前温米酒送服。连服 4 日为 1 个疗程，间隔 2～5 日，再服第 2 个疗程。［江苏新医学院．中药大辞典．上海：上海科学技术出版社，1993］

【用量用法】　水煎服，3～6g。外用适量，炒熨或研末敷。

【使用注意】　阴虚火旺者慎服。

高良姜

【基源】　为姜科植物高良姜的干燥根茎。

【性味归经】　辛，热。归脾、胃经。

【功效主治】　散寒止痛，温中止呕。用于脘腹冷痛，胃寒呕吐。

【配伍应用】

（1）用于散寒止痛

高良姜配香附　温中散寒，理气止痛。适用于肝郁气滞，脘腹冷痛、胸闷不舒、喜温喜按等。如良附丸（《良方集腋》）。

高良姜配炮姜　温中散寒止痛。用于胃寒脘腹冷痛。如二姜丸（《太平惠民和剂局方》）。

高良姜配荜茇　温中散寒，降逆止痛。适用于寒犯中焦引起的脘腹冷痛、呕吐、泄泻、呃逆等症，也可用于牙痛、偏头痛、痛经等，如大已寒丸（《太平惠民和剂局方》）。

（2）用于温中止呕

高良姜配半夏、生姜　温散寒邪，和胃止呕。适用于胃寒呕吐证。

高良姜配党参、白术、茯苓　温中补虚，和胃止呕。用于脾胃虚寒呕吐。

【鉴别应用】

（1）高良姜、荜澄茄　二者均有温中止痛之功，皆可治疗脘腹冷痛、胃寒呕逆。但荜澄茄温脾胃、暖肝肾、行气滞，其散寒止痛力强，除用于胃寒呃逆、腹痛等症外，还常用于寒滞肝脉之疝气疼痛，及寒证小便不利、小便浑浊之症。高良姜长于温散脾胃寒邪，止痛、止呕，多用于脾胃虚寒之脘腹冷痛、呕逆。

（2）高良姜、干姜　二者同属姜科植物，药用部位都是其根茎，有温中散寒止痛功能，用于胃寒冷痛、呕吐等。但干姜尚有回阳通脉、温肺化饮的功效，可用于亡阳证和寒饮喘咳。

【单方验方】

治胃寒痛　高良姜 10g，姜黄 10g，红糖 30g。水煎，分 3 次温服。（《中国民间实用医方》）

【用量用法】　水煎服，3～10g。研末服，每次 3g。

花　椒

【基源】　本品为芸香科植物青椒或花椒的干燥成熟果皮。

【性味归经】　辛，温。归脾、胃、肾经。

【功效主治】　温中止痛，杀虫止痒。用于脘腹冷痛，寒湿吐泻，虫积腹痛。外治湿疹，阴痒。

【配伍应用】

（1）用于温中止痛

花椒配干姜、人参　温中补虚，散寒止痛。适用于中气虚寒，腹痛呕吐，如大建中汤（《金匮要略》）。

花椒配附子　温中止痛，补火助阳。用于下焦虚寒，脐腹冷痛，如椒附丸《世医得效方》。

（2）用于杀虫，止痒

花椒配乌梅　温中杀虫，安蛔止痛。用于虫积腹痛、呕吐者，如乌梅

丸 (《伤寒论》)。

花椒配苦参、蛇床子、黄柏　祛湿杀虫止痒。外用，治湿疹瘙痒，阴痒不可忍。

【鉴别应用】

花椒、椒目　二者同出一物，花椒为果皮，椒目为种子。花椒味辛性温，功善温中止痛，杀虫止痒。椒目味苦性寒，功能利水消肿，降气平喘，用于水肿胀满，痰饮咳喘。内服，煎汤，3～10g，或入丸、散。

【单方验方】

（1）治疗过敏性鼻炎　取新鲜花椒 100g 及半夏 200g 混合，晒干，研末，过 100 目筛，药粉盛于经消毒处理后的干燥瓶内备用。治疗时可直接供鼻孔吸入少许药粉或用消毒棉签蘸取药粉少许供鼻孔吸入。每天 3～6次，7～10 天为 1 个疗程。[姜守运，等. 中国中西医结合杂志，2006，26（11）：1028]

（2）治疗单纯性下肢静脉曲张并溃疡形成　将花椒 100g 放入 2000ml水中煮 10min，将花椒水倒入消毒好的圆桶内，将患肢置于距水面 10cm处，利用蒸气熏，等水温降至 40℃时，将患肢浸入花椒水中，溃疡面应置于水面以下，浸泡约 20min，然后将溃疡周围用碘伏消毒，用镊子去除溃疡内的分泌物及坏死组织，再用干净纱布外敷包扎，同时配合抬高患肢，应用抗生素及活血化瘀药物治疗。[周正山. 实用心脑肺血管病杂志，2005，13（2）：91]

（3）用于产后回乳　花椒 10 粒，每天 3 次，口服，连服 3 天。[李美珍. 中国民族民间医药杂志，2004（68）：164]

（4）治疗糖尿病皮肤感染　将 1000ml 水煮沸后，加入 50g 花椒，再煮10min，将花椒水置入盆中，水面距患处 10cm，利用蒸气熏，待水温降至40℃时，将无菌纱布放入花椒水中蘸取冲洗患处，至分泌物清洗干净，再继续冲洗约 15min，再换药覆盖无菌纱布，每天 1 次，同时配合全身应用抗生素及降糖药物治疗。[郭兆美. 宁夏医学杂志，2000，22（8）：474]

（5）治疗肛管疾患术后　纱布袋装入花椒，放入锅内，加入食盐，注水 2000ml 煮沸 5min，熏蒸患处，降至 40℃左右行坐浴 10～15min。花椒、食盐熏蒸，能使局部血管扩张而减轻充血，麻木感觉神经而减轻疼痛，并具有止痒、消炎、消除水肿、清洁伤口等作用。[李真，等. 中国民政医学杂志，2002，14（3）：183]

（6）治疗痔肿痛　取花椒 100g，加水 1000ml，浸泡 30min，后煎煮20min。倒出水煎液在盆中，趁药液温度高有大量蒸气时，熏患处，降温后

用药液直接清洗患处。药液温度低可加热后再用,连续清洗 20～30min,
每日 1～2 次。[韩峰.中国民间疗法,2011,19(7):21]

【用量用法】 水煎服,3～6g。外用适量,煎汤熏洗。

【使用注意】 辛燥之品,易伤阴助火、堕胎,故阴虚火旺、实热、孕
妇忌服。花椒中含有毒成分牻牛儿醇、花椒素、茴芋碱、香茅醇等。迄今
常规用量临床未见不良反应报道,但过量服用,有可能出现恶心、呕吐、
口干、头昏,严重时引起抽搐、谵妄、昏迷、呼吸困难等。

丁 香

【基源】 为桃金娘科植物丁香的干燥花蕾。别名公丁香。

【性味归经】 辛,温。归脾、胃、肺、肾经。

【功效主治】 温中降逆,散寒止痛,补肾助阳。用于胃寒呕吐、呃逆,
心腹冷痛,食少吐泻;阳痿,宫冷。

【配伍应用】

(1)用于温中降逆

丁香配柿蒂　温中散寒,和胃降逆。常用于虚寒呃逆,如丁香柿蒂汤
(《严氏济生方》)。

丁香配吴茱萸　温中降逆,止呕止痛。常用于胃寒腹痛呕吐之症。

丁香配人参、藿香　和胃降逆。用于妊娠恶阻。

丁香配白术、砂仁　温中化湿,和胃降逆。用于脾胃虚寒,食少吐泻。
如丁香散(《沈氏尊生书》)。

(2)用于补肾助阳,散寒止痛

丁香配肉桂　温肾助阳,散寒止痛。用于肾阳虚之阳痿,现常用于治
疗寒厥头痛及寒性腹痛,如丁桂散(《外科传薪集》)。

【鉴别应用】

(1)公丁香、母丁香　公丁香为丁香的干燥花蕾,母丁香为丁香的成
熟果实,二者功效相似,但公丁香药力较强,药效迅速。母丁香药力较弱,
但药效持久。临床以公丁香入药为多。

(2)丁香、柿蒂　二者均能降逆下气、止呃逆,治疗呕吐、呃逆。但
丁香辛温,长于温中暖胃以降逆,适用中焦虚寒之呕吐、呃逆;且能温肾
助阳,可用于肾虚阳痿、阴冷等。柿蒂味苦性平,不寒不热,为降气止呃

的专药，不论寒热皆可应用。

（3）丁香、吴茱萸　均具温中散寒，温肾助阳之功，但吴茱萸有小毒，且能散肝经之寒邪，解肝气之郁滞，为治肝寒气滞诸痛的要药；尚可助阳止泻，善治脾肾阳虚，五更泄泻。丁香长于温中降逆，善治虚寒呃逆及肾虚阳痿宫冷。

【单方验方】

（1）治疗急性乳腺炎　丁香研末，包入干棉球内塞患侧鼻孔，每次1.5g，每次保留6h，每日2次，2～4日即可见效（《临床药物新用联用手册》）。

（2）治疗麻痹性肠梗阻　丁香30～60g，研成细末，加75％乙醇调和，敷于脐及脐周，直径6～8cm，上用纱布、塑料药膜覆盖，再以胶布固定。用药2h后可听到肠鸣音，4～8h排便，排气。本法不适宜用于机械性肠梗阻。[李世样，等.中原医刊，1991（2）：26]

（3）治疗小儿腹泻　丁香1.5g，肉桂3g，共研细末备用。使用时取药粉少许用水调成糊状，摊在3cm×3cm的伤湿止痛膏上，然后稍加热，将膏药贴于脐上，每12h换药1次。敷药期间口服补液。[代洪梅.中国民间疗法，1998（6）：21]

【用量用法】　水煎服，1～3g。外用适量。

【使用注意】　热证及阴虚内热证者忌用。畏郁金。

荜茇

【基源】　为胡椒科植物荜茇的干燥近成熟或成熟果穗。别名荜拨。

【性味归经】　辛，热。归胃、大肠经。

【功效主治】　温中散寒，下气止痛。用于胃寒腹痛，呕吐，呃逆，泄泻，头痛。外用治龋齿疼痛。

【配伍应用】

荜茇配厚朴　燥湿除满，下气宽中。适用于脾胃失和所致脘腹胀满、呃逆等。

荜茇配肉豆蔻　温中健胃，下气止痛。适用于脾胃虚寒之腹痛腹泻以及大肠虚冷滑泄不止等，如荜茇散（《圣济总录》）。

荜茇配胡椒　散寒止痛。研末，填塞龋齿孔中，治龋齿疼痛。

【鉴别应用】

荜茇、荜澄茄　温中散寒，皆可用于胃寒腹痛、呕吐、呃逆。但荜澄茄不仅能温脾胃，还能暖肝肾、行气滞，除用于胃寒呃逆、腹痛等症外，还常用于寒滞肝脉之疝气疼痛，及寒证小便不利、小便浑浊等。

【单方验方】

（1）治偏头痛　荜茇为末，令患者口中含温水，左边痛令左鼻吸0.4g，右边痛令右鼻吸0.4g（《经验后方》）。

（2）治风寒外束，火郁牙痛　荜茇研为细末，外搽牙痛处；每日数次（《中医百症用药配伍指南》）。

（3）治鼻流清涕　将荜茇末吹鼻内即止，治鼻流清涕不止（《卫生简易方》）。

【用量用法】　水煎服，1.5～3g；或入丸、散。外用适量，研末用，或浸酒搽患处。

【使用注意】　阴虚火旺者忌服，不宜过量久服。

荜澄茄

【基源】　为胡椒科植物荜澄茄的果实。荜澄茄之名始载于《雷公炮炙论》，经考证应为本种。本品主产于印度、印度尼西亚。而今国内市场所用的荜澄茄均为樟科植物山鸡椒的干燥成熟果实。《中国药典》将山鸡椒的干燥成熟果实作为荜澄茄之名收载，而《中华本草》称其为澄茄子。

【性味归经】　辛，温。归脾、胃、肾、膀胱经。

【功效主治】　温中散寒，行气止痛，暖肾。用于胃寒腹痛，呕吐，呃逆，寒疝腹痛；下焦虚寒之小便不利，或寒湿郁滞之小便浑浊。

【配伍应用】

荜澄茄配高良姜、丁香　温脾散寒，和胃降逆。用于胃寒呃逆、脘腹冷痛、呕吐呃逆、泄泻等；胃中无火、朝食暮吐、暮食朝吐、完谷清澈之反胃症。

荜澄茄配肉桂　温脾止泻，散寒止痛。适用于脾虚寒郁，脘痛吐泻等。

荜澄茄配附子　温中散寒，温肾助阳。适用于肾、膀胱虚冷所致的小便不利等。

荜澄茄配益智　补肾散寒，固精缩尿。适用于寒湿郁滞，尿液浑浊。

【单方验方】

(1) 治脾胃虚弱，胸膈不快，不进饮食　荜澄茄不拘多少，为细末，姜汁打神曲末煮糊为丸，如桐子大。每服 70 丸，食后淡姜汤下（《严氏济生方》）。

(2) 治疗阿米巴痢疾　将荜澄茄连皮研细，装入胶囊中。每次 1g，隔 2h 1 次，每日 4 次，视病情轻重连服 3～5 天。如服后有胃肠道刺激反应，可加入等量碳酸镁。(中国医学科学院药物研究所等. 中药志：第 2 册. 北京：人民卫生出版社，1959：375)

【用量用法】　水煎服，1.5～3g；或入丸、散。外用适量。

【使用注意】　阴虚火旺及实热火盛者忌服。

胡 椒

【基源】　为胡椒科植物胡椒的干燥近成熟或成熟果实。秋末至次春果实呈暗绿色时采收，晒干，为黑胡椒；果实变红时采收，水浸，擦去果肉，晒干，即为白胡椒。

【性味归经】　辛，热。归胃、大肠经。

【功效主治】　温中散寒，下气消痰。用于胃寒腹痛，呕吐泄泻，食欲不振；癫痫证。

【配伍应用】

胡椒配半夏　下气行滞，降逆和胃。用于胃气上逆之反胃及不思饮食等。

胡椒配吴茱萸　温中散寒，温胃止呕。用于脾胃虚寒之呕吐、泄泻等。

胡椒配荜茇　温中散寒，消痰宽胸。适用于胃寒腹痛、呕吐、呃逆、泄泻等，又可用于痰气郁滞，蒙蔽清窍的癫痫痰多之证。

【鉴别应用】

胡椒、花椒　均为辛热纯阳之品，具有温中散寒止痛的作用。但花椒尚有燥湿之功，临床以寒湿伤中之脘腹冷痛、呕吐泻痢最为适宜；外用长于杀虫止痒，适用于疥疮、湿疹或皮肤瘙痒等皮肤病。胡椒以温暖胃肠、消积化痰见长，多用于胃肠寒痰冷积之脘腹冷痛、呕吐清水及泄泻痢疾等。

【单方验方】

(1) 治疗小儿哮喘　白胡椒 1～5 粒。研末，放于膏药中心，先用生姜擦小儿肺俞穴，以擦红为度，再将膏药贴上。禁风寒及食生冷（《湖北科技资料》）。

（2）治疗冻疮　胡椒10%，白酒90%。把胡椒浸于白酒内，7天后过滤使用。涂于冻疮处，每日10次（《中草药新医疗法资料选编》）。

（3）治疗阴囊湿疹　胡椒10粒，研成粉，加水2000ml，煮沸。外洗患处，每日2次（《草医草药简便验方汇编》）。

（4）治疗小儿腹泻　鲜白胡椒10粒研细末加黄酒或白酒调成糊状，填贴小儿神阙穴，上盖少许干棉球，然后用胶布固定，重者10h换药一次，轻者14～16h换药一次。每次敷前用酒精棉球清洗小儿神阙穴和脐周围四边穴，擦红为止，再用干棉球擦干后才能用白胡椒贴敷法。[杨丽荣．河南医药信息，2002，22（10）：33]

（5）治疗尿潴留　取白胡椒40粒，鲜辣有呛味的葱白6寸（20cm）两根混合，捣烂成糊状备用。将糊剂敷于脐周围，直径约15cm，以塑料膜覆盖，周围用胶布粘紧固定，6h后取去。［李风杰，等．中国民间疗法，2001，9（3）：20］

（6）治疗心律失常　三七粉每日3～6g，白胡椒粉每日0.5～1g，分3次冲服或装胶囊后服用，5～7日为1个疗程，可连续服用2～3个疗程。[徐国云，等．前卫医药杂志，1995，12（3）：174]

【用量用法】　打碎，水煎服，2～4g；研末服，每次0.5～1g，或入丸、散。外用适量，研末调敷，或置膏药内外贴。

【使用注意】　阴虚有火者忌服。孕妇慎服。

第八章 理气药

陈 皮

【基源】 为芸香科植物橘及其栽培变种的干燥成熟果皮。以陈久者为佳，故称陈皮。别名橘皮，桔皮。

【性味归经】 苦、辛，温。归脾、肺经。

【功效主治】 理气健脾，燥湿化痰。用于脾胃气滞证，胸脘胀满，呕吐，呃逆；痰湿，寒痰咳嗽。

【配伍应用】

（1）用于理气健脾

陈皮配木香 行气宽中，开胃止痛。适用于脾胃气滞之脘腹胀满、纳呆、吐泻等，如香砂六君子汤（《古今名医方论》）。

陈皮配生姜 温胃止呕。适用于胃寒气逆、中气不和之呕吐反胃等，如橘皮汤（《金匮要略》）。

陈皮配青皮 理气止痛，疏肝和胃。适用于肝郁气滞，胃气不和，两胁胀痛、胸腹满闷、胃脘胀痛等。

陈皮配枳实 行气和中，消胀止痛。适用于脾胃不健，消化不良，气机失调，脘腹胀满、疼痛等，如橘皮枳实生姜汤（《金匮要略》）。

陈皮配竹茹 理气健脾，和胃降逆。适用于脾胃虚弱，气机不调，寒热错杂，恶心呕吐，呃逆以及妊娠恶阻诸症，如橘皮竹茹汤（《金匮要略》）。

（2）用于燥湿化痰

陈皮配白术 健脾化湿，行气化痰。适用于脾胃气滞，脾虚湿盛或聚而成痰，阻遏气机之脘腹胀满、恶心呕吐、纳差或胸闷痰多等；也可用于妊娠气机不利之恶阻、胎动不安。如异功散（《小儿药证直诀》）。

陈皮配半夏　燥湿化痰，理气健脾，和胃止呕。适用于痰湿壅肺之咳嗽痰多、胸膈胀满；湿浊中阻、胃失和降之恶心呕吐、脘腹胀满，如二陈汤（《太平惠民和剂局方》）。

陈皮配苍术　燥湿化痰，健脾。用于湿困脾胃，气机阻滞之脘腹胀满，嗳气吞酸，恶心呕吐，不思饮食，大便溏薄，如平胃散（《太平惠民和剂局方》）。

【鉴别应用】

（1）陈皮、橘红、橘络、橘核、橘叶　陈皮长于行气理脾、燥湿化痰，其理气开胃消胀的作用强于橘红，多用于脾胃气滞之脘腹胀满、恶心呕吐，及痰多咳嗽。橘红为橘成熟果实的最外层果皮或柚类果实的外层果皮，药性较陈皮更香燥，其化痰作用胜过陈皮，多用于痰多、痰稠、痰白黏不易咳出者。橘络为橘的中果皮及内果皮之间的纤维束群，长于行气通络、化痰止咳，适用于痰滞经络之咳嗽、胸胁闷痛，以及手足麻木。水煎服，3～6g。橘核为橘的种子，长于理气散结止痛，多用于疝气疼痛、睾丸肿痛及乳房结块等。水煎服，3～10g，或入丸、散。橘叶为橘树的叶，具有疏肝行气，散结消肿功效，用于胁肋作痛、乳痈、乳房结块等。水煎服，6～10g。

（2）陈皮、青皮　同为橘的果皮，均能理气开胃。其中成熟果皮为橘皮，幼果或未成熟果实的果皮为青皮，因老嫩不同，而功效各异。青皮入肝、胆经，其性较猛，偏于疏肝破气、散结消积，多用于肝气郁结之胁肋胀痛、乳痛乳痈、癥瘕痞块、疝气疼痛。陈皮入肺、脾经，其性较缓，偏于理气健脾、燥湿化痰，多用于脾胃气滞之脘腹胀痛及咳嗽痰多之症。

【单方验方】

（1）治疗乳痈　香附30g（鲜品加倍），陈皮10g，水煮，加陈米醋半汤匙，饭后温服，早晚各一剂，微汗出为佳。[曾春，等. 海南医学，1991，2（8）：38]

（2）治疗急、慢性咽炎　半夏60g，陈皮30g，米醋500ml。用米醋浸泡半夏、陈皮，24h后即可饮用。每天3～5次，每次10ml，徐徐下咽，令药液滋润咽喉痛处，疗程为7天。[苏保华. 新中医，2005，37（8）：96]

（3）治疗胃术后排空延迟症　西洋参、陈皮各15g。上2药切碎呈粉末状入粥水中煎熬约20min后服食，如残胃容积缩小，承受能力低者一定要少量多次，每次量不得超过100ml，最好2～3h进食一次。低钾、呕吐频繁者用吴茱萸 3～5g，竹茹 15g，生姜数片煎药去渣后兑于西洋参陈皮粥中。一般症状消失后可继用西洋参陈皮粥食疗数天以巩固疗效。［陈伟刚．新中医，1998，30（1）：16］

【用量用法】 水煎服，3～10g。

化橘红

【基源】 为芸香科植物化州柚或柚的未成熟或近成熟的干燥外层果皮。

【性味归经】 辛、苦，温。归肺、脾经。

【功效主治】 理气宽中，燥湿化痰。用于湿痰或寒痰咳嗽、食积呕恶、胸闷等。

【配伍应用】

化橘红配半夏 燥湿化痰，止咳平喘。用于寒痰、湿痰所致的咳喘痰多、胸膈满闷等。

化橘红配白术 健脾和胃，降逆止呕。用于女子妊娠呕恶，口淡乏味。

【单方验方】

治痰喘 化橘红、半夏各 15g，川贝母 9g。共研细末。每服 6g，开水送下（《常见病验方研究参考资料》）。

【用量用法】 水煎服，3～10g。

【使用注意】 商品橘红有两类：一类为橘的干燥外层果皮；另一类为柚的干燥外层果皮。前者药市已少见，普遍用后者，习称化橘红。

青 皮

【基源】 为芸香科植物橘及其栽培变种的干燥幼果或未成熟果实的果皮。

【性味归经】 苦、辛，温。归肝、胆、胃经。

【功效主治】 疏肝破气，消积化滞。用于肝郁气滞证，胸胁胀痛，乳核，乳痛，疝气疼痛，食积腹痛；癥瘕痞块。

【配伍应用】

（1）用于疏肝破气

青皮配柴胡　疏肝理气，调经止痛。用于肝气郁结证，症见胁肋胀痛、经前乳房胀痛等，如柴胡疏肝散（《景岳全书》）。

青皮配瓜蒌　行气散结，消痈止痛。用于乳痈初起，寒热不甚者，如青橘连翘饮（《冯氏锦囊》）。

青皮配乌药　疏肝破气，散寒通滞。用于治疗疝气小腹痛引睾丸属寒凝气滞者，如天台乌药散（《医学发明》）。

（2）用于消积化滞

青皮配山楂、神曲　行气疏肝，消食化滞。用于治疗食积气滞之胃脘胀痛，嗳气腐臭，大便泄泻，如青皮丸（《沈氏尊生方》）。

青皮配大黄、槟榔　消积，通便，导滞。用于由湿热所致腹胀喘满、大便涩滞，如平气散（《卫生宝鉴》）。

（3）用于破气消癥

青皮配三棱、莪术　破气消癥。治疗气血凝聚之癥瘕，如三棱丸（《景岳全书》）。

【鉴别应用】

青皮、枳实　均能破气消滞，性较峻猛，但青皮辛温而散、苦温而降，善破肝经郁结之气，多用于肝气郁结之胁肋胀痛、乳痛乳痈、疝气疼痛。枳实苦泄沉降，善破胃肠积滞之气，多用于积滞内停之脘腹痞满胀痛，也可用于痰饮内停、胸痹等。

【单方验方】

（1）治乳痈初起　青皮、白芷、甘草、土贝母各八分。上为细末，温酒调服。（《种福堂公选良方》）

（2）治腰痛　青皮、西瓜皮各30g，阴干后研磨成细粉，用黄酒调，空腹服15g，每日2次，连服7日，同时注意休息。［马磊．中国民间疗法，2010，18（1）：71］

【用量用法】　水煎服，3～10g。醋炙疏肝止痛力强。

【使用注意】　气虚者慎服。

枳　实

【基源】　为芸香科植物酸橙及其栽培变种或甜橙的干燥幼果。

【性味归经】　苦、辛、酸，微寒。归脾、胃经。

【功效主治】　破气消积，化痰除痞。用于肠胃积滞，脘腹痞满胀痛，泻痢后重；痰滞胸脘，胸痹结胸，胸胁疼痛。尚可治胃下垂、子宫脱垂、脱肛等脏器下垂病症。

【配伍应用】

（1）用于破气消积

枳实配厚朴　消痞除满。用于胸腹胀满、脘腹痞闷、喘满呕逆、大便不通等，皆可随症应用。如枳实消痞丸（《兰室秘藏》）。

枳实配大黄　泄热除积，行气消痞，消积导滞。用于胃肠积滞、腹满便秘之里实证。临床应用时，可酌情改变二者的主次关系，若见热势较甚、大便秘结之证，则以大黄为主，少佐枳实；若见胃肠食积化热、腹满疼痛之证，则以枳实为主，少用大黄。如大、小承气汤（《伤寒论》）。

枳实配神曲　消食导滞。用于食积气滞，脘腹胀痛，大便秘结。如枳实导滞丸（《内外伤辨惑论》）。

（2）用于化痰除痞

枳实配白术　消食化积，消痞除满。用于脾胃虚弱，消化不良、饮食停滞、腹胀痞满、大便不爽等；对肝脾肿大、子宫脱垂、脱肛等亦有良效。如枳术丸（《脾胃论》）。

枳实配栀子、豆豉　清宣郁热，行气除痞。用于病后劳复，身热，心下痞闷者。如枳实栀子豉汤（《伤寒论》）。

（3）其他

枳实配芍药　行气和血止痛。用于产后瘀滞腹痛，心烦不得卧。如枳实芍药散（《金匮要略》）。

枳实配川芎　行气活血止痛。用于气血瘀阻，胸胁疼痛。如枳芎散（《严氏济生方》）。

枳实配桂枝　行气温经止痛。用于寒凝气滞胸腹疼痛。如桂枳散（《普济本事方》）。

【鉴别应用】

（1）枳实、枳壳　干燥幼果为枳实，接近成熟的果实为枳壳。二者的性味、归经、功用基本相同，但枳实苦泄沉降，气锐而猛，性烈而速，其破积导滞之力胜过枳壳，多用于积滞内停、大便不通、痰饮内停、胸痹等。枳壳力薄而缓，长于理气宽中、消胀除痞，多用于胸腹气滞、痞满胀痛、食积不化等。

（2）枳实、厚朴　二者均能行滞散结，既去有形之实满，又散无形之湿满，用于脘腹胀满、痰壅喘咳。但厚朴偏燥湿除满、消痰定喘，适用于湿阻中焦之脘腹胀满、痰湿壅肺、肺气不降之咳喘。枳实偏于破气消痰除痞，适用于积滞内停之脘腹痞满疼痛、大便不通及痰饮内停之喘咳、痰浊内阻之胸痹等。

【用量用法】　水煎服，3～10g；大剂量可用至30g。炒后性较平和。

【使用注意】　孕妇慎服。

木　香

【基源】　本品为菊科植物木香的干燥根。木香产于印度、缅甸者，称广木香，现我国已栽培成功。主产于云南、广西者，称云木香，主产于四川、西藏等地，称川木香。

【性味归经】　辛、苦，温。归脾、胃、大肠、三焦、胆经。

【功效主治】　行气止痛，健脾消食。用于脾胃气滞，脘腹痞满胀痛，食欲不振；大肠气滞，泻痢里急后重，泻而不爽；肝郁气滞，胁肋胀痛，疝气疼痛。

【配伍应用】

（1）用于行气止痛

木香配香附　疏肝理气，止痛。用于气滞引起的各种疼痛，尤以胃肠气滞或肝胃气滞引起的疼痛最为适宜。如木香顺气散（《万病回春》）。

木香配檀香　行气止痛，消痞。用于气滞所致的胸膈痞满。如匀气散（《太平惠民和剂局方》）。

木香配砂仁　益气补中，理气和胃。用于脾虚气滞，脘腹胀满，嗳气食少，或呕吐泄泻。如香砂六君子汤（《古今名医方论》）、香砂枳术丸（《摄生秘剖》）。

（2）用于行气导滞

木香配槟榔　行气止痛，导滞消胀，燥湿杀虫。用于胃肠积滞之脘腹胀满疼痛、食欲缺乏、大便不爽等；虫积腹痛、时聚时散、痢疾初起等。如木香槟榔丸（《儒门事亲》）。

木香配黄连　清热燥湿，行气化滞。用于湿热痢疾，脓血便，伴腹痛、里急后重。如香连丸（《太平惠民和剂局方》）。

【鉴别应用】

（1）木香、香附　二者均有行气止痛的功效，但木香专行胃肠结气，兼能消食，适用于脾胃气滞，脘腹胀痛，及泄泻、痢疾。香附则疏散肝胃气滞，长于疏肝解郁，调经止痛，适用于肝气郁结之胁肋胀痛、脘闷腹胀、月经不调等。

（2）广木香、云木香、川木香　均有良好的行气止痛功效，用于脾胃或肝郁气滞所致脘腹或胁肋胀痛之证。但广木香尚有健脾消食功能，可用于消化不良、食欲不振等。

【单方验方】

（1）治疗胃气痛　木香0.9g，荔枝核（煅炭）2.1g，共研末，烧酒调服（《青囊秘传》）。

（2）治脾虚气滞久泻　大枣10枚，木香9g，先将大枣煮沸，入木香再煎片刻，去渣温服（《中国药膳学》）。

（3）治疗乳腺增生症　木香研末、生地黄捣膏，木香与生地黄比例为1∶2，加用蜂蜜调和制成圆饼状，直径4cm，厚度0.5cm。乳房病变部位涂抹适量凡士林，将饼置于病变部位，上置中艾炷点燃，每次3壮，隔日1次，自月经后第15日起至月经来潮止，共治疗3个月经周期。[李琳，等.针灸临床杂志，2006，22（6）：35]

（4）治麻痹性肠梗阻　生木香10g，隔水炖取汤150ml，抽净胃内容物后注药，夹住胃管2h，2～6h内起效。[林金伟.浙江中医学院学报，1996（3）：17]

（5）治疗急性细菌性痢疾　木香10g，苦参20g，地榆20g。每日1剂，水煎，每日服2次。如脱水严重者给予补液支持。[吕国英.时珍国医国药，2003，14（7）：415]

【用量用法】　水煎服，3～6g。生用行气力强，煨用行气力缓而实肠止泻，常用于泄泻腹痛。

【使用注意】　阴虚津少者慎服。

沉香

【基源】　为瑞香科植物白木香含有树脂的木材。

【性味归经】　辛、苦，微温。归脾、胃、肾经。

【功效主治】 行气止痛，温中止呕，纳气平喘。用于胸腹胀闷疼痛，胃寒呕吐呃逆；肾虚气逆喘急。

【配伍应用】

（1）用于行气止痛

沉香配香附 行气降逆，消痞除满。用于肝胃气郁之胸膈痞塞，脘腹胀满，嗳气吞酸，便秘，干呕，如沉香降气丸《普济方》。

沉香配槟榔 顺气破结，降逆止痛。用于七情伤感，气郁烦闷不食，或冷气攻冲，心腹疼痛，如沉香四磨汤《卫生家宝》。

（2）用于温中止呕、止呃逆

沉香配丁香 温中散寒，降逆止呃，行气止痛。适用于虚寒性呃逆；胃寒呕吐、腹痛诸症，如沉香饮《证治准绳》。

沉香配柿蒂、紫苏叶 温中降逆。用于胃寒久呃。

沉香配肉桂 温肾壮元，散寒止痛。适用于肾阳不足，寒滞肝脉之小腹冷痛、疝气疼痛等，如沉香桂附丸《卫生宝鉴》。

沉香配附子 温中止痛，温阳散寒。用于脾胃寒凝气结之脘腹冷痛、四肢不温、大便溏薄等，如接真汤《百代医宗》。

（3）用于纳气平喘

沉香配紫苏子、半夏、厚朴 降气平喘，温化痰湿。用于上盛下虚之胸闷气喘，咳嗽痰多者，如苏子降气汤《太平惠民和剂局方》。

【鉴别应用】

沉香、檀香 皆芳香温通，能理气散寒止痛，治寒凝气滞诸证。但沉香味苦质重，沉降下行，又善降逆调中，暖肾纳气，且温而不燥，行而不泄，无破气之害，为理气佳品，临床多用治胸腹胀闷作痛，又治胃寒呕逆及肾不纳气之虚喘。檀香则善畅脾肺，利胸膈，兼调中，多用于寒凝气滞之胸腹胀痛、胸痹心痛及噎膈等。

【单方验方】

（1）治疗老年性肠梗阻 将沉香 6g 砸碎，加水 300ml，煎煮浓缩至 200ml，另将蜂蜜 120g、猪油 150g 加水至沸腾，搅拌均匀备用。用胃肠减压抽尽胃内容物，先服沉香药液，接服蜂蜜、猪油，然后让患者安睡（最好取半卧位，尽量减少不必要的活动）。［刘华．山东中医学院学报，1979（2）：147］

（2）治疗呃逆 将沉香粉 3g 用纸卷成香烟状（无沉香粉可用刀片把沉香木削成木屑卷好），点燃后将未燃烧的一头放入口中深吸后以咽食的方式将烟咽入，每次吸咽 3 口，1 次无效，间隔 30min 重复 1 次，直至呃逆症状消失。［钟桂香．护理学杂志，2001，16（8）：497］

【用量用法】 水煎服，1.5～4.5g，宜后下。或磨汁冲服，或入丸、散剂，每次 0.5～1g。

【使用注意】 阴虚火旺、气虚下陷者慎服。

檀 香

【基源】 本品为檀香科植物树干的干燥心材。

【性味归经】 辛，温。归脾、胃、心、肺经。

【功效主治】 行气止痛，散寒调中。用于寒凝气滞，胸腹冷痛，胃脘寒痛，呕吐食少。

【配伍应用】

（1）用于行气止痛

檀香配丹参 活血行气，通络止痛。适用于气滞血瘀之胸痹心痛、腹痛等，如丹参饮（《时方歌括》）。

檀香配香附 调和肝脾，理气止痛。适用于治疗肝脾不和之脘腹胀痛、嗳气、善太息、纳谷不香等。

檀香配高良姜 利膈宽胸，散寒行气，用于治疗寒湿霍乱，吐泻腹痛，如冷香汤（《是斋百一选方》）。

（2）用于散寒调中

檀香配干姜 温中散寒，开胃止痛。用于胃脘冷痛，痞满不食，泛吐清水，如五辛宽膈汤（《杨氏家藏方》）。

【单方验方】

（1）治疗心腹冷痛 白檀香三钱（约 9g），干姜五钱（约 15g）。泡汤服下（《本草汇言》）。

（2）治疗噎膈饮食不入 白檀香一钱五分（约 4.5g），茯苓、化橘红各两钱（约 6g）。俱为极细末，人参汤调下（《本草汇言》）。

（3）治疗冠心病心绞痛 用红花檀香饮（红花 6g，檀香 2g）治疗冠心病心绞痛，可改善心肌供血情况，减少心绞痛发作程度。［黄洁，等．时珍国医国药，1998（3）：210］

【用量用法】 水煎服，2～5g，宜后下。入丸、散服，每次 1～3g。

【使用注意】　阴虚火盛者慎服。

香　附

【基源】　为莎草科植物莎草的干燥根茎。别名莎草根，香附子。

【性味归经】　辛、微苦、微甘，平。归肝、脾、三焦经。

【功效主治】　疏肝理气，调经止痛。用于肝郁气滞，胸胁胀痛，胃脘胀痛，寒疝腹痛；乳房胀痛、月经不调、痛经等。

【配伍应用】

（1）用于疏肝理气

香附配柴胡、枳壳、川芎　疏肝解郁，行气止痛。用于肝气郁结，胸胁胀痛。如柴胡疏肝散（《景岳全书》）。

香附配高良姜　疏肝行气，温中止痛。常用于肝郁犯胃，胃中有寒，气结于中之脘痛胁胀，胸闷不舒者。如良附丸（《良方集腋》）。

香附配乌药　理气散寒，和血止痛。适用于寒凝气滞之证，尤以胃脘疼痛；心腹胀满、疼痛，寒疝腹痛；妇女经期、产后腹痛等为佳。如青囊丸（《韩氏医通》）。

香附配延胡索　疏肝理气解郁，活血祛瘀止痛。适用于肝郁气滞，血行不畅之胸腹疼痛、胃脘疼痛；对妇女气滞血瘀之痛经、经前期综合征最为适宜。

香附配川芎　理气解郁，活血止痛。适用于气郁血滞之胁痛、脘腹胀痛、痛经、月经不调、疝痛以及衄血、吐血、气厥头痛及产后头痛等。

香附配莪术、三棱　疏肝破气，化癥消积。用于治疗肝郁日久，血凝气滞，症见腹部结块，固定不移。如大七气汤（《严氏济生方》）。

（2）用于调经止痛

香附配白芍　疏肝理气，养血调经止痛。适用于肝气不舒，气血不和之月经不调、痛经、胁痛腹胀等。如开郁种玉汤（《傅青主女科》）。

香附配艾叶　温经散寒，调经止痛。适用于寒滞肝脉，气郁不畅之月经不调、行经腹痛或少腹冷痛、宫冷不孕、胎动不安等，如艾附暖宫丸（《仁斋直指方论》）。

香附配当归、川芎　补血活血，调经止痛。适用于气滞血瘀所致的月经不调、痛经等，如香附芎归汤（《沈氏尊生书》）。

【鉴别应用】

香附、青皮　皆有疏肝理气止痛的作用。但香附性平，善于调经理血，临床可用于多种气病，尤为妇科调经止痛的要药。青皮性烈，擅长破气开郁、散结消块，除用于肝气郁结之胁肋胀痛、乳房胀痛、疝气疼痛外，也常用于乳痈结块、癥瘕痞块、气滞痰郁之证。

【单方验方】

（1）治疗尿路结石　生香附 80～100g，干品酌减，水煎至适量，每日不拘时内服。1 个月为 1 个疗程，治疗 3 个疗程。[邵全满．浙江中医学院学报，1996（2）：23]

（2）治疗扁平疣　制香附 200g，研成细末，分 15 等份，每日 1 份，鸡蛋 1 个，与香附末 1 份搅拌均匀；花生油 15ml，锅内加热，放入拌匀的鸡蛋香附末，煎熟后，再放上 10ml 米醋，趁热吃下，每日 1 次，连服 15 日为 1 个疗程。小儿香附剂量酌减。[杨汝琨．福建中医药，1997，28（6）：8]

（3）治疗小儿慢性腹泻　制香附 50g 研末，加米酒调成干糊状，做成小饼，用纱布包裹，待小儿入睡后外敷神阙穴，每次 4～6h。白天艾条施灸神阙、天枢、足三里，每穴 10min，每日 3 次。轻者 1 日，重者 2～3 日即愈。[许为．四川中医，1987（1）：18]

（4）治疗小儿疝气　香附、蜀椒各等份，新麸皮 500g，大青盐粒 3 粒（5～6g），陈醋适量，将上药拌湿炒黄，用消毒纱布将上药包裹，将患儿扶抱或平卧，根据病情轻重辨证施治，选用命门、天枢、关元、气海等穴或阿是穴处，温热外敷，每天早晨 5 时，中午 12 时，下午 5 时，每日 3 次，一周为 1 个疗程，一般需 2～4 个疗程。[张宽智．中医外治杂志，1997，（2）：37]

【用量用法】　水煎服，6～10g。醋炙止痛力增强。

【使用注意】　阴虚血热、血虚气弱者慎服。

川楝子

【基源】　为楝科植物川楝的干燥成熟果实。别名金铃子，苦楝子。

【性味归经】　苦，寒。有小毒。归肝、小肠、膀胱经。

【功效主治】　行气止痛，杀虫疗疮。用于肝郁化火所致诸痛证，胸胁、

278

脘腹胀痛，疝痛，虫积腹痛。

【配伍应用】

川楝子配延胡索　疏肝泄热，行气止痛。用于治疗肝气郁滞，气郁化火之胸胁或脘胁疼痛，口苦，烦躁者，如金铃子散（《素问病机气宜保命集》）。

川楝子配小茴香　疏肝泄热，温肾散寒，止痛。适用于疝气肿痛初起而兼有寒热交作之症者，妇女经行腹胀、少腹冷痛者。也可用于下焦湿阻气滞之膏淋，如导气汤（《医方集解》）。

川楝子配枸杞子　疏肝行气，养阴柔肝。治疗肝阴不足，肝气不舒之胸脘胁痛，口苦吞酸者，如一贯煎（《柳州医话》）。

川楝子配当归　疏肝行气，养血柔肝。治疗血虚肝郁，胁肋疼痛及肝胆疾患等常用。

川楝子单用　杀虫。焙黄研末，以油调膏，外涂治头癣、秃疮。

【鉴别应用】

（1）生川楝子、炒川楝子　生川楝子性味苦寒，有小毒，善杀虫疗癣，内服治疗虫积腹痛，外用治疗头癣。炒川楝子可降低毒性，缓和苦寒之性，以疏肝行气力强，多用于治疗肝气郁结之胁肋疼痛、肝胃不和之脘腹胀痛。

（2）川楝子、荔枝核　皆有理气止痛的作用，用于治疗疝气疼痛、睾丸肿痛。但川楝子性寒凉，用于治疗疝气需配暖肝治疝之品；荔枝核性温，用于治疗湿热之睾丸肿痛常与清热药同用。川楝子善疏肝理气，用于治疗肝气郁结之胁肋疼痛、肝胃不和之脘腹胀痛；荔枝核能温经散寒，用于治疗寒凝气滞之少腹刺痛。

（3）川楝子、苦楝皮　川楝子为植物川楝的干燥成熟果实，苦楝皮为植物楝或川楝的干燥根皮和树皮。两者性味皆苦寒，均有驱虫疗癣的作用，可用于治疗虫积腹痛、头癣。但苦楝皮毒性大，驱虫作用显著，尤为驱杀蛔虫良药，且可用于疥疮。川楝子疏肝行气止痛力强，偏用于治疗肝气郁结之胁肋疼痛、肝胃不和之脘腹胀痛及疝气疼痛。

【单方验方】

（1）治疗冻疮　川楝子120g，水煎后，趁热熏患处，再用药水泡洗，每日2次，至愈（《湖北中草药志》）。

（2）治疗胃痛、肝区痛　川楝子、延胡索各等量，研细粉，每次服3～9g，每日2～3次，黄酒为饮；亦可水煎服（《全国中草药汇编》）。

（3）治疗急性乳腺炎　用川楝子捣碎晒干，炒至微黄，研细末。每次

9g，加红糖 60g，用黄酒或开水 100～200ml 冲服，每日 1～2 次。（江苏新医学院．中药大辞典．上海：上海科学技术出版社，1993：142）

（4）治疗蛲虫病　取川楝子适量，焙黄，研末，装瓶备用；每晚睡前将两枚大蒜捣泥，混入适量药粉，搅匀后用胶布贴于肛门外，次日晨揭去，洗净肛门，晚上继用。用药同时，嘱患者注意饮食卫生，饭前便后要洗手。［刘志丽，等．中医外治杂志，2000，9（2）：55］

（5）治疗淋证　每日取川楝子 30g，捣碎，水煎 2 次后，将药汁混匀浓缩为 300ml，每次饭前口服 100ml，每日 3 次，9 日为 1 个疗程。治疗期间注意适当休息，配合清淡饮食，忌食辛辣阳热之品。［吴树忠．中国中医急症，1994，3（2）：67］

【用量用法】　水煎服，3～10g。外用适量。

【使用注意】　本品有小毒，且有蓄积作用，故用量不宜过大，亦不宜久服。肝、肾功能不良者、脾胃虚寒者及小儿均应慎服。

乌 药

【基源】　本品为樟科植物乌药的干燥块根。

【性味归经】　辛，温。归肺、脾、肾、膀胱经。

【功效主治】　行气止痛，温肾散寒。用于寒凝气滞之胸腹疼痛，寒疝腹痛，痛经；膀胱虚冷之遗尿、尿频。

【配伍应用】

（1）用于行气止痛

乌药配高良姜、青皮　行气散寒止痛。用于寒疝腹痛。如天台乌药散（《医学发明》）。

乌药配川芎　活血化瘀，行气止痛。适用于气滞血瘀之月经不调、痛经、闭经等。

乌药配沉香　降逆行滞，醒脾散寒。适用于气滞寒凝之脘腹诸痛、妇人腹痛和疝气；也可用于下元虚寒，气逆于上引起的痰喘、遗尿、尿频等。如四磨汤（《严氏济生方》）。

乌药配大黄　行气导滞通便。适用于脘腹痞满，大便秘结，喘逆者。如六磨汤（《世医得效方》）。

乌药配当归　行气调经，活血止痛。用于治疗寒凝气滞之经行腹痛。

如乌药散（《圣济总录》）。

（2）用于温肾散寒

乌药配沉香、肉桂　温肾疏肝，散寒止痛。适用于脾肾虚寒诸证及气滞寒凝之疝气疼痛、睾丸疼痛、痛经、少腹冷痛等。如暖肝煎（《景岳全书》）。

乌药配益智　温肾散寒，固涩缩尿。可用于下焦虚寒，气化不利，膀胱失约之小便频数、小儿遗尿。如缩泉丸（《妇人大全良方》）。

【单方验方】

（1）治疗心腹疼痛　乌药，水磨浓汁一盏，入陈皮一片，紫苏叶一片，煎服（《濒湖集简方》）。

（2）治疗便血，血痢　乌药不以多少，炭火烧存性，捣箩为末，陈粟米饭和丸，如梧桐子大。每服 30 丸，米饮下（《圣济总录》）。

（3）治疗小儿鞘膜积液　乌药 10g，小茴香 30g，文火水煎取汁 150～250ml，每日 1 剂，分早、中、晚及睡前 4 次服完，10 天为 1 个疗程。[张国丽 . 黑龙江中医药，2004（2）：45]

（4）治疗肾积水和肝硬化腹水　治疗肾积水：乌药 20～30g，泽泻15～20g。水煎 2 次合并药液，于上午 9 时顿服，每日 1 剂，20 天为 1 个疗程。适用于肾积水非结石引起者，一般 2～3 个疗程即可痊愈。治疗肝硬化腹水：乌药 30～40g，鳖甲 20～30g（醋炙，先煎 30min），水煎 2 次，药汁混合，早晚分服，每日 1 剂，20 天为 1 个疗程。[李延培 . 中医杂志，1997，38（3）：133]

（5）治疗坐骨神经痛　乌药 10g，延胡索 12g，砂仁 10g，木香 10g，香附 10g，甘草 5g。每日 1 剂，水煎服。3 剂为 1 个疗程，一般 2～3 个疗程即可。[罗舜达 . 中国社区医师，2012（1）：215]

【用量用法】　水煎服，3～10g。

【使用注意】　阴虚内热、气虚者慎服。

荔枝核

【基源】　本品为无患子科植物荔枝的干燥成熟种子。

【性味归经】　甘、微苦，温。归肝、肾经。

【功效主治】　行气散结，散寒止痛。用于寒疝腹痛，睾丸肿痛；胃脘久痛，痛经，产后腹痛。

【配伍应用】

（1）用于行气散结

荔枝核配小茴香　行气散寒止痛。治疗寒凝气滞之疝气腹痛，睾丸偏坠。

荔枝核配香附　行气散寒，调经止痛。治疗妇人气滞寒凝之少腹疼痛。如蠲痛散（《妇人大全良方》）。

荔枝核配木香　温中散寒止痛。治疗心腹胃脘久痛，屡发不止者。如荔香散（《景岳全书》）。

（2）用于祛寒止痛

荔枝核配橘核　祛寒止痛，散结消肿。治疗小肠疝气，阴囊，睾丸肿痛；气滞血瘀，少腹刺痛；腹内包块，虚寒性痛经、带下等。

【鉴别应用】

荔枝核、橘核　皆有理气止痛的作用，为治疗疝气疼痛、睾丸肿痛要药，常配伍同用。但橘核尚有理气散结之功，可用于乳痈肿痛而未溃者；荔枝核能温经散寒，可用于寒凝气滞之少腹刺痛及心腹脘痛。

【单方验方】

（1）治疗狐臭　荔枝核焙干研末，白酒适量，调匀涂搽腋窝，每日2次（《福建药物志》）。

（2）治疗心腹胃脘久痛、屡触屡发者　荔枝核3g，木香2g。为末，每服3g，清汤调服，日3服（《景岳全书》）。

（3）治疗非胰岛素依赖轻、中型糖尿病　将荔枝核水煎浓缩至厚浸膏，干燥、制粒、压片，每片重0.3g。每日4～6片。连续3个月为1个疗程。适当控制饮食，维持原来食量（一般主食每日为250～350g）。治疗期一般均在3个月以上，稳定后可继续服用本品，以巩固疗效。[沈咪芳.中成药，1991（11）：24]

（4）治疗慢性乙型肝炎　在一般护肝治疗用药基础上，加用荔枝核水煎浓缩制成的颗粒（每包10g）治疗，每次1包，每日3次，12周为1个疗程，服1～2个疗程。荔枝核对慢性乙型肝炎患者有降酶、退黄、改善肝内蛋白代谢和抗肝纤维化作用。[曾文链，等.中西医结合肝病杂志，2005，15（5）：260]

（5）治疗前列腺痛　荔枝核8g，捣碎成细粒状；田七3g，切片或捣碎，用80℃水泡，代茶饮。症状重者每日2次，早晚服；症状轻者每日1次，晚服，连续饮用1～2个月。[邱云桥，等.中国民间疗法，2003（9）：60]

【用量用法】 水煎服，5～10g。或入丸、散剂。

佛 手

【基源】 为芸香科植物佛手的干燥果实。

【性味归经】 辛、苦、酸，温。归肝、脾、胃、肺经。

【功效主治】 疏肝解郁，理气和中，燥湿化痰。用于肝气郁结，胸胁胀痛；胃脘痞满，呕恶食少；久咳痰多，胸闷作痛。

【配伍应用】

（1）用于疏肝解郁，理气和中

佛手配柴胡、香附 疏肝理气解郁。用于胸胁胀痛，脘腹痞满。

佛手配木香、砂仁 行气宽中，开胃止痛。适用于肝脾（胃）气滞之脘腹胀满、疼痛、呕吐、泄泻等。

佛手配香橼 舒肝和胃，理气宽胸。适用于冠心病心绞痛，证属气滞心痛者；肝郁气滞、肝气犯胃而致升降功能失调之脘腹胀痛。

佛手配白术 和胃止痛，健脾燥湿。用于脾虚气滞之食欲缺乏，脘腹胀满，食后尤甚者。

（2）用于燥湿化痰

佛手配陈皮、瓜蒌皮 燥湿化痰。用于咳嗽日久，痰多，胸膺作痛者。

【鉴别应用】

佛手、陈皮 皆有理气、和中、化痰的作用，用于脾胃气滞之脘腹痞满，食少呕吐及痰多咳嗽。佛手燥湿化痰之力不及陈皮，但有舒肝解郁作用，可用于肝郁气滞之胁痛、胸闷，及咳嗽日久而痰多者，尤以咳嗽不止、胸膺作痛最为适宜。

【单方验方】

（1）治疗肝胃气痛 鲜佛手12～15g，开水冲泡，代茶饮。或佛手、延胡索各6g，水煎服。（《全国中草药汇编》）

（2）治疗妇女白带增多症 佛手（15～30g），猪小肠（约33cm）。水煎服。（《闽南民间草药》）

（3）治疗梅核气 佛手150g，加水600ml，水煎浓缩至300ml。每次服20ml，每天4次，呷服。[蔡百根，等. 时珍国药研究，1994，5（1）：18]

【用量用法】 水煎服，3～10g。

香橼

【基源】 本品为芸香科植物枸橼与香圆的干燥成熟果实。

【性味归经】 辛、微苦、酸，温。归肝、脾、肺经。

【功效主治】 疏肝解郁，理气和中，化痰止咳。用于肝胃气滞，胸胁胀痛，脘腹痞满；呕吐噫气，痰多咳嗽，胸膈不利。

【配伍应用】

（1）用于疏肝理气

香橼配香附 疏肝理气，解郁止痛。用于肝气郁结之胁肋胀痛，胸闷嗳气。

（2）用于宽中化痰

香橼配紫苏子 宽中化痰，止咳平喘。用于治疗痰湿阻肺之咳嗽，气喘，咳吐白痰。

香橼配陈皮 疏肝理气，燥湿化痰。用于治疗脾胃或肝胃气滞，痰湿咳嗽。

【鉴别应用】

香橼、佛手 均为芸香科植物，辛香苦温，药力平和，能疏肝解郁，理气和中，化痰止咳。其中佛手芳香辛散，苦温通降，以醒脾开胃，舒肝和胃，理气快膈，行气止痛为主。香橼清香之力稍逊，行气之力亦差，以和胃化痰之功见长。

【单方验方】

（1）治疗咳嗽 香橼（去核），薄切为细片，与酒同入砂锅内，煮令熟烂，用蜜拌匀。当睡中唤起，用匙挑服。（《养疴漫笔》）

（2）治疗头风 香橼不拘新旧一枚（切开），鸭蛋一枚（煮熟，切两半），塞入香橼内。每边包在太阳穴上，得热即愈。（《串雅外编》）

【用量用法】 水煎服，3～10g。

玫瑰花

【基源】 本品为蔷薇科植物玫瑰的干燥花蕾。

【性味归经】 甘、微苦，温。归肝、脾经。

【功效主治】　行气解郁，活血止痛。用于肝胃气痛，食少呕恶；月经不调，经前乳房胀痛；跌仆伤痛。

【配伍应用】

（1）用于行气解郁

玫瑰花配佛手　疏肝解郁，理气和中。适用于肝胃气痛，肝郁胸胁胀痛。

玫瑰花配香附　疏肝理气，调经止痛。用于肝气郁结所致的胸胁满闷胀痛，或经前乳房胀痛，月经不调诸症。

（2）用于活血止痛

玫瑰花配代代花　理气宽中，和血散瘀。适用于肝胃不和、气滞血瘀之胸闷不舒、胃脘疼痛、纳呆、月经不调、赤白带下等。

玫瑰花配当归、川芎　行气活血止痛。用于肝郁气滞之月经不调，经前乳房胀痛。

【鉴别应用】

玫瑰花、月季花　皆有活血调经、疏肝解郁之功。但玫瑰花更长于疏肝解郁，和胃止痛，多用于肝胃不和之胸胁脘腹胀痛。月季花长于活血调经，多用于肝气郁结而致月经不调、痛经、经闭及胸腹胀痛等。捣烂外敷，还能消肿，用于跌打损伤、瘀血肿痛及痈疽肿毒。

【单方验方】

（1）治疗肝风头痛　玫瑰花4～5朵，蚕豆花9～12g。泡开水，代茶频饮（《泉州本草》）。

（2）治疗上部食管痉挛，咽中异物感　玫瑰花、梅花各3g。沏水代茶饮（《天津中草药》）。

（3）治疗月经不调　玫瑰花3～9g，水煎冲黄酒、红糖服，每日1剂（《青岛中草药手册》）。

（4）治疗老年性阴道炎　将玫瑰花油用棉签直接涂于外阴和阴道黏膜。每日早晚各1次，5～7天为1个疗程。[阿瓦汗·米娜瓦尔．中国民族民间医药杂志，2000，4（6）：269]

【用量用法】　水煎服，1.5～6g。

梅　花

【基源】　本品为蔷薇科植物梅的干燥花蕾。别名绿萼梅。

【性味归经】 微酸，平。归肝、胃、肺经。

【功效主治】 疏肝解郁，和中，化痰，解毒。用于肝胃气痛，梅核气，瘰疬疮毒。

【配伍应用】

梅花配玫瑰花　疏肝解郁，调畅气机，适用于情志不畅，肝气郁结所致的胸闷不舒、心烦意乱，或脘痛连胁、嗳气频作、食欲缺乏等。

梅花配代代花　开郁和中，降逆消食。适用于肝胃不和之胸中痞闷、胁肋胀痛、胃痛纳呆、呕吐呃逆等。

梅花配半夏、厚朴、茯苓　芳香行气，化痰散结。用治梅核气。

【单方验方】

（1）治疗咽喉异物感，上部食管痉挛　梅花、玫瑰花各3g。开水冲泡，代茶常饮（《浙江药用植物志》）。

（2）治疗妊娠呕吐　梅花6g，开水冲泡，代茶饮（《浙江药用植物志》）。

（3）治疗瘰疬　鸡蛋开一孔，入绿萼梅花将开者7朵，封口，饭上蒸熟，去梅花食蛋，每日1枚（《本草纲目拾遗》）。

【用量用法】 水煎服，3～5g。

娑罗子

【基源】 为七叶树科植物七叶树，或天师栗的干燥成熟种子。别名娑婆子，梭椤子。

【性味归经】 甘，温。归肝、胃经。

【功效主治】 疏肝理气，和胃止痛。用于肝胃气滞，胸闷胁痛，脘腹胀痛，经前乳房胀痛。

【配伍应用】

娑罗子配佛手、八月札　疏肝解郁，和胃止痛。用于肝胃气滞之胸闷胁痛、脘腹胀痛。

娑罗子配香橼　疏肝理气和胃。用于治疗胃脘痛。

娑罗子配香附、郁金　疏肝行气解郁。用于经前乳房胀痛。

【单方验方】

（1）治疗视网膜静脉阻塞　通脉增视汤（葛根、槐花各30g，三七3g，娑罗子15g），适当据症加减，每日1剂，水煎取汁200ml，分2次

口服，10 天为 1 个疗程，共 3 个疗程。[曹平. 陕西中医，2007，28（6）：693]

（2）治疗胃脘痛　蒲公英 30g，浙贝母、娑罗子各 15g，制香附、柴胡、白芍、枳壳各 10g，甘草 5g。每日 1 剂，水煎，分 2 次温服。[陆梅华. 陕西中医，2001，22（1）：12]

【用量用法】　水煎服，3～10g。

【使用注意】　个别患者服用本品制剂后有咽喉部不适、恶心、呕吐等不良反应。

薤 白

【基源】　本品为百合科植物小根蒜，或薤的干燥鳞茎。别名小蒜。

【性味归经】　辛、苦，温。归心、肺、胃、大肠经。

【功效主治】　通阳散结，行气导滞。用于胸痹疼痛，脘腹痞满胀痛，泻痢里急后重。

【配伍应用】

（1）用于通阳散结

薤白配瓜蒌　理气宽胸，散结止痛。用于阴邪痰浊壅滞胸中、阳气闭塞不通而致的胸闷、胸痛等，也可用于痰浊壅滞、肺失宣降之咳嗽痰多、气喘及便秘属气滞者。如瓜蒌薤白白酒汤、瓜蒌薤白半夏汤（《金匮要略》）。

（2）用于行气导滞

薤白配黄柏　行气导滞，清热燥湿。用于湿热壅滞肠胃、泻痢后重。

薤白配香附　温中散寒，行气止痛。用于胃寒气滞，脘腹疼痛，痞满少食。如薤白汤（《本草汇言》）。

薤白配枳实　行气导滞。用于泻痢腹痛，里急后重。如四逆散加薤白汤（《伤寒论》）。

【单方验方】

（1）治疗赤白下痢　薤白一握。切，煮作粥食之（《食医心鉴》）。

（2）治疗痔肿痛　薤白、猪脂各等量。以苦酒浸经宿，微火煎三上三下，去渣。敷上（《梅师集验方》）。

（3）治疗支气管哮喘　单用薤白，每日 20～30g，水煎服。[方蕴春，

等．南京中医学院学报，1984（2）：40]

【用量用法】 水煎服，5～10g。

大腹皮

【基源】 为棕榈科植物槟榔的干燥果皮。别名大腹毛。

【性味归经】 辛，微温。归脾、胃、大肠、小肠经。

【功效主治】 行气宽中，利水消肿。用于胃肠气滞，脘腹胀闷，大便不爽；水肿胀满，脚气浮肿，小便不利。

【配伍应用】

（1）用于行气温中

大腹皮配藿香 行气宽中，芳香化湿。用于治疗外感风湿，内伤饮食，肠胃不和之发热畏寒，脘腹胀满，呕吐泄泻之症。如一加减正气散（《温病条辨》）。

（2）用于利水消肿

大腹皮配茯苓皮 利水行气消肿。用于气滞水停之头面虚浮、四肢肿满、腹胀、喘急等。如五皮散（《华氏中藏经》）。

大腹皮配槟榔 行气消胀，利水消肿。用于腹水，症见腹大如鼓、面目水肿、肢体水肿、小便不利者；气滞食积之脘腹胀满、食欲缺乏、嗳腐食臭等。如疏凿饮子（《严氏济生方》）。

【单方验方】

（1）治疗漏疮恶秽 大腹皮煎汤洗之（《仁斋直指方》）。

（2）治疗妊娠恶阻 大腹皮加姜、盐同煎内服（《景岳全书》）。

【鉴别应用】

大腹皮、厚朴 皆有行气、宽中、除满的功效，用于食积气滞或湿阻气滞引起的脘腹胀满，常配伍同用。但大腹皮尚有利水消肿功效，常用于水肿胀满，脚气浮肿，小便不利。厚朴则有燥湿消痰功效，可用于痰饮喘咳，湿滞中阻之证。

【用量用法】 水煎服，4.5～10g。

【使用注意】 气虚体弱者慎服。少数患者口服煎剂出现变态反应，有皮肤瘙痒、腹痛、腹泻、荨麻疹等。

柿 蒂

【基源】　为柿树科植物柿的干燥宿萼。别名柿萼。

【性味归经】　苦、涩，平。归胃经。

【功效主治】　降逆止呕。用于呃逆。

【配伍应用】

柿蒂配丁香、生姜　温中降气。用于胃寒呃逆。如柿蒂汤（《严氏济生方》）。

柿蒂配干姜　降逆下气，温中和胃。用于胃中寒凝之呃逆、呕哕。

柿蒂配黄连、竹茹　降逆下气，清胃火。用于胃火偏亢之呃逆、呕哕。

柿蒂配半夏、厚朴　理气化痰，降逆下气。用于痰浊内阻之呃逆、呕哕。

柿蒂配党参、丁香　温中补虚，降逆下气。用于胃气虚寒之呃逆。如丁香柿蒂汤（《症因脉治》）。

【鉴别应用】

柿蒂、刀豆　能降气止呃，治呃逆呕吐。但柿蒂性平，凡呃逆无论寒热均可使用。刀豆性温，中焦虚寒呃逆宜之，又可温肾助阳，治肾虚腰痛。

【单方验方】

（1）治疗新生儿脐炎　柿蒂 10g，微火焙干，研末外敷脐部，外用无菌纱布包扎，每日换药 1 次。[王清波．山西中医，1997，13（5）：50]

（2）治疗顽固性呃逆

① 柿蒂、丁香、人参等分，为细末，水煎，食后服。（《洁古家珍》柿钱散）

② 柿蒂 3～5 个，刀豆子 15～18g。水煎服。（《全国中草药汇编》）

③ 取双侧内关、足三里穴常规消毒后，将抽吸有异丙嗪 5ml 注射器 8 号针头垂直刺入 0.5～1 寸，捻动、提插，有酸、麻、胀、重等得气感后，每穴注入药液 0.5ml（12.5mg），每日 1 次；另取柿蒂 4 个，以清水煮沸 5～10min 后频服。[吕晓洲，等．中国中医急症，2005，14（6）：584]

【用量用法】 水煎服，5～10g。

甘 松

【基源】 为败酱科植物甘松的干燥根及根茎。

【性味归经】 辛、甘，温。归脾、胃经。

【功效主治】 理气止痛，开郁醒脾。用于脘腹胀闷、疼痛，不思饮食；外治牙痛，湿脚气。

【配伍应用】

甘松配陈皮、砂仁 理气止痛，健脾和胃。用于脾胃气滞之胃脘胀闷，疼痛，嗳气频作者。

甘松配附子 理气止痛，温中散寒。用于脾胃寒凝气滞之胃脘疼痛，得温则舒，或泄泻者。

甘松配藁本、荷叶 收湿拔毒。煎汤外洗，用于治疗脚气足膝水肿。如甘松汤（《普济方》）。

【单方验方】

（1）治疗癔症、神经衰弱、肠胃痉挛等 甘松18g，广陈皮4.5g，水500ml，浸于沸水内3h（每半小时内煮沸1次）。分12次服，每日服6次（《江西中草药学》）。

（2）治疗神经性胃痛 香附9g，甘松、沉香各15g，共研细末。每日3次，每次1.5g，温水送服（《常见病验方研究参考资料》）。

（3）治疗阴囊湿疹 甘松、五倍子各3g。研细末搽患处（《常见病验方研究参考资料》）。

（4）治疗子肿（妊娠水肿） 根据患者水肿情况之轻重而决定甘松的用量，一般用量为100～200g，重者可酌情增加；先用开水浸泡药物1～2h，然后煮沸数分钟，去渣，待药液温度降至40℃左右时，擦洗患处，每天1～2次，每剂药可洗2～3次更换。[万新，等. 国外医药·植物药分册，2007，1（22）：1]

【用量用法】 水煎服，3～6g。外用适量，泡汤漱口治牙痛，或煎汤洗脚治湿脚气。

【使用注意】 气虚血热者忌服。

九香虫

【基源】 为蝽科昆虫九香虫的干燥体。别名蜣螂虫。

【性味归经】 咸，温。归肝、脾、肾经。

【功效主治】 理气止痛，温肾助阳。用于胸胁胀痛，肝胃气痛；肾虚阳痿，腰膝酸痛，尿频。

【配伍应用】

九香虫配高良姜　温中散寒，理气止痛。用于中焦寒凝气滞之胃脘疼痛，得温则轻，呕吐清水者。

九香虫配杜仲、淫羊藿　补肾壮阳，强腰膝。用于肝肾亏虚之腰膝酸软，阳痿者。如乌龙丸（《摄生众妙方》）。

【单方验方】

（1）治疗小儿惊吓　九香虫数个，置锅内，加麦麸炒至麸焦，趁热取出九香虫，研成细粉备用。口服，每次1个，每日2次，蜜水送服（《山东中草药验方》）。

（2）治疗胸胁脘痛　九香虫90g，炙全蝎60g。研末，蜜丸，每丸3g重。每次半丸，每日2次（《吉林中草药》）。

（3）治疗胃痛，胀气，呃逆　九香虫、茴香虫各3个，研末。开水吞服，分3次服（《贵州民间方药集》）。

【用量用法】 水煎服，3～10g。入丸、散剂服，每次1.5～3g。

【使用注意】 阴虚阳亢及无气滞者不宜应用。

刀豆

【基源】 为豆科植物刀豆的干燥成熟种子。

【性味归经】 甘，温。归胃、肾经。

【功效主治】 温中，下气，止呃。用于虚寒呃逆，呕吐；肾虚腰痛。

【配伍应用】

刀豆配丁香、柿蒂　温中下气。用于脾胃虚寒之呃逆，呕吐。

刀豆配生姜　温中降逆止呕。用于中焦虚寒之呕吐，呃逆。

刀豆配小茴香　温肾散寒。用于肾虚腰痛，疝气痛。

刀豆配杜仲　温肾助阳。用于肾虚腰痛。

【单方验方】

（1）治气滞呃逆，膈闷不舒　刀豆取老而绽者，研末，每服二三钱（6～9g），开水下。（《医级》刀豆散）

（2）治疗肾虚腰痛　大刀豆子1对（2粒），小茴香6g，吴茱萸3g，补骨脂（破故纸）3g，青盐6g。打成粉，蒸猪腰子食用。（《重庆草药》）

【用量用法】　水煎服，6～10g。

第九章　止血药

大　蓟

【基源】　为菊科植物蓟的干燥地上部分。

【性味归经】　甘、苦，凉。归心、肝经。

【功效主治】　凉血止血，散瘀解毒消痈。用于吐衄、咯血、崩漏等血热出血证，热毒痈肿疮毒。

【配伍应用】

（1）用于凉血止血

大蓟配小蓟　凉血止血，散瘀消肿。用于血热妄行的吐血、衄血、尿血及崩漏下血，以及疮痈肿毒。如十灰散（《十药神书》）。

大蓟与地榆　凉血止血，解毒消痈。用于血热所致的各种出血证及热毒痈肿。

大蓟配栀子、牡丹皮　清热泻火凉血，散瘀止血。用于血热迫血妄行的各种出血证。如十灰散（《十药神书》）。

（2）用于解毒消痈

大蓟配金银花　清热解毒散瘀，用于肠痈、内疽诸证。

【鉴别应用】

鲜大蓟、生大蓟、大蓟炭　鲜大蓟凉血止血、散瘀消痈之力较生品为强，多捣汁外用；生大蓟为其晒干后入药的药材，凉血消肿力好，多用于热淋、疮痈肿毒及血热出血；炒炭后凉性减弱，收敛止血作用增强，用于各种出血证。

【单方验方】

（1）治疗上消化道出血　用鲜大蓟、小蓟各 30g，清洗净，放碗中捣烂，挤出液汁，慢火炖开加糖服下即可。[宋景平．中国实用乡村医生杂志，2001，8（3）：24]

（2）治疗肌注硬结

① 大蓟粉与淀粉按 1∶1 的比例拌匀，加温水调为糊状，摊在纱布上，四周向内折叠，置于患处，6h 换药 1 次。一般 3～5 次硬结明显软化、吸收，疼痛消失。[林冬梅．护理研究，2005，19（7）：1147]

② 用大蓟粉、芒硝，温开水调成糊状，外敷患处。[李德启．浙江中医杂志，1999，34（1）：29]

（3）治疗带状疱疹　①大蓟 60g，水煎，得 200～300ml 过滤去渣的药液，涂洗患部，每日 3 次，每次 30～60min。②大蓟、小蓟各 60g，加牛奶捣膏外敷。[田梅枝．中医药研究，1999，15（2）：56]

（4）治疗关节扭伤　大蓟粉与淀粉按 1∶1 比例拌匀，加温水调为糊状，摊在纱布上，四周向内折叠，置于患处，每日 1～2 次。同时注意患肢的抬高与制动，一般 3～5 天疼痛及肿胀消失。[于奥军，等．中国民间疗法，2010，18（9）：79]

【用量用法】　水煎服，10～15g，鲜品可用 30～60g。外用适量，捣敷患处。

小 蓟

【基源】　为菊科植物刺儿菜的干燥地上部分。

【性味归经】　甘、苦，凉。归心、肝经。

【功效主治】　凉血止血，散瘀解毒消痈。用于血热妄行所致的吐血、衄血、尿血、崩漏等出血证，热毒痈肿疮毒。

【配伍应用】

（1）用于凉血止血

小蓟配大蓟、白茅根　凉血止血，清热利尿。用于血热妄行之尿血、血淋等。如十灰散（《十药神书》）。

小蓟配茜草　凉血止血化瘀。适用于血热妄行之出血证。如十灰散（《十药神书》）。

小蓟配滑石、木通　利尿通淋，凉血止血。适用于湿热下注膀胱之热淋、小便不利、尿血、血淋。如小蓟饮子（《严氏济生方》）。

小蓟配生地黄　清热凉血止血，滋阴养血。用于血热妄行之吐血、尿血、崩中下血等。如小蓟饮子（《严氏济生方》）。

（2）用于化瘀止血

小蓟配蒲黄　化瘀止血，利尿通淋。适用于血热妄行之尿血、血淋等。如小蓟饮子（《严氏济生方》）。

小蓟配益母草　凉血止血，活血通经。适用于妊娠堕胎，瘀血不消之出血不止。如小蓟饮（《圣济总录》）。

（3）用于解毒消痈

小蓟配乳香、没药　散瘀解毒消痈。用于热毒疮疡初起肿痛。如神效方（《普济方》）。

【鉴别应用】

（1）鲜小蓟、生小蓟、小蓟炭　鲜小蓟散瘀消痈之力较强，可治疗痈肿疮毒。生小蓟为其干品，凉血消肿较好，常用于热淋，疮痈肿毒及邪热偏盛之出血证。炒炭后凉性减弱，收敛止血作用增强，广泛用于呕血、咯血等多种出血证。

（2）小蓟、白茅根　均为凉血止血药，用于治疗血热迫血妄行的各种出血证。但小蓟兼有散瘀消痈的作用，可用于痈疮肿毒。白茅根具有清热利尿之功，可用于血热所致尿血、小便淋沥涩痛，尚可用于水肿、小便不利以及温热烦渴、胃热呕吐等。

（3）小蓟、大蓟　皆有凉血止血、散瘀解毒、消痈功效，治疗血热出血及热毒疮疡诸证，常配伍同用。但小蓟兼能利尿通淋，故常用于治疗血尿、血淋诸证。大蓟散瘀消痈力强，止血作用广泛，无论吐血、咯血、崩漏下血均可应用。

【单方验方】

（1）治疗尿血　将鲜小蓟洗净，捣烂如糊状，每晚敷两侧肾俞（第二腰椎棘突下，旁开1.5寸）穴，用敷料盖好，胶布固定。第二天清洗后更换，一周为 1 个疗程。如无鲜小蓟，可用干品为末，加米醋调成糊状外敷，但效果不如鲜者为佳。[马凤友，等. 北京中医，1995（6）：61]

（2）治疗功能性子宫出血　小蓟 60g，益母草 120g。每日 1 剂，水煎分 2 次服，一般当日有效，出血停止 5 日后停用。1 个月经周期为 1 个疗程，持续 1～5 个疗程。[钟芳，等. 中国民间疗法，2006，14（11）：35]

（3）治疗关节炎　用小蓟、蓖麻子剥皮，同捣烂如泥，在膝盖上反复擦约 30min，至膝盖周围皮肤生出许多密集小红丘疹即可。[赵理明. 中国民间疗法，1997（4）：26]

（4）治疗皮肤擦伤　取鲜小蓟嫩叶洗净、晾干，用压榨机榨取汁液，离心分离，取上清液按 0.05％的比例加入尼泊金乙酯，装入瓶中严封备用。创面用 1‰新洁尔灭或络合碘清洗消毒，将敷料放入小蓟液中浸泡后，取出覆盖创面，包扎即可，隔日换药。[段翠阁，等. 中医外治杂志，1999，8（3）：27]

（5）治疗寻常疣　取鲜小蓟茎叶适量，洗净，用干净纱布包裹绞汁装瓶备用。用时用棉签蘸取药液涂搽寻常疣体上，每日 5～10 次。一般 1～2 周疣体便可自行脱落。[张景君. 山东中医杂志，1994，13（10）：466]

（6）治疗原发性高血压　用小蓟 150～500g 煎水，每日分 2～3 次服用。[张京. 安徽医学，2005，26（4）：339]

（7）治疗疖疮　取小蓟全草 500g，加水约 1500ml，煎 8～10min，滤出药液倒入容器内，再加水约 1000ml，煎 5～8min，滤出药液后，将两次药液混合，浓缩成膏状即可，然后装入干净容器中密闭，备用。使用时先用 2.5％碘酊和 75％乙醇消毒疖肿皮肤，然后取适量小蓟膏涂患处，用纱布覆盖包扎，每日换药 1 次，疗程 5～8 天。[刘银巧. 医药导报，2002，21（11）：715]

【用量用法】　水煎服，10～15g。鲜品可用 30～60g，亦可捣汁或研末服。外用适量，捣敷或煎汤外洗。

【使用注意】　脾胃虚寒而无瘀滞者不宜服。

地　榆

【基源】　为蔷薇科植物地榆或长叶地榆的干燥根。

【性味归经】　苦、酸、涩，微寒。归肝、大肠经。

【功效主治】 凉血止血，解毒敛疮。用于血热妄行之便血、痔血、崩漏；水火烫伤、湿疹、疮疡痈肿等。

【配伍应用】

（1）用于凉血止血

地榆配槐花 凉血止血，均入大肠经，用于下焦血热所致的便血、痔出血等。如槐榆散（《景岳全书》）。

地榆配蒲黄 清热凉血止血。用于下焦血热之便血、痔血、崩漏下血等。如地榆汤（《圣济总录》）。

地榆配侧柏叶 凉血止血。用于心肺热盛，吐血不止者。如地榆散（《太平圣惠方》）。

地榆配黄芩、赤芍 清热凉血，止血散瘀。用于下焦血热所致的便血、痔出血等。如地榆汤（《太平圣惠方》）。

地榆配黄连、木香 清热凉血，清肠止痢。适用于热盛迫血之血痢。如地榆丸（《普济方》）。

（2）用于解毒敛疮

地榆配黄柏 清热泻火，解毒除湿。适用于水火烫伤、皮肤湿疹等。

地榆配金银花 清热解毒消痈。适用于肠痈。如地榆饮（《卫生鸿宝》）。

地榆配黄连、冰片 清热解毒敛疮。研末调敷外用治水火烫伤。

地榆配煅石膏、枯矾 解毒敛疮。外用治湿疹、皮肤溃烂。

【鉴别应用】

（1）生地榆、地榆炭 生地榆凉血止血，可用于赤白带下、热毒疮疡、腹痛下痢等。地榆炭收敛作用强，具有凉血收敛止血的作用，可用于肠风下血，尿血淋痛，还可敛疮生肌，用于水火烫伤、湿疹、皮肤溃烂等。

（2）地榆、紫珠 皆有凉血止血，解毒疗疮之功，用于各种出血证和疮痈肿毒。但紫珠收敛止血效果较好，地榆凉血止血为佳。解毒生肌敛疮作用地榆更胜一筹。

【单方验方】

（1）治疗膀胱血尿 用地榆炭100g加食醋500ml，煎至200ml，每日分2次服，血尿严重者经导尿管向膀胱内灌注，每次50ml，每日2次，灌注后保留30min以上，并嘱患者变换体位，使药液充分与膀胱内壁接触。[周长城，等．中医药学报，1997（1）：30]

（2）治疗急性湿疹 生地榆50～100g，水浸泡10～15min后，用微火慢慢煎煮 1h 过滤药渣再加水少许煎 30min 再过滤合并上液，再用微火浓缩至 100ml 时，待冷却后装瓶备用。所有患者用地榆液湿敷糜烂渗出部位，每日 3 次，每次 20min。敷后用消毒纱布擦干患面，再涂上薄薄一层红霉素软膏。[罗加俊，等. 西南国防医药，1999 年增刊：23-24]

（3）治疗烧伤　将地榆炭研末，过筛后取其粉，与普通新鲜麻油调成糊状。烫伤局部小水疱无需处理，大水疱可用针或剪刺出小孔，将疱内液压出，尽量保存上皮组织。用棉棒将药糊均匀涂在创面上，1～2mm 厚，用绷带包扎，药糊干燥或敷料渗湿时应及时更换。一般用药 2 天后创面肿胀及局部疼痛减轻，渗液减少，7 天左右治愈，无继发感染现象。[陈培珍，等. 中国民间疗法，2003，11（7）：31]

（4）治疗带状疱疹　地榆 30g，紫草 18g，蜈蚣 6g，凡士林适量。将前三味药物研细粉，用凡士林适量调匀，每次用药适量涂于患处，每日 2 次。[丁望，等. 中医外治杂志，2000，9（6）：49]

（5）治疗子宫肌瘤　用地榆粉微粒（直径 300～500μm），根据子宫肌瘤供血血管，栓塞双侧或单侧子宫动脉。单侧一般用量为 15g，最大用量不超过 30g，以免用量过多溢出而造成误栓。[张鹏天，等. 现代肿瘤医学，2006，14（3）：332-334]

【用量用法】　水煎服，10～15g，大剂量可用至 30g。或入丸、散剂。外用适量。止血多炒炭用，解毒敛疮多生用。

【使用注意】　本品富含鞣质，避免大面积涂敷外用，或长期用药对肝脏的损害。脾虚泄泻者忌服。

槐花

【基源】　为豆科植物槐的干燥花蕾及花。花蕾别名槐米。

【性味归经】　苦，微寒。归肝、大肠经。

【功效主治】　凉血止血，清肝泻火。用于血热迫血妄行的痔血、便血、崩漏下血、吐血等各种出血证；肝火上炎所致的目赤、头胀头痛及眩晕等。

【配伍应用】

槐花配侧柏叶　清热凉血止血。用于肠风脏毒。如槐花散（《普济本事方》）。

槐花配黄连、地榆　清热解毒，凉血止血，用于湿热或热毒壅遏肠胃，便血及痔出血。如槐榆脏连丸（《成方便读》）。

槐花配白茅根　凉血止血。用于吐血、衄血。

槐花配夏枯草、菊花　清肝泻火。用于肝火上炎所致目赤、头痛头胀及眩晕。

【鉴别应用】

槐花、地榆　二者均能凉血止血，用治血热妄行所致的各种出血证，因其性下行，故以治下部出血证为宜。但地榆凉血之中兼能收涩，尚有解毒敛疮功效，故可用于水火烫伤、疮疡痈肿。而槐花无收涩之性，但有清肝泻火功效，故可治疗肝火上炎之目赤、头痛。

【单方验方】

（1）治疗烫伤烧伤　取槐花30g，洗净，晾干，炒黄研末。用麻油60g熬开，加入槐花粉调成糊状。涂搽患处，每日涂药3次。[苏海荣．中医杂志，2007，48（12）：1105]

（2）治疗重型病毒性肝炎　取大黄、槐花各50g，用冷水500ml浸泡10min后煮沸5～10min，浓缩液为200～250ml，用纱布过滤去渣，凉至37～40℃然后将药液倒入无菌输液瓶内，保留灌肠。[林光惠．社区医学杂志，2006，4（6）下：43-44]

【用量用法】　水煎服，10～15g。外用适量。止血多炒炭用，清热泻火多生用。

【使用注意】　本品所含大量芸香苷和槲皮素，不宜长期服用。脾胃虚寒者慎服。

侧柏叶

【基源】　为柏科植物侧柏的干燥枝梢和叶。别名扁柏。

【性味归经】　苦、涩，寒。归肺、肝、脾经。

【功效主治】　凉血止血，化痰止咳。用于血热吐血、衄血、尿血、血痢等出血证，肺热咳嗽等。外用可治血热脱发、须发早白。

【配伍应用】

侧柏叶配大黄、黄芩　清热解毒，凉血止血。用于肠风脏毒下血。如柏叶散（《医略六书》）。

侧柏叶配黄连　清热凉血止血。用于下焦热盛迫血妄行之血痢。如柏叶丸（《圣济总录》）。

侧柏叶配生地黄　凉血止血，清热养阴。用于血热妄行之吐血、咯血、尿血等出血伴阴津耗伤者。如四生丸（《校注妇人良方》）。

侧柏叶配干姜　凉血止血，发散郁热。用于热伏阴分，郁而不得宣发，迫血妄行之吐血日久不止。如柏叶汤（《金匮要略》）。

【鉴别应用】

生侧柏叶、侧柏叶炭　生侧柏叶凉血止血、祛痰止咳，用于血热迫血妄行的吐血、衄血、咯血及痰热阻肺的咳嗽气喘等。侧柏叶炭功专收敛止血，用于各种出血证。

【单方验方】

（1）治疗皮下出血　鲜侧柏叶洗净捣烂，视出血面积大小确定用药量，加少许冰片（鲜侧柏叶 100g＋冰片 2g），用鸡蛋清调成糊状以 2mm 的厚度均匀涂于麻纸或软布上外敷，用绷带包扎固定，每日换药 2 次，如局部有微热感不需处理，如有灼热感可间歇敷药 4～6h，每日 2 次，一次配药用不完，可放置冰箱冷藏 2～3 天。[阎焕兰，等．兰州医学院学报，2002，28（2）：98]

（2）治疗痄腮　活地龙 3～5 条（勿清洗），鲜侧柏叶 30g，共捣如泥，外敷于肿大的腮腺表面，每日换药 2 次，5 天为 1 个疗程。[李凤海．中国民间疗法，1998（2）：28]

（3）治疗缠腰火丹　取鲜侧柏叶适量，捣成末，用鸡蛋清调成糊状外敷患处，每 6h 更换 1 次。[陈慧君．中国乡村医生杂志，1998（2）：38]

（4）治疗扁平疣　侧柏叶 100g 水煎，早晚两次外洗。[戴玉德，等．青海医药杂志，2000，30（7）：14]

（5）治疗脚癣　取新鲜侧柏叶 500g，用清水洗净，加食醋 500g，水 2000ml，文火煎汤，沸腾后小火煎 30min，过滤去渣，滤液泡脚用。每天早晚各 1 次，每次 2h，7 天为 1 个疗程，1 个疗程累计泡脚不少于 20h（秋冬季节要先把煎汤加温至 45℃左右，并注意保暖）。[王斌，等．总装备部医学学报，1999，1（2）：94]

（6）治疗秃发　新鲜侧柏叶 25～35g，切碎，浸泡于 60%～75% 乙醇 100ml 中，一周后过滤备用。用棉签蘸药液涂擦毛发脱落部位，每日 3～4 次。[宋立人，等．现代中药学大辞典．北京：人民卫生出版社，2001]

【用量用法】　水煎服，10～15g。止血多炒炭用，化痰止咳多生用。用于生发乌发，可研末，麻油调敷，或用鲜侧柏叶适量，75% 酒精浸泡一周后，取药酒外搽。

【使用注意】　因其性寒凉，久服和过量服用可致胃脘不适及食欲减退。

白茅根

【基源】　为禾本科植物白茅的干燥根茎。

【性味归经】　甘，寒。归肺、胃、膀胱经。

【功效主治】　凉血止血，清热利尿，清肺胃热。用于血热鼻衄、咯血、尿血、血淋；淋证、水肿；湿热黄疸、胃热呕吐、肺热咳喘等。

【配伍应用】

（1）用于凉血止血

白茅根配侧柏叶　凉血止血。用于血热妄行之鼻衄等多种出血。如十灰散（《十药神书》）。

白茅根配栀子　清热凉血，清利湿热退黄。用于血热妄行的各种出血病证及湿热黄疸。如茅根汤（《圣济总录》）。

（2）用于清热利尿

白茅根配滑石、木通　凉血止血，清热利尿。适用于血热之尿血，血淋。如茅根散（《太平圣惠方》）。

白茅根配益母草　凉血止血，祛瘀利水。用于急性肾炎见血尿、水肿，慢性肾炎、肾功能不全者（《施今墨对药》）。

（3）用于清热生津

白茅根配芦根　清热生津，和胃止呕。用于胃热呕吐，食入即吐之症。

白茅根配葛根　清热生津。用于肺胃热盛，饮水呕恶者。如茅根汤（《小品方》）。

【单方验方】

（1）治疗鼻衄　血余炭 30g，白茅根 20g，青蒿 10g。水煎服，每日 3 次，每日 1 剂，3～5 日即可。[江兵权. 四川中医，2002，20（11）：72]

（2）治疗血尿　白茅根 45g 加水 600ml，文火煎 45min，煎至 400ml 分两次服用，每日 1 剂。[韩淑芳，等. 中国中西医结合杂志，2001，21（11）：859]

（3）治疗尿路感染　白茅根 250g，加水 3 碗，煎成 1 碗。每日内分 2 次服完，连服 5 剂。[刘爱艳，等. 中国民间疗法，2004，12（4）：33]

（4）治疗小儿暑热　对小儿暑热症口渴、汗闭、多尿者可用白茅根

30g，北沙参15g，青蒿6g，每日1剂煎服，连服6～10天。［马泰，等．中国民间疗法，1997（1）：43］

（5）治疗急性肾炎　取鲜白茅根250g，洗净泥土，拣去须根杂质与根外表膜质叶鞘，置石臼中捣烂，用纱布过滤去渣取汁，加冰糖、水各适量加热炖服。［王眠龙．海峡药学，2001，13（4）：56］

（6）治疗病毒性肝炎　对于黄疸型肝炎和无黄疸型肝炎症情较轻者，单用白茅根60～120g，每日1剂，水煎，分两次服。［胡烈．中国临床医生，2000，28（10）：48］

【用量用法】　水煎服，15～30g。鲜品加倍，以鲜品为佳，可捣汁服。多生用，止血亦可炒炭用。

【使用注意】　脾胃虚寒，溲多不渴者不宜服。

苎麻根

【基源】　为荨麻科植物苎麻的根和根茎。

【性味归经】　甘，寒。归心、肝经。

【功效主治】　凉血止血，安胎，清热解毒。用于血热迫血妄行的各种出血证；血热胎动不安，胎漏下血；热毒痈肿等。

【配伍应用】

（1）用于凉血止血

苎麻根配大蓟　清热凉血止血。用于血热妄行的各种出血证及痈肿疮毒等。

（2）用于止血安胎

苎麻根配黄芩　凉血止血，清热安胎。用于血热胎动不安、胎漏下血等。

苎麻根配阿胶　止血安胎。用于妊娠胎漏下血者。如苎根汤（《小品方》）。

【单方验方】

（1）治疗上消化道出血　用200％～300％苎麻根液，每日60～90ml，分3次口服。并可用30～60ml苎麻根液，在胃镜直视下喷洒于出血灶。两法合用效果最佳。［李良盛，等．中西医结合杂志，1986，6（8）：463］

（2）治疗习惯性流产　苎麻根25g，莲子15g，糯米20g，黄糖适量，

水煎服。[邓辛贵．广西中医药，1981（6）：49]

（3）治疗疖腮　取鲜品苎麻根60～100g，压榨取汁，调捣苎麻叶（适量），外敷患处。[贾美华．辽宁中医杂志，1994，21（6）：281]

【用量用法】　水煎服，10～30g；鲜品30～60g，捣汁服。外用适量；煎汤外洗，或鲜品捣敷。

【使用注意】　本品寒凉，故脾胃虚寒者及无实热者慎服。

羊　蹄

【基源】　为蓼科植物羊蹄或尼泊尔酸模的根。别名土大黄。

【性味归经】　苦、涩，寒。归心、肝、大肠经。

【功效主治】　凉血止血，解毒杀虫，泻下。用于血热出血证，疥癣，疮疡，烫伤，大便秘结。

【配伍应用】

（1）用于凉血止血

羊蹄配地榆　清热凉血，收敛止血。用于血热妄行的吐血、衄血、便血、痔血、崩漏、紫癜等。如榆羊丸（《洞天奥旨》）。

羊蹄配白茅根　清热凉血止血。用于肝火犯肺之鼻衄。

羊蹄配麦冬　凉血止血。用于热郁吐血（《本草汇言》）。

（2）用于解毒，杀虫

羊蹄配枯矾　杀虫止痒。共研末，醋调敷，治癣。如羊蹄根散（《医宗金鉴》）。

鲜羊蹄捣敷　清热解毒。用于疥疮、烫伤。

（3）用于大便秘结

羊蹄配芒硝　泄热通便。用于大便秘结，目赤。

【鉴别应用】

羊蹄、贯众　皆性寒，能凉血止血，清热解毒。用于治疗血热妄行的各种出血证。但贯众尤善治崩漏下血；羊蹄兼有苦涩之味，尚可收敛止血。贯众主要用于风热感冒，温毒发斑；而羊蹄主要用于疮疡，水火烫伤。二药也均能杀虫，但贯众主要驱杀绦虫、钩虫、蛲虫、蛔虫等多种寄生虫；而羊蹄杀虫止痒，主要用于疥癣等皮肤疾患。此外，羊蹄尚能泄热通便，治疗大便秘结，故羊蹄又名土大黄，但其泻下作用较大黄弱得多。

【单方验方】

（1）治手足癣、体癣　①羊蹄180g，75％乙醇360ml。将羊蹄碾碎入乙醇中7昼夜，滤过涂患处（《全国中草药汇编》）。②先将新鲜羊蹄洗净，取50～100g捣成汁，加适量食醋调匀，涂于患处；或取干品30g研成末，食醋18g调匀，浸泡5～6h后涂于患处，每次30min，每日2次。[李玉芬，等. 中国民间疗法，2012，20（10）：23]

（2）治热郁吐血　羊蹄和麦冬煎汤饮，或熬膏，炼蜜收，白汤调服数匙（《本草汇言》）。

（3）治疗乳核　羊蹄膏由羊蹄（土大黄）、黄柏、白矾3味药组成，等份，共为极细面，加入蜂蜜，共调成软膏，外敷于病变中心处，每周更换2次，1个月为1个疗程。羊蹄膏镇痛效果显著，总有效率为98.5％，且无不良反应。[柳桂兰. 江西中医药，1995，26（6）：59]

【用量用法】　水煎服，10～15g；鲜品30～50g，也可绞汁去渣服用。外用，鲜品适量，捣敷治疥癣、烫伤。

【使用注意】　脾胃虚寒，腹泻食减者忌服。

第二节　化瘀止血药

三七

【基源】　为五加科植物三七的干燥根和根茎。别名参三七，金不换。

【性味归经】　甘、微苦，温。归肝、胃经。

【功效主治】　化瘀止血，活血定痛。用于衄血、吐血、便血、崩漏等各种出血证、跌打损伤或筋骨折伤、瘀血肿痛等。

【配伍应用】

（1）用于化瘀止血

三七配血竭、龙骨　化瘀止血。研末外渗，用于各种外伤出血。

三七配白及　止血化瘀。用于各种出血证，尤善治肺胃出血证。

三七配花蕊石、血余炭　化瘀止血。适用于瘀血阻滞之咯血、吐血、衄血、便血、崩漏及外伤出血等。如化血丹（《医学衷中参西录》）。

三七配大黄　化瘀止血，消肿止痛。用于各种出血证，疮疡初起肿痛。

三七配当归　化瘀止血，养血。用于产后瘀血不去、新血不生所致的恶露不净，少腹疼痛者。如三七汤（《外科集腋》）。

三七配人参　益气活血，止血化瘀止血。用于脾气虚弱、统摄无权的出血证可标本兼治。吐血、衄血、尿血、便血及妇女崩漏下血、虚劳咳嗽、冠心病心绞痛等均可应用。

（2）用于活血止痛

三七配丹参　活血化瘀止痛。用于冠心病心绞痛，有良好的止痛作用，缓解期用之可巩固疗效，预防复发。施今墨先生治疗此病时，在病变初起，尚无器质性改变者，则重用丹参，少佐三七；反之，病程日久，又有器质性损害者，则主取三七，佐以丹参（《施今墨对药》）。

三七配乳香、没药　活血化瘀，消肿止痛。用于跌打损伤、瘀血肿痛等。如七宝散（《本草纲目拾遗》）。

【鉴别应用】

（1）三七、菊三七　菊三七为菊科植物三七草的根，别名土三七（《滇南本草》）、紫蓉三七（湖南），虽有化瘀止血，消肿定痛功效，与三七相似，但药力薄弱。菊三七兼能解毒疗疮。临床多用于跌打损伤及咯血、衄血、便血等。煎汤服，5～10g；研末服，1.5～3g；外用适量，捣烂敷或研末撒。菊三七有毒，不宜过量服，也不宜浸酒制成药酒服，否则易发生中毒，主要造成严重肝损伤，导致腹胀腹痛、肝肿大、腹水、肝功能异常等。其所含吡咯里西啶生物碱是其主要毒性成分。

（2）三七、景天三七　景天三七为景天科植物费菜的根或全草，别名费菜（《救荒本草》）、土三七（《植物名实图考》）、活血丹（浙江）。有化瘀止血、消肿定痛功效，与三七相似，临床多用于咯血、衄血、便血、尿血及跌打损伤。但其药力较三七为弱。本品尚有除烦安神功效，可用于失眠等症。煎汤服，15～30g，鲜品倍量。

（3）三七、竹节三七　二者均有化瘀止血、活血定痛功效。竹节三七为五加科植物竹节参的干燥根茎，因其根茎状如竹节而得名。别名竹节参，竹鞭三七。味甘、微苦，性温。其功能除了散瘀止血、消肿止痛外，尚有祛痰止咳、补虚强壮作用。主要用于虚劳咯血、吐血、咳嗽痰稠，也可用于跌打损伤，筋骨疼痛。煎汤服，6～9g。外用，研末掺或调敷。

（4）云三七、广三七　产于云南的称云三七，由于生长于黑土中，表皮呈灰黑色。产于广西的称广三七，又称田七，因生长于红土中，表皮略呈红色。三七是一种多年生草本植物，品质与其生长期长短有关，与云南、广西产地无关。一般生长期六年以上采收的为上品，三、四年采收的次一点。药市上将三七按大小质量分等分级，如每 500g（1 市斤）20 头者为一等，40 头者为二等，60 头者为三等，80 头者为四等，120 头者为五等，160 头者为六等。一般认为三七生长期长，个大质重者品质为佳。

【单方验方】

（1）治疗上消化道出血　用三七炒研细末，凉开水冲服，每次 10g，每日 3 次。腑热便秘者加服生大黄粉 5g，每日 1 次；气虚者用红参 15g（气阴虚用西洋参）。水煎服，每日 1 次。[张喜芹．青岛医药卫生，2006，38（2）：116]

（2）治疗高脂血症　口服三七、红参粉（1∶1），开水冲服，每日 3 次，每次 2g。[刘月玲，等．中药材，2007，30（4）：500]

（3）治疗急性坏死性节段性小肠炎　三七粉每次 0.5g，每日 3 次，温开水送服。[刘龙忠．现代医药卫生，2006，22（6）：884]

（4）防治脑出血围手术期并发应激性溃疡　对脑出血患者，行颅内血肿微创穿刺粉碎清除术的同时，加用大黄三七粉（大黄、三七等研为末）内服（鼻饲），每日 2 次。[许波良．现代中西医结合杂志，2007，16（32）：4802]

（5）治疗压疮　将三七粉过 110 目筛，用碘甘油调成糊状备用，外敷前用生理盐水清洁疮面，用碘酊、乙醇消毒，然后用消毒压舌板取药膏涂于疮面，药膏不宜太厚，涂药均匀后用无菌纱布包扎固定，2 天换药 1 次，若有严重感染，可用 3% 双氧水冲洗，再用生理盐水冲洗干净，然后涂药包扎。[周晓芝，等．医学信息，2006，19（3）：380]

（6）治疗冠心病心绞痛　用三七 1.5g，黄芪 10g 超微颗粒，以温开水 30ml 冲服，每日 2 次。[崔勇，等．中医药导报，2008，14（2）：16]

（7）治疗脑梗死　水蛭 15g、天麻 50g、三七 50g 共为细末，每次口服 2.77g，每日 3 次，90 天为 1 个疗程。[迟艳．现代医药卫生，2006，22（18）：2848]

（8）治疗食管癌咽下困难　将三七、西洋参、冰片按 3∶1∶0.5 比例轧成细粉密闭备用。每次取药粉 4.5g，用温开水将其调成稀糊状徐徐服下，每日 3 次，饭前服用，连服 10 日为 1 个疗程。[宋宝丽．河北中医，2007，29（9）：801]

【用量用法】　研末吞服，1～1.5g；水煎服，3～10g。亦入丸、散剂。

外用适量，研末外掺或调敷。

【使用注意】 孕妇慎用。注意变态反应的发生。变态反应主要表现为过敏性药疹、过敏性紫癜，个别严重者出现过敏性休克。

茜 草

【基源】 为茜草科植物茜草的干燥根及根茎。

【性味归经】 苦，寒。归肝经。

【功效主治】 凉血止血，化瘀，通经。用于血热妄行的出血证、血瘀经闭、跌打损伤、风湿痹痛等。

【配伍应用】

（1）用于化瘀止血

茜草配三七 止血化瘀。用于瘀滞出血及跌打损伤，瘀血肿痛者。

茜草配艾叶、乌梅 凉血止血化瘀。适用于衄血无时。如茜梅丸（《普济本事方》）。

（2）用于凉血止血

茜草配大蓟 凉血止血，活血散瘀。用治血热妄行的各种出血证。如十灰散（《十药神书》）。

茜草配栀子 泻火凉血止血。用于心肝火旺的吐血、咯血、小便出血等。如十灰散（《十药神书》）。

（3）用于养血化瘀止血

茜草配当归 养血活血。用于妇人瘀血经闭。如地血散（《扁鹊心书》）。

茜草配阿胶 养血止血化瘀。适用于衄血、血痢等多种出血病证。如茜根散（《太平圣惠方》）。

（4）用于益气化瘀止血

茜草配黄芪、白术、海螵蛸 补气摄血，止血化瘀。用于气虚血滞冲任不固之崩漏不止。如固冲汤（《医学衷中参西录》）。

（5）用于化瘀通经

茜草配桃仁、红花 化瘀通经。用于血滞经闭（《经验广集》）。

茜草配乳香、没药 化瘀止痛。用于跌打损伤。

茜草配鸡血藤、海风藤 祛风湿，活血通络。用于风湿痹证。

【鉴别应用】

生茜草、茜草炭 茜草性寒，生品凉血止血、化瘀通经，用于血热妄行出血证、瘀血经闭、跌打损伤。炒炭后寒性减弱，收涩之性显著，其止血作用明显优于生品，用于各种出血证。

【单方验方】

（1）治疗软组织损伤 茜草200g，大黄100g，研粗末，布包煮20min。先洗，温后敷包。[李鹤轩．陕西中医，1987（1）：35]

（2）治疗末梢神经炎 茜草60g，泡入1000g白酒中，1周后滤去渣，每次饮服30～50ml，每日2次，2周为1个疗程。[于兆芬．中国乡村医生，1994（6）：9]

【用量用法】 水煎服，10～15g，大剂量可用30g。亦入丸、散剂。止血炒炭用，活血通经生用或酒炒用。

【使用注意】 服茜草煎剂，部分患者有可能出现恶心和血压轻度升高。

蒲 黄

【基源】 为香蒲科植物水烛香蒲、东方香蒲，或同属植物的干燥花粉。

【性味归经】 甘，平。归肝、心包经。

【功效主治】 止血，化瘀，利尿。用于血热妄行或瘀血阻络的出血证；跌打损伤、痛经、产后腹痛、心腹疼痛等血瘀疼痛；血滞经闭、血淋尿血等。

【配伍应用】

（1）用于化瘀止血

蒲黄配小蓟 化瘀止血，利尿通淋。适用于血热妄行之尿血、血淋。如小蓟饮子（《严氏济生方》）。

蒲黄配艾叶 温经散瘀止血。用于妇人下焦虚寒、血脉瘀滞之月经量多，淋漓不止。如蒲黄丸（《圣济总录》）。

蒲黄配郁金 凉血活血止血。用于肝经湿热郁结之小便出血不止。如蒲黄散（《圣济总录》）。

（2）用于化瘀利尿止血

蒲黄配生地黄、冬葵子 止血化瘀，利尿通淋。用于血热妄行之尿血、血淋。如蒲黄散（《证治准绳》）。

（3）用于养血化瘀止血

蒲黄配当归、阿胶 养血止血化瘀。用于妇人漏下不止等多种出血证，出血而兼血虚者。如蒲黄散（《太平圣惠方》）。

（4）用于清热化瘀止血

蒲黄配青黛　泻肝火，宁血络。用于肝火犯肺，灼伤肺络或肺热亢盛之衄血。

【鉴别应用】

（1）生蒲黄、炒蒲黄　生品性滑，以行血化瘀、利尿通淋为胜，多用于瘀血阻滞的心腹疼痛，痛经，产后疼痛，跌仆损伤，血淋涩痛。炒蒲黄长于止血，用于各种出血证。

（2）蒲黄、小蓟　既能凉血止血，又能化瘀。但小蓟又有解毒的效用，用治痈肿疮毒。蒲黄性平，故无论出血证属寒属热皆可选用，但以属实夹瘀者尤宜，且能化瘀止痛而用于心腹诸痛。

【单方验方】

（1）治疗早期体表血肿　用蒲黄粉约 100g，加同等比例的凡士林调匀，抹于棉垫之上，厚约 0.5cm。在血肿形成 48h 内敷于血肿部位，同时用绷带加压包扎，2 天后拆除。[朱智超，等. 浙江中西医结合杂志，2007，17（12）：785]

（2）治疗皮肤创伤大面积感染坏死　先用生理盐水冲洗感染创面，然后根据其创面大小撒上一层经高压消毒过的蒲黄粉末包扎即可。[楚东岳. 药物与临床，2007，4（6）：212]

（3）治疗尿布性皮炎　先用温水洗净患处并晾干，将适量蒲黄粉外敷于患处，每日 3 次，治疗 3 天。[张陆峰. 中医杂志，2002，43（5）：366]

（4）治疗疖腮　用生蒲黄 300g，加老醋 80g 左右，拌匀，文火炒制。以药物炒干，色泽暗黄为宜。治疗时取醋炙蒲黄适量，冷开水调成糊状，涂敷于肿大的腮部表面皮肤上，保持湿润，每日更换 3 次。[江瑶琼，等. 福建中医药，2003，34（4）：52]

（5）治疗复发性口疮　用生蒲黄粉直接撒患处，以完全覆盖溃疡面及周围红肿处为度，每日上药 6 次。[张敏. 江苏中医药，2002，23（2）：42]

（6）治疗高脂血症　用生蒲黄每次 10g，布包置入 200ml 沸水中浸泡 10min 后饮用。每日泡服 3 次。[张敏. 江苏中医药，2002，23（2）：42]

【用量用法】　水煎服，3～10g，布包煎。外用适量，研末外掺或调敷。止血多炒用，化瘀、利尿多生用。

【使用注意】　孕妇慎服。

降　香

【基源】　为豆科植物降香檀的树干和根的干燥心材。

【性味归经】　辛，温。归肝、脾经。

【功效主治】　行气活血，止痛，止血。用于脘腹疼痛，肝郁胁痛，胸痹刺痛，跌仆损伤，外伤出血。

【配伍应用】

降香配茜草　行气活血，化瘀止痛。适用于出血兼有瘀滞者。无论内伤之吐血、衄血、崩漏、尿血、便血，或外伤的跌打损伤均可选用。

降香配藿香、木香　降气辟秽，和胃止呕。用于秽浊之气内阻，呕吐腹痛。

【鉴别应用】

降香、沉香　皆有行气止痛之功，用于气滞胸腹胀痛。但降香辛散温通，不仅能行气止痛，还可化瘀，止血。长于治疗气滞血瘀的胸胁心腹疼痛、跌打损伤所致的瘀血肿痛，及内外伤出血等证，也为外科常用之品。沉香温中散寒，既能降逆止呕，又能温肾纳气，降逆平喘，主要用于脾胃虚寒之呕吐呃逆，及肾阳虚衰，阴寒内盛，肾不纳气的虚喘。

【单方验方】

（1）治疗荨麻疹　降香15g水煎，内服，每日2次；降香30g水煎，外洗，每日3～4次。疗程最长1周，最短3天，平均5天。[罗玉珠.内蒙古中医药，1996（2）：33]

（2）治疗冠心病心绞痛　降香6g，丹参18g，川芎、红花、赤芍各9g。水煎服。（《新编药物学》冠心Ⅱ号方）

【用量用法】　水煎服，3～6g，宜后下。研末服，每次1～2g。外用适量，研细末敷患处。

【使用注意】　血热妄行之出血证者忌服。

花蕊石

【基源】　为变质岩类岩石蛇纹大理岩。

【性味归经】　酸、涩，平。归肝经。

【功效主治】 化瘀止血。用于吐血、衄血、咯血等瘀血阻滞的出血证及外伤出血等。

【配伍应用】

花蕊石配蒲黄 化瘀止血。适用于吐血、衄血、创伤出血等各种内外出血而兼有瘀滞者。

花蕊石配白及、血余炭 化瘀止血。用治咯血。如花蕊石白及散（《经验方》）。

花蕊石配硫黄 化瘀止血。研末外用，治创伤出血。如花蕊石散（《太平惠民和剂局方》）。

【鉴别应用】

花蕊石、茜草 皆能止血化瘀，广泛用于内外各种出血而兼有瘀滞者。但茜草性寒，能凉血止血，活血散瘀，多用于血热夹瘀的出血证，还能消瘀滞、通血脉、利关节，故也可用于血滞经闭及跌打损伤、风湿痹痛等。花蕊石性平，无论寒热内外各种出血证，如吐血、衄血、创伤出血等均可选用。

【单方验方】

（1）治疗重症咯血 先用煅花蕊石粉 10g，必要时再增服 5g，以童便吞服。然后再随症加减服用其他方药。[邱春生．中国中医急症，2007，12（2）：233]

（2）治疗崩漏 用花蕊石 30g，血竭 3g 为主药，随症加减。[黄亚君，等．浙江中西医结合杂志，2005，15（2）：110]

【用量用法】 水煎服，10～15g，布包煎；研末吞服，每次 1～1.5g。外用适量，研末外掺或调敷。

【使用注意】 无瘀滞及孕妇忌服。

第三节 收敛止血药

白及

【基源】 为兰科植物白及的干燥块茎。

【性味归经】　苦、甘、涩，微寒。归肺、胃、肝经。

【功效主治】　收敛止血，消肿生肌。用于肺、胃出血及体内外诸出血证、痈肿疮疡、手足皲裂、水火烫伤等。

【配伍应用】

（1）用于止血

白及配海螵蛸　收敛止血制酸。用于胃痛，反酸，呕血。如乌及散［上海中医药杂志，1958（9）：15］。

白及配阿胶、枇杷叶　补肺收敛止血。用于肺阴不足，肺络受损之咯血。如白及枇杷丸（《证治准绳》）。

白及配三七粉　止血化瘀。用于诸内出血证，血止而无留瘀之弊。

（2）用于消肿生肌

白及配金银花、皂角刺　清热消肿，生肌排脓。用于热毒痈肿初起，或痈肿已成，或已溃者。如内消散（《外科正宗》）。

白及配大黄、黄柏　解毒消痈。外用治一切疮疖痈疽。如铁箍散（《保婴撮要》）。

白及配贝母、黄连　解毒散结，消肿生肌。外用于瘰疬脓汁不干。如白及散（《活幼心书》）。

【鉴别应用】

白及、三七　皆有止血、消肿、补虚之功。但三七具有止血不留瘀的特点，对出血夹瘀者尤宜，用于跌打损伤，瘀血肿痛，痈肿疮毒；三七还能补益气血，强壮身体。白及收敛止血，可用于内外各种出血证；且有凉血泄热，消肿生肌之效，也可用于痈肿疮毒初起未溃或溃后、久不收口、水火烫伤、手足皲裂等。

【单方验方】

（1）治疗消化道出血　用白及粉每次3g，或10％白及浆每次30ml，每日3次，对严重的消化道大出血患者，可以增加服药次数，每2～3h服药1次，待出血控制后，再逐渐减少服药次数。［孔昭遐．中医杂志，1997，38（8）：454］

（2）治疗鼻衄　将白及末调成膏状，加入适量黏膜表面麻醉药丁卡因，均匀地涂在无菌纱条上。临床应用时先用鼻镜将鼻腔窥开，再用枪状镊将白及膏条直接填敷于出血处。48h更换一次，一般应用3～5次。［康健，等．中医杂志，1997，38（5）：263］

（3）治疗宫颈柱状上皮异位术后大出血　常规消毒外阴，窥器暴露宫颈创面，轻拭去凝血块，找到出血部位，于出血点或渗血面将敷有白及粉2～3g无菌纱布托压于局部，24h后取出，若纱布托被血液浸透，即随时换药。[杨敬华，等. 陕西中医，2007，28（3）：328]

（4）治疗胎漏　用白及粉5g，每日1次冲服。[叶帼英. 中国中医急症，2006，15（5）：560]

（5）治疗食管贲门癌术后吻合口瘘　白及磨成粉以水调成糊状，少量凉开水送服。每日3～5次，每次5～10g，5日为1个疗程。[芦柏震，等. 中国中药杂志，2000，25（3）：189]

（6）治疗手足皲裂　白及研细末，待晚上洗净手足后，取适量调温开水成膏状，敷于手足裂口处即可。[潘振彬. 中医杂志，1997，38（8）：453]

（7）治疗伤口感染　取白及适量，研极细末备用。常规消毒感染伤口后，将白及粉撒入伤口内，约2mm厚，纱布包扎。每天换药1次，换3次后改为2天换药一次。[林志远. 河南中医，2007，27（6）：31]

（8）治疗药物中毒　用生大黄240g，白及120g，粉碎碾细。洗胃后，取大黄白及散30g，加入生理盐水50ml混合后，从胃管内注入，必要时可在4h后重复注入1次。[赵昌林. 湖北中医杂志，2002，24（9）：40]

（9）治疗淋巴结核　生大黄、白及各等份，晒干研末备用。将药末和匀，温水蘸湿加鸡蛋清调成厚糊状（如粉饼）敷于病灶及周边外0.5cm，厚0.3cm，覆以软塑膜加胶布固定即可。每2～3天换药1次，5次为1个疗程。[马述均. 南京中医药大学学报，1995，11（5）：43]

（10）治疗体癣　将白及微火烘烤，研为细粉，加适量白醋调成糊状，用消毒刀片将病灶上的鳞屑轻轻刮去，涂上药糊，每日早晚各1次，5日为1个疗程。有感染者可酌情加服抗生素。[熊玉钟. 中国民间疗法，1999（11）：18]

（11）原发性肝癌　白及洗净、干燥、研粉、过筛后，封装于瓶内，高温消毒。经介入将300～400μm的白及粉（加入76%泛影葡胺5ml）缓慢注入并栓塞肿瘤末梢血管。[陈大庆，等. 安徽中医临床杂志，2000，12（4）：293]

（12）治疗胃溃疡　白及研末，每次3g，每日2次，10天为1个疗程，治疗3个疗程。[黄春玲，等. 内蒙古中医药，2001，20（增刊）：61]

【用量用法】　水煎服，3～10g；大剂量可用30g。入散剂，每次用2～5g。外用适量。

仙鹤草

【基源】 为蔷薇科植物龙芽草的干燥地上部分。别名龙芽草，脱力草。

【性味归经】 苦、涩，平。归心、肝经。

【功效主治】 收敛止血，补虚，止痢，解毒。用于咯血、吐血、衄血、便血、崩漏等各种出血证；久泻久痢，疮疖痈肿，阴痒带下；气血亏虚，脱力劳伤等。

【配伍应用】

（1）用于止血

仙鹤草配生地黄 凉血止血。用于血热妄行之咯血、吐血、衄血等各种出血证。

仙鹤草配炮姜 温中收敛止血。用于各种虚寒性出血。

仙鹤草配阿胶 止血养血补虚。用于虚劳咯血、崩漏、尿血等兼有阴血亏虚者。

（2）用于止痢，解毒

仙鹤草配马齿苋 涩肠止泻，凉血止血。用于血痢，久病泻痢。

仙鹤草单味 解毒杀虫。煎水外洗，用于滴虫性阴道炎。

（3）用于补虚

仙鹤草配大枣 补脾健胃养血。用于脾虚血少之脱力劳伤证。

仙鹤草配党参、熟地黄 益气养血。用于气血亏虚，神疲乏力，头晕目眩者。

【鉴别应用】

仙鹤草、鹤草芽 仙鹤草为龙芽草的干燥地上部分，鹤草芽为龙芽草的带短小根茎的冬芽，故又名龙芽草根。仙鹤草功效以收敛止血为主，鹤草芽功效则以驱虫为主。鹤草芽中含有鹤草酚，具有良好的驱虫作用，主要用于绦虫病，阴道滴虫及滴虫性肠炎。使用方法见十八章驱虫药鹤草芽。

【单方验方】

（1）治疗梅尼埃病 以大剂量仙鹤草200g，加水500ml，煎30min，分3次口服，3天为1个疗程。[张亚平. 新中医，2008，40（5）：82]

（2）治疗消渴症 以仙鹤草35g水煎服用。[董俊峰. 时珍国药研究，1993，5（1）：46]

（3）治疗阴道滴虫病 以仙鹤草制成200％的浓缩液。经妇科严密消毒后，以棉球蘸仙鹤草药液涂搽阴道壁。每日 1～2 次，1 周为 1 个疗程。[相鲁闽，等. 中国民间疗法，2001，9（6）：21]

（4）治疗乳糜尿　用仙鹤草 60g，水煎服，每日 1 剂。连续治疗 10 日为 1 个疗程。偏重于湿热下注者，加车前子（包煎）20g、土茯苓 30g；偏重于脾肾两虚者，加熟地黄 20g，山药 15g，芡实 20g。服药期间，勿劳累，禁食高脂肪及辛辣刺激食品。[张连立，等. 中国寄生虫病防治杂志，1999，12（2）：160]

【用量用法】　水煎服，10～15g；大剂量可用 30～60g。外用适量。

【使用注意】　口服仙鹤草煎剂，部分患者可出现头昏、面红、心悸等不良反应及皮疹等变态反应。

紫　珠

【基源】　为马鞭草科植物杜虹花或紫珠的叶。

【性味归经】　苦、涩，凉。归肝、肺、胃经。

【功效主治】　收敛止血，清热解毒。用于衄血、咯血、吐血、尿血、崩漏下血、外伤出血等各种内外出血证，尤多用于肺、胃出血；痈肿疮毒、水火烫伤等。

【配伍应用】

紫珠配大蓟、白及　收敛止血。用于咯血、衄血、呕血。

紫珠配地榆　凉血止血，解毒疗疮。用于血热所致的便血不止及痈肿疮毒，水火烫伤。

紫珠配侧柏叶　凉血止血。用于血热妄行之吐血、咯血、衄血等。

紫珠配小蓟、白茅根　凉血止血。用于下焦热盛之尿血、血淋。

紫珠单味　清热解毒，敛疮。煎液或研粉外用，治水火烫伤。

【鉴别应用】

紫珠、白及　同属收敛止血药，可用于各种内外出血证，以治肺胃出血者更宜。两药兼有解毒敛疮之功，也可用于烧烫伤，痈肿疮毒。但白及长于生肌敛疮，用治疮疡久不收口者。紫珠则能清热解毒敛疮，用治热毒疮疡，毒蛇咬伤。

【单方验方】

（1）治疗消化道出血　每天用全草 60g，浓煎成 300ml，分 3～4 次内

服或胃管注入。[张志宏．江苏医药，1978（3）：9]

（2）治疗烧伤　紫珠叶粉用于烧伤 20 例，每日或隔日换药 1 次。[王立刚．赤脚医生杂志，1975（4）：11]

【用量用法】　水煎服，10～15g；研末，每次 1.5～3g。外用适量。

棕榈炭

【基源】　为棕榈科植物棕榈的叶鞘纤维及叶柄，煅炭用。

【性味归经】　苦、涩，平。归肝、肺、大肠经。

【功效主治】　收敛止血，止带。用于吐血、衄血、便血、尿血、血淋等多种出血而无瘀滞之证，尤善治崩漏出血。亦治久泻久痢、妇人带下等。

【配伍应用】

棕榈炭配大蓟、侧柏叶　凉血止血。用于血热妄行之咯血、吐血、衄血等出血证。如十灰散（《十药神书》）。

棕榈炭配蒲黄　收敛止血。适用于赤白带下、崩漏等。如棕毛散（《普济方》）。

棕榈炭配艾叶　温经收敛止血。用于崩漏下血等虚寒性出血证。如棕艾散（《圣济总录》）。

棕榈炭配阿胶　补血止血。适用于妊娠胎动，下血不止，脐腹疼痛。如棕灰散（《圣济总录》）。

【鉴别应用】

棕榈炭、血余炭　皆有收敛止血的功效，用于各种出血证。但血余炭既能止血又能化瘀，血止而无留瘀之弊；兼能利尿，多用于小便不利，淋证尿血；也可用于疮疡不敛、烫伤等。棕榈炭收敛止血而无化瘀作用，多用于出血过多而无邪热瘀滞者，且能收敛止痢，止泻止带，用治久泻久痢、妇人带下等。

【单方验方】

治疗妇人经血不止　棕榈皮（烧灰）、侧柏叶（焙）各一两（30g）。上二味捣箩为散，酒调下二钱（6g）。（《圣济总录》棕榈皮散）

【用量用法】　水煎服，3～10g；研末服，每次 1～1.5g。

【使用注意】　出血兼有瘀滞者，湿热泻痢初起者慎用。

血余炭

【基源】　为人发除去杂质，洗净晒干，焖煅成炭用。

【性味归经】　苦、涩，平。归肝、胃、膀胱经。

【功效主治】　收敛止血，化瘀利尿。用于瘀血阻滞的各种出血证及小便不利等。

【配伍应用】

（1）用于止血

血余炭配棕榈炭　收敛止血。用于妇人崩漏不止。如止血散（《全国中药成药处方集》）。

血余炭配侧柏叶　凉血止血。用于血热妄行之呕血、便血。

血余炭配花蕊石、三七　收敛止血。用于咯血、吐血。如化血丹（《医学衷中参西录》）。

血余炭配蒲黄、生地黄　凉血化瘀止血。用于治血淋。

血余炭配地榆　凉血止血。用于治便血。

（2）用于化瘀利尿

血余炭配车前子　化瘀消肿，通利小便。适用于石淋、尿痛、尿赤、小便带血等。

血余炭配滑石　清热利尿，通淋止血。用于下焦湿热之小便出血。如滑石白鱼散（《金匮要略》）。

【单方验方】

（1）治疗拔牙创口止血　将人发洗净后，经焙干研末，装入小瓶内，高压消毒后备用。拔牙后刮除创腔内的牙石、碎牙、碎骨片和肉芽组织，用棉签蘸适量血余炭粉撒入拔牙创内，出血较多者可反复撒 2～3 次。[吕中全．中医外治法杂志，1999，8（3）：36]

（2）治疗压疮　先清洁疮面，将血余炭 5g、冰片 5g 研成粉末，用小药匙将药粉直接均匀地撒在疮面上，然后用红外线灯照射 30min。待疮面自然干燥后，用无菌纱布包扎。每 6h 重复换药 1 次。[沈吴箴．山西护理杂志，1999，13（3）：109]

（3）治疗带状疱疹　采用局部围刺法配合外敷血余炭治疗。[李琼，等．辽宁中医杂志，2006，33（7）：839]

【用量用法】　水煎服，6～10g；研末服，每次 1.5～3g。外用适量。

藕节

【基源】 为睡莲科植物莲的干燥根茎节部。

【性味归经】 甘、涩，平。归肝、肺、胃经。

【功效主治】 收敛化瘀止血。用于吐血、咯血、衄血等多种出血证。

【配伍应用】

藕节配生地黄　凉血止血。用于血热妄行之吐血、衄血、咯血。如藕节地黄汤（《医学探骊集》）。

藕节配白茅根　凉血止血化瘀。用于肺经有热之鼻衄不止，咯血。如藕节地黄汤（《医学探骊集》）。

【单方验方】

（1）治疗鼻衄　用鲜藕节 50g，鲜白茅根 60g。每日 1 剂，水煎，早晚饭后分服。伴副鼻窦炎者加藿胆丸 6g，每日 2 次，随饮剂服。14 周岁以下者药物剂量酌减。［费广圣，等．安徽中医学院学报，1997，16（5）：25］

（2）治疗咯血　年老体弱，体重小于 50kg 者，每日取鲜藕节 30～40g，洗净用开水冲洗后榨汁，分早晚 2 次服用。发作时每日服用，未发作时于每年夏季每周服用 2 次。年轻体质较好，体重大于 50kg 者，每日取鲜藕节 50～60g，洗净用开水冲洗后榨汁，分早晚 2 次服用。发作时每日服用，未发作时于每年夏季每周服用 2 次。［许碧华．福建中医药，2006，37（5）：61］

（3）治疗崩漏　取新鲜藕节 60g 或干品 30g 去须，洗净淤泥，切成片，放入砂锅内，加水 1500ml 煮开 5～10min，趁热饮汁，吃藕节片，每天 2 次或 3 次，连服 2 天。［杜林娟，等．护理研究（中旬版），2006，20（8B）：2120］

（4）治疗鼻息肉　采用藕节冰片散治疗，取藕节数个洗净焙干研末，加入适量冰片共研，过 100 目筛，避光密闭备用。用时每以 0.1mg 左右粉末行鼻腔局部外敷（若以喷粉器喷入更佳）。每日 4～5 次，10 日为 1 个疗程。［何胜恬．浙江中医学院学报，1998，22（2）：23］

（5）治疗顽固性膈肌痉挛　莱菔子 50g，用砂锅炒黄，研细末。取水 350ml，放入 10 个藕节煎取药汁 200ml，用藕节汤冲服莱菔子粉，频服，重者次日可再服 1 剂。［李向华．中国民间疗法，1999（11）：48］

（6）治疗乳腺增生　用藕节 60g，水煎，分 3 次口服，每次 200ml，饭后服。[郭庆，等．中国民间疗法，2005，13（7）：62]

【用量用法】　水煎服，10～15g；大剂量可用至 30g；或鲜品 30～60g，捣汁饮用。

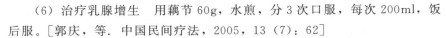

第四节　温经止血药

炮　姜

【基源】　为姜科植物姜干燥根茎的炮制品。以干姜砂烫至鼓起，表面棕褐色，或炒炭至外表色黑，内呈棕褐色。别名黑姜。

【性味归经】　辛，热。归脾、胃、肾经。

【功效主治】　温经止血，温中止痛。用于虚寒呕血、吐血、衄血、血痢、崩漏；虚寒性腹痛、腹泻等。

【配伍应用】

（1）用于温经止血

炮姜配棕榈炭　温经收敛止血。用于妇人虚寒崩漏不止。如如圣散（《圣济总录》）。

炮姜配蒲黄　温经散寒止血，化瘀止痛。适用于血瘀所致产后恶露不尽或胞衣不下等及脾胃虚寒失于固摄之便血。如黑神散（《太平惠民和剂局方》）。

炮姜配阿胶、当归　温经养血止血。用于气血不足，血不归经之吐血，下血不止。如断红饮（《观聚方要补》）。

（2）用于温中（经）止痛

炮姜配高良姜　温中散寒止痛。用于脾胃伤冷之脘腹冷痛者。如二姜丸（《太平惠民和剂局方》）。

炮姜配附子、厚朴　温中止泻。用于脾虚冷泻不止（《世医得效方》）。

炮姜配桃仁、当归　温经化瘀止血。用于产后寒凝血瘀之恶露不尽，少腹疼痛。如生化汤（《傅青主女科》）。

【单方验方】

（1）治疗经血不止　干姜（烧过存五分性）一两（30g），棕榈炭一两（30g），乌梅一两（30g），三味捣箩为散，每服一钱匕（2g），乌梅汤调下，食前服（《圣济总录》如圣散）。

（2）治疗中寒水泻　干姜（炮）研末，饮服二钱（6g）（《备急千金要方》）。

【用量用法】　水煎服，3～6g。

艾　叶

【基源】　为菊科植物艾的干燥叶。

【性味归经】　辛、苦，温；有小毒。归肝、脾、肾经。

【功效主治】　温经止血，散寒调经，安胎。用于下焦虚寒之崩漏不止、月经不调、痛经、宫寒不孕、带下清稀、胎动不安等。

【配伍应用】

艾叶配阿胶　温经止血。用于下焦虚寒之月经过多、崩漏、妊娠下血等。如胶艾汤（《金匮要略》）。

艾叶配炮姜　温中散寒止血。用于中焦虚寒，脾不统血之吐血、便血、崩漏。如艾姜丸（《仁斋直指方》）。

艾叶配鹿角霜　温经散寒止血。用于冲任虚弱之月经不调、崩漏等。如固经丸（《杨氏家藏方》）。

艾叶配香附、吴茱萸、肉桂　温经散寒，暖宫调经。用于下焦虚寒，月经不调，经行腹痛，宫寒不孕，带下清稀。如艾附暖宫丸（《仁斋直指方》）。

【鉴别应用】

（1）生艾叶、醋艾叶、艾叶炭　生艾叶芳香，辛温散寒，善于理气血，散风寒湿邪，多用于少腹冷痛，经寒不调，皮肤湿疹瘙痒。醋艾叶温而不燥，并能增强逐寒止痛作用，多用于虚寒之证。艾叶炭辛散之性大减，温经止血之力增强，多用于虚寒性出血证。

（2）艾叶、苎麻根　皆能止血安胎，用于出血、胎动不安。但苎麻根能清热凉血，用于热性出血者，还能清热利尿，解毒敛疮，用于湿热下注，小便淋沥涩痛及痈肿疮毒，或毒蛇咬伤等。艾叶长于温经止血，散寒止痛，故多用于虚寒性出血、妇女崩漏下血，及中下焦虚寒痛证。

【单方验方】

（1）治疗滑胎　艾叶 15g，鸡蛋 2 枚，用砂锅文火同煮，清水 2 碗煎至 1 碗，取出鸡蛋，剥去蛋壳后再煎片刻，饮水食蛋。孕 2 月 5 天服 1 次。孕 3 月 7 天服 1 次，孕 4 月 14 天服 1 次，孕 5 月至足月 1 月服 1 次。[符亚会，等. 陕西中医学院学报，2000，23（4）：38]

（2）防治产褥感染　用洗净的艾叶约 400g，自来水 2500ml，将艾叶放入水中煮沸 10～15min，过滤后倒入事先备好的盆中，通过蒸气熏蒸产妇会阴部，连续蒸气坐浴、清洗 5～7 天后，伤口愈合，恶露少，无异味，无感染和中毒现象。[李鸿，等. 中华护理杂志，2003，38（6）：484]

（3）治疗寻常疣　将新鲜艾叶清洗干净备用。先将患处清洗干净，后取适量新鲜艾叶擦拭患处，每天 3～5 次，至疣自行脱落为止。[应慧群. 实用中西医结合临床，2005，5（4）：41]

（4）治疗妊娠中期皮肤瘙痒症　取艾叶 100g，加水 1000ml，文火久煎 30min，取汁，待水温达 35～40℃后，以汁熏洗皮肤瘙痒处，每次熏洗 10～15min，每日 1～2 次。[李占书. 安徽中医临床杂志，2001，13（5）：354]

（5）治疗小儿顽固性口腔念珠菌感染　取艾叶 60g，加水 200～300ml，煮沸 10min 后，取出艾叶，将剩余液体继续加热浓缩至 50ml，每日涂患儿口腔 3～4 次。或取鲜艾叶适量，捣碎，取其汁，每日涂患儿口腔 3～4 次。[杨瑞梅. 山东中医杂志，2006，25（3）：186]

（6）治疗小儿急性包皮水肿　将 50g 艾叶洗净，加水约 500ml，煎煮 20min，去渣取汁，倒入小盆内，待凉后将阴茎放入其内浸洗 15min，每日 3 次。[吴晓波. 中国皮肤性病学杂志，2000，14（1）：63]

（7）治疗皲裂　用艾条燃烟熏患部，烟熏温度可依据患者耐受程度而定。每晚 1 次，每次熏 20min，熏后至次晨禁水洗，以使药力持久。对于手足的其他皮肤病所致之皲裂，可先将患肢用艾叶煎剂浸泡后再行烟熏疗法。[吴素玲. 实用中医药杂志，2001，17（2）：40]

（8）治疗带状疱疹　用白酒浸泡艾叶（浓度约 20%），取其滤液与等量饱和石灰水混合后涂搽患处，每天涂搽 6～8 次。[张秀全，等. 时珍国

药研究，1997，8（1）：36]

【用量用法】 水煎服，3～6g。外用适量。温经止血宜炒炭用，余则生用。本品捣绒，制成艾条、艾炷，用以熏灸体表穴位，能温煦气血，透达经络。

【使用注意】 阴虚血热者慎服。内服不宜剂量过大。艾叶煎剂口服，刺激胃肠道，使分泌增加，过量可引起胃肠急性炎症，产生恶心、呕吐、胃部不适、腹泻等反应，甚至引起肝细胞代谢障碍，致中毒性黄疸和肝炎。气雾吸入时少数患者出现咽干、恶心和呛咳等不良反应。艾叶熏穴位或局部治疗，所含挥发油对皮肤有轻度刺激作用，少数可致接触性皮炎。

第十章　活血化瘀药

第一节　活血止痛药

川芎

【基源】　为伞形科植物川芎的干燥根茎。

【性味归经】　辛，温。归肝、胆、心包经。

【功效主治】　活血行气，祛风止痛。用于血瘀气滞之胸痹心痛、胁肋胀痛、积聚痞块、跌仆伤痛；经闭，痛经，产后恶露不下，瘀阻腹痛；头痛、风湿痹痛等。

【配伍应用】

（1）用于活血行气

川芎配当归　活血养血，行气止痛。适用于血虚、血瘀头痛、月经不调、痛经闭经、产后瘀血腹痛、风湿痹痛等。如四物汤（《太平惠民和剂局方》）。

川芎配柴胡、香附　疏肝行气，活血止痛。用于肝经气滞而血行不畅之胸胁疼痛。如柴胡疏肝散（《医学统旨》）。

川芎配桃仁、红花　活血化瘀，行气止痛。适用于气滞血瘀所致的月经不调、痛经、闭经等。如血府逐瘀汤（《医林改错》）。

川芎配肉桂　温经散寒，活血化瘀。适用于寒凝血瘀之月经不调、闭经、痛经等。如温经汤（《妇人校注良方》）。

（2）用于祛风止痛

川芎配天麻　祛风止痛。用于风邪上攻之眩晕、偏正头痛、身体拘挛等。如大川芎丸（《宣明论方》）。

川芎配荆芥、细辛　疏风止痛。用于偏正头痛或巅顶作痛，恶寒发热，目眩鼻塞。如川芎茶调散（《太平惠民和剂局方》）。

川芎配菊花、僵蚕　疏风止痛，清利头目。用于风热上扰头目，偏正头痛或巅顶作痛，头晕目眩。如川芎散（《卫生保健》）。

川芎配当归、白芍　养血活血，祛风止痛。用于血虚头痛，其痛绵绵。如加味四物汤（《金匮翼》）。

川芎配赤芍、麝香　活血化瘀，祛风止痛。用于血瘀头痛，其痛剧烈。如通窍活血汤（《医林改错》）。

川芎配独活、秦艽　祛风湿，止痹痛。用于风湿痹证，关节疼痛，屈伸不利。如独活寄生汤（《备急千金要方》）。

【单方验方】

（1）治疗跟骨骨刺　川芎15g，生草乌5g，研极细末，装入如足跟大小的布袋内，厚0.3～0.5cm，将此袋垫在患足足跟，洒上少许乙醇，保持湿度，药粉每5～7天更换1次，疼痛消失后巩固治疗1周。[王书谦．河北中医，1990，12（6）：16]

（2）治疗偏头痛　川芎50g，白芷50g，炙远志50g，冰片7g，共研细末，瓶贮勿令泄气。用时以绸布一小块包少许，塞入鼻孔，右侧头痛塞左鼻，左侧头痛塞右鼻，3～5min后头痛即逐渐消失。[吴震宇．中医杂志，1982（2）：68]

（3）治疗软组织损伤　用生理盐水清洗损伤面，并轻轻将损伤面周围皮肤擦干。将川芎碾碎成粉末状备用，用高渗盐水将川芎调成糊状外敷损伤面上，用消毒纱布覆盖损伤面，每1～3天换药1次。[张龙妹，等．中国误诊学杂志，2009，9（2）：293]

【用量用法】　水煎服，3～10g。若研末吞服，每次1～1.5g。生用或酒炙用。

【使用注意】　阴虚火旺，月经过多及出血性疾病慎用。单服大剂量川芎有引起剧烈头痛的报道。

延胡索

【基源】 为罂粟科植物延胡索的干燥块根。别名玄胡索，元胡索。

【性味归经】 辛、苦，温。归肝、脾经。

【功效主治】 活血，行气，止痛。用于气血瘀滞所致各种痛证。如胸痹心痛、肝胃气痛、痛经、产后瘀滞腹痛、寒疝腹痛、跌打损伤、瘀肿疼痛及风湿痹痛等。

【配伍应用】

延胡索配川芎 行气活血止痛。用于气滞血瘀之胸痹心痛，痛如针刺者。如延胡索散（《太平圣惠方》）。

延胡索配当归 行气活血止痛。用于气滞血瘀之产后腹痛、经行腹痛等。如延胡索汤（《圣济总录》）。

延胡索配肉桂 活血行气，散寒止痛。用于气滞血瘀，脘腹疼痛，尤以偏于寒性的气滞疼痛最为适宜。如延胡索汤（《严氏济生方》）。

延胡索配香附、柴胡 活血化瘀，疏肝理气止痛。用于肝郁气滞、瘀血阻滞肝胆之胸胁疼痛、月经不调、经行腹痛等。

延胡索配川楝子 疏肝泄热，活血止痛。用于肝郁化火所致胃脘或胁肋疼痛。如金铃子散（《素问病机气宜保命集》）

延胡索配冰片 活血行气，通窍止痛。用于气滞血瘀之胸痹心痛，脘腹疼痛。（《中药药对大全》）。

延胡索配小茴香、吴茱萸 温经散寒，行气止痛。用于寒疝腹痛。

延胡索配当归、红花 行气活血止痛。用于气滞血瘀之痛经、月经不调、产后瘀滞腹痛。

延胡索配乳香、没药 化瘀止痛。用于跌打损伤，瘀肿疼痛。

【鉴别应用】

延胡索、川芎 皆有辛散温通之性，能活血、行气、止痛，可治气滞血瘀诸痛证。延胡索止痛效用显著，可广泛用于气滞血瘀所致身体各部位的疼痛。川芎辛温升散，能上行头目，祛风止痛，又为治头痛要药，且能下调经水，为妇科调经常用药，故也用于痛经、产后瘀痛、头痛、风寒湿痹等。

【单方验方】

（1）治疗急性腰扭伤 用延胡索4～6g，三七4～6g，以白酒10～20ml磨服，分3～4次服完。每日2次，如不能饮酒者以水代酒磨服，治疗3

天。[张朝银，等．实用中医药杂志，2005，21（12）：735]

（2）治疗偏正头痛　延胡索7枚，青黛6g，猪牙皂2个（去皮子），共为末，水和丸，如杏仁大，每次水化1丸，灌入患者鼻内，当有涎出。（《永类钤方》）

（3）治疗小儿盘肠气痛　延胡索、小茴香各等份，炒研，空心水饮服。（《卫生易简方》）

（4）治疗原发性痛经　延胡索、制香附、川楝子、赤芍各15g，广木香、桃仁、红花、生地黄各12g，当归、川芎各9g。水煎，每日1剂，分2次服。于每次月经前7天开始服药，3个月为1个疗程。[范春香．陕西中医，2011，32（3）：275]

（5）治疗慢性胃窦炎　延胡索、川楝子、陈皮、半夏、紫苏梗、枳壳、莪术、丹参、莱菔子、白术各10g，甘草6g。每日1剂，水煎，分2次服。30天为1个疗程。[杨万期．陕西中医，2011，32（7）：828]

【用量用法】　醋制，水煎服，3～10g。若研末吞服，则每次用1～3g。醋制后入药。

【使用注意】　孕妇慎服。外用注意变态反应。延胡索止痛有效成分为延胡索乙素生物碱，醋制后入药，水煎剂中可显著提高总生物碱浓度，从而增强止痛效果。

郁　金

【基源】　为姜科植物温郁金、姜黄、广西莪术或蓬莪术的干燥块根。

【性味归经】　辛、苦，寒。归肝、心、肺经。

【功效主治】　活血止痛，行气解郁，清心凉血，利胆退黄。用于气滞血瘀所致的胸胁疼痛、胸痹心痛、经闭痛经、产后腹痛；热病神昏、癫痫痰闭；湿热黄疸，胆石症；吐血、衄血、倒经、尿血、血淋等出血证。

【配伍应用】

（1）用于活血行气止痛

郁金配柴胡　疏肝解郁，活血止痛。用于肝郁气滞、瘀血阻滞肝胆之胸胁疼痛、月经不调、经行腹痛等。如郁金散（《太平圣惠方》）。

郁金配枳壳　行气活血，解郁止痛。用于肝郁气滞、瘀血阻滞之胸胁胀痛或刺痛。如郁金饮子（《太平圣惠方》）。

郁金配木香　活血行气止痛。用于气滞血瘀所致的胸、胁、腹痛。如颠倒木金散（《医宗金鉴》）。

（2）用于解郁开窍

郁金配石菖蒲　祛痰解郁开窍。用于湿温病痰浊蒙蔽清窍，脘痞而神昏谵语者。如菖蒲郁金汤（《温病全书》）。

郁金配白矾　开窍祛痰，凉血清心。用于痰热郁结所致的癫狂、惊痫诸证。如白金丸（《普济本事方》）。

（3）用于利胆退黄

郁金配茵陈　清热凉血，利湿退黄。用于湿热黄疸，胁痛，胸闷痞满，湿热内蕴而成的胆石症等。如胆道排石汤（《中西医结合治疗急腹症》）。

郁金配金钱草　清热利湿，利胆退黄。用于湿热内蕴而成的胆石症。如胆道排石汤（《中西医结合治疗急腹症》）。

（4）用于凉血止血

郁金配栀子　清热凉血，泄降气火。用于肝郁化火，气火上逆之吐血、衄血及妇女倒经。

郁金配降香　凉血止血，降气消瘀。用于血瘀气逆所致吐血、衄血、倒经等。

郁金配生地黄、蒲黄　凉血止血。用于血热妄行之尿血血淋。如郁金散（《普济方》）。

【鉴别应用】

广郁金、川郁金　广郁金为姜黄的块根，川郁金为郁金的块根。二者功效相同，应用上稍有差异。广郁金长于行气解郁，多用于肝气郁结，或气滞血瘀证偏气滞为主者；川郁金长于活血化瘀，多用于气滞血瘀证偏瘀血为主者。

【单方验方】

（1）治疗肝内结石　郁金、姜黄各等份，制成散剂，每次 3g，每日 3次。其他结石也可使用。［周光金．姜黄郁金散治疗肝结石．湖北中医杂志，1998，20（6）：45］

（2）治疗呕血　郁金、甘草各一两（30g），捣箩为散，每服二钱匕（5g），水调下，不拘时。（《圣济总录》）

（3）治疗血清转氨酶升高　郁金 30g，五味子 20g，柴胡 5g，连翘15g，牡丹皮 10g，丹参、徐长卿、矮地茶、重楼各 15g，泽泻 30g。HBV-DNA 高者加虎杖、白花蛇舌草各 30g；胆红素升高加茵陈 30g。每日 1 剂，水煎，分 2 次服，15 日为 1 个疗程。ALT、AST 正常后按肝气郁结、肝胆湿热、寒湿困脾、肝脾血瘀等证分型治疗。[张全月.浙江中西医结合杂志，2006，16（11）：717]

（4）治疗胆囊炎、胆石症　金钱草 30g，海金沙 20g，鸡内金 15g，龙胆 10g，姜黄 10g，郁金 50g，大黄 10g。并随症加减，每日一剂，加水 500ml，煎至 200ml 温服，10 天为 1 个疗程。[刘明岱.中外健康文摘，2006，3（12）：101]

（5）治疗胆汁反流性胃炎　郁金 15g，柴胡 12g，枳壳 12g，白芍 10g，牡丹皮 12g，黄芩 10g，旋覆花 12g，莱菔子 15g，白术 12g，海螵蛸（乌贼骨）12g，蒲公英 12g，甘草 9g。每日 1 剂，分 2 次服，4 周为 1 个疗程。[苏进立.实用中医药杂志，1994（4）：223]

（6）治疗原发性肝癌　郁金 45g，鳖甲 30g，白术 30g，龙葵 30g，柴胡 18g，重楼 25g，八月札 25g，丹参 45g，女贞子 25g。每剂 4 煎，每日服 2 煎，半空腹温服，2 日服完。2 个月为 1 个疗程。[王东辉.中国中西医结合杂志，1994（S1）：141]

【用量用法】　水煎服，5～12g，大剂量可用至 20g。若研末吞服，则每次用 2～5g。

【使用注意】　孕妇及无气滞血瘀者慎服。畏丁香。

姜　黄

【基源】　为姜科植物姜黄的干燥根茎。

【性味归经】　辛、苦，温。归肝、脾经。

【功效主治】　活血行气，通经止痛。用于气滞血瘀所致的胸痹心痛、胸胁痛、痛经、闭经、产后腹痛、跌打损伤、瘀肿疼痛、癥瘕积聚；风湿痹痛等。

【配伍应用】

姜黄配当归、木香　活血行气止痛。用于胸阳不振，心脉闭阻之心胸痛。如姜黄散（《圣济总录》）。

姜黄配桂枝　温经散寒，活血通脉止痛。用于风湿痹痛，气滞血瘀所致痛经、经闭、产后腹痛。

姜黄配羌活　祛风散寒，活血止痛。用于风寒湿邪客留肌肤，寒凝血

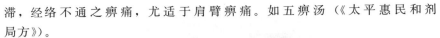

滞、经络不通之痹痛，尤适于肩臂痹痛。如五痹汤（《太平惠民和剂局方》）。

姜黄配肉桂　行气活血，散寒止痛。用于寒凝血瘀所致的胃脘疼痛、小腹冷痛、痛经等。如推气散（《重订严氏济生方》）。

姜黄配苏木、乳香、没药　活血止痛，化瘀消肿。用于跌打损伤，瘀肿疼痛。如姜黄汤（《伤科方书》）。

姜黄配白芷、细辛　祛风止痛。研末，外用治牙痛，牙龈肿胀疼痛。如姜黄散（《是斋百一选方》）。

【鉴别应用】

姜黄、郁金　二者为同一植物的不同药用部位，均具有活血散瘀、行气止痛之功，可用治气滞血瘀之胸胁疼痛、闭经、痛经、癥瘕腹痛。然姜黄药用根茎，辛温行散，祛瘀力强，以治寒凝气滞血瘀之证为好。郁金药用块根，苦寒降泄，行气力强，且可凉血，以治血瘀气滞有热者为宜。

【单方验方】

（1）治疗慢性腰肌劳损　姜黄粉碎制成粗粉，经95%乙醇提取2次，提取液经减压浓缩制得浸膏64g。使用前，取姜黄浸膏约2g，浸入10ml醋中浸泡15～20min备用。委中穴按摩6圈后，用拇指蘸少许浸膏进行按摩。待按摩完毕，立即将姜黄浸膏涂于患者双侧下肢委中穴，用塑料薄膜覆盖，外包纱布，6h后除掉。[张振美，等. 现代康复，2001，5（11）：120]

（2）治疗囊虫病　姜黄100g，轧碎加30°白酒1000ml，泡7天后即可服用。服药方法：每次50ml，每日3～4次，饭后服用，6个月为1个疗程，视病情轻重服2～3个疗程。[张东华，等. 中国中西医结合杂志，2002，22（12）：898]

（3）治疗尖锐湿疣　将姜黄、鸦胆子（全药）、黄芪粉碎后浸泡在75%乙醇中，20天后去渣过滤，加入防腐剂、甘油、丙二醇、氮酮即制成。用时以棉签蘸取少许涂于皮损之上，每日1次，连续使用4天；皮损尚未脱落者，每2天涂药1次，直至疣体脱落。[张健，等. 贵州医药，1997，21（3）：189]

（4）治疗丘疹鳞屑型足癣　清洁局部后将姜黄酊药液浸透之纱布敷于患处（超过病灶边缘1cm，趾间可用药液浸透之棉球夹于趾间），每次10～20min，每日2次。[李卫红，等. 长春中医药大学学报，2008，24（1）：94]

【用量用法】　水煎服，3～10g。外用适量。

【使用注意】　血虚无气滞血瘀者慎服。孕妇忌用。

乳 香

【基源】 为橄榄科植物乳香树及其同属植物树皮渗出的树脂。宜炒去油炮制后入药。别名熏陆香。

【性味归经】 辛、苦，温。归心、肝、脾经。

【功效主治】 活血行气止痛，消肿生肌。用于一切气滞血瘀痛证，如心腹疼痛、痛经、产后瘀阻腹痛、风湿痹痛、癥瘕积聚；跌打损伤、疮疡痈肿及溃后久不收口等。

【配伍应用】

（1）用于活血行气止痛

乳香配没药 活血祛瘀止痛。用于内、外、妇、伤各科血瘀气滞证，如胸痹心痛、脘腹疼痛、经行腹痛、产后腹痛、疮疡肿痛、疮溃不敛等。

乳香配没药、血竭、红花 活血化瘀止痛。用于跌打损伤。如七厘散（《良方集腋》）。

乳香配没药、丹参、当归 活血行气，化瘀止痛。用于痛经、经闭、产后瘀阻腹痛。如活络效灵丹（《医学衷中参西录》）。

乳香配没药、川芎、丹参 活血行气止痛。用于胸痹心痛。

乳香配没药、延胡索、香附 活血行气止痛。用于胃脘疼痛。如手拈散（《医学心悟》）。

（2）用于活血消痈

乳香配没药、金银花 清热解毒，消肿止痛。用于痈肿初起，红肿热痛。如仙方活命饮（《校注妇人良方》）。

乳香配没药、麝香、雄黄 解毒消痈散结。用于痈疽、瘰疬、痰核、肿块坚硬不消。如醒消丸（《外科全生集》）。

（3）用于活血祛风散寒止痛

乳香配川乌头 祛风散寒，活血通经。用于风寒湿邪浸淫肌表、经络所致的筋脉拘挛，关节痹痛。如小活络丹（《太平惠民和剂局方》）。

【单方验方】

（1）治疗急性腰腿扭伤 乳香、没药各6～10g（或视伤处面积大小而定），研细末，30%乙醇调为糊状，涂布于双层纱布上，四周向内折好，于受伤当日置于患处冷湿敷。次日可在其上置热水袋（双层毛巾包好防烫伤）增强疗效。每日上下午各一次，每次30min，连用3～5日。[都兴香．中国

医院药学杂志，2001，21（7）：447]

（2）治疗肌内注射硬结　乳香 20g，没药 20g，丹参 15g。共研细末，用甘油调为糊状，待混合均匀后，摊于单层纱布上，厚度如硬币，四周向内折叠，包好，置于硬结上，历时 30min 以上，每日 1～2 次。[于丽瑛，等.中医外治杂志，2005，14（2）：55]

（3）治疗冻疮　对冻疮疮面已溃烂者，可取乳香和没药各 10g，碾碎制成粉剂后敷于患处，5 日为 1 个疗程，每日外敷 4～5 次。对冻疮未溃烂者，可用乳香和没药各 10g，加入适量消毒凡士林搅拌，制成膏剂，涂于患处，5 日为 1 个疗程，每日外涂 4～6 次。[杨柏如.山西护理杂志，1998，12（6）：265]

【用量用法】　宜炒去油炮制后入药。水煎服，3～10g。外用适量。

【使用注意】　个别患者内服乳香过敏，皮肤出现红色丘疹、瘙痒等。胃弱者慎服，孕妇及无瘀滞者忌服。

没　药

【基源】　为橄榄科植物地丁树或哈地丁树的干燥树脂。

【性味归经】　辛、苦，平。归心、肝、脾经。

【功效主治】　活血止痛，消肿生肌。用于一切气滞血瘀痛证，如心腹疼痛、痛经、产后瘀阻腹痛、风湿痹痛、癥瘕积聚；跌打损伤、疮疡痈肿及溃后久不收口等。

【配伍应用】

没药配延胡索　活血散瘀，行气止痛。用于血瘀气滞所致的脘腹疼痛等。

没药配冰片　清热活血，消痈散结。用于疮痈肿毒，红肿热痛者。

【鉴别应用】

没药、乳香　皆有活血止痛、消肿生肌之功，常配伍同用。没药长于活血散瘀以止痛，故瘀血阻滞者尤宜。乳香偏于活血行气以止痛，故血瘀气滞者多用。

【单方验方】

治疗臀部硬结　将乳香、松香、没药按 2：3：1 共研细末，备用。取散剂适量，加上 75% 乙醇调成糊状，摊布于敷料上，摊布范围略大于硬结，然后贴敷于硬结处。为减缓乙醇的挥发，可在药与敷料之间再衬垫一层塑料薄膜，用胶布固定。隔日换药 1 次。[迟苏华. 山东医药，2000，40（18）：70]

【用量用法】 宜炒制后入药，水煎服，3～10g。外用适量。

【使用注意】 本品气味苦浊、浓烈，对胃有一定刺激性，容易引起恶心、呕吐，故内服一定要先炮制，以缓和刺激性，也便于粉碎。但对胃弱者即使用炮制品仍宜慎服，孕妇忌服。

五灵脂

【基源】 为鼯鼠科动物复齿鼯鼠的干燥粪便。

【性味归经】 苦、咸、甘，温。归肝经。

【功效主治】 活血止痛，化瘀止血。用于瘀血阻滞诸痛证，胸痹心痛，脘胁腹刺痛，痛经，闭经，产后瘀滞腹痛，骨折肿痛；瘀血内阻出血证。

【配伍应用】

五灵脂配蒲黄 活血化瘀止痛。用于各种瘀滞引起的疼痛证。如失笑散（《太平惠民和剂局方》）。

五灵脂配延胡索 活血祛瘀，行气止痛。用于气滞血瘀之胸痹心痛、腹痛，及跌打损伤之瘀阻肿痛。如手拈散（《奇效良方》）。

五灵脂配干姜 温胃散寒，行气活血止痛。用于寒凝气滞血瘀之脘腹疼痛。如灵脂丸（《杨氏家藏方》）。

五灵脂配当归、益母草 活血化瘀止痛。用于痛经、经闭、产后瘀滞腹痛。

五灵脂配三七 化瘀止血。用于瘀血内阻，血不归经之妇女崩漏，症见量多、色紫、多块。

【鉴别应用】

（1）五灵脂、延胡索 皆有活血化瘀止痛之功，可用治瘀血阻滞诸痛证。但延胡索活血化瘀之中兼有行气作用，止痛力较五灵脂强，广泛用于各种气滞血瘀的痛证。五灵脂且能化瘀止血，可用于妇女瘀血阻滞所致崩漏、月经过多等。

（2）五灵脂、蒲黄 皆有活血止痛，化瘀止血之功，可用治血滞经闭痛经，心腹疼痛，产后瘀阻疼痛，以及瘀血内阻出血证，常配伍同用，如失笑散（《太平惠民和剂局方》）。但五灵脂偏于活血止痛，蒲黄偏于化瘀止血。

【单方验方】

（1）治疗毒蛇咬伤　五灵脂为末，酒调二钱服，仍以少量末搽伤口。（《普济方》）

（2）治疗重舌胀痛　五灵脂一两，淘净为末，煎米醋漱。（《经验良方》）

（3）治疗心绞痛　用人参 10～15g，五灵脂 6～10g，兼见气阴两虚、脉结代者加炙甘草、阿胶、熟地黄等；兼胸阳不振者加桂枝；兼痰浊内阻者可加瓜蒌、薤白、半夏等；兼见瘀血重者可加丹参、当归、赤芍等。水煎煮，每日 1 剂，分 2 次服，2 周为一个疗程。［韩洪. 北京中医，1997（1）：51］

（4）治疗软组织损伤　用五灵脂 10 份，白及 10 份，乳香 3 份，没药 3份，上药共研细末。依病灶大小，将药末用麻油调成膏状，匀摊于棉纸上，敷患处，用胶布固定后，绷带缠绕，3 天换药一次。［范跃峰，等. 中医外治杂志，2000，9（3）：45］

（5）治疗消化性溃疡　五灵脂 60g，蒲公英 40g，生薏苡仁 30g，白芷20g，柴胡 10g，黄芩 10g，法半夏 15g，白术 15g，枳壳 10g，桔梗 10g，鸡内金 10g，甘草 10g。气虚血瘀加黄芪 60g，胃热加连翘 15g。以清水约1000ml，煎汁约 400ml，分早晚空腹，每日 1 剂。［王芝华，等. 中国中西医结合消化杂志，2002，10（4）：239］

【用量用法】　水煎服，3～10g，宜包煎。生用或醋炙、酒炙用。

【使用注意】　孕妇慎服。一般不宜与人参同用。口服五灵脂制剂少数人可能会引起药疹，停药后消失，无需特殊处理。

夏天无

【基源】　为罂粟科植物伏生紫堇的干燥块茎。

【性味归经】　苦、微辛，温。归肝经。

【功效主治】　活血通络，行气止痛，祛风除湿。用于中风偏瘫，头痛，跌仆损伤，风湿痹痛，腰腿疼痛。

【配伍应用】

夏天无配地龙　活血通络。用于中风偏瘫、手足不遂及肝阳上亢引起的头痛、头晕。

夏天无配威灵仙、独活　祛风除湿，通络止痛。用于风湿痹痛，关节拘挛不利。

【单方验方】

（1）治疗高血压病、脑瘤及脑血栓所致偏瘫　鲜夏天无，捣烂，每次大粒4～5粒，小粒8～9粒，每天1～3次，米酒或开水送服，连续服用3～12个月。（《浙江民间中草药》）

（2）治疗坐骨神经痛　取患侧肾俞、环跳、承扶、委中、阳陵泉、阿是穴。将上述穴位分为3组，1组/日，2ml/穴。采用夏天无注射液穴位注射。［宋全斌.中国实用乡村医生杂志，2008，3（15）：31］

（3）防治青少年假性近视　使用夏天无滴眼液进行治疗，一日3～5次。每次滴眼后闭目休息3～5min。首次点眼每小时4次（每隔15min一次，各眼一滴，闭目5～10min），以后每日3～5次，每次各眼一滴，一个疗程7天，坚持用药2个疗程后维持使用3～6个月，以巩固疗效。［张顺辰.首都医药，2014（16）：58-59］

（4）治疗脑梗死急性期　脑梗死急性期血瘀证患者，西药常规治疗，加服复方夏天无片，每日3次，每次2片，连续14天为一疗程。对血液流变学指标有明显改善。［许幸仪，等.中国现代应用药学，2013，30（8）：904-907］

（5）治疗活动期类风湿关节炎　活动期类风湿关节炎，西药常规治疗，加用复方夏天无片，每次2片，3次/天，疗程3个月。对于提高疗效、控制症状、改善实验室指标等均有较强的优势。［于首元，等.中国中药杂志，2013，38（6）：899-901］

【用量用法】　水煎服，5～15g。或研末服，1～3g。亦可制成丸剂使用。

第二节　活血调经药

丹参

【基源】　为唇形科植物丹参的干燥根及根茎。

【性味归经】　苦，微寒。归心、肝经。

【功效主治】　活血调经，祛瘀止痛，凉血消痈，除烦安神。用于月经不调，痛经经闭，产后瘀阻腹痛；血瘀心痛，脘腹疼痛，癥瘕积聚，跌打损伤，风湿痹痛；疮疡痈肿；热病烦躁神昏、心悸失眠等。

【配伍应用】

（1）用于活血止痛

丹参配香附　行气化瘀，通络止痛。用于气滞血瘀之心腹疼痛，产后腹痛，痛经，跌打损伤之瘀阻肿痛等。

丹参配檀香、砂仁　活血化瘀，行气止痛。用于气滞寒凝血瘀之胸痹刺痛，脘腹疼痛。如丹参饮（《时方歌括》）。

丹参配降香、川芎、红花　行气活血，祛瘀止痛。用于血瘀胸痹心痛。如冠心2号方（《新医药学杂志》）。

丹参配当归、乳香、没药　活血祛瘀，通络止痛。用于气滞血瘀之心腹疼痛、跌打损伤之瘀阻肿痛、内外疮疡及癥瘕积聚等。如活络效灵丹（《医学衷中参西录》）。

丹参配三棱、莪术　活血祛瘀消癥。用于瘀血阻滞之癥瘕积聚。如宫外孕方2号（《新医学》）。

丹参配葛根　活血化瘀，生津通脉。适用于阴虚消渴兼有瘀血证者（《中药药对大全》）。

（2）用于凉血活血消痈

丹参配金银花、连翘　清热解毒，活血消痈。用于热毒疮疡、红肿疼痛等。

丹参配瓜蒌　清热活血消痈。用于热毒壅滞所致的乳痈疮疡、红肿疼痛等。

丹参配蒲公英　清热解毒，活血消痈。用于热毒壅滞所致的乳痈。

（3）用于养血安神

丹参配酸枣仁、柏子仁　养心安神。用于心血不足之失眠，心悸怔忡。如天王补心丹（《摄生秘剖》）。

【鉴别应用】

丹参、川芎　皆有活血祛瘀，调经止痛之功。然丹参性微寒，尚能凉血消痈，治疮痈肿毒，能除烦安神，治心悸失眠。川芎辛散温通，既能活血，又能行气，气滞血瘀者尤为适宜，且长于祛风止痛，善治头痛。

【单方验方】

（1）治疗冠心病心绞痛　丹参18g，赤芍10g，川芎10g，红花10g，降香6g。煎服。分2～3次服。（《全国中草药汇编》）

（2）治疗高脂血症　丹参45kg，山楂22.5kg，草决明42.5kg，粉碎，水煎3次，浓缩成膏。入决明粉2.5kg，制片。每片含浸膏0.25g，相当于生药2.9g。每日3次，每次2～4片口服。4周为1个疗程，连服3个疗程。[马峰．河南中医，1983（4）：44]

（3）治疗慢性胃炎　丹参50g水煎服，每日1剂，1个月为1个疗程。[滕卫红．现代中西医结合杂志，2003，12（22）：2435]

（4）治疗失眠　丹参15g，五味子9g，远志6g，石菖蒲6g。每日1剂，水煎分2次服，12日为1个疗程。[吴华清，等．中国民间疗法，1999（10）：38]

（5）治疗痤疮　丹参60g，地黄90g，牡丹皮、连翘、女贞子、黑旱莲、蒲公英各45g，枇杷叶、黄芩、黄柏各30g，甘草15g。除丹参外，其余药物先经60～80℃烘干，再与丹参一起粉碎过筛，混匀装入胶囊，制成约1000粒丹参消痤胶囊。口服，每次3粒，每日3次。[薛艳丽．中国药师，2008，11（11）：1318]

【用量用法】　水煎服，5～15g，大剂量可用至60g。生用或酒炙用。

【使用注意】　月经过多者忌用；孕妇慎用。不宜与藜芦同用。

红花

【基源】　为菊科植物红花的干燥筒状花冠。别名红蓝花、草红花、杜红花。

【性味归经】　辛，温。归心、肝经。

【功效主治】　活血通经，祛瘀止痛。用于血滞经闭、痛经，产后瘀滞腹痛；癥瘕积聚；胸痹心痛，血瘀腹痛、胁痛；跌打损伤，瘀滞肿痛；瘀滞斑疹色暗等。

【配伍应用】

（1）用于活血祛瘀

红花配桃仁　活血祛瘀。用于妇人经闭、痛经、产后恶露不畅、腹中癥瘕等多种瘀血证。如桃红四物汤（《医宗金鉴》）。

红花配柴胡 行气活血止痛。用于血瘀气滞所致的胸胁疼痛、月经不调及外伤肿痛。如复元活血汤（《医学发明》）。

（2）用于温经活血

红花配肉桂 温阳散寒，活血止痛。用于寒凝血脉所致的经闭、痛经、产后瘀滞腹痛、胸痹心痛、少腹瘀痛等。如少腹逐瘀汤（《医林改错》）。

（3）用于凉血化瘀

红花配紫草 清热凉血，化滞消斑。用于热瘀血滞之斑疹色暗。

【鉴别应用】

红花、番红花 番红花为鸢尾科多年生草本植物番红花的花柱头入药，亦称藏红花、西红花。主产于欧洲地中海周边国家及中亚、西亚一带，目前国内江浙一带亦有少量生产。该药古代通过丝绸之路从伊朗-印度-西藏-新疆传入我国，故名藏红花实非产于西藏。红花为菊科二年生草本植物红花的筒状花冠入药，又名草红花、杜红花。二者皆有活血通经，祛瘀止痛之功。但红花性温，活血祛瘀通经之力较番红花为缓。番红花性微寒，活血祛瘀通经之力较强，又兼有凉血解毒之功，故可用于温热病热入血分发斑重症。番红花内服，入汤剂1～3g，或沸水泡服，或研末入丸、散服。由于番红花名贵，药市上常有以菊科红花冒充番红花的现象，需注意鉴别。

【单方验方】

（1）治疗冻疮 用75％乙醇5000ml，红花200g，肉桂30g浸泡装瓶，密闭闲置一个月后，待用。轻度冻疮患者每天涂搽1～2次，重度者每天3～4次，溃烂者先用生理盐水棉球拭去疮面分泌物或用剪刀剪去疮面坏死组织后清疮，再用双氧水清洗疮面，再涂药液。[何新华，等．宜春学院学报（自然科学），2007，29（4）：130]

（2）治疗化疗药物外渗组织坏死 将大黄、芒硝、红花各30g，研成粉末，加食醋调成糊状，装入玻璃瓶中备用。用前将药物用温水焐热后，均匀涂在坏死面，超出边缘5cm，上盖无菌纱布，最外层外敷塑料薄膜，保持湿热。每次20min，每天2次，7天为1个疗程。[史丽民，等．陕西中医，2007，28（9）：1217]

【用量用法】 水煎服，3～10g。外用适量。

【使用注意】 孕妇及月经过多者忌服。溃疡病患者、有出血性疾病患者及过敏体质者应慎用。

桃 仁

【基源】 为蔷薇科植物桃或山桃的干燥成熟种子。

【性味归经】 苦、甘，平。归心、肝、大肠经。

【功效主治】 活血祛瘀，润肠通便，止咳平喘。用于瘀血阻滞之经闭、痛经、月经不调、产后瘀滞腹痛、癥瘕积聚、跌打损伤；肺痈，肠痈；肠燥便秘；咳嗽气喘等。

【配伍应用】

（1）用于活血祛瘀

桃仁配牡丹皮 凉血活血祛瘀。用于血瘀有热之闭经、月经不调、痛经等。如膈下逐瘀汤（《医林改错》）。

桃仁配桂枝 活血祛瘀，通脉止痛。用于少腹部之血结，癥瘕积聚，或疼痛者。如桃核承气汤（《伤寒论》）。

（2）用于泄热破瘀

桃仁配大黄 泄热破瘀，散结消痈。用于瘀热互结之肠痈初起，如大黄牡丹汤（《金匮要略》）；用于产后瘀血腹痛，如下瘀血汤（《金匮要略》）。

（3）用于润肠通便

桃仁配当归 养血活血，润肠通便。用于血虚肠燥便秘。

（4）用于止咳平喘

桃仁配杏仁 止咳平喘。用于肺气上逆，咳嗽气喘。如双仁丸（《圣济总录》）。

【鉴别应用】

桃仁、红花 皆有活血通经、祛瘀止痛功效。但桃仁破瘀之力胜于红花，善消内痈，常用治肺痈胸痛吐脓，肠痈腹痛；并能润肠通便，止咳平喘，可用治肠燥便秘，咳嗽气喘。红花活血通经、祛瘀止痛之力较强，又可用治热郁血滞所致的斑疹色暗。

【单方验方】

（1）治疗产后尿潴留 桃仁20g，葱白2根，冰片1.5g。3味药一起捣成泥，用纱布包好蒸热，趁温填入脐部，固定，待患者自觉有热气入腹，即有尿意，小便自通，若一次不通可再加热用一次。[陈仁礼.中医杂志，2003，44（3）：172]

（2）治疗阴痒 将雄黄5g，桃仁适量，混合，捣烂如泥，摊于纱布上，

敷于外阴部固定。3 日为 1 个疗程。[张平仁，等. 中国民间疗法，2003，11（3）：35]

（3）治疗冠心病　栀子、桃仁各 12g，共轧成末，加炼蜜 30g（或蛋清）调成糊状。将药摊敷在心前区，敷药范围为右侧至胸骨右缘第 3～5 肋间，左侧达心尖搏动处，其长约 7cm、宽 5cm。外用纱布敷盖，胶布固定。开始每 3 日换药 1 次，2 次后每 7 日换药 1 次，6 次为 1 个疗程。[王慧. 中国民间疗法，2005，13（3）：30]

（4）治疗外伤性胸痛　生桃仁适量，去皮，文火炒黄，研末。每次 3g，每日 2 次，黄酒冲服。[吴建平，等. 山东中医杂志，1997，16（3）：139]

（5）治疗唇风　桃仁 20g，研细末；在锅内炼猪大油，取汁 20ml，趁热纳桃仁细末，搅匀，放冷成膏，用时涂患处，每日 3 次。平均用药 3 天。[宋春霞，等. 中医外治杂志，2001，10（3）：40]

【用量用法】　水煎服，5～10g，捣碎用。

【使用注意】　本品含苦杏仁苷，这类物质进入体内分解微量氢氰酸，有毒，故不可过量服用。便溏者慎用，无瘀滞者及孕妇忌服。

益母草

【基源】　为唇形科植物益母草的新鲜或干燥地上部分。

【性味归经】　辛、苦，微寒。归心包、肝、膀胱经。

【功效主治】　活血调经，利水消肿，清热解毒。用于血滞经闭、痛经、经行不畅、月经不调，产后瘀滞腹痛、恶露不尽；水肿，小便不利；跌打损伤、疮痈肿毒、皮肤瘾疹等。

【配伍应用】

（1）用于活血调经

益母草配当归、川芎　活血养血调经。用于血虚血瘀所致的月经不调、经行腹痛、经闭、产后瘀阻腹痛、恶露不净等。如益母丸（《集验良方》）。

益母草配红花　活血祛瘀，调经止痛。用于瘀血所致的经行腹痛、月经不调、产后恶露不行及跌打损伤、瘀血伤痛等。

益母草配香附　活血行气化瘀。用于血瘀气滞之月经不调、痛经、产后瘀阻腹痛等。

益母草配仙鹤草　祛瘀调经止血。用于瘀血阻滞所致崩漏下血、月经过多、产后恶露不止等。

（2）用于清热解毒

益母草配蒲公英、苦参　清热解毒。用于疮痈肿毒，皮肤瘾疹。

【鉴别应用】

益母草、茺蔚子　同出一源，益母草为地上部分入药，茺蔚子为其果实入药，皆有活血调经之功，为胎产调经要药。益母草活血调经之力较强，又能利水消肿，清热解毒，可用治水肿、小便不利、疮痈肿毒、皮肤痒疹等。茺蔚子活血调经功效与益母草相似而药力稍缓，但能凉肝明目，可用治肝热头痛、目赤肿痛。入汤剂，6～15g，或入丸、散剂服。不宜服用过量（＞30g/次），以防出现不良反应。使用注意参考益母草。

【单方验方】

（1）治疗荨麻疹　益母草30g，水煎分服，2周为1个疗程。同时配合外洗，益母草120g，水浸2h后，加水至3000ml，煎15min，待稍凉后全身沐浴，每日1次。[蔡文科，等．浙江中医杂志，2001（3）：105]

（2）治疗痤疮　益母草浓缩颗粒1包（含生药15g），用清水溶解后，加入面膜粉中调成糊状，涂于面部皮肤，约2mm厚，30min后洗去，1周2次，4周为1个疗程。[许文红．浙江中医学院学报，2004，28（5）：38]

（3）治疗皮肤瘙痒　用益母草膏（每瓶400g），每次20g，每日3次口服，3瓶为1个疗程。[陈红英．中国乡村医生杂志，2000（6）：36]

（4）治疗急慢性肾炎　益母草100g，白茅根50g，地龙10g，大黄10g，猪苓10g，茯苓10g。辨证加减，每日1剂，水煎400ml，早晚分服。10剂为1个疗程。[郑昱．甘肃中医学院学报，1999，16（1）：19]

（5）治疗肝硬化腹水　益母草120g，白术60g，桃仁12g，败酱草60g，川芎15g，威灵仙15g，全蝎10g，蜈蚣2条。每日1剂，水煎400ml，早晚分服。10剂为1个疗程。[郑昱．甘肃中医学院学报，1999，16（1）：19]

（6）治疗原发性痛经　月经前34天开始口服益母草颗粒，每天2次，每次5g，连续服至症状缓解或消失。[吴国英．中国校医，2012，26（3）：214]

【用量用法】　水煎服，10～30g。或熬膏，入丸剂。外用适量，鲜品可捣敷，或煎汤外洗。

【使用注意】　阴虚血少、月经过多、瞳仁散大者忌服。又因本品能兴奋子宫，故孕妇忌服。长期服用益母草及其制剂，应注意其肾毒性和生殖毒性，定期进行肾功能检查。

泽兰

【**基源**】 为唇形科植物毛叶地瓜儿苗的干燥地上部分。

【**性味归经**】 苦、辛，微温。归肝、脾经。

【**功效主治**】 活血调经，祛瘀消痈，利水消肿。用于瘀血阻滞之经闭、痛经、产后瘀滞腹痛；跌打损伤，瘀肿疼痛，疮痈肿毒；水肿，腹水等。

【**配伍应用**】

（1）用于活血调经

泽兰配丹参 活血化瘀，通经止痛。用于瘀血所致的月经不调、痛经、产后瘀阻腹痛，及跌仆伤痛、痈肿疮毒等。

泽兰配当归 活血补血，调经止痛。用于血瘀兼血虚之月经不调、经闭、痛经、经行不畅、产后腹痛等。如泽兰汤（《备急千金要方》）。

泽兰配红花、桃仁 活血止痛。用于跌打损伤，瘀肿疼痛。如泽兰汤（《医学心悟》）。

（2）用于祛瘀消痈

泽兰配金银花、黄连 祛瘀消痈。用于疮痈肿毒。如夺命丹（《外科全生集》）。

（3）用于利水消肿

泽兰配益母草 活血调经，利水消肿。用于水瘀互结之水肿、臌胀、小便不利、月经量少等。

泽兰配防己 活血祛瘀，利水消肿。等分为末，醋汤调服，用于产后水肿、腹水身肿等，对于瘀血阻滞、水瘀互结之水肿尤为适宜（《随身备急方》）。

【**鉴别应用**】

（1）泽兰、益母草 皆为活血调经药。泽兰药性微温，和缓不峻，舒肝和营，活血调经，对妇科经产瘀血阻滞兼有肝郁不舒者较为适宜；且善治产后水肿，小便不利。益母草药性偏凉，热结血瘀者用之为佳，且利尿之功胜过泽兰，广泛用治各种水肿病。

（2）泽兰、泽泻 两药名称相近，皆有利水消肿之功，用治水肿，小便不利。但泽兰苦、辛，微温，利水消肿之力不如泽泻，但长于活血化瘀调经，治妇科血瘀经闭、痛经，产后瘀滞腹痛，为妇科经产良药。泽泻甘、淡，寒，长于利水渗湿，除用治水肿、小便不利外，且能泄热，善于泄肾与膀胱之热，下焦湿热者尤为适宜。

【单方验方】

（1）治疗糖尿病　泽兰、丹参、黄芪、黄精各 15g，桃仁、菟丝子各 10g。气阴两虚型加西洋参 10g，女贞子 10g。阴虚血瘀型加龟甲 15g，田七末 3g（冲服）。水煎服，每日 1 剂。[邱志楠，等. 中国中医药科技，1999，6（1）：51]

（2）治疗腹水　白术 45g，泽兰 18g，黄芪、太子参各 15g，葶苈子 30g，大腹皮 12g，石斛、当归、柴胡各 9g，肉桂 2g（冲）。上方每日 1 剂，10 天为 1 个疗程。[陈敏广. 陕西中医，2003，24（1）：61]

（3）治疗产后腹痛　泽兰 30～60g，水煎取汁，加红糖适量冲服。一般 2～3 剂，最多 4 剂即愈。[禹建春，等. 浙江中医杂志，2007，42（7）：383]

【用量用法】　水煎服，10～15g。外用适量。

【使用注意】　血虚及无瘀滞者慎用。

牛 膝

【基源】　为苋科植物牛膝的干燥根。

【性味归经】　苦、甘、酸，平。归肝、肾经。

【功效主治】　活血通经，补肝肾，强筋骨，利水通淋，引血下行。用于瘀血阻滞之经闭、痛经，产后腹痛，跌打伤痛；肾虚腰膝酸痛，下肢痿软；湿热淋证，水肿、小便不利；肝阳上亢之头痛、眩晕；胃火上炎之齿龈肿痛、口舌生疮及吐血、衄血等。

【配伍应用】

（1）用于活血通经

牛膝配当归、桃仁、红花　活血祛瘀，通经止痛。用于瘀血阻滞之经闭、痛经、月经不调、产后腹痛、跌打伤痛。如血府逐瘀汤（《医林改错》）。

牛膝配乳香、没药　活血祛瘀，通经止痛。用于跌打损伤，瘀肿疼痛。如舒筋活血汤（《伤科补要》）。

牛膝配生地黄　活血调经。用于妇人经闭、痛经、月经不调、产后瘀阻腹痛等。如万病丸（《三因极一病证方论》）。

（2）用于补肝肾，强筋骨

牛膝配杜仲、续断　补肝肾，强筋骨。用于肝肾不足之腰酸腿软或痛或抽筋者。如续断丸（《扶寿精方》）。

牛膝配独活、桑寄生　补肝肾，祛风湿。用于痹痛日久，腰膝酸痛。如独活寄生汤（《备急千金要方》）。

牛膝配苍术、黄柏　清利下焦湿热，强壮筋骨。用于湿热下注日久之足膝痿软无力。如三妙丸（《医学正传》）。

牛膝配木瓜　通利血脉，舒筋活络。用于湿痹之下肢拘挛、筋骨疼痛及霍乱转筋。

（3）用于利水通淋

牛膝配车前子　清热利湿，利尿通淋。适用于水肿、小便不利、热淋、血淋、石淋等各种淋证。如济生肾气丸（《严氏济生方》）。

牛膝配冬葵子　利尿通淋。用于湿热瘀血蕴结之小便淋沥、尿道涩痛、血尿、石淋等。如牛膝汤（《太平惠民和剂局方》）。

（4）用于引火（血）下行

牛膝配白茅根、栀子、赭石　引血下行，降火止血。用于气火上逆，迫血妄行之吐血、衄血。

牛膝配石膏　清降上炎之火。用于胃火上炎之口舌生疮，齿龈肿痛。如玉女煎（《景岳全书》）。

【鉴别应用】

（1）川牛膝、怀牛膝　川牛膝为苋科多年生草本植物川牛膝的干燥根，怀牛膝为苋科多年生草本植物牛膝的干燥根，二者统称为牛膝，皆能活血通经。但川牛膝长于活血通经、通利关节、消肿止痛，多用于经血不调、瘀血腹痛、难产、胞衣不下、跌打损伤等。怀牛膝长于补肝肾、强筋骨，多用于肝肾不足、腰膝酸软，或久患风湿痹痛而肝肾亏损等。

（2）牛膝、土牛膝　土牛膝为怀牛膝野生品及柳叶牛膝、粗毛牛膝的根。土牛膝与牛膝一样，具有活血通经功能，但土牛膝更长于清热泻火解毒、通淋利尿，多用于治疗咽喉肿痛、口舌生疮、淋证、尿血、痈疽等。煎汤服，10～15g，鲜品加倍。外用适量：捣敷。使用注意参考牛膝。

【单方验方】

（1）用于回乳　牛膝30g，每日2次，水煎服，当天乳汁即可明显减少，但尚不能完全断乳。[姜寅光，等.中医杂志，2004，45（5）：333]

（2）治疗急性腰扭伤　牛膝50g，三七10g，续断20g。将三药烘干，研极细末装瓶备用。每次10g，每日2次，饭前以黄酒送服。[兰友明，等.中医杂志，2004，45（3）：172]

（3）治疗足跟痛　牛膝 30g，水煎服，每日 3 次。［贾长文．中医杂志，2004，45（5）：333］

（4）治疗膝关节炎　怀牛膝 50g，水煎内服，早晚各一次；怀牛膝 50g，水煎后稍冷片刻，将干净毛巾浸湿后敷于患处，根据室内温度 5～10min 后取下毛巾，浸后再敷，每日晚 1 次，每次热敷 30min。［吴敏田，等．河南中医药学刊，1995，10（4）：60］

【用量用法】　水煎服，6～12g。补肝肾、强筋骨宜酒炙用，余生用。

【使用注意】　因其性善下行，故《本草品汇精要》云："妊妇不可服。"现代研究证实牛膝能显著兴奋子宫，能抗着床，易引起流产，故月经过多者及孕妇均忌服。凡中气下陷，脾虚泄泻，下元不固，梦遗滑精者慎用。

鸡血藤

【基源】　为豆科植物密花豆的干燥藤茎。

【性味归经】　苦、甘，温。归肝、肾经。

【功效主治】　行血补血，调经，舒筋活络。用于血瘀或血虚所致的月经不调、经行不畅、痛经、经闭；风湿痹痛，手足麻木，肢体瘫痪；血虚萎黄等。

【配伍应用】

（1）用于养血活血调经

鸡血藤配当归、川芎　活血养血，调经止痛。用于血瘀兼血虚之月经不调，经闭痛经，经行不畅。

（2）用于活血行气调经

鸡血藤配香附　行血养血，理气调经。用于气滞血瘀之月经不调、经闭、痛经等。

（3）用于舒筋活络除痹

鸡血藤配黄芪　补气生血行血，舒筋活络。用于血虚不能养筋，瘀血阻滞经络所致的肢体麻木，腰膝酸痛，中风瘫痪。

鸡血藤配独活　行血养血，舒筋活络，通痹止痛。用于风湿痹痛、肢体麻木等。

【鉴别应用】

鸡血藤、当归　二者均具有补血活血调经之功。但鸡血藤药力较当归弱，善舒筋活络，适用于血瘀或脉络痹阻者。当归药力较鸡血藤强，兼能止痛，故可用于血虚血瘀诸证，并治虚寒性腹痛、痈疽初起或日久不溃或溃不收口者。当归尚能润肠，用治血虚肠燥便秘。

鸡血藤、大血藤　见大血藤条。

【单方验方】

（1）治疗慢性阑尾炎　用鸡血藤 60g，水煎 2 次，合并煎煮液分 2 次服，每日 1 剂。［李瑞玉．中医杂志，2003，44（8）：573］

（2）治疗重症肌无力　用鸡血藤 400～600g 水煎代茶饮。［杨丁友．中医杂志，2003，44（9）：647］

（3）治疗神经性皮炎　用秋季刚采集的鸡血藤叶搽患处，每次 5min，每日 3 次。［姜爱玲，等．中国民间疗法，2004，12（10）：62］

（4）治疗小儿鱼鳞病　用鸡血藤煎汁加蜂蜜调喂，忌用强碱性肥皂洗澡，以免加重皮肤干燥。［罗云玲．中医杂志，2003，44（10）：731］

（5）治疗便秘　用鸡血藤 60g 以上，煎汤服。对便秘兼有筋骨麻木、风湿痹痛者及老人、妇女尤为适宜。［孙玉齐．中医杂志，2003，44（9）：648］

（6）治疗放疗引起的白细胞减少症　用鸡血藤 300g，加水 1500ml，文火煎至 600ml。每次服 50ml，每日 4 次，10 日为 1 个疗程。与放疗同时应用可起到预防作用。［杨德明．中医杂志，2003，44（10）：730］

（7）治疗化疗致血小板减少　鸡血藤 15～45g 单用或配合其他药物煎服。［洪永贵，等．中医杂志，2003，44（10）：730］

（8）治疗顽固性失眠　鸡血藤 500g 加水 2000ml，熬至 1000ml，浓缩后加红糖适量收膏。每次用黄芪 20g 煎水冲服鸡血藤膏 20g，每日 3 次。［李学文．中医杂志，2003，44（10）：729］

【用量用法】 水煎服，10～30g；或浸酒服，或熬膏服。

【使用注意】 我国部分地区以木通科植物大血藤（红藤）当作鸡血藤使用，应注意区别。功效比较见清热解毒药大血藤条。

王不留行

【基源】 为石竹科植物麦蓝菜的干燥成熟种子。

【性味归经】 苦，平。归肝、胃经。

【功效主治】　活血通经，下乳消痈，利尿通淋。用于瘀血阻滞之经闭、痛经、难产；产后乳汁不下，乳痈肿痛；热淋、血淋、石淋等。

【配伍应用】

（1）用于活血通经

王不留行配当归　活血通经。用于瘀血所致妇女痛经、经闭等。如王不留行散（《医心方》）。

王不留行配川芎　通利血脉，活血调经。用于血瘀经行不畅、痛经、经闭等。

（2）用于通乳

王不留行配黄芪　补气通经下乳。适用于产后气血亏虚，乳汁稀少。如通乳汤（《中药临床应用》）。

（3）用于消乳痈

王不留行配蒲公英、瓜蒌　清热解毒，活血消痈。用于乳痈初起，热毒壅结之乳房红肿疼痛者（《本草汇言》）。

（4）用于通淋

王不留行配石韦、冬葵子　清热利尿通淋。用于膀胱湿热所致热淋、血淋、石淋等多种淋证。

【鉴别应用】

王不留行、牛膝　二药皆有活血通经，利尿通淋之功。但王不留行能下乳消痈，可治产后乳汁不下、乳痈等。牛膝能补肝肾，强筋骨，引火（血）下行，常用治肾虚腰痛，久痹腰膝酸痛乏力，头痛、眩晕、吐血、衄血等火热上炎、阴虚火旺之证。

【单方验方】

（1）治疗产后缺乳　王不留行10g，猪蹄4只。先将王不留行和洗净的猪蹄放入水中浸泡1h左右，然后用武火煮，开锅后用文火焖1h左右，将汤取出备用。产妇每天餐前服100ml，每日2次。[姜妮娜，等. 中国实用乡村医生杂志，2004，11（11）：31]

（2）治疗带状疱疹　取王不留行适量（视皮损面积大小定用量），文火炒至半数爆开，研成细粉备用。用时取新鲜仙人掌适量，去刺，刮去硬皮，加入王不留行粉捣成糊状敷患处，每日1次，敷至病愈。[李希新，等. 山东中医杂志，2003，22（9）：568]

（3）治疗急性腰扭伤　取王不留行10g，乌贼（干品）适量，水煎服，早晚各1剂，每日2剂，3日为1个疗程。[范桂滨. 实用中医药杂志，

2005，21（4）：202]

【用量用法】　水煎服，5～10g。外用适量。

【使用注意】　王不留行煎剂口服后部分患者可致光敏性皮炎，表现为日光下引起面部、眼睛及双手明显水肿，对症处理即恢复。

月季花

【基源】　为蔷薇科植物月季的干燥花。别名月月红。

【性味归经】　甘，温。归肝经。

【功效主治】　活血调经，疏肝解郁，消肿解毒。用于肝气郁结，气滞血瘀所致的月经不调、痛经、闭经及胸胁胀痛；跌打损伤，瘀血肿痛；痈疽肿毒、瘰疬等。

【配伍应用】

（1）用于活血调经

月季花配玫瑰花　活血调经，疏肝解郁，理气止痛。用于肝郁气滞血瘀所致的月经不调、痛经、经闭、经前乳房胀痛、胸腹疼痛，以及跌打损伤、瘀血肿痛。

月季花配香附　行气活血，调经止痛。用于气滞血瘀所致痛经、经闭、月经不调等。

月季花配益母草　活血祛瘀，调经止痛，祛瘀生新。用于瘀血阻滞之月经不调、经闭、痛经等（《安徽中草药》）。

（2）用于消肿解毒

月季花配夏枯草　解毒，散结消肿。用于肝郁化火，痰火凝聚之瘰疬肿痛者。

【鉴别应用】

月季花、红花　皆有活血调经、祛瘀止痛之功。但月季花长于活血调经，善治肝郁不舒、经脉阻滞之月经不调、胸腹胀痛等。红花活血祛瘀作用较强，可广泛用于各种瘀血所致的病证。

【单方验方】

（1）治疗隐性冠心病　新鲜月季花30g，洗净，加冰糖（或蜂蜜），沸水冲泡，频频饮服，可续冲3遍。每日总冲水量800～1000ml。[顾铭康.浙江中医杂志，1989，24（10）：47]

（2）治疗烫伤　月季花焙干研粉，茶油调搽患处。（《浙江药用植物志》）

【用量用法】　水煎服，2～5g，不宜久煎。亦可泡服，或研末服。外用适量。

凌霄花

【基源】　为紫葳科植物凌霄或美洲凌霄的干燥花。别名紫葳。

【性味归经】　甘、酸，寒。归肝、心包经。

【功效主治】　活血通经，凉血祛风。用于瘀血阻滞之经闭、痛经，癥瘕积聚，跌打损伤；血热风疹，皮肤瘙痒，痤疮；便血、崩漏等。

【配伍应用】

（1）用于活血调经

凌霄花配红花　活血破瘀通经。用于瘀血阻滞之月经不调，经闭，痛经，以及癥瘕积聚、跌打损伤、瘀滞肿痛等。

凌霄花配当归　活血调经。用于血行不畅之月经不调、经闭、经行腹痛等。如紫葳散（《鸡峰普济方》）。

（2）用于凉血祛风

凌霄花配雄黄　凉血祛风，解毒止痒。外用治风疹、皮癣、皮肤瘙痒、痤疮等。如凌霄花散（《证治准绳》）。

凌霄花配地龙　凉血活血通络。用于疠风、关节肿痛等。如凌霄散（《洁古家珍》）。

【鉴别应用】

凌霄花、月季花　皆为活血通经常用药。凌霄花破血力胜，可用治癥瘕积聚，且药性寒，凉血祛风，对于血热风燥之风疹瘙痒有较好的疗效。月季花兼可消肿解毒，又能用治痈疽肿毒，瘰疬。

【单方验方】

（1）治疗崩漏下血　凌霄花为末，温酒服方寸匕，日三服。（《广利方》）

（2）治酒渣鼻　凌霄花、栀子各等份，为细末。每服二钱，食后茶调下，日进二服。（《是斋百一选方》）

【用量用法】　水煎服，3～10g。外用适量。

【使用注意】　孕妇忌服。

第三节　活血疗伤药

土鳖虫

【基源】　为鳖蠊科昆虫地鳖或冀地鳖的雌虫干燥全体。别名地鳖虫。

【性味归经】　咸，寒；有小毒。归肝经。

【功效主治】　破血逐瘀，续筋接骨。用于跌打损伤，筋伤骨折，瘀肿疼痛；血瘀经闭，产后瘀滞腹痛、积聚痞块等。

【配伍应用】

（1）用于破血逐瘀

土鳖虫配大黄、桃仁　破血逐瘀消癥。用于血瘀闭经、产后瘀滞腹痛、积聚痞块等。如下瘀血汤（《金匮要略》）。

土鳖虫配大黄、水蛭　破血逐瘀。用于干血成痨，经闭腹满，肌肤甲错者。如大黄䗪虫丸（《金匮要略》）。

土鳖虫配鳖甲、桃仁　化瘀消癥。用于积聚痞块。如鳖甲煎丸（《金匮要略》）。

（2）用于续筋接骨

土鳖虫配自然铜　祛瘀止痛，续筋接骨。用于跌打损伤，筋伤骨折，瘀肿疼痛，为伤科常用药。如接骨紫金丹（《杂病源流犀烛》）。

土鳖虫配续断、杜仲　补肝肾，强筋骨，续筋接骨。用于骨折筋伤后期，筋骨软弱。如壮筋续骨丸（《伤科大成》）。

【鉴别应用】

土鳖虫、虻虫　药力峻猛，均能破血逐瘀消癥，可治癥瘕积聚、血瘀经闭、跌打损伤等瘀血重症。虻虫为虻科昆虫双斑黄虻等的雌性干燥全体，别名蜚虻、牛虻。性刚而猛，破血逐瘀消癥作用较为猛烈。土鳖虫破血逐瘀之力较缓，善于续筋接骨，为治疗跌打损伤、筋伤骨折、瘀肿疼痛之要药。

【单方验方】

（1）治疗骨质增生 土鳖虫、三七各 60g，分别粉碎，分装，各为 6 等份。早服土鳖虫 1 份，晚服三七粉 1 份，连服 6 天为 1 个疗程。[韩玉龙.山东中医杂志，1996，15（4）：185]

（2）治疗腰腿痛 活土鳖虫 4～5 只，开水烫死后，捣烂，用黄酒冲服，一般 1～2 次即可治愈，服后需卧床休息。[董汉良.中国社区医师，2004，20（12）：35]

【用量用法】 水煎服，3～10g。研末吞服，每次 1～1.5g，黄酒送服。外用适量。

【使用注意】 口服土鳖虫可能会引起变态反应，主要表现为药疹、全身瘙痒。年老体弱者及月经期慎服。孕妇忌服。

马钱子

【基源】 为马钱科植物马钱的干燥成熟种子。别名番木鳖。

【性味归经】 苦，寒；有大毒。归肝、脾经。

【功效主治】 通络止痛，散结消肿。用于风湿顽痹，麻木瘫痪，跌仆损伤，痈疽肿痛。

【配伍应用】

马钱子配乳香 散结止痛，散瘀止痛。用于跌打损伤，瘀血肿痛，骨折伤痛。

马钱子配全蝎 开通关节，通络止痛。用于风湿顽痹、拘挛疼痛、麻木瘫痪。

【鉴别应用】

马钱子、木鳖子 皆有毒，具有消肿止痛功能，用于痈疮疔毒、跌打损伤等。马钱子又称番木鳖，有大毒，长于通络散结、止疼痛，常用于风湿顽痹、麻木不遂、跌打伤痛等。木鳖子为葫芦科植物木鳖的干燥成熟种子，长于攻毒疗疮，用于疮疡肿毒、瘰疬痰核、乳痈、痔及疥、癣、湿疹等。

【单方验方】

（1）治疗带状疱疹 生马钱子去皮，以普通食醋磨成糊状，涂搽患部，

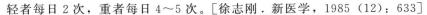

轻者每日 2 次，重者每日 4～5 次。［徐志刚．新医学，1985（12）：633］

（2）治疗面瘫　生马钱子，在温水中浸泡 7 天后取出，每枚切成 6 片薄片，按面瘫大小，一片片摆满在氧化锌贴膏上，敷在患者口角侧。向左偏斜贴在右侧，反之亦然，每日换 1 次。［戴德军．吉林中医药，1985（1）：25］

（3）治疗宫颈柱状上皮异位　取马钱子，置麻油中炸后，滤去药渣，然后加入适量凡士林，调制成软膏备用。先用高锰酸钾冲洗阴道，揩净阴道、宫颈口的分泌物，将带线的棉塞蘸马钱子油膏放于糜烂处。线尾留在阴道处，经 6h 后取出，每日或隔日上药 1 次。5 次为 1 个疗程。（《中药学大辞典》）

（4）治疗慢性腰肌劳损　取马钱子、杜仲等份，研为细末，过 100 目筛备用。治疗时取药末 0.5g 置于腰部疼痛处，外用伤湿止痛膏覆盖以免药末漏出。每日换药 1 次，10 天为 1 个疗程。［赵明．中国民间疗法，2003，11（7）：28］

（5）治疗脊髓非完全性断裂损伤　生药马钱子经浸泡后去除外表茸毛洗净晒干，用麻油炸或砂炒至焦，外观呈棕黄色，研末装入胶囊，每粒含药 0.3g。严格控制剂量，按病情及疗程给药。初始量为日 0.3g，1 周后观察无中毒反应渐加量至每日 0.9g，分 3 次服。以 4～5 周为 1 个疗程，停药 1 周后续第 2 疗程。［陈祖平，等．中医杂志，1996，37（6）：355］

（6）治疗重症肌无力　以炙马钱子胶囊（每粒胶囊含炙马钱子 0.2g）治疗，每次 2 粒，每日 3 次口服。3 个月为 1 个疗程，共用 3 个疗程。对轻型重症肌无力可单药控制，对重型重症肌无力予辅助治疗，可明显减少西药用量及相关不良反应，提高疗效。［裘涛，等．中国中医药科技，2008，15（3）：219］

（7）治疗增生性膝关节炎　取制马钱子 20g 磨碎，鲜生姜 50～100g，加入吲哚美辛 4 片捣碎研细，加入食醋适量调匀（以液汁不流淌为宜），后敷于患膝，并以纱布固定，5～10min 后患处有烘热感，持续 2h 后弃掉，每日 1 次，10 天为 1 个疗程。［姜洁．实用中医内科杂志，2003，17（3）：217］

【用量用法】　炮制后入丸、散用，每次 0.3～0.6g。当病情控制或患者稍感舌麻、微微抽搐时，即应减量或停药。

【使用注意】　马钱子毒性大，安全范围小，入药须规范炮制，以降低毒性。内服需严格控制剂量，也不宜久服。高血压、动脉硬化、心脏病患者当慎用或减量应用。孕妇禁用。

自然铜

【基源】 为硫化物类矿物黄铁矿族黄铁矿，主含二硫化铁（FeS_2）。

【性味归经】 辛，平。归肝经。

【功效主治】 散瘀止痛，接骨疗伤。用于跌打损伤，骨折筋断，瘀肿疼痛。

【配伍应用】

自然铜配乳香、没药 散瘀止痛，接骨续筋。用于跌打损伤，骨折肿痛。如自然铜散（《张氏医通》）。

自然铜配苏木、血竭 散瘀止痛，续筋接骨。用于跌打损伤，瘀肿疼痛。如八厘散（《医宗金鉴》）。

自然铜配细辛 祛风散寒，活血止痛。用于头风疼痛，痛甚难忍者。

【单方验方】

治疗闪腰岔气 煅自然铜、土鳖虫各30g，研末，每服1.5g，开水送下，每日2次。（《山西中草药》）

【用量用法】 水煎服，10～15g。或火煅、醋淬研末服，每次0.3g，或入丸、散剂服。外用适量。

【使用注意】 本品为黄铁矿矿物药，服用过量有引起铁中毒的可能。故不可过量和久服，应中病即止。凡阴虚火旺，血虚无瘀者应慎用。

苏 木

【基源】 为豆科植物苏木的干燥心材。

【性味归经】 甘、咸，平。归心、肝、脾经。

【功效主治】 活血疗伤，祛瘀通经。用于跌打损伤，骨折筋伤，瘀滞肿痛；血瘀经闭，痛经，产后瘀滞腹痛，心腹疼痛；痈肿疮毒等。

【配伍应用】

（1）用于活血通经，祛瘀止痛

苏木配红花 祛瘀止痛。用于跌打损伤之瘀血作痛、胸痹心痛等。

苏木配川芎、当归 活血通经。用于血瘀经闭、痛经，产后瘀滞腹痛。如通经丸（《类证治裁》）。

苏木配丹参　祛瘀止痛。用于血瘀所致心腹疼痛。

苏木配大黄　活血祛瘀通经。用于下焦瘀热之月经不通，烦热，便秘，小腹胀痛者。如苏枋木煎（《太平圣惠方》）。

苏木配五灵脂　活血化瘀止痛。常用于心腹瘀滞疼痛者。

（2）用于益气活血，攻补兼施

苏木配人参　攻补兼施，补虚益气，活血祛瘀。用于气虚血瘀之心腹疼痛、痛经，及年老体弱之跌打损伤、瘀肿疼痛。

（3）用于祛风活血

苏木配防风　祛风活血，解痉止痒。用于感受风邪，气血瘀滞之破伤风，口噤，手足拘挛，或风疹瘙痒。

（4）用于活血消痈

苏木配金银花、白芷　清热解毒，活血消痈。用于痈肿疮毒，红肿热痛者。

【单方验方】

（1）治疗肋间神经痛　苏木 80～90g，加沸水约 250ml 浸泡数分钟药液呈现红色，一次服用。按上法每日口服浸泡液 3～4 次，药液无色为止。每日 1 剂。[王永忠．承德医学院学报，1996，13（2）：144]

（2）治疗急性关节扭伤　取鲜虎杖 100g 晾干后碾粉，红花 20g，苏木 50g，浸泡于 55％乙醇 200ml 中，半年后取其上清液备用。根据受伤部位面积大小，每次取 5～15ml，用药棉蘸取药液涂搽患处，每次 10～15min，每日 3 次，连续 5～7 天。效果明显者 3 天后可改为每天 2 次涂搽。[朱悦萍，等．山东中医杂志，2006，25（10）：681]

【用量用法】　水煎服，3～10g。外用适量，研末撒敷。

【使用注意】　月经过多及孕妇忌服。

骨碎补

【基源】　为水龙骨科植物槲蕨的干燥根茎。别名猴姜，申姜，毛姜。

【性味归经】　苦，温。归肝、肾经。

【功效主治】　活血续伤，补肾强骨。用于跌打损伤或创伤，筋骨损伤，瘀滞肿痛；肾虚腰痛脚弱、耳鸣耳聋、牙痛、久泻等。

【配伍应用】

（1）用于活血续伤

骨碎补配没药、自然铜　散瘀止痛，续筋接骨疗伤。适用于跌打损伤，筋伤骨折，瘀肿疼痛。如骨碎补散（《太平圣惠方》）。

骨碎补配儿茶、泽兰　散瘀止痛，续筋接骨。研末调敷，用于跌打损伤，骨折肿痛（《福建药物志》）。

（2）用于补肾强骨

骨碎补配补骨脂、牛膝　补肾助阳，强筋健骨。用于肾虚腰痛脚弱、肾虚久泻等。如神效方（《太平圣惠方》）。

骨碎补配益智、吴茱萸　补肾暖脾止泻。用于肾虚久泻。

骨碎补配熟地黄、山茱萸　补肾益精。用于肾虚耳鸣耳聋、牙齿浮动疼痛等（《本草汇言》）。

【鉴别应用】

骨碎补、自然铜　皆有活血疗伤，续筋接骨之功，治跌仆闪挫或金创、瘀肿疼痛等。然骨碎补兼能补肾强骨，可治肾虚腰痛脚弱、耳鸣耳聋、牙痛、久泻等。自然铜功偏散瘀止痛，接骨疗伤，主治跌打损伤，骨折筋断，瘀肿疼痛。

【单方验方】

（1）治疗花斑癣　采骨碎补鲜品，切成 0.5cm 厚片状，蘸取密陀僧细末外搽患处。[洪鼎侨. 中医杂志，2004，45（4）：250]

（2）治疗斑秃、病后脱发　鲜骨碎补 15g，斑蝥 5 只，烧酒 90ml，浸 12 天，滤取药液，涂擦患处。（《浙江药用植物志》）

（3）治疗寻常疣　骨碎补 20g，甘油 20ml，75％乙醇 80ml。先将骨碎补捣碎，装于大口瓶中，加入甘油、乙醇密封后振摇数十次，放置一周后即使用。每晚用药棉浸骨碎补液涂抹患处一次，15 天为 1 个疗程。治疗期间不能用香皂或肥皂洗患处。[黄培余. 山东中医杂志，1995，14（5）：229]

（4）治疗跟骨骨刺　将骨碎补 30g（双足加倍）捣细粉，用 75％的酒精与食醋各等份调成稠糊状，敷药前足跟用温水泡 20min，然后将药糊均匀涂于增生足跟处，用布包扎。每晚睡前敷药，次日晨除去，20 天为 1 个疗程，一般用 3 个疗程。[于丽荣. 中医杂志，2004，45（4）：251]

（5）治疗氨基糖苷类药物不良反应　轻者可用鲜骨碎补 30g、甘草 10g，重者用鲜骨碎补 50g、甘草 15g。每日 1 剂，3～5 天症状即可缓解，

服至症状完全消失即可停药。[杨万朗．四川中医，2000，18（11）：17]

【用量用法】 水煎服，10～15g。外用适量，研末调敷或鲜品捣敷，亦可浸酒搽患处。

【使用注意】 阴虚火旺，血虚风燥者慎用。

血 竭

【基源】 为棕榈科植物麒麟竭的果实渗出的树脂经加工制成。别名麒麟竭。

【性味归经】 甘、咸，平。归心、肝经。

【功效主治】 活血定痛，化瘀止血，生肌敛疮。用于跌打损伤、瘀滞心腹疼痛、外伤出血、疮疡不敛等。

【配伍应用】

（1）用于活血止痛，敛疮生肌

血竭配乳香、没药 活血消肿，生肌敛疮。用于跌打损伤、筋骨疼痛、外伤出血、疮疡不敛等。常研末外用。如七厘散（《良方集腋》）。

（2）用于散瘀止痛，止血

血竭配三七 散瘀止痛，化瘀止血。用于外伤出血，瘀血所致的痛经、胸痹心痛、头痛、胁痛及癥瘕痞块等。

【鉴别应用】

血竭、乳香 皆有活血疗伤，祛瘀止痛，生肌敛疮之功。然血竭兼能止血，有止血而不留瘀的特点，可治瘀血阻滞，血不归经的出血证，尤多用于外伤出血。乳香活血行气止痛力强，可治血瘀气滞诸痛证。

【单方验方】

治疗宫颈柱状上皮异位 月经干净后第 3 天，将血竭粉均匀撒在宫颈糜烂面，并用带尾棉球压盖，6～8h 后取出，每日或隔日 1 次，7 次为 1 个疗程。[卢碧任，等．广西中医药，1997，20（4）：25]

【用量用法】 内服，多入丸、散，研末服，每次 1～2g。外用适量，研末外敷。

【使用注意】 口服或外用血竭，均有报道引起荨麻疹型药疹及接触性皮炎，故过敏体质者慎用。孕妇及月经期患者忌服。

儿茶

【基源】 为豆科植物儿茶的去皮枝、干的干燥煎膏。别名孩儿茶。

【性味归经】 苦、涩，凉。归心、肺经。

【功效主治】 活血疗伤，止血生肌，收湿敛疮，清肺化痰。用于跌打伤痛，出血；疮疡，湿疮，牙疳，下疳，痔；肺热咳嗽等。

【配伍应用】

（1）用于活血止痛、止血

儿茶配血竭、白及 活血止痛，收敛止血。用于跌打伤痛、外伤出血等。如止血散（《实用正骨学》）。

（2）用于敛疮生肌

儿茶配乳香、没药 活血消痈，敛疮生肌。用于诸疮溃烂、久不收口等。如七厘散（《良方集腋》）。

儿茶配硼砂 敛疮生肌。研末外用治牙疳溃烂。

儿茶配珍珠、冰片 敛疮生肌。研末外用治下疳阴疮。

儿茶配麝香 消肿敛疮。用于痔肿痛，研末调敷患处。

（3）用于收湿敛疮

儿茶配龙骨、轻粉 收湿敛疮。用于皮肤湿疮。

（4）用于清肺化痰

儿茶配桑叶 清肺化痰。用于痰火郁肺或肺热咳嗽有痰者。如安肺宁嗽丸（《医学衷中参西录》）。

【鉴别应用】

儿茶、血竭 皆有活血止血，生肌敛疮之功。但血竭内服活血散瘀、通经止痛力强，可治血滞经闭痛经、心腹刺痛、产后瘀滞腹痛等。儿茶外用兼能收湿敛疮，可治湿疮、牙疳等。

【单方验方】

（1）治疗肠炎 儿茶粉每次口服 0.6～2g，每日 3 次，30 日为 1 个疗程。同时以儿茶粉 4～10g 加温生理盐水或温开水 40～60ml 保留灌肠，每天 1 次，15 日为 1 个疗程。[周怀鸿.广东医学，1984，5（5）：25]

（2）治疗口疮 儿茶研末，用棉签蘸药涂抹患处，每日 2～3 次。[孔令举，等.中医药学报，1988（5）：40]

【用量用法】 内服，多入丸、散，每次 1～3g；入煎剂可适当加量，宜布包。外用适量，研末撒或调敷患处。

刘寄奴

【基源】　为菊科植物奇蒿的全草。商品称南刘寄奴。

【性味归经】　苦，温。归心、肝、脾经。

【功效主治】　散瘀止痛，疗伤止血，破血通经，消食化积。用于跌打损伤，瘀滞肿痛，外伤出血；血瘀经闭，产后瘀滞腹痛；食积腹痛、赤白痢疾等。

【配伍应用】

（1）用于活血止痛

刘寄奴配骨碎补、延胡索　活血散瘀，消肿止痛，止血疗伤。用于跌打损伤，肿痛出血。如流伤饮（《伤科秘方》）。

刘寄奴配当归　养血活血，祛瘀止痛。用于血瘀经闭、痛经、产后瘀滞腹痛、恶露不尽等。如刘寄奴汤（《圣济总录》）。

刘寄奴配红花　活血通经，散瘀止痛。用于血瘀经闭、产后瘀滞腹痛等。如刘寄奴散（《太平圣惠方》）。

（2）用于消食化积

刘寄奴配山楂　消食化积，行气止痛。用于食积不化、腹痛泻痢等。

【鉴别应用】

（1）南刘寄奴、北刘寄奴　刘寄奴的来源除奇蒿全草外，尚有玄参科植物阴行草的带果全草，前者称南刘寄奴，后者称北刘寄奴。二者皆有破血疗伤，通经止痛，止血之功。然南刘寄奴兼能消食化积、止泻痢，可用治食积不化、腹痛泻痢等。北刘寄奴兼能清利湿热，退黄疸，故可治湿热黄疸等。用量用法二者相同。临床使用刘寄奴大多为南刘寄奴。

（2）刘寄奴、苏木　均有活血散瘀，疗伤止痛之功。然刘寄奴兼能止血，消食化积，止泻痢，可治外伤出血，食积不化，腹痛泻痢。苏木则具有少则和血，多则破血的作用特点，既为伤科跌打损伤、骨折筋伤、瘀滞肿痛常用之品，又为妇科瘀滞经产诸证及其他瘀滞病证的常用药。

【单方验方】

治疗慢性膀胱炎　用刘寄奴 10～15g，水煎代茶饮，每日 1 剂，10 天为 1 个疗程，可服 1～3 个疗程。[李国通．山西中医，1997，13（2）：32]

【用量用法】　水煎服，3～10g。外用适量，研末撒或调敷，亦可鲜品捣烂外敷。

【使用注意】　孕妇慎用。

鬼箭羽

【基源】 为卫矛科植物卫矛的具翅状物的枝条或翅状附属物。别名卫矛。

【性味归经】 苦，寒。归肝经。

【功效主治】 破血通经，杀虫。用于血瘀经闭、痛经、癥瘕积聚、产后腹痛、跌打损伤、风湿痹痛、虫积腹痛等。

【配伍应用】

鬼箭羽配当归 活血通经止痛。用于血瘀经闭、痛经，产后败血不散，腹中有块疼痛，或恶露不行，或血晕欲绝。如当归饮(《圣济总录》)。

鬼箭羽配延胡索 活血散瘀止痛。用于痹证日久入络之筋骨疼痛，或瘀血腹痛。

鬼箭羽配桃仁 活血通经止痛。用于瘀血阻滞之血瘀经闭、痛经，胸胁肩背疼痛。如鬼箭羽散(《太平圣惠方》)。

【单方验方】

(1) 治过敏性皮炎，漆疮 鬼箭羽煎水外洗。(《安徽中草药》)

(2) 治瘀血型糖尿病 鬼箭羽、葛根、桑椹、生白术各30g，红花、川芎各10g，当归15g。水煎服，每日1剂。[郭惠芳,等.辽宁中医杂志,1996(3):126]

【用量用法】 水煎服，3～10g。或入丸、散。

【使用注意】 孕妇忌服。

第四节 破血消癥药

莪 术

【基源】 为姜科植物蓬莪术、温郁金、广西莪术的干燥根茎。别名蓬莪术。

【性味归经】 辛、苦，温。归肝、脾经。

【功效主治】 破血行气，消积止痛。用于癥瘕积聚，经闭，心腹瘀痛；食积气滞，脘腹胀痛；跌打损伤、瘀肿疼痛等。

【配伍应用】

莪术配三棱 破血行气，消积止痛。用于气滞血瘀所致的癥瘕积聚、经闭，心腹瘀痛，跌打损伤，瘀肿疼痛以及食积腹痛。如莪术散（《寿世保元》）。

莪术配青皮 行气止痛，消积化滞。用于食积不化之脘腹胀痛。如莪术丸（《证治准绳》）。

莪术配木香 行气活血止痛。用于心腹气滞，攻窜剧痛时发者。

莪术配小茴香 散寒行气，散结止痛。用于寒凝气滞血瘀之疝气腹痛，睾丸肿胀偏坠者。如正脾散（《杨氏家藏方》）。

莪术配黄连 清热行气消积。用于食积化热之吞酸吐酸，脘腹胀痛者（《丹溪心法》）。

【鉴别应用】

莪术、三棱 皆为破血消癥之品，具有破血行气、消积止痛作用。但莪术辛散温通，破气力大，偏于破气消积。三棱苦泄性平，破血力强，偏于破血祛瘀。

【单方验方】

（1）治疗带状疱疹 用莪术油注射液30ml加入生理盐水注射液250ml中静脉滴注（2～3h），每日1次，连用3天，间隔2天，再行第2个疗程。能尽快减轻症状，使水疱的吸收、结痂和止痛的时间明显缩短。[李如觐.哈尔滨医药，2007，27（1）：35]

（2）治疗轮状病毒性肠炎 在常规治疗基础上，予莪术油10mg/kg每日1次静脉滴注，疗程3～5天。[喻国建.交通医学，2008，22（2）：186]

（3）治疗小儿过敏性紫癜 用0.04%莪术油葡萄糖注射液10mg/kg，每天1次静脉滴注，疗程10天。[牛明珍.中国中西医结合杂志，2008，28（6）：487]

（4）治疗手足口病 用0.04%莪术油葡萄糖注射液静脉滴注，每次10mg/kg，每日1次，连用7日。[张君平.辽宁药物与临床，2001，4（3）：113]

【用量用法】 水煎服，3～15g。醋制后可加强祛瘀止痛作用。外用适量。

【使用注意】 月经过多及孕妇忌服。

三棱

【基源】 为黑三棱科植物黑三棱的干燥块茎。别名京三棱。

【性味归经】 辛、苦，平。归肝、脾经。

【功效主治】 破血行气，消积止痛。用于癥瘕积聚，经闭，心腹瘀痛；食积气滞，脘腹胀痛；跌打损伤、瘀肿疼痛等。

【配伍应用】

三棱配青皮 破血行气消积。用于食积气滞之脘腹胀痛，瘀血阻滞之癥瘕积聚。如三棱煎丸（《严氏济生方》）。

三棱配莪术、五灵脂、肉桂、大黄 破血化瘀消积。用治中期妊娠引产后蜕膜残留。如蜕膜散（丹阳妇幼保健院）。

【单方验方】

(1) 治疗食积腹胀 三棱、莱菔子各9g，水煎服。(《新疆经验方》)

(2) 治疗反胃恶心，药食不下 三棱（炮）一两半（45g），丁香三分（0.9g）。为末。每服一钱（3g），沸汤点服。(《圣济总录》)

(3) 治疗穿刺后静脉炎 用三棱100g，莪术100g，芒硝100g，共研细末，用食醋调成糊状，敷于局部，外用无菌纱布覆盖，同时用热水袋隔垫加温。每日1~2次。一般在行外敷后6天内痊愈。[司秀红，等.中国民间疗法，2000，8（3）：17]

(4) 治疗溃疡性结肠炎 三棱10~20g，莪术10~20g，番泻叶10~30g。加水600ml，煎至400ml，分2次服，每日1剂。适用于溃疡性结肠炎属脾虚湿阻，气滞食积者，以舌苔白厚而腻，或舌苔厚腻为辨证要点。[孙希祥.河南中医药学刊，2002，17（1）：5]

(5) 治疗胸部陈旧伤 三棱6g，莪术6g，青皮10g，当归10g，陈皮10g，白芍（或赤芍）10g，党参10~15g，白术10g，枳壳10g，乳香6g，没药6g，僵蚕10g，甘草5g。随症加减。每日1剂，水煎，分2次服。[邱丽红，等.中医正骨，2006，18（11）：40]

(6) 治疗药流后不全流产 三棱15g，莪术15g，桃仁20g，红花10g，当归15g，赤芍30g，川芎10g，牡丹皮20g，王不留行20g，益母草20g，青皮 10g，血竭 6g（研粉吞），土鳖虫 10g。每日 1 剂，水煎服。一般 4～8 剂。小腹冷感加炮姜；小腹痛甚加失笑散；气虚加党参、黄芪；出血甚多加三七粉吞服。［陈爱芬．中国中医急症，2000，11（4）：313］

【用量用法】 水煎服，3～10g。醋制后可加强祛瘀止痛作用。

【使用注意】 孕妇及月经过多者忌用。

水 蛭

【基源】 为水蛭科动物蚂蟥、水蛭及柳叶蚂蟥的干燥体。别名蚂蟥。

【性味归经】 咸、苦，平；有小毒。归肝经。

【功效主治】 破血通经，逐瘀消癥。用于癥瘕积聚、血瘀经闭、跌打损伤、心腹疼痛等。

【配伍应用】

（1）用于破血逐瘀

水蛭配虻虫 破血逐瘀，通经消癥。用于癥瘕痞块、血瘀经闭、跌打损伤、筋伤骨折等瘀血重症而体质不虚者。如抵当汤（《金匮要略》）。

水蛭配三棱 破血逐瘀，行气消积。用于气滞血瘀所致之癥瘕积聚，肿块质地较坚，日久不消者。如化癥回生丹（《温病条辨》）。

（2）用于祛瘀止痛

水蛭配苏木 活血祛瘀，消肿止痛。用于跌打损伤，骨折筋伤，瘀肿疼痛。如接骨火龙丹（《普济方》）。

水蛭配大黄 祛瘀止痛，泻下攻积。用于瘀血内阻，心腹疼痛，大便不通者。如抵当汤（《金匮要略》）。

【鉴别应用】

水蛭、虻虫 皆为虫类药，药力峻猛，有破血逐瘀消癥之功，治血滞经闭、癥瘕积聚、跌打损伤等瘀血重症，为破血消坚之良药。然虻虫性刚而猛，破血逐瘀消癥作用较为猛烈。水蛭作用较虻虫缓和而持久，临床应用较广，为妇科逐瘀通经、内科破血消癥、伤科活血消肿的要药。

【单方验方】

（1）治疗高脂血症 将水蛭烘干打粉，装入胶囊，每次 1g，每日 3 次，温开水送服，30 天为 1 个疗程。［王正红．天津中医，1998，15（1）：25］

（2）治疗前列腺肥大 水蛭研末，装入胶囊，口服，每次 1g，每日 2

次，20 天为 1 个疗程。总疗程 3～9 个不等。[魏世超．中医杂志，1993，34（4）：198]

【用量用法】 水蛭煎剂味劣难闻，传统用滑石粉烫炮制矫味后入药，但水蛭所含抗凝血类活性成分，如水蛭素等，遇热易被破坏，从而降低疗效。故宜直接粉碎为粉末，入丸、散或胶囊服，每次 0.3～0.5g。

【使用注意】 体弱血虚、月经期及有出血倾向者、肺结核空洞、溃疡病患者忌服。因其生殖毒性，对孕、产妇忌用。脾胃虚弱或消化系统重症患者慎用。应注意变态反应。

虻虫

【基源】 为虻科昆虫复带虻的雌虫体。别名牛虻，蜚虻。

【性味归经】 苦，微寒；有小毒。归肝经。

【功效主治】 破血逐瘀，散积消癥。用于癥瘕积聚、血瘀经闭、跌打损伤等。

【配伍应用】

（1）用于逐瘀通经

虻虫配桃仁 活血通经。用于血瘀经闭、产后瘀滞腹痛等。如地黄通经丸(《妇人大全良方》)。

（2）用于祛瘀止痛

虻虫配牡丹皮 活血祛瘀止痛。用于跌打损伤，瘀滞肿痛者。

【单方验方】

治疗血痔 血痔初起，其形如痔，渐大如豆，触破时长流血水，未触破，未流血者，虻虫为末，姜醋调搽。(《血证论》)

【用量用法】 水煎服，1～1.5g。研末吞服，每次 0.3g。

【使用注意】 孕妇及体虚无瘀、腹泻者忌服。

第十一章　化痰止咳平喘药

第一节　化痰药

半　夏

【基源】　为天南星科植物半夏的干燥块茎。别名三步跳。

【性味归经】　辛，温；有毒。归脾、胃、肺经。

【功效主治】　燥湿化痰，降逆止呕，消痞散结；外用消肿止痛。用于痰多咳喘，痰饮眩悸，风痰眩晕，痰厥头痛，呕吐反胃，胸脘痞闷，梅核气；外用治痈疽肿毒，瘿瘤，痰核，虫蝎蜇伤。

【配伍应用】

（1）用于燥湿化痰

半夏配陈皮、茯苓　燥湿化痰。用于痰湿壅滞之证。如二陈汤（《太平惠民和剂局方》）。

半夏配天麻、白术　燥湿化痰，平肝息风。用于湿痰眩晕证，症见眩晕头痛，胸闷恶心，舌苔白腻，脉弦滑。如半夏白术天麻汤（《医学心悟》）。

半夏配天南星　燥湿化痰，祛风止痉。用于风痰眩晕，中风仆倒、半身不遂，口眼喎斜及风痰阻滞经络之关节痹痛、肢体麻木等。如青州白丸子（《太平惠民和剂局方》）。

半夏配细辛、干姜　温肺化饮祛痰。用于寒饮犯肺之咳嗽喘息、吐痰清稀等。如小青龙汤（《伤寒论》）。

（2）用于降逆止呕

半夏配生姜　降逆止呕。用于痰饮或胃寒所致，胃气上逆恶心呕吐。如小半夏汤（《金匮要略》）。

半夏配人参、白蜜　补中益气，降逆止呕。用于胃气虚呕吐证。胃反呕吐，朝食暮吐，或暮食朝吐。如大半夏汤（《金匮要略》）。

半夏配麦冬、石斛　益胃养阴，降逆止呕。用于胃阴虚呕吐证。呕吐反复发作，但呕吐量不多，或仅吐涎沫，时作干呕，胃中嘈杂，似饥而不欲食，舌红少津，脉细数。如麦门冬汤（《金匮要略》）。

（3）用于除痞散结

半夏配干姜、黄芩、黄连　寒热平调，散结除痞。用于寒热互结痞证。心下痞，但满而不痛，或呕吐，肠鸣下利，舌苔腻而微黄。如半夏泻心汤（《伤寒论》）。

半夏配瓜蒌、薤白　通阳散结，祛痰宽胸。用于胸痹证，症见胸中满痛彻背，背痛彻胸不能安卧。如瓜蒌薤白半夏汤（《金匮要略》）。

半夏配厚朴、紫苏　行气解郁，化痰散结。用于治梅核气，气郁痰凝者。如半夏厚朴汤（《金匮要略》）。

半夏配昆布、海藻、贝母　软坚化痰散结。用于瘿瘤痰核。

半夏配贝母　止咳化痰，开郁散结。用于咳嗽痰多，瘰疬痰核病。如半贝丸（《重订通俗伤寒论》）。

（4）其他

半夏配秫米　化痰和胃以安神。用于湿痰内盛，胃气失和，夜寐不安者。如半夏秫米汤（《黄帝内经》）。

半夏配硫黄　温肾逐寒，通阳泄浊。用于老年人的阳虚便秘。如半硫丸（《太平惠民和剂局方》）。

【鉴别应用】

（1）生半夏、清半夏、姜半夏、法半夏、半夏曲　根据临床需要，半夏有多种炮制品入药。生半夏毒性大，长于化痰散结、止痛消肿，多外用，治虫蝎蜇痛，痈肿痰核。清半夏长于燥湿化痰，多用于痰多咳喘，痰饮眩悸。姜半夏长于温中化痰、降逆止呕，多用于呕吐反胃，胸脘痞闷，梅核气。法半夏长于燥湿化痰，以治寒痰、湿痰为主，同时具有调脾和胃的作用，多用于痰多咳喘，痰饮眩悸，痰厥头痛，脾胃不调诸证。半夏曲长于化痰消食，用于咳嗽痰多、恶心呕吐、食积泄泻等。

（2）半夏、水半夏　水半夏为天南星科植物水半夏的块茎（《广西植物名录》）。广西地区以水半夏作"半夏"入药。本品味辛、性温，有毒。归肺经。具有燥湿化痰功效，外用能解毒消肿。用于咳嗽痰多，痈疮疔肿，无名肿毒，毒虫蜇伤。其炮制品有清水半夏、法水半夏，炮制方法同半夏。燥湿化痰，解毒消肿之功效与半夏相同，可以替代使用。用量用法、不良反应、使用注意均可参考半夏。但水半夏无明显镇吐止呕作用，以此区别。

（3）半夏、天南星　皆有燥湿化痰作用，用于湿痰、寒痰病证，常相须为用。但二者功效又各有特点。半夏辛散温燥，长于燥湿化痰，善治湿痰病证，且能降逆止呕、消痞散结，用于各种原因引起的呕吐及胸脘痞闷等。天南星燥湿化痰功似半夏，而温燥之性更甚，能祛顽痰，且专走经络，善祛风痰而止痉，用于风痰眩晕，风痰留滞经络之半身不遂、手足顽麻、口眼㖞斜，及破伤风。

【单方验方】

（1）治疗急性乳腺炎　取新鲜半夏块茎，洗净去外皮，塞入患侧或对侧鼻孔。每天1次，每次1～2h，必要时隔7～8h后再塞1次。连续用药3天，无效即改用他法，治疗好转者则可继续用至痊愈为止。鲜品比干品效好。除鼻腔局部有热辣感外，无其他副作用。[吴成善．安徽中医学院学报，1984（2）：封底]

（2）治疗寻常疣　将疣局部用温水泡洗10～20min，用刀片轻轻刮去表面角化层，取鲜半夏洗净去皮，在疣部涂搽1～2min，每日3～4次。一般只涂初发疣即可，若继发疣较大较多时，可逐个进行涂搽。可连用15～30日。[翟成龙，等．山东中医杂志，1991，10（4）：54]

（3）治疗鸡眼　洗净患处，消毒后用手术刀削去鸡眼的角化组织，呈一凹面，然后放半夏末，敷于患部，外贴胶布。一般5～7日后，鸡眼坏死脱落，长出新肉芽组织，再过数日即可痊愈。[李庆纪．中级医刊，1965（7）：455]

（4）治疗蝎蜇伤　取半夏研成细末，用麻油调成糊状，以蜇伤点为中心，用半夏糊均匀涂抹，面积超过蝎蜇伤部位外0.5cm即可，每日换药1次。大多涂药1次即愈。[王宽增，等．山东中医杂志，1991，10（4）：55]

（5）治疗宫颈癌　将掌叶半夏乙醇提取物β-谷甾醇制成栓片及棒剂，每一栓片含β-谷甾醇250mg，每一棒剂含β-谷甾醇25mg，片剂贴敷宫颈，棒剂塞颈管。每日1次，3个月为1个疗程。[李超荆，等．上海第一医学

院学报，1981（6）：421］

【用量用法】 内服宜制用，水煎服，3～10g。外用适量，磨汁涂或研末以酒调敷患处。

【使用注意】 本品辛燥有毒，生品不宜内服，仅宜外用，内服用其炮制品。阴虚燥咳、咯血者忌用。不宜与乌头类药材同用。

天南星

【基源】 为天南星科多年生草本植物天南星、异叶天南星，或东北天南星的干燥块茎。别名虎掌、野芋头。

【性味归经】 苦、辛，温；有毒。归肺、肝、脾经。

【功效主治】 燥湿化痰，祛风解痉；外用散结消肿。用于湿痰、寒痰证；风痰眩晕，中风，癫痫，破伤风；痈疽肿毒、蛇虫咬伤等。

【配伍应用】

（1）用于燥湿化痰

天南星配枳实、橘红 燥湿化痰，行气消痞。用于湿痰顽痰阻肺，咳嗽气喘，胸膈胀闷。如导痰汤（《重订严氏济生方》）。

（2）用于祛风解痉

天南星配防风 祛风化痰解痉。用于破伤风，角弓反张。如玉真散（《普济本事方》）。

天南星配天麻 祛风痰，息风止痉。用于风痰眩晕。如天南星丸（《太平圣惠方》）。

天南星配全蝎、僵蚕 祛风痰，息风通络，止痉。用于癫痫，惊风，痰涎壅盛，口噤抽搐。如五痫丸（《杨氏家藏方》）。

天南星配白附子、半夏 祛风痰解痉。用于风痰留滞经络，半身不遂，手足顽麻，口眼㖞斜。如青州白丸子（《太平惠民和剂局方》）。

（3）用于解毒消肿

天南星配雄黄 消肿解毒止痛。外用治毒蛇咬伤及痈肿疮疡。如三黄宝蜡丸（《医宗金鉴》）。

【鉴别应用】

生天南星、制天南星、胆南星 生天南星辛温燥烈而毒性大，大多外用，能消肿散结止痛。生天南星用生姜片、白矾炮制后为制天南星，辛温

366

燥烈之性减弱，长于燥湿化痰，祛风解痉，用于湿痰、寒痰证、风痰眩晕、中风、癫痫、破伤风等。生天南星用牛、羊或猪胆汁拌制而成的加工品即为胆南星，苦、微辛而凉，功能清热化痰，息风止痉，多用于中风、癫痫、惊风、头风眩晕、痰火喘咳等。水煎服，3～6g。

【单方验方】

（1）治疗小儿流涎　天南星100g，碾碎用一干净容器盛装，白醋25～50ml，慢慢倒入盛装天南星容器内，充分和匀，再将配制好的天南星装入一干净广口瓶内，瓶口拧紧待用，每日晨起取用蚕豆大小两团，分别敷于两涌泉穴，然后用约3cm×3cm胶布固定，穿好鞋袜，晚上睡觉前撕开胶布，去掉药物，每日1次，10次为1个疗程。［周凯．中国针灸，2000（1）：39］

（2）治疗小儿惊风　生天南星、生栀子各等份，共研细末，取12g加入少许面粉，用黄酒调成饼状，分成4块，敷于劳宫及涌泉穴，绷带固定，24h揭去，2次为1个疗程。［邱训洁．南京中医药大学学报，1997，13（3）：165］

（3）治疗疖疮　取生天南星50g，陈醋500ml。先将生天南星砸碎，加入陈醋瓶中，浸泡1周备用。先用温水清洗患部，然后根据患部大小将棉球蘸药液外搽。若患部有化脓感染者，用双氧水消毒，清洗后，再搽药水。当药水涂到患部时，可有痒痛感，3～5min即可消失。每日2次，连用3～10天。［邹泽春．湖北中医杂志，2001，23（3）：31］

【用量用法】　多制用，水煎服，3～10g。外用适量。

【使用注意】　阴虚燥咳者及孕妇忌服。天南星经白矾、生姜片炮制，或持续煎沸2h以上及餐后服用，可以降低毒性，减少不良反应的发生。

白附子

【基源】　为天南星科多年生草本植物独角莲的干燥块茎。别名禹白附、独角莲。

【性味归经】　辛，温；有毒。归胃、肝经。

【功效主治】　燥湿化痰，祛风止痉，止痛，解毒散结。用于中风痰壅、口眼㖞斜、惊风癫痫、破伤风、痰厥头痛、眩晕、瘰疬痰核、毒蛇咬伤等。

【配伍应用】

（1）用于祛风止痉

白附子配半夏、天南星　祛风痰，定惊止痉。用于风痰眩晕，惊风，癫痫，中风失音，半身不遂，手足麻木，口眼㖞斜及破伤风，角弓反张。如青州白丸子（《太平惠民和剂局方》）。

白附子配天南星、天麻　祛风痰，息风止痉。用于破伤风，牙关紧闭，角弓反张。如玉真散（《外科正宗》）。

白附子配全蝎、僵蚕　祛风痰，息风定惊，止痉。用于中风痰壅，口眼㖞斜。如牵正散（《杨氏家藏方》）。

（2）用于祛风止痛

白附子配川芎　祛风止痛。适用于风痰眩晕之头痛等。如白附子丸（《仁斋直指方》）。

白附子配白芷　祛风止痛。二者同入阳明胃经而善治头面部诸疾，常用于头痛、面痛、齿痛。如白附子丸（《杨氏家藏方》）。

【鉴别应用】

（1）禹白附、关白附　二者有时混称白附子，其功效相近，皆有毒，但来源不同，毒性有差别。关白附为毛茛科植物黄花乌头的块根，毒性大。禹白附为天南星科植物独角莲的块茎，有毒，但毒性较关白附小，现已作为白附子的正品广泛应用。由于关白附毒性大，功效偏于散寒湿止痛，现临床已较少应用。

（2）白附子、天南星　均为辛温燥烈有毒之品，具燥湿化痰、祛风解痉之功，主治中风口眼㖞斜、惊风癫痫、破伤风等。但天南星兼入肺经，可治寒性顽痰阻肺之喘咳、风痰眩晕、中风痰壅等，外用又能消肿散结止痛，用治痈疽肿痛，毒蛇咬伤。白附子辛温，其性上行，善祛风痰而解痉止痛，尤善治头面部诸疾，单用外敷可治瘰疬痰核及毒蛇咬伤。

【单方验方】

（1）治疗面神经麻痹　白附子20g，肉桂、阿胶各15g。将白附子、肉桂碾细，用陈醋200g，煎至约50g，入阿胶烊化后，摊白布上贴患侧，同时服姜糖水1杯以助药力发挥。一般用药3次左右即愈。[孙裕民，等. 中国乡村医生，1996（12）：38]

（2）治疗颈淋巴结结核　鲜白附子20～60g，洗净，捣烂如泥，根据疮口大小均匀敷于患处，包扎，早晚各换药1次，5日为1个疗程。内服：鲜白附子10～30g，洗净，煎服，每日1剂，5日为1个疗程。淋巴结结核单内服，淋巴结结核瘘内服并外敷。[王彩霞，等. 河北中医，1990，12

（2）：5]

【用量用法】 宜炮制后用，水煎服，3～5g。研末服，每次0.5～1g。外用适量。

【使用注意】 阴虚、血虚动风或热盛动风者及孕妇忌服。不宜过量和久服。

芥 子

【基源】 为十字花科多年生草本植物白芥（白芥子）或芥（黄芥子）的干燥成熟种子。

【性味归经】 辛，温。归肺经。

【功效主治】 温肺化痰，利气散结，通络止痛。用于寒痰喘咳，悬饮，阴疽流注，肢体麻木，关节肿痛。

【配伍应用】

（1）用于化痰利气

芥子配苏子、莱菔子 下气豁痰，消食除满。用于老年食少痰多，胸脘痞满。如三子养亲汤（《韩氏医通》）。

芥子配细辛、甘遂 温化寒痰。外敷肺俞、膏肓等穴，用于寒饮咳喘证。如白芥子涂法（《张氏医通》）。

芥子配甘遂、大戟 豁痰逐饮。用于悬饮咳喘，胸闷胁痛之证。如控涎丹（《三因极一病证方论》）。

（2）用于通阳散结

芥子配肉桂 温经通阳，散寒行滞。用于阳虚寒凝之阴疽肿痛及痰湿流注经络之肩臂肢体关节疼痛。如白芥子散（《妇人良方》）。

芥子配鹿角胶 温经通阳散结。用于阳虚寒凝之阴疽肿痛。如阳和汤（《外科全生集》）。

芥子配马钱子 散结消肿，通络止痛。用于寒湿痹阻之肢体麻木、关节肿痛。如芥子膏（《圣济总录》）。

【鉴别应用】

芥子、紫苏子 二者皆为辛温之品，有降气化痰之功，治痰壅气逆，咳嗽气喘，常配伍同用，如三子养亲汤（《韩氏医通》）。但芥子辛温走散，偏于温肺化痰逐饮，通经络，善消"皮里膜外之痰"，主治寒痰壅肺之咳喘痰多、胸闷气短；又能消肿散结，通络止痛，治阴疽流注及痰阻经络之肢体麻木、关节肿痛。紫苏子辛温润降，长于降气化痰，润燥滑肠，尤宜喘咳痰多而兼有便秘者。

【单方验方】

（1）治疗支气管哮喘　芥子、延胡索各 20g，甘遂、细辛各 12g，鲜生姜汁适量。各药研制成细末，将药末与鲜生姜汁适量调成糊状，每穴用约蚕豆大小药糊，压成饼状，贴于背部第 3、5、7 胸椎棘突下旁开 1.5 寸双肺俞、双心俞、双膈俞 6 个穴位，初伏第 1 天贴治第 1 次，每隔 10 天贴治 1 次，一般保持 2～4h 即可取下，3 次为 1 个疗程。选晴热天贴治更好，连续 3 年。如皮肤灼痛难以忍受者半小时即可取下。起疱者可涂以甲紫，数日即愈，化脓者对症处理。［董松南．浙江中西医结合杂志，2001，11（12）：780］

（2）治疗面瘫　取芥子 100g，捣碎，加适量白开水调匀，平摊在纱布上，待药温度接近于体温时，将药敷于患面颊部，用绷带固定，然后注意保温，2h 后取下，切不可超过时间。只用药 1 次。此法对病程在 3 个月之内的患者效果满意。对病程超过半年的患者，疗效不佳。［刘秀英．四川中医，2003，21（10）：55］

（3）治疗痛经及产后尿潴留　芥子粉末 3g，置神阙穴，用胶布固定，用热水袋（水温 50℃左右）熨烫，每日 3 次，每次 0.5h。［李贯彻．中医杂志，1998，39（4）：199］

（4）治疗瘰疬（颈部淋巴结结核）　用炒芥子 20g，研末以香油调涂患部（已溃者可撒布疮口上），每日 1 次，治疗 20 例均获痊愈。［祝庆华．四川中医，1998，16（11）：46］

（5）治疗白癜风　以捣烂的芥子外涂病灶，每日 3 次，至病灶皮肤充血潮红并出现水疱后改为每日 2 次，连续 3 天，然后停药，让其自然愈合。一般 1 个疗程历时 10 天左右，待病灶平复后再重复施治 1 次。整个治疗期间每天上午 10 点及下午 4 点左右各 1 次使病灶接受日光照射，每次 30～60min。［李卫红，等．中国美容医学，2001，10（2）：108］

（6）治疗癣、疥疮　芥子 300g 炒至深黄色，冰片 10g，共研细末。先用 70％酒精 500ml 浸泡 2 日，后加陈醋 500ml 浸泡 3 日，其间每日搅拌 3 次，再静置 2 日后倾出上清液，药渣用双层纱布包扎挤压余液，混合后用 1 号滤纸过滤两遍，得近 900ml 橙黄色药液，装入灭菌容器。治癣病：手足癣糜烂型用 30％药液水；手足癣水疱型用 50％药液水；手足癣鳞屑角化型、体癣用 70％药液水。以上各型均浸泡或湿敷患部，每日 2 次，每次

30min。治疥疮：先用肥皂洗澡，拭干后，自头部以下，用40％药液水遍搽全身5次；有丘疹水疱部位如手指间，用70％药液水浸泡20min。每日1次，连续2日，隔2日再搽浸1次。［宋宪源．中医杂志，1998，39（5）：261］

【用量用法】　水煎服，3～6g。一般宜制用。外用适量。

【使用注意】　本品辛温走散，易耗气伤阴，故肺虚久咳及阴虚火旺者忌用。对皮肤黏膜有刺激性，可致充血、发疱，有消化道溃疡、出血者及皮肤过敏者忌用。内服过量易致胃肠炎，引起呕吐、腹痛、腹泻。

皂 荚

【基源】　为豆科植物皂荚的果实，别名皂角、大皂荚。

【性味归经】　辛、咸，温；有小毒。归肺、大肠经。

【功效主治】　祛顽痰，通窍开闭，祛风杀虫。用于顽痰阻肺，咳喘痰多、中风、痰厥、癫痫、喉痹痰盛、便秘、癣疾、疮肿等。

【配伍应用】

（1）用于祛顽痰

皂荚配杏仁　祛痰平喘。用于顽痰阻肺，咳喘痰多者（《余居士选奇方》）。

皂荚配半夏　祛痰开窍。用于中风痰厥之卒然昏迷，口噤不开，喉中痰声辘辘及痰湿壅滞，胸闷咳喘，痰多质黏难咳。如皂角丸（《太平惠民和剂局方》）。

（2）用于通窍开闭

皂荚配细辛　通窍开闭。用于痰涎壅盛，关窍阻闭之中风、痰厥及癫痫。如通关散（《丹溪心法附余》）。

皂荚配白矾　涌吐痰涎，豁痰开窍醒神。用于中风口噤痰壅，痰涎壅盛之喉痹。如稀涎散（《证治准绳》）。

皂荚配石菖蒲　通窍。用于鼻塞不得喘息。如皂荚散（《古今录验》）。

（3）用于散结消痈

皂荚配蛤粉　清热解毒，散结消痈。用于乳痈。如皂角散（《奇效良方》）。

（4）用于通便

皂荚配枳实　等分为末，泛丸，米饮下，用于治大便秘结。如皂荚丸

《《世医得效方》）。

（5）用于祛风杀虫

皂荚配陈醋　祛风杀虫止痒。皂荚用陈醋浸泡后，研末调涂，治皮肤风癣疥癞。

【鉴别应用】

（1）皂荚、细辛　皆味辛走窜而善通窍开闭，治痰涎壅盛，关窍闭阻之证。但皂荚味咸，能软化胶结之痰，有较强的祛痰导滞作用，故适用于顽痰阻肺，胸闷咳喘，咳痰不爽之证；兼有祛风杀虫之功，外用可治皮癣、麻风等。细辛芳香透达，长于解表散寒，温肺化饮，多用于风寒感冒，头痛牙痛，风湿痹痛，鼻渊，肺寒咳喘。

（2）生皂荚、炒皂荚　生皂荚逐痰开窍力强，常以散剂吹鼻取嚏，或调灌取吐。炒皂荚辛散开窍之力减弱，烈性亦有所缓和，但逐痰之力仍强，适用于痰壅气逆之喘咳，亦用于消积通便，多以丸剂或膏补服用。

（3）皂荚、猪牙皂　皂荚为豆科植物皂荚的果实，又名皂角、大皂荚。其植株受伤后所结的不育小型果实，弯曲成月牙形，称猪牙皂，别名小皂荚。二者性味、功效、应用及用法、用量相同。

（4）皂荚、皂角刺　皂角刺为皂荚树的棘刺，别名皂角针。味辛、性温，能消肿排脓，祛风杀虫。主要用于痈疽疮毒初起或脓成不溃之证，以及皮癣、麻风等。煎服，3～9g，外用适量，醋煎涂患处。痈疽已溃者忌用。皂荚功能主要是祛痰、通窍，与皂角刺适应证不同，但二者在祛风杀虫方面效用相似。

【单方验方】

（1）治疗呃逆　取皂荚1个，除去褐色硬皮，捣碎研细过筛。手指拈鼻吸猪牙皂粉末，以嚏作为度。[仝小林，等．中医杂志，1995，36（7）：389]

（2）治疗骨鲠　皂荚30g炒热后捣碎研为细末，装磁罐内密封备用。每次约取皂荚粉末0.3g直接吹入鼻孔取嚏，见效即止。孕妇及有肺胃出血倾向者忌用。[张海津．中医杂志，1995，36（6）：327]

（3）治疗变应性鼻炎　皂荚研末，取少许吹入鼻中，同时，用皂荚末与醋调成膏，取豆粒大小敷于双侧鼻旁迎香穴，早晚各1次。用药5min后，患者感鼻部微胀，嚏频作，鼻腔内分泌物较用药前增多，5～10min后症状自然消失，诸恙悉除。一般7日为1个疗程，2个疗程左右即可痊愈。第2年入冬后预防性治疗2个疗程，以巩固其疗效。[管淑兰．中医杂志，1995，36（6）：327]

（4）治疗疳积　取干燥、皮厚、质硬、光滑、色深褐、无虫蛀之皂荚，刷净泥土，切段，放入铁锅内，先武火，后文火煅5～10min存性，剥开荚口，以内无生心为度。煅后放干净土地上，去除其火毒，防止炭化，研为细末，过80目筛，装瓶备用。服法：3岁以下每日1g，3～6岁每日2g，6岁以上每日3～5g，用糖（红糖、白糖均可）拌匀吞服。［王世彪，等．中医杂志，1995，36（7）：390］

（5）治疗大骨节病及痹证　用皂荚去皮弦子丝，碾细过箩，炼蜜为3g重丸，每服3～6g，每天3次，1个月为1个疗程。［颉克勤．中医杂志，1995，36（6）：326］

（6）治疗面神经麻痹　取皂荚若干（文火炙干），研极细末，装瓶密封备用，临用时苇茎筒装药少许吹鼻孔内。向右歪吹左鼻孔，向左歪吹右鼻孔，早晚各1次，10天内有效。［娄启明．中医杂志，1995，36（6）：326］

【用量用法】　大多研末服，每次1～1.5g。外用适量。

【使用注意】　本品辛散走窜之性极强，非顽痰、实证、体壮者不宜轻投。孕妇、气虚阴亏及有出血倾向者忌用。本品对胃肠刺激性很大，故用量宜小，且多入丸、散剂，以便控制服用量。胃肠黏膜有溃疡者忌用。

旋覆花

【基源】　为菊科植物旋覆花或欧亚旋覆花的干燥头状花序。

【性味归经】　苦、辛、咸，微温。归肺、胃、脾、大肠经。

【功效主治】　降气化痰，降逆止呕。用于咳喘痰多，痰饮蓄结；胸膈痞满、噫气、呕吐及胸胁痛等。

【配伍应用】

（1）用于降逆止呕

旋覆花配半夏　消痰利气，和胃降逆，止呕。用于痰浊阻肺，肺气不降，咳喘痰多，胸闷不舒或痰饮在胸膈，呕不止，心下痞硬之证。如旋覆花汤（《严氏济生方》）。

旋覆花配赭石　下气消痰，降逆止呕。用于痰浊中阻，胃气上逆之噫气、呕吐、呃逆及痰涎内阻，肺气上逆之咳喘。如旋覆代赭汤（《伤寒论》）。

（2）用于降气化痰

旋覆花配前胡　降气化痰，平喘。用于痰壅气逆，咳嗽气喘，痰多胸痞之证。如旋覆花散（《太平圣惠方》）。

旋覆花配枇杷叶　清肺化痰止咳。用于肺热痰黄咳喘之证。如旋覆花汤（《校注妇人良方》）。

旋覆花配海浮石　化痰软坚，散结消痞。用于顽痰胶结，唾如胶漆，胸中满闷者。

（3）用于行气通络

旋覆花配香附　行气活血，通络止痛。用于气血不和之胸胁痛者。如香附旋覆花汤（《温病条辨》）。

【鉴别应用】

旋覆花、金沸草　为同一种植物不同的药用部位。金沸草药用部位为干燥地上部分，功能止咳化痰，且能利湿、消肿，用于咳嗽、痰喘、风湿痹痛。水煎服，5～10g，外治疗疮肿毒，鲜叶捣敷。旋覆花药用部位为其头状花序，善降气化痰、降逆止呕，且能行气，主要用于咳喘、呕吐、呃逆、噫气、胸胁胀满疼痛诸症。

【单方验方】

治疗腮腺炎　采新鲜旋覆花全草，剪取3～5株全根，洗净泥土，加适量的红糖，捣烂成泥状，外敷患者腮腺红肿处，用敷料胶布固定。敷上后即感到清凉，疼痛减轻，一般用药2～3次就能痊愈。〔巫承文，等．基层中药杂志，2000，14（5）：64〕

【用量用法】　水煎服，3～10g，宜布包入煎。

【使用注意】　阴虚劳嗽，津伤燥咳者忌用。本品有茸毛，易刺激咽喉作痒而致呛咳呕吐，故入煎须布包。

白前

【基源】　为萝藦科植物柳叶白前或芫花叶白前的干燥根茎及根。

【性味归经】　辛、苦，微温。归肺经。

【功效主治】　降气化痰。用于咳嗽痰多，胸满喘急。

【配伍应用】

白前配前胡　宣散风热，降气化痰。用于咳嗽，痰吐不爽，咽痒，胸满之症。如二前汤（山东《中药方剂学》）。

白前配桔梗　宣肺降气，化痰止咳。用于咳嗽痰多，胸闷不畅。如止嗽散（《医学心悟》）。

白前配桑白皮　泻肺平喘，降气化痰。用于肺热壅盛，咳喘痰黄者。如白前丸（《圣济总录》）。

白前配百部　降气化痰，润肺止咳。用于感冒日久不愈，肺失肃降，咳喘不已，胸闷气逆及肺痨咳嗽。如止嗽散（《医学心悟》）。

白前配紫菀　降气化痰，润肺止咳。用于风寒犯肺，咳嗽咽痒，咳痰不爽。如止嗽散（《医学心悟》）。

白前配半夏、大戟　泻降肺气，逐饮平喘。用于肺气壅实，久咳上气，体肿短气胀满，昼夜不能平卧，喉中痰鸣者。如白前汤（《深师方》）。

【鉴别应用】

白前、前胡　皆可降气化痰，治痰涎壅肺，宣降失司之咳喘胸满、痰多质黏等，常相须为用。但前胡性微寒，兼能疏散风热，尤多用于外感风热或痰热咳喘。白前性微温，祛痰作用更强，多用于寒痰或湿痰阻肺之咳喘。

【单方验方】

（1）治疗胃脘痛　白前根、威灵仙根、肖梵天花根，水煎服，治疗胃脘痛有效。（《福建药物志（第1册）》）

（2）治疗小儿疳积　白前根、重阳木根、兖州卷柏各9g，水煎服，治疗小儿疳积有效。（《福建药物志（第1册）》）

（3）治疗麻疹　柳叶白前、葛根各15g，水煎服，治疗麻疹有效。（《福建药物志（第1册）》）

【用量用法】　水煎服，3～10g。或入丸、散剂。蜜炙白前性较缓和，长于润肺止嗽，无耗气伤阴之弊，故可用于肺阴不足，气逆干咳者。

前　胡

【基源】　为伞形科植物白花前胡的干燥根。

【性味归经】　苦、辛，微寒。归肺经。

【功效主治】　降气化痰，疏散风热。用于痰热咳喘、风热咳嗽等。

【配伍应用】

前胡配桑白皮　泄肺热，降气祛痰。用于痰热阻肺，咳喘痰多者。如前胡散（《证治准绳》）。

前胡配桔梗　宣肺止咳。用于外感咳嗽痰多等。如杏苏散（《温病条辨》）。

前胡配杏仁　疏散风热，降气化痰，止咳平喘。用于外感风热或痰热壅肺之咳嗽痰黄、喘息不止。如前胡散（《太平圣惠方》）。

前胡配桑叶、牛蒡子　宣散风热，清肺化痰。用于外感风热，咳嗽痰多。如感冒热咳方（《中药临床应用》）。

前胡配荆芥　祛风解表，化痰止咳。用于外感风寒，咳嗽气喘。如感冒热咳方（《中药临床应用》）。

【单方验方】

治疗手指疗疮　先将前胡饮片捣烂，浸泡在75％酒精中，冬季浸泡5天，夏季3天。加盖贮存，以免乙醇挥发，使前胡能充分吸收酒精。用时先将手指疗疮局部皮肤常规消毒后，外敷前胡制剂，敷药面积视红肿面积而定，厚约0.5cm，外用塑料薄膜包扎，胶布固定。每天换药1次，脓出较多者，可每天换2次。手指疗疮无论为何部位、形态、病情阶段，均可用本法治疗。[陈再兴．中国民间疗法，1995（4）：47]

【用量用法】　水煎服，6～10g。或入丸、散剂。

桔　梗

【基源】　为桔梗科植物桔梗的干燥根。

【性味归经】　苦、辛，平。归肺经。

【功效主治】　宣肺，祛痰，利咽，排脓。用于咳嗽痰多、胸闷不畅、咽喉肿痛、失音、肺痈吐脓等。

【配伍应用】

（1）用于宣肺祛痰

桔梗配桑叶、菊花、牛蒡子　疏风清热，宣肺化痰止咳。用于外感风热，症见咳嗽痰黄。如桑菊饮（《温病条辨》）。

桔梗配紫苏　解表散寒，宣肺止咳。用于外感风寒，肺气不宣之咳嗽气喘。如杏苏散（《温病条辨》）。

桔梗配苦杏仁　宣降肺气，祛痰止咳平喘。用于肺气壅滞，咳喘痰盛者，无论寒热、虚实，皆可随证配伍。如桑菊饮、杏苏散（《温病条辨》）。

桔梗配半夏　调畅气机，化痰止咳。用于素有湿痰之咳嗽痰多、咳痰清稀者。如前胡散（《太平圣惠方》）。

桔梗配贝母、巴豆 祛痰利咽。用于痰涎壅塞，胸膈窒闷，肢冷汗出之寒实结胸。如三物白散（《伤寒论》）。

（2）用于利咽排脓

桔梗配甘草 宣肺祛痰，解毒利咽。用于肺失宣降，咳嗽有痰，咽喉肿痛，失音。如桔梗汤（《金匮要略》）。

桔梗配鱼腥草 清肺祛痰，排脓消痈。用于肺痈咳吐脓痰腥臭者及肺热咳嗽、痰稠难咳者。

（3）用于宣开肺气

桔梗配枳壳 升降气机，宽胸利膈。用于胸膈痞满、胁肋疼痛及咳嗽痰喘等。如血府逐瘀汤（《医林改错》）。

桔梗配大黄 上清头目，下通腑气。用于上焦风热头痛，口舌生疮，目赤肿痛，亦可用于热结便秘、痢疾。如凉膈散（《太平惠民和剂局方》）。

【鉴别应用】

桔梗、牛蒡子 皆有利咽喉、通二便之功，可治咽喉肿痛、二便不通。但牛蒡子性寒而滑利，尤善疏散风热，透疹，兼能解毒消肿，故可用于风热感冒、麻疹不畅、痈肿疮毒等。桔梗长于宣肺化痰、利咽、排脓，适用于肺气不宣之咳嗽痰多、咳痰不爽、咽喉肿痛、失音、肺痈咳吐脓痰等。

【单方验方】

（1）治疗变异型心绞痛 桔梗、贝母、巴豆，按3：3：1比例粉碎。用时取药末装小旱烟锅内，点火吸烟，每次1～3锅，每天3次，可连续治疗。[高允旺.中医药研究，1987（2）：36]

（2）治疗声带结节 桔梗40g，桑叶10g，赤芍10g，红花10g，桃仁10g，杏仁10g，陈皮10g，清半夏13g，茯苓10g，甘草5g，蝉蜕6g。水煎服，每日1剂，水煎2次兑匀，分3次服。[史学瑞，等.中医研究，2002，15（3）：38]

（3）治疗硅沉着病 在常规治疗基础上每日加用桔梗10g加水煎汤，每日3次温服，疗程24周。[田立岩，等.中国职业医学，2007，34（4）：307]

【用量用法】 水煎服，3～10g。或入丸、散剂。

【使用注意】 本品性升散，凡气机上逆，呕吐、呛咳、眩晕及阴虚火旺咯血者忌用。肺结核及胃溃疡有出血倾向者慎服。用量过大易致恶心呕吐。

川贝母

【基源】 为百合科植物川贝母、暗紫贝母、甘肃贝母或梭砂贝母等的干燥鳞茎。

【性味归经】 苦、甘，微寒。归肺、心经。

【功效主治】 清热化痰，润肺止咳，散结消肿。用于虚劳咳嗽、肺热燥咳、瘰疬、乳痈、肺痈等。

【配伍应用】

（1）用于化痰止咳平喘

川贝母配杏仁　润肺兼能清肺，化痰止咳平喘。用于阴虚燥咳，痰少咽干或肺热咳喘，咳吐黄痰。如贝母汤（《圣济总录》）。

川贝母配瓜蒌　清热化痰。用于痰热咳嗽，咳痰不利，咽喉干燥。如贝母瓜蒌散（《医学心悟》）。

川贝母配知母　清肺润燥，化痰止咳。用于肺热、肺燥咳嗽。如二母丸（《急救仙方》）。

川贝母配黄芩　清肺化痰止咳。用于痰热郁肺，咳嗽痰黄。如羚角知母汤（《千家妙方》）。

川贝母配陈皮　化痰止咳。用于痰热阻肺，咳嗽气急，痰多不爽或湿痰咳嗽，痰多胸脘痞闷。如贝母瓜蒌散（《医学心悟》）。

川贝母配百合　养阴润肺，化痰止咳。用于阴虚肺燥有热之干咳少痰、咯血或咽干喑哑等。如百合固金汤（《医方集解》）。

川贝母配竹茹　清热化痰。适用于肺热壅盛，咳嗽痰黄。如羚角钩藤汤（《通俗伤寒论》）。

（2）用于化痰散结消肿

川贝母配鱼腥草、冬瓜子　清肺化痰，消痈排脓。用于肺痈初起。

川贝母配厚朴、郁金　化痰行气，解郁散结。用于痰气壅滞之咳嗽咳痰，胸脘胀闷者。

川贝母配竹沥、石菖蒲　用于中风痰热闭窍，神志昏迷者。

【鉴别应用】

（1）川贝母、瓜蒌　皆能清热化痰、散结，可治痰热咳喘，痈疮肿毒。但瓜蒌长于清肺化痰，主要用于肺热咳喘，又能宽胸散结，滑肠通便，可治胸痹结胸、肠燥便秘等。川贝母清热化痰，尚有润肺止咳功能，对肺热燥咳及虚劳咳嗽尤为适用。

（2）川贝母、半夏　　二者均为化痰药，功能化痰散结。但川贝母甘润苦泄，长于清热化痰，润肺止咳，为清化热痰的代表药，主要用于热痰证、燥咳证。半夏辛温而燥，功专燥湿化痰，为温化寒痰的代表药物，主要用于湿痰证、寒痰证。此外，川贝母兼能散结，可用于痰火郁结之瘰疬、痈肿；半夏还能降逆止呕，消痞散结，用于呕吐呃逆、心下痞、梅核气、结胸等。

（3）松贝、青贝、炉贝　　商品川贝母的原植物有四种，即：川贝母、暗紫贝母、甘肃贝母、梭砂贝母。前三者主产于四川、西藏、云南、甘肃、青海，按药材性状不同分别称"松贝""青贝"。梭砂贝母主产于青海、四川，过去集散于打箭炉，故称"炉贝"。松贝、青贝、炉贝，统称川贝母，性味功效相同，但以松贝、青贝质量为优，炉贝次之。

【单方验方】

（1）治疗小儿百日咳　　新鲜鸡胆10枚，川贝母50g，百部25g。将川贝母、百部共研极细粉末，用注射器吸取胆汁入药粉末内调匀，阴干后制成散剂装瓶备用。1～3岁每次服1g，4～5岁每次服2g，6～7岁每次服3g，每日服3次，服时加适量蜂蜜，用温开水调冲服用，5天为1个疗程，一般1个疗程即愈，若效果不佳酌情延长疗程。[唐小华.中国乡村医生杂志，1995（5）：42]

（2）治疗前列腺肥大　　川贝母25g，苦参、党参各25g，每日1剂。[马万文，等.辽宁中医杂志，1986（9）：29]

（3）治疗肝硬化腹水　　制甘遂（醋炒至连珠）、川贝母各15g，共为细末。清晨空腹时用大枣20枚煎汤送服，每周2～3次。为减少对胃的刺激，也可装入胶囊内服下。另将白茅根煎水代茶饮。腹水消失后续服补中益气丸。禁忌证：①近期有上消化道出血；②有严重心脏病或溃疡病；③身体十分虚弱及有高热者。[王永山，等.浙江中医杂志，1994（4）：149]

【用量用法】　煎服，3～10g。研末服，每次1～2g。

【使用注意】　反乌头。脾胃虚寒及有湿痰者不宜用。

浙贝母

【基源】　为百合科植物浙贝母的干燥鳞茎。别名象贝母、大贝母。

【性味归经】　苦，寒。归肺、心经。

【功效主治】 清热化痰，散结消痈。用于风热、痰热咳嗽、瘰疬、瘿瘤、乳痈、疮毒、肺痈等。

【配伍应用】

（1）用于清肺化痰止咳

浙贝母配桑叶、苦杏仁　清肺化痰，疏散风热。用于外感风热，咳嗽痰黄。如桑杏汤（《温病条辨》）。

浙贝母配瓜蒌、知母　清肺化痰。用于肺热壅盛，咳喘痰黄者。如清金化痰汤（《统旨方》）。

浙贝母配黄芩、桑白皮　清肺化痰。用于痰热郁肺之咳嗽痰黄。如宁肺汤（《杂病源流犀烛》）。

浙贝母配桔梗　清肺化痰止咳。用于痰热壅盛，咳喘痰多者。如益气清金汤（《医宗金鉴》）。

（2）用于清热化痰散结

浙贝母配金银花、皂角刺　清热散结，消肿排脓。用于痈肿疮毒初起。如仙方活命饮（《校注妇人良方》）。

浙贝母配连翘、蒲公英　清热解毒，消痈散结。用于痈疮肿毒，内服外敷均可（《山东中草药手册》）。

浙贝母配鱼腥草、金荞麦　清肺化痰，消痈排脓。用于肺痈，咳嗽咳痰，胸痛。

浙贝母配玄参、牡蛎　清热解毒，化痰散结。用于痰火郁结之瘰疬、瘿瘤、痰核。如消瘰丸（《医学心悟》）。

浙贝母配海藻、昆布　清热化痰，软坚散结。用于痰火郁结之瘰疬、瘿瘤、痰核。

【鉴别应用】

（1）浙贝母、川贝母　皆能清热化痰，散结消肿。但浙贝母苦寒，清热散结之力胜过川贝母，宜治风热犯肺或痰热郁肺之咳嗽痰黄，及瘰疬瘿瘤。川贝母性偏甘寒，长于润肺止咳，宜治肺热燥咳、虚劳久咳。

（2）浙贝母、土贝母　二者在解毒散结功效方面有相似之处。土贝母为葫芦科植物土贝母的干燥块茎，《本草纲目拾遗》称大贝母，《四川中药志》称藤贝。味苦，性微寒，长于清热解毒，散结消肿，主要用于急性乳腺炎、乳腺小叶增生、乳腺癌、瘰疬、痰核、疮疡肿毒等。土贝母专于解毒散结，没有化痰止咳功效。水煎服，5～10g；或入丸、散。外用，研末调敷。浙贝母更长于化痰止咳，其清热解毒散结之力不及土贝母。

【单方验方】

（1）治疗慢性咽喉炎 浙贝母、法半夏按 2∶1 比例研为细末备用。临床使用每次 10g，每日 2 次，饭后用温开水送服，疗程为 30 天。[周汉清．中医杂志，2004，45（7）：491]

（2）治疗冻疮 取浙贝母、冰片各研成粉末，按 9∶1 比例混合均匀，加适量温开水调成糊状，敷于患处，用消毒纱布固定，24h 更换，一般 2～4 次可痊愈。[周红元．中医杂志，2004，45（7）：491]

（3）治疗口腔溃疡 浙贝母与白及按 2∶1 的比例研末，冷开水送服或含化咽服。每次 4g，每日 3～4 次。疗程 1～3 周。[梅松政．中医杂志，2004，45（7）：491]

【用量用法】 煎服，3～10g。

【使用注意】 反乌头。脾胃虚寒及有湿痰者不宜用。

瓜 蒌

【基源】 为葫芦科植物栝楼和双边栝楼的成熟果实。别名栝楼。

【性味归经】 甘、微苦，寒。归肺、胃、大肠经。

【功效主治】 清热化痰，宽胸散结，润肠通便。用于痰热咳喘、胸痹、结胸、肺痈、肠痈、乳痈、肠燥便秘等。

【配伍应用】

（1）用于清热化痰

瓜蒌配黄芩 清肺化痰。用于肺热壅盛，咳嗽痰黄之证。如清气化痰丸（《医方考》）。

瓜蒌配贝母、天花粉 清肺润燥，化痰止咳。用于津伤肺燥咳嗽，干咳痰少，日久不愈。如贝母瓜蒌散（《医学心悟》）。

瓜蒌配半夏、黄连 清热化痰，消痞散结。用于痰热结胸，胸膈痞满，按之则痛。如小陷胸汤（《伤寒论》）。

瓜蒌配枳实 破气祛痰，消痞开结。用于咳喘、胸闷痛、痰黄稠难咳及心下痞满、胀痛、食欲缺乏、大便不利、便秘等。如柴胡陷胸汤（《通俗伤寒论》）。

瓜蒌配蛤壳 清肺化痰，宽胸散结。用于痰热郁肺之咳嗽、咳痰黄稠、胸胁满闷或隐隐胀痛等。如海蛤丸（《丹溪心法》）。

（2）用于宽胸散结

瓜蒌配金银花、皂角刺　清热散结，消肿排脓。用于痈肿疮毒，未成已成皆可用。如瓜蒌散（《济阴纲目》）。

瓜蒌配当归、乳香、没药　活血消痈散结。用于乳痈及痈疽初起。如神效瓜蒌散（《妇人大全良方》）。

【鉴别应用】

瓜蒌皮、瓜蒌子、全瓜蒌　三者同出一源。全瓜蒌，包括皮、仁及瓤，兼具皮、仁之功，其清热涤痰，宽胸散结作用较强，亦能滑肠通便。常用于痰热咳嗽、痰稠难出、胸痹作痛、结胸痞满、乳痈、肺痈等。瓜蒌皮，清热润肺及化痰散结之力均不及全瓜蒌，但长于宽胸利气，故咳嗽有胸闷气紧者宜用瓜蒌皮。瓜蒌子，长于润肺化痰，润肠通便，故痰热咳嗽兼有肠燥便秘者宜用瓜蒌子。

【单方验方】

（1）治疗关节疼痛　瓜蒌1个，切开，放入500g米醋内浸泡24h，取出后稍加热外敷患处，以薄塑料纸覆盖后再用纱布及绷带包扎，每日1次。一般外敷2～3次即有明显效果。少数患者外敷后局部皮肤可出现发痒及粗糙，停止治疗后可自行恢复正常。［阎向东，等．中国民间疗法，2002，10（7）：29］

（2）治疗早期急性乳腺炎　全瓜蒌45g，加水500ml，文火煎30min左右，取汁约200ml，分早晚2次温服。本法适用于早期急性乳腺炎，以发病1天内为最佳。若连续服用2～3天无效或已有化脓趋势者，应视为无效，立即易法或配合其他疗法治疗。［倪爱华，等．安徽中医临床杂志，1998，10（6）：379］

（3）治疗乳腺增生病　取全蝎120g，瓜蒌25个，将瓜蒌开口，将蝎子分别装于瓜蒌内放于瓦片上烘干，研成粉。每日1次，每次3g口服。连服1个月。［王天松，等．现代中西医结合杂志，2007，16（21）：3032］

【用量用法】　水煎服，全瓜蒌10～20g，瓜蒌皮6～12g，瓜蒌子10～15g（宜打碎入煎）。

【使用注意】　脾虚便溏及寒痰、湿痰者忌用。反乌头。

竹茹

【基源】　为禾本科植物青秆竹、大头典竹或淡竹的茎秆的干燥中间层。

【性味归经】　甘，微寒。归肺、胃、心、胆经。

【功效主治】　清热化痰，除烦止呕。用于肺热咳嗽、痰热心烦不寐、胃热呕吐及呃逆、妊娠恶阻等。

【配伍应用】

（1）用于化痰清胃止呕

竹茹配半夏　化痰和胃止呕。用于痰盛壅肺之咳嗽痰多，脾胃不和、胃气上逆之恶心、呕吐、呃逆及妊娠恶阻。如涤痰汤（《严氏济生方》）。

竹茹配黄连　清胃止呕。用于胃热呕吐。如黄连温胆汤（《六因条辨》）。

竹茹配橘皮、生姜　温清相济，和胃降逆。用于脾胃虚弱、寒热错杂之脘腹胀满、恶心呕吐、呃逆等。如橘皮竹茹汤（《金匮要略》）。

（2）清热化痰除烦

竹茹配枳实、茯苓　清热化痰除烦。用于痰热内扰之心烦不眠等。如温胆汤（《三因极一病证方论》）。

【鉴别应用】

竹茹、竹沥、天竺黄　三者皆来源于竹，性寒，可清热化痰，治痰热咳喘。但竹茹药力较弱，长于清心除烦，多用于痰热扰心，烦热不眠之证，兼能清胃止呕、凉血止血，尚可用于胃热呕吐及血热出血证。竹沥、天竺黄药力强而兼有定惊之功，凡痰火内结之痰壅喘急、中风痰迷、惊痫癫狂，皆可用之。但竹沥清热涤痰力强，宜用于惊痫中风，肺热顽痰胶结难咳者。因其性滑利，寒痰及便溏者忌用。天竺黄甘缓，清化热痰之功与竹沥相似而无寒滑之弊，而清心定惊之力尤胜，多用治小儿惊风，热病神昏。

【单方验方】

治疗妊娠恶阻　取制半夏15g，清水浸泡，每10min换水一次直至口尝无异味，加竹茹10g及水300ml煎煮，得煎液200ml；第二、三煎分别加水250ml，煎出200ml。将3次所得煎液混合加面粉50g，制成稀糊，多次少量分服，每日服1剂。待恶心呕吐减轻后，减为隔日服1剂，直至痊愈。治疗中最好不要让患者知道所用的粥内有药物。[赵成春，等．中国民间疗法，2000，8（7）：44]

【用量用法】　水煎服，6～10g。清热化痰宜生用，清胃止呕宜姜汁炙后用。

竹　沥

【基源】　来源同竹茹。系新鲜的淡竹和青秆竹等竹竿经火烤灼而流出的淡黄色澄清液汁。

【性味归经】 甘，寒。归心、肺、肝经。

【功效主治】 清热豁痰，定惊利窍。用于痰热咳喘，中风痰迷，惊痫癫狂。

【配伍应用】

（1）用于清热豁痰

竹沥配半夏、黄芩 清热豁痰。用于痰热咳嗽，痰稠难咳，顽痰胶结者最宜。如竹沥达痰丸（《沈氏尊生书》）。

竹沥配桔梗 开宣肺气，清热化痰。用于痰热壅肺，咳嗽痰黄。

（2）用于豁痰开窍

竹沥配生姜汁 豁痰利窍。用于中风昏仆，口噤者。如竹沥饮子（《备急千金要方》）。

竹沥配胆南星 豁痰开窍，息风定惊。用于中风痰迷，惊痫癫狂。

竹沥配石菖蒲、郁金 豁痰开窍。用于湿热痰浊蒙蔽心包之神志昏蒙，似清似昧，时有谵语。如菖蒲郁金汤（《温病全书》）。

【单方验方】

治疗妊娠烦闷 茯苓三两，竹沥一升。水四升，合竹沥煎取二升，分三服，不瘥重作，亦时时服竹沥。（《梅师集验方》竹沥汤）

【用量用法】 冲服，30～50ml。不能久藏，但可熬膏瓶贮，称竹沥膏。近年用安瓿密封，可以久藏。

【使用注意】 本品性寒，对寒痰及便溏者忌用。

天竺黄

【基源】 为禾本科植物青皮竹或华思劳竹等秆内分泌液干燥后的块状物。别名天竹黄。

【性味归经】 甘，寒。归心、肝经。

【功效主治】 清热化痰，清心定惊。用于小儿惊风、中风痰迷、痰热癫痫、热病神昏、痰热咳喘等。

【配伍应用】

（1）用于清热化痰定惊

天竺黄配胆南星 清热化痰定惊。用于小儿痰热惊风及癫痫。如抱龙丸（《小儿药证直诀》）。

天竺黄配僵蚕、蝉蜕　清热化痰，定惊止痉。用于小儿惊热夜啼。

天竺黄配郁金　清热化痰，开窍定惊。用于中风痰壅、癫痫等。如天竺饮子（《太平惠民和剂局方》）。

（2）用于清热化痰健脾

天竺黄配半夏曲　清热化痰健脾。用于小儿痰热交炽，消化不良或风痰将作，目睛呆滞。

（3）用于清热化痰开窍

天竺黄配牛黄　清心豁痰开窍。用于热病神昏谵语。如天竺黄丸（《太平圣惠方》）。

（4）用于清热化痰平喘

天竺黄配桑白皮　清肺化痰，泻肺平喘。适用于肺热壅盛，咳喘痰黄者。

【鉴别应用】

天竺黄、胆南星　皆为清热化痰药，功能清热化痰，定惊。但天竺黄甘寒，善清心凉肝定惊，凡热病神昏谵语、中风不语、小儿惊痫抽搐属痰热者均可应用。胆南星苦辛而凉，长于息风定惊，多用于小儿痰热惊风、咳喘等。

【用量用法】　水煎服，3～6g；研粉冲服，每次 0.6～1g。

海　藻

【基源】　为马尾藻科植物海蒿子或羊栖菜的干燥藻体。

【性味归经】　苦、咸，寒。归肝、胃、肾经。

【功效主治】　消痰软坚散结，利水消肿。用于瘿瘤、瘰疬、睾丸肿痛、痰饮水肿等。

【配伍应用】

（1）用于软坚散结

海藻配昆布、贝母　消痰软坚散结。用于痰结气滞之瘿瘤。如海藻玉壶汤（《医宗金鉴》）。

海藻配牡蛎、玄参　软坚散结。用于瘰疬痰核。如消核散（《医宗金鉴》）。

海藻配夏枯草、连翘　泻火软坚散结。用于肝郁化火之瘰疬痰核。如内消瘰疬丸(《医学启蒙》)。

海藻与橘核、川楝子　疏肝理气,软坚散结止痛。用于睾丸肿痛。如橘核丸(《严氏济生方》)。

海藻配甘草　在治疗肿瘤、心血管疾病方面配伍应用疗效较满意,比例为 2:1 或 3:1,能取得协同作用,如比例为 1:1,则发现有药后欲吐不适感(郑虎占,等.中药现代研究与应用.北京:学苑出版社,1997)。

(2)用于利水消肿

海藻配泽泻、猪苓　利水消肿。用于脚气,水肿小便不利之证。

【单方验方】

治疗地方性甲状腺肿大　海藻、象贝母、煅牡蛎、广郁金各等份。焙干研末,每次 3g,每日 2 次,黄酒送服。连服 2 个月。[宋立人,等.现代中药学大辞典:下册.北京:人民卫生出版社,2001:1792]

【用量用法】　水煎服,10~15g。

【使用注意】　传统认为反甘草,但临床也每有配伍同用者,可能与配伍比例有一定相关性,详见配伍应用。脾胃虚寒者慎用。

昆　布

【基源】　为海带科植物海带或翅藻科植物昆布的干燥叶状体。

【性味归经】　咸,寒。归肝、胃、肾经。

【功效主治】　消痰软坚散结,利水消肿。用于瘿瘤、瘰疬、睾丸肿痛、痰饮水肿等。

【配伍应用】

(1)用于消痰软坚

昆布配蛤壳　消痰软坚。用于瘿瘤,咽喉颈项渐粗。如昆布丸(《广济方》)。

昆布配芦荟　清热消痰软坚。用于瘿瘤而见肝热盛者。

(2)用于利水消肿

昆布配防己　利水消肿。用于水肿,脚气。

【鉴别应用】

昆布、海藻　皆为海底藻类植物,味咸性寒,二者功用相似,能消痰软坚、利水消肿，治瘿瘤、瘰疬、睾丸肿痛、痰饮水肿。临床常相须为用。但昆布作用较强一些。

【单方验方】

治疗碘缺乏病（地方性甲状腺肿，地方性克汀病）　昆布 30g，酸枣仁 10g，枸杞子 10g，海藻 10g，黄药子 10g。水煎，抽提过滤后高压杀菌，装瓶备用。每日 2 次，每次 180ml，连续 8 周为一个疗程。［王力田，等．深圳中西医结合杂志，1997，7（2）：41］

【用量用法】　水煎服，6～10g。

黄药子

【基源】　为薯蓣科植物黄独的块茎。

【性味归经】　苦，寒；有毒。归肺、肝经。

【功效主治】　化痰散结消瘿，清热解毒，凉血止血。用于瘿瘤、疮疡肿毒、咽喉肿痛、毒蛇咬伤、吐衄咯血、咳嗽等。

【配伍应用】

（1）用于软坚散结

黄药子配海藻、牡蛎　化痰软坚，散结消瘿。用于痰火郁结之瘿瘤等。如海药散（《证治准绳》）。

（2）用于解毒散结

黄药子配山慈菇　软坚散结，清热解毒。用于痈疽疔疮、癥瘕痞块等，近年来广泛用于多种肿瘤。

【鉴别应用】

黄药子、山慈菇　皆能清热解毒、散结消肿，治痈疽疔毒、瘰疬痰核及癥瘕痞块。黄药子苦寒，尤善化痰散结消瘿，以治瘿瘤为主。山慈菇解毒散结力胜，善治痈疽疔毒、癥瘕痞块。

【单方验方】

（1）治疗甲状腺腺瘤　黄药子 300g 研为细末，与白酒 1500g 和匀，分装于 4 个 500ml 盐水瓶中，棉线扎紧瓶塞，放于铁锅中，加水后加温至60～70℃（超过 70℃瓶易炸裂），4h 后取出，冷却过滤后即可。每次 6ml，每日 3 次，睡前加服 12ml。不会饮酒者，可少量多次服用，保持口中常有酒味。1 个月为 1 个疗程，肿瘤消失后巩固治疗半个疗程。伴肝病者忌服。

［马祥荣．浙江中医杂志，1996，31（9）：396］

（2）治疗痈疖无名肿毒　用黄药子细寸粉以醋调成糊状，敷于痈肿范围（中心高点露出），以纱布缚之。定时往纱布上掸醋，以保其湿度，每日换药 1 次。［胡栢惠，等．实用中医内科杂志，2008，22（8）：58］

（3）治疗阴道尖锐湿疣　以黄药子水煎液制成凝胶，外涂疣体，以能遮盖疣体为宜，每日 2～3 次，每周连用 4 天，连用 3 周。［王丽群，等．中国现代药物应用，2007，1（1）：8］

【用量用法】　水煎服，5～10g。研末服，每次 1～2g。外用适量，鲜品捣敷，或研末调敷，或磨汁涂。

【使用注意】　本品长期服用或过量服用易损伤肝脏，引起中毒性肝炎，故内服用药剂量不宜过大（汤剂每日用量不超过 10g），连续用药时间不超过 2 周为宜。有肝病病史者慎用；孕妇忌用。避免与其他肝毒性药物合用。服药期间忌饮酒。

蛤壳

【基源】　为帘蛤科动物文蛤或青蛤的贝壳。别名海蛤壳。

【性味归经】　苦、咸，寒。归肺、肾、胃经。

【功效主治】　清肺化痰，软坚散结，利水除湿，制酸止痛；外用收湿敛疮。用于肺热咳喘，瘿瘤，痰核，水气浮肿，小便不利，胃痛吐酸。外用治湿疮、烫伤等。

【配伍应用】

（1）用于清肺化痰

蛤壳配海浮石　清肺化痰。用于痰热咳喘，痰黄质稠。如神效散（《普济本事方》）。

蛤壳配瓜蒌　清肺化痰，宽胸散结。用于痰热郁结，肺失宣肃之咳嗽痰黄，质稠难咳，胸胁满闷或隐隐胀痛者。如海蛤丸（《丹溪心法》）。

蛤壳配青黛　清肺化痰，清肝凉血。用于肝火犯肺，痰火郁结之胸胁疼痛，咯吐痰血。如黛蛤散（《医说》）。

（2）用于化痰散结

蛤壳配海藻、昆布　化痰软坚散结。用于瘿瘤、痰核等。如含化丸

（《证治准绳》）。

（3）用于利水除湿

蛤壳配桑白皮、葶苈子 利水除湿。用于全身水肿，小便不利。如海蛤丸（《太平圣惠方》）。

【单方验方】

治疗前列腺增生 蛤壳、鳖甲、泽兰、鸡子壳各等份。共研细末，每日 3 次，每次 6g，开水冲服。1 个月为 1 个疗程，每个患者 2 个疗程。[王素芹，赵国光. 四川中医，2001，19（9）：25]

【用量用法】 水煎服，10～15g，蛤粉宜包煎。煅后研末，外用治湿疮、烫伤。

海浮石

【基源】 为胞孔科动物脊突苔虫、瘤苔虫的骨骼，或火山喷出的岩浆形成的多孔状石块。

【性味归经】 咸，寒。归肺、肾经。

【功效主治】 清肺化痰，软坚散结，利尿通淋。用于痰热咳喘、瘰疬、瘿瘤、血淋、石淋等。

【配伍应用】

（1）用于清肺化痰

海浮石配青黛、瓜蒌 清肺泻肝，止血化痰。用于肝火灼肺，咳嗽胸痛，痰中带血者。如咳血方（《丹溪心法》）。

（2）用于化痰软坚散结

海浮石配贝母、海藻 软坚散结，清化痰火。用于瘿瘤、瘰疬等。

海浮石配玄参、夏枯草 清肝火，散痰结。用于痰火互结之瘰疬。

（3）用于利尿通淋

海浮石配滑石 软坚化石，通淋止痛。用于石淋、砂淋（尿路结石）之小便淋沥不畅，尿道疼痛。

海浮石配海金沙 利尿通淋，化石止痛。用于湿热蕴结下焦之小便淋沥不畅、短涩刺痛及石淋、砂淋等。如施今墨习用其治疗尿路结石、尿路感染（《施今墨对药》）。

【鉴别应用】

海浮石、蛤壳　皆能清肺化痰，软坚散结，可治痰热咳喘、瘿瘤瘰疬等，常相须为用。但蛤壳善清肺热而化痰清火，兼能制酸、收湿敛疮，尤多用于肝火犯肺之咯吐痰血、胃痛泛酸及湿疮、烫伤。海浮石长于清肺降火、利尿通淋，多用于痰热咳喘、血淋、石淋。

【单方验方】

（1）治疗闪腰岔气　取海浮石 60g 研细微炒，用黄酒或白酒冲服，每次 10g，每日 3 次，连服 6 次。[侯方祥，等．山东中医杂志，1997，16（1）：41]

（2）治疗胸部迸伤　海浮石研细末，每次 10g，每日 3 次，温开水送服。2 天 1 个疗程。[赵洪岳，等．光明中医，1999，14（4）：43]

【用量用法】　水煎服，10～15g，打碎先煎。

瓦楞子

【基源】　为蚶科动物毛蚶、泥蚶或魁蚶的贝壳。

【性味归经】　咸，平。归肺、胃、肝经。

【功效主治】　消痰化瘀，软坚散结，制酸止痛。用于瘰疬、瘿瘤、癥瘕痞块、胃痛吐酸等。

【配伍应用】

（1）用于消痰软坚散结

瓦楞子配海藻、昆布　消痰软坚散结。用于肝郁痰火所致之瘰疬、瘿瘤。如含化丸（《证治准绳》）。

（2）用于化瘀散结

瓦楞子配莪术、三棱、鳖甲　破血行气，消癥软坚。用于气滞血瘀所致癥瘕痞块。现代用于治疗肝脾肿大、消化道肿瘤等。

瓦楞子配海浮石、滑石　软坚化石，散瘀止痛。用于治疗各种尿路结石（肾结石、输尿管结石、膀胱结石），小便不利或淋沥不畅。

（3）用于制酸止痛

瓦楞子配海螵蛸　制酸止痛。用于胃痛吐酸，甚或吐血者。

【鉴别应用】

（1）瓦楞子、海浮石　皆味咸而善化痰软坚散结，治痰火郁结之瘰疬、瘿瘤等，且常相须为用。但瓦楞子性平，尚能化瘀散结、制酸止痛，可用治癥瘕痞块、胃痛吐酸。海浮石性寒，长于清肺降火，兼能利尿通淋，尤善治痰热咳喘，血淋、石淋。

（2）生瓦楞子、煅瓦楞子　生瓦楞子长于消痰化瘀、软坚散结，适用于顽痰积结、痰稠难咳、瘿瘤、瘰疬、癥瘕痞块。瓦楞子煅后，质地酥脆，便于粉碎，制酸止痛之力强，偏于治胃酸过多，胃痛反酸。临床可以根据病情需要生用或煅用。

【单方验方】

（1）治疗冻疮　将瓦楞子（蚶壳）洗净，干燥，捣碎研成极细粉末，过120目筛，药粉密闭贮存。冻疮初起未溃烂者可用本散剂擦冻疮，每日2～3次。冻疮已溃烂可用本药散掺之，每日1次；若冻疮溃烂久不收口，脓水多者，可连日掺之，每日1次（不必洗涤），一般2～6次可愈，平均为4日。[黄旺根，等．时珍国药研究，1996，7（5）：332]

（2）治疗烫伤　瓦楞子500g，甘草、冰片各150g，组成瓦甘冰合剂。将瓦楞子煅透研极细末，冰片研细，甘草烘干研粉。三药拌匀，外敷患处，每日换药1次。[戚魁邦．四川中医，1993（3）：35]

【用量用法】　水煎服，10～15g，宜打碎先煎。研末服，每次1～3g。生用消痰散结，煅用制酸止痛。

礞　石

【基源】　为黑云母片岩或绿泥石化云母碳酸盐片岩或蛭石片岩或水黑云母片岩。前者药材称青礞石，后者药材称金礞石。

【性味归经】　甘、咸，平。归肺、心、肝经。

【功效主治】　坠痰下气，平肝镇惊。用于气逆喘咳、癫狂、惊痫等。

【配伍应用】

（1）用于坠痰降气

礞石配沉香、大黄、黄芩　坠痰降气，泄热平喘。用于顽痰、老痰胶固之咳喘痰壅难咳，大便秘结者。如滚痰丸（《丹溪心法附余》）。

礞石配半夏、茯苓　祛痰消痞。用于痰气壅塞之痞痛。如礞石丸（《证治准绳》）。

（2）用于平肝镇惊

礞石配天竺黄　清热化痰，镇惊开窍。用于小儿急惊风，四肢抽搐，痰多气急。如猴枣散（《古今名方》）。

礞石配薄荷　消痰散热平肝。用于小儿热痰壅塞之惊风抽搐，痰涎壅滞喉间者。如夺命散（《婴孩宝书》）。

【鉴别应用】

礞石、海浮石　二者均能降气化痰，可治痰壅气阻，宣降失司之咳喘胸满、痰多质黏等症，常相须为用。但礞石咸平质重，功专坠降，长于坠痰下气，平肝镇惊，善治顽痰、老痰胶固之证，以及癫狂、惊痫等。海浮石咸寒，功专清肺化痰，软坚散结，兼能利尿通淋，多用于痰热咳喘、瘰疬、瘿瘤、血淋、石淋。

【单方验方】

（1）治疗精神分裂症　青礞石、首乌藤、磁石各 30g，柴胡、枳实各 15g，白芍、云茯苓、石菖蒲、郁金各 20g，陈皮、白矾、甘草各 10g，半夏、胆南星各 12g。每日 1 剂，水煎服，30 日为 1 个疗程，一般治疗 3～5 个疗程。[杨晓，等. 实用中医药杂志，2001，17（8）：9]

（2）治疗消化性溃疡　煅青礞石 20g，大黄 9g，条黄芩 12g，海螵蛸 9g，沉香（冲服）4g，并随证加减。水煎，早晚 2 次服，每日 1 剂。[樊遂明，等. 河南中医药学刊，1997，12（5）：42]

【用量用法】　水煎服，6～10g，宜打碎、布包、先煎。入丸、散剂，每次 1.5～3g。

【使用注意】　本品重坠性猛，非痰热内结不化之实证不宜使用。脾虚胃弱、小儿慢惊及孕妇忌用。

胖大海

【基源】　为梧桐科植物胖大海的干燥成熟种子。别名通大海、大海子。

【性味归经】　甘，寒。归肺、大肠经。

【功效主治】　清肺化痰，利咽开音，润肠通便。用于肺热喑哑，咽喉肿痛、咳嗽，燥热便秘，头痛目赤。

【配伍应用】

（1）用于利咽开音

胖大海配北沙参　滋阴润肺，化痰利咽。用于阴虚肺燥之干咳少痰、咯血或咽干喑哑等。

胖大海配桔梗、甘草　宣肺祛痰利咽。用于咳嗽痰多，声音嘶哑，胸闷不畅。

（2）用于清肺化痰

胖大海配桑白皮　清泄肺热，化痰止咳。用于肺热壅盛，咳喘痰黄者。

【鉴别应用】

胖大海、桔梗　皆能宣肺化痰、利咽开音，治咳嗽痰多、咽喉肿痛等。但胖大海甘寒质轻，善清肺化痰，润肠通便，多用于肺热声哑、咽喉肿痛及燥热便秘、头痛目赤等。桔梗辛散苦泄，长于开宣肺气、祛痰利气，又能排脓，尤善治咳嗽痰多、胸闷不畅、咽肿失音及肺痈吐脓等。

【单方验方】

（1）治疗菌痢、腹泻　胖大海成人15～20g，小儿适当减量。如大便以血为主加等量冰糖或白糖，如大便以脓为主加等量红糖。一般肠炎或黑绿稀水便均加红糖。用开水泡60min后即可饮服，隔3h再加开水泡1h后去掉皮和核，均可吞服。小儿可随时服，连服3天，一般均可治愈。服此药期间不需加对症处理的药物。因服药后腹痛、里急后重、恶心呕吐均可缓解。[安忠兰，等．中医药研究，1994（5）：12]

（2）治疗慢性咽炎　胖大海、生地黄、玄参各适量，水煎服，每日3次，每次15ml，4周为1个疗程。[上海市金果饮临床协作组．中成药，1990，12（2）：20]

【用量用法】　沸水泡服或煎服，2～4枚。

第二节 止咳平喘药

苦杏仁

【基源】 为蔷薇科植物山杏、西伯利亚杏、东北杏，或杏的干燥成熟果实。

【性味归经】 苦，微温；有小毒。归肺、大肠经。

【功效主治】 止咳平喘，润肠通便。用于咳嗽气喘、肠燥便秘等。外用尚可治蛲虫病、外阴瘙痒。

【配伍应用】

（1）用于止咳平喘

苦杏仁配石膏 清泄肺热，宣肺平喘。用于肺热咳喘，发热口渴者。如麻杏石甘汤（《伤寒论》）。

苦杏仁配紫苏子 降气止咳平喘，润肠通便。用于外感风寒，肺气上逆之咳嗽气喘，胸膈满闷，兼大便不通者尤宜。如苏子散（《滇南本草》）。

苦杏仁配桔梗 宣降肺气，祛痰止咳。用于外感咳嗽痰多者，无论寒热、虚实，皆可随症配伍。如桑菊饮（《温病条辨》）。

（2）用于润肠通便

苦杏仁配桃仁 润肠通便，活血降气，化痰止咳平喘。用于肠燥便秘及喘咳日久，肺失宣降，气机壅滞而有瘀血者。如祝谌予习以之治诸痛、便秘（《中药药对大全》）。

苦杏仁配柏子仁、郁李仁 润肠通便。用于肠燥便秘。如五仁丸（《世医得效方》）。

【鉴别应用】

（1）苦杏仁、桔梗 皆能宣降肺气，治肺气壅遏失于宣降之咳喘。常配伍同用。一宣一降，利于祛痰止咳。苦杏仁功专降气，止咳平喘，为治咳喘之要药，随证配伍可治多种咳喘证。桔梗长于宣肺化痰、利咽，兼能排脓，主治肺气不宣之咳嗽痰多、咽喉肿痛、肺痈咳吐脓痰。

（2）苦杏仁、甜杏仁 皆为蔷薇科植物杏或山杏的成熟种子，前者多为野生种，后者多为栽培种。甜杏仁味甘、性平，功效与苦杏仁类似，但药力较缓，偏于润肺止咳，主要用于虚劳咳嗽或津伤便秘。煎服，5～10g。

【单方验方】

（1）治疗宫颈柱状上皮异位　苦杏仁和麻油按1：5比例，先将杏仁捣烂如泥，麻油加热至沸，再将杏仁泥倾入，稍加搅拌，立即去火，密闭静置，冷却后过滤去渣即得。临睡前取仰卧位，患者自己将浸渍杏仁油液之2cm×3cm大小的带线棉球塞入阴道深处子宫颈部，线头留在阴道口外，24h后再由患者自行抽出。隔日1次，7次为1个疗程，治疗3个疗程。[王建华，等．江西中医药，2005：32]

（2）治疗脓疱疮　苦杏仁3g，铜绿3g，共研细末，混合为杏仁铜绿散备用。疮面用双氧水清洗后，将杏仁铜绿散用香油调匀，敷于疮面上，以敷满疮面为度，无需包扎，治疗期间，不必应用抗生素。[刘兆卿．医学理论与实践，1995，8（7）：336]

【用量用法】　水煎服，3～10g，宜打碎入煎。或入丸、散剂。

【使用注意】　本品有小毒，用量不宜过大；婴儿慎服。不宜与麻醉、镇静止咳之西药合用，以免引起严重的呼吸抑制。

紫苏子

【基源】　为唇形科植物紫苏的干燥成熟果实。

【性味归经】　辛，温。归肺经。

【功效主治】　降气化痰，止咳平喘，润肠通便。用于咳嗽气喘、痰多胸痞、肠燥便秘等。

【配伍应用】

（1）用于降气止咳平喘

紫苏子配半夏　降气化痰，止咳平喘。用于咳喘痰多气急，胸膈胀闷者。如定喘汤（《摄生众妙方》）。

紫苏子配紫菀　润肺降气，止咳平喘。用于久咳气喘，咳痰不爽，胸膈满闷者（《中药药对大全》）。

紫苏子配陈皮　降肺气，消痰湿，和胃降逆。用于痰涎壅盛，咳喘胸膈满闷者。如华盖散（《太平惠民和剂局方》）。

紫苏子配紫苏梗　顺气消痰化滞。用于小儿肺脾气滞，咳喘痰多，纳呆兼有呕恶者。

紫苏子配肉桂、当归　温肾化痰，纳气平喘。用于上盛下虚之久咳痰喘，症见咳喘短气，喘急胸满，痰涎壅盛。如苏子降气汤（《太平惠民和剂局方》）。

（2）用于润肠通便

紫苏子配火麻仁、苦杏仁　润燥滑肠。用于肠燥便秘。如紫苏麻仁粥（《严氏济生方》）。

【鉴别应用】

（1）紫苏子、紫苏　同出一源，但入药部位不同，前者为成熟果实，后者为茎、叶。紫苏子属化痰止咳平喘药，富含油脂，长于降气化痰、止咳平喘，兼能润肠通便，多用于寒痰咳喘，湿痰咳嗽及肠燥便秘。紫苏属发散风寒药，降气化痰之力较弱，长于发散风寒，行气宽中，止呕，安胎，多用于外感风寒，咳嗽气喘。

（2）紫苏子、莱菔子　均有降气化痰之功，可治咳喘痰多之证。但紫苏子性降滑利，富含油脂，又能润燥滑肠，善治肠燥便秘。莱菔子味辛行散，功善消食除胀，多用于食积气滞。

【单方验方】

（1）治疗便秘　紫苏子30g，分2次煎服，每日1剂。并嘱患者不可再服泻下之药。[宋玉未．浙江中医学院学报，1994，18（4）：55]

（2）治疗高脂血症　苏子油软胶囊，每次4粒，连续服用56天，每日2次，早、晚餐后0.5～1h口服。[寇秋爱．中国实验方剂学杂志，2005，11（4）：67]

【用量用法】　水煎服，5～10g。煮粥食，或入丸、散剂。

【使用注意】　阴虚喘咳及脾虚便溏者慎用。

百 部

【基源】　为百部科植物直立百部、蔓生百部或对叶百部的干燥块根。

【性味归经】　甘、苦，微温。归肺经。

【功效主治】　润肺止咳，杀虫灭虱。用于新久咳嗽，百日咳，肺痨咳嗽；蛲虫病、阴道滴虫、头虱及疥癣等。

【配伍应用】

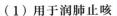

（1）用于润肺止咳

百部配紫菀　润肺化痰止咳。用于各种咳嗽无痰或有痰者。如止嗽散（《医学心悟》）。

百部配款冬花　润肺止咳化痰。用于咳嗽咳痰者。如百部散（《御药院方》）。

百部配沙参、麦冬　补肺阴，润肺燥，止咳喘。适用于阴虚肺燥有热之干咳少痰、咯血或咽干喑哑等。如百部汤（《本草汇言》）。

（2）用于杀虫止痒

百部配白鲜皮　祛湿杀虫止痒。用于皮肤瘙痒、牛皮癣等。如百部膏（《外科十法》）。

百部配蛇床子、苦参　杀虫灭虱。煎汤坐浴外洗，治阴道滴虫；配制成50%水煎液外搽，治头虱、体虱及疥癣。

【单方验方】

（1）治疗阴虱　生百部300g加75%乙醇1000ml，浸泡15天滤出浸液，分装备用。治疗时使用百部酊，直接涂搽于患处，每日2～4次，30天内治愈。[包泽明.山东中医杂志，2007，26（6）：425]

（2）治疗急性荨麻疹　取百部成品用低浓度医用酒精或白酒浸泡后备用，用时取浸泡液外搽患部，每日2～3次，3天为1个疗程。[魏庭骏.中医外治杂志，1999，8（4）：9]

（3）治疗皮肤瘙痒症　60%酒精500ml加甘油50ml，混合均匀，然后将生百部50g加入，浸泡48h即可，使用时每日外搽3～4次，直至痊愈。[陈文杰，等.中国民间疗法，2001，9（3）：23]

（4）治疗外耳道炎、外耳道真菌病　生百部100g用75%乙醇500ml浸泡1周备用。用时先用3%过氧化氢清洗患处并擦干，将百部浸泡液滴入或均匀涂患处，每日3次，连用5天。[周爱升，等.山东中医杂志，1999，18（6）：262]

【用量用法】　水煎服，5～15g。外用适量。久咳虚嗽宜蜜炙用。

【使用注意】　治疗剂量口服后偶有恶心呕吐、腹痛腹泻。个别病例有皮疹等变态反应。

紫　菀

【基源】　为菊科植物紫菀的干燥根及根茎。

【性味归经】 苦、辛，温。归肺经。

【功效主治】 润肺化痰止咳。用于咳嗽有痰。此外，取其开宣肺气之功，尚可用于肺痈、胸痹及小便不通等。

【配伍应用】

紫菀配款冬花 润肺化痰止咳。用于外感、内伤引起的各种咳嗽。如紫菀散（《圣济总录》）。

紫菀配桔梗 祛痰止咳。用于风寒犯肺，咳嗽气喘者。如止嗽散（《医学心悟》）。

紫菀配阿胶 养阴润肺，化痰止咳。用于阴虚劳嗽，痰中带血。如紫菀散（《张氏医通》）。

紫菀配天冬 养阴润肺，化痰止咳。用于阴虚劳嗽，痰中带血。如天门冬汤（《全生指迷方》）。

紫菀配茜草根 润肺化痰，止咳止血。用于吐血，咯血。如紫菀丸（《鸡峰普济方》）。

【单方验方】

（1）治疗吐血、咯血 紫菀、茜草根等份，研细末，炼蜜为丸，如樱桃大，含化一丸，不以时。（《鸡峰普济方》紫菀丸）

（2）治疗阴虚咳嗽咯血气急 紫菀 6g，知母 3g，焦黄柏 1.5g，陈皮 6g。水煎服。（《滇南本草》）

【用量用法】 水煎服，5～10g。外感暴咳宜生用，肺虚久咳宜蜜炙用。

款冬花

【基源】 为菊科植物款冬的干燥花蕾。

【性味归经】 辛、微苦，温。归肺经。

【功效主治】 润肺下气，止咳化痰。用于咳嗽气喘等。

【配伍应用】

款冬花配麦冬 滋阴润肺，止咳化痰。用于阴虚燥咳，痰少咽干者。

款冬花配百合 清肺热，润肺燥，降肺气。用于肺燥或阴虚，久咳不止，痰中带血。如百花膏（《严氏济生方》）。

款冬花配桑白皮 清肺止咳化痰。用于肺热咳喘，痰黄浓稠者。如定喘汤（《摄生众妙方》）。

款冬花配知母　清肺化痰止咳。用于肺热咳嗽。如款冬花汤（《圣济总录》）。

款冬花配桔梗、薏苡仁　止咳化痰排脓。用于肺痈咳吐脓血者。如款花汤（《疮疡经验全书》）。

【鉴别应用】

款冬花、紫菀　二者其性皆温，温而不燥，既可化痰，又能润肺止咳，咳嗽无论寒热虚实，新咳久咳，皆可用之。款冬花重在止咳，紫菀长于祛痰。古今治咳喘诸方中，每多配伍同用。生用化痰止咳效佳，蜜炙用润肺止咳效果更好。

【单方验方】

（1）治疗咳嗽　款冬花9g，晶糖9g，冲泡开水，时时服之。[任心荣，等．吉林中医药，1998（1）：38]

（2）治疗慢性骨髓炎　单味款冬花捣成糊状，涂于消毒布块外贴于伤面，治疗慢性骨髓炎有效。[蔡万清，等．新中医，1989（11）：38]

【用量用法】　水煎服，5～10g。外感暴咳宜生用，内伤久咳宜蜜炙用。

【使用注意】　本品含大环双酯型不饱和吡咯双烷生物碱，对肝脏有一定毒性，故长期服用本品或含本品的制剂，应定期检查肝功能。

枇杷叶

【基源】　为蔷薇科植物枇杷的干燥叶。

【性味归经】　苦，微寒。归肺、胃经。

【功效主治】　清肺止咳，降逆止呕。用于肺热咳嗽、气逆喘急、胃热呕吐、呃逆等。

【配伍应用】

（1）用于化痰止咳

枇杷叶配桑叶　疏风散热，宣肺止咳。用于外感风热咳嗽。如清燥救肺汤（《医门法律》）。

枇杷叶配黄芩　清肺化痰止咳。用于肺热壅盛之咳嗽痰喘实证。如宁肺汤（《杂病源流犀烛》）。

枇杷叶配阿胶　滋阴润燥，化痰止咳。用于肺虚久咳。如复元散（《麻科活人全书》）。

（2）用于降逆止呕

枇杷叶配橘皮、竹茹　清胃降逆止呕。用于胃热呕吐、呃逆者。如橘皮竹茹汤（《严氏济生方》）。

枇杷叶配半夏　润燥相济，和胃降逆。用于咳喘日久，仍吐稀痰者，亦可治痰阻气逆，呕吐而见胃脘胀闷者。如旋覆花散（《太平圣惠方》）。

【单方验方】

（1）治疗过敏性紫癜　用鲜枇杷叶50g（刷去毛），或干枇杷叶30g，水煎，酌加单晶糖少许，分2次服，每日1剂，儿童剂量酌减。7日为1个疗程。若服用1个疗程未痊愈者，可继服第2个疗程。［黄金丁. 中国民间疗法，2005，13（1）：49］

（2）治疗急性全身性荨麻疹　枇杷叶25g水煎服，每日1剂。［姚凌峰. 天津中医药，2003，20（2）：6］

（3）治疗鼻衄　取枇杷叶3～6g，或加茶叶少许，清煎或沸水冲泡代茶饮。一般1～2日见效，3～5日可愈。［李怀生，等. 浙江中医杂志，1996（5）：214］

【用量用法】　去毛后水煎服，5～10g。止咳宜蜜炙用，止呕宜生用。

【使用注意】　入药水煎服用，必须先去叶片上茸毛，否则易引起咳嗽加剧、喉头水肿、痉挛等不良反应。

桑白皮

【基源】　为桑科植物桑的干燥根皮。

【性味归经】　甘，寒。归肺经。

【功效主治】　泻肺平喘，利水消肿。用于肺热咳喘，水饮停肺，胀满喘急，水肿，小便不利，衄血、咯血及肝阳肝火偏亢之高血压病。

【配伍应用】

（1）用于泻肺平喘

桑白皮配地骨皮　清肺降火。用于肺热咳喘、胸满、痰多质黏、身热口渴等。亦治阴虚火旺，咳喘而兼手足心热，或身热心烦者。如泻白散（《小儿药证直诀》）。

桑白皮配黄芩　清热泻肺平喘。用于咳喘痰多色黄气急者。如定喘汤（《摄生众妙方》）。

桑白皮配葶苈子 泻肺平喘，利水消肿。用于水饮停肺，胀满喘急者。如海蛤丸（《太平圣惠方》）。

（2）用于利水消肿

桑白皮配茯苓皮、大腹皮 利水消肿。用于全身水肿，面目肌肤水肿，胀满喘急，小便不利者。如五皮饮（《华氏中藏经》）。

【单方验方】

治疗鼻衄 将桑树根刨去外面的黄皮，抽去中间的心，晒干或鲜品均可用，每次用干品10～20g，鲜品20～40g。水煎服，每日3次，一般3天而愈，为巩固疗效而防止复发，再服1周。［杨树成.医学理论与实践，1994，7（12）：38］

【用量用法】 水煎服，5～15g。泻肺利水，平肝清火，宜生用；肺虚咳嗽，宜蜜炙用。

葶苈子

【基源】 为十字花科植物独行菜或播娘蒿的干燥成熟种子。前者习称"北葶苈子"，后者习称"南葶苈子"。

【性味归经】 苦、辛，大寒。归肺、膀胱经。

【功效主治】 泻肺平喘，利水消肿。用于痰涎壅盛、喘息不得平卧、水肿、悬饮、胸腹积水、小便不利等。

【配伍应用】

（1）用于泻肺平喘

葶苈子配大枣 泻肺平喘，祛邪而不伤正。用于肺气闭塞，水饮潴留之痰涎壅滞，气逆咳喘，遍身水肿，胸腹积水，二便不利。如葶苈大枣泻肺汤（《金匮要略》）。

（2）用于利水消肿

葶苈子配防己、椒目、大黄 利水消肿。用于湿热蕴阻之腹水肿满者。如己椒苈黄丸（《金匮要略》）。

葶苈子配大黄、芒硝、甘遂 苦寒降泻，利湿消肿。用于结胸、胸胁积水及腹水肿满。如大陷胸丸（《伤寒论》）。

【鉴别应用】

葶苈子、桑白皮 皆能泻肺平喘、利水消肿，治肺热及肺中水气，症见痰饮咳喘以及水肿等，常相须为用。但桑白皮甘寒，药性较缓，长于清肺热，降肺火，多用于肺热喘咳、痰黄及皮肤水肿。葶苈子苦辛大寒，药性峻猛，重在泻肺中水气、痰涎，邪盛喘满不得卧者尤宜，其利水之力更强，可兼治臌胀、胸腹积水之证。

【单方验方】

（1）治疗百日咳　取葶苈子 3g，鸡苦胆 1 个。将两药研末加点白糖，调为糊状，口服。1 岁内服用 1/2；2～3 岁全服，每日 1 次，直至症状缓解。[杨银田.中国中医药信息杂志，2007，14（3）：38]

（2）治疗急性咽炎　以单味生葶苈子，每日早晚开水送服，15 岁以下和 50 岁以上者每次 6g，16～49 岁者每次 10g。忌烟、酒、辛辣、腥荤。[王广见，等.四川中医，1993，11（6）：50]

（3）治疗顽固性心衰　每日用葶苈子末 3～6g，分 3 次饭后服，一般于服药后第 4 天尿量增加，水肿开始消退，心衰症状 2～3 周显著减轻或消失，未见有不良反应。[杨孟考.中国社区医师，2002，18（20）：40]

（4）治疗青光眼高眼压症　葶苈子每日 10g 单用，加水煎成 30ml 煎液，分 2～3 次温服，体虚者适量加用健脾药。[隋谊深.中医杂志，1999，40（2）：71]

（5）治疗浅表创面、压疮　葶苈子簸净，放锅内炒至微鼓起，稍带金黄色，并有香气时取出，放冷，碾成粉剂。在常规消毒、清洗创面后，将葶苈子粉按 0.5～1.0g/cm^2 均匀撒在创面上，每日换药 1 次，创面较大，渗出液较多时可酌情增加一次换药。[陶玉兰，等.中华护理杂志，1998，33（12）：713]

【用量用法】　水煎服，5～10g；研末服，3～6g。

【使用注意】　北葶苈子和南葶苈子均含强心苷类物质，大剂量可引起中毒症状。心力衰竭患者在服用洋地黄类药物时，避免同时应用本品。

白　果

【基源】　为银杏科植物银杏的干燥成熟种子。

【性味归经】　甘、苦、涩，平。有毒。归肺、肾经。

【功效主治】　敛肺化痰定喘，止带缩尿。用于哮喘痰嗽、带下、白浊、尿频、遗尿等。

【配伍应用】

（1）用于收敛化痰平喘

白果配麻黄　开合肺气而定喘。用于哮喘痰嗽实证。如定喘汤（《摄生众妙方》）。

白果配五味子、核桃仁　补肾纳气，敛肺定喘。用于肺虚久咳及肺肾两虚喘咳。

（2）用于收敛止带止遗

白果配黄柏、车前子　化湿清热止带。用于妇女湿热带下，色黄腥臭者。如易黄汤（《傅青主女科》）。

白果配山药、莲子　健脾益肾止带。用于脾肾亏虚，妇女带下色清质稀者。

白果配熟地黄、山茱萸　补肾固涩。用于肾虚不能收涩之小便频数、遗尿、遗精、白浊等。

【单方验方】

（1）治疗白带　煨白果 10g，怀山药 15g。适用于妇女脾胃虚弱、白带量多、腰酸膝软、纳少神疲、头昏眼花、四肢乏力等。清水煎服，每日 1 剂，每剂煎 2 次服，连服 7～10 日。白带量多透明清稀，四肢不温加巴戟天 10g，海螵蛸 10g；白带色黄如脓加黄柏 10g，苍术 10g。[万桂华．江西中医药，1994，25（4）：63]

（2）治疗老年人尿频　白果 30g，大枣 10 枚，每日 1 剂，水煎服，3 日可见效。[秦玉蕙，等．中国民间疗法，2001，9（4）：61]

（3）治疗梅尼埃病　炒白果 25g，生姜 10g 研末，分 6 等份装入胶囊，每日 3 次。一般服用 2 天即可痊愈，病情较重者可延服至 4 天。[李保良，等．中国现代药物应用，2007，1（8）：10]

【用量用法】　水煎服，5～10g，捣碎。

【使用注意】　生白果中含银杏毒素，以绿色胚芽最毒。其毒性成分能溶于水，加热可被破坏，故煮熟煮透后用毒性小。若作食品，应去种皮、胚芽，浸泡半天以上，煮熟透后方可食用。咳嗽痰稠者慎用。

矮地茶

【基源】　为紫金牛科植物紫金牛的干燥全株。别名平地木、紫金牛。

【性味归经】 微苦、辛，平。归肺、肝经。

【功效主治】 止咳平喘，清利湿热，活血化瘀。用于哮喘、湿热黄疸、水肿、血瘀经闭、风湿痹痛、跌打损伤等。

【配伍应用】

（1）用于化痰止咳

矮地茶配枇杷叶　清肺化痰止咳。用于肺热咳嗽，气逆喘急，痰黄浓稠者。

矮地茶配麻黄、干姜　温肺化痰，止咳平喘。用于寒痰咳喘。

（2）用于清利湿热

矮地茶配茵陈、虎杖　清热利湿退黄。用于湿热黄疸。

矮地茶配车前草、萹蓄　清热利水通淋。用于热淋。

（3）用于活血化瘀

矮地茶配鸡血藤　活血消肿止痛。用于跌打损伤、风湿痹痛等。

矮地茶配川芎　活血止痛。用于跌打损伤。

【鉴别应用】

（1）矮地茶、苦杏仁　皆能止咳平喘，治外感、内伤引起的咳嗽气喘证。但苦杏仁降肺气同时兼有宣肺作用，为治咳喘要药，兼能润肠通便。矮地茶止咳祛痰力强，略兼平喘之功，适用于咳喘痰多属热性者，兼能清利湿热，活血化瘀。

（2）矮地茶、白果　皆能止咳平喘，用治咳嗽气喘之证。矮地茶性平偏凉，祛痰止咳平喘作用较明显，咳喘有痰而属热者尤为适宜。白果，味涩性收敛，偏于敛肺平喘，对于哮喘痰嗽，无论是肺寒、肺热，以及肺肾两虚者，均可配伍使用。

【单方验方】

（1）治疗急性扁桃体炎　野菊花、一枝黄花、岗梅、矮地茶各15g。每日1剂，水煎，分2次服。[刘慕虞.人民军医，1986（06）：52-53]

（2）治疗百日咳　紫草、矮地茶、沙参、桑皮各10g，杏仁6g，桃仁、贝母、甘草各5g，每日1剂，七天为1个疗程。[黎仲慈.湖南中医杂志，1988（01）：47-48]

（3）治疗急慢性睾丸炎　矮地茶根30g，鸡蛋2个，加水共煮一会，将蛋去壳再煮，分2次吃蛋喝汤。每日1剂，连服3～5天。[范瑛.民族医药报，2009]

【用量用法】 水煎服，10～30g。

洋金花

【基源】 为茄科植物白花曼陀罗的干燥花。别名曼陀罗花、风茄花。

【性味归经】 辛，温；有毒。归肺、肝经。

【功效主治】 平喘止咳，麻醉镇痛，止痉。用于哮喘咳嗽、心腹疼痛、风湿痹痛、跌打损伤、麻醉、癫痫、小儿慢惊风等。

【配伍应用】

（1）用于平喘止咳

洋金花配烟叶 镇咳平喘。制成卷烟燃吸，用于咳喘无痰，他药乏效者。

（2）用于麻醉镇痛

洋金花配草乌、川乌、姜黄 活血麻醉镇痛。用于手术麻醉。如整骨麻药方（《医宗金鉴》）。

（3）用于止痉

洋金花配天麻、天南星 息风止痉。用于癫痫、小儿慢惊风等痉挛抽搐。

洋金花配全蝎、蜈蚣 息风止痉止痛。用于小儿慢惊风等痉挛抽搐。如佛茄花散（《鸡峰普济方》）。

【鉴别应用】

洋金花、矮地茶 皆为化痰止咳平喘药。但洋金花主要有效成分为东莨菪碱和少量阿托品，平喘止咳力强，尤宜用于咳喘无痰者，尚有麻醉止痛、止痉功效。矮地茶主要有效成分为矮地茶素，有显著的止咳祛痰作用，对咳喘有痰热者尤宜，尚能清利湿热。

【单方验方】

（1）治疗支气管哮喘 25％洋金花合剂雾化吸入 10ml/次，每日 2 次，2 周为 1 个疗程。[叶焰.福建中医药，2008，39（2）：7]

（2）治疗急性软组织损伤 干洋金花 60g，50°白酒 500ml（50％乙醇亦可）。放入玻璃瓶内盖严，浸泡 2 周后即可使用。使用时用棉花或纱布蘸药适量，反复搓摩患处。每日 2 次，每次 15min，3 天天为 1 个疗程，严禁内服。[王春花.中国骨伤，2001，14（1）：11]

【用量用法】 内服，0.2～0.6g，宜入丸、散剂。作卷烟吸，一日量不超过 1.5g。外用适量，煎汤洗或研末外敷。

【使用注意】 本品有毒，含东莨菪碱和少量阿托品，应严格控制剂量，以免发生中毒。青光眼、眼压增高，及表证未解、痰多黏稠者忌用。高血压、心脏病、肝肾功能不全及孕妇应慎用。用治慢性支气管炎，不宜与麻黄素、氨茶碱等其他止咳平喘药同用，以免降低疗效。

罗汉果

【基源】 为葫芦科植物罗汉果的干燥果实。别名拉汗果，假苦果。

【性味归经】 甘，凉。归肺、大肠经。

【功效主治】 清热润肺，利咽开音，润肠通便。用于肺热燥咳，咽痛失音，肠燥便秘。

【配伍应用】

罗汉果配桑白皮　清肺化痰平喘。用于肺热咳喘。

罗汉果配蝉蜕　清肺利咽。用于咽痛喑哑。

罗汉果配火麻仁　润肠通便。用于肠燥便秘。

【单方验方】

（1）治疗喉源性咳嗽　罗汉果（碎）5g，龙胆花5g，蜜炙黄芪5g，麦冬3g。泡水，代茶饮，1日2次。2周为1个疗程。[白桦，刘法.中国民族医药杂志，2013，19（6）：17-19]

（2）治疗百日咳　罗汉果1个，柿饼15g。水煎服。（福建经验方）

【用量用法】 水煎服，10～15g；或开水泡服。

第十二章　平肝息风药

第一节　平抑肝阳药

石决明

【基源】　为鲍科动物杂色鲍（光底石决明）、皱纹盘鲍（毛底石决明）、羊鲍、澳洲鲍、耳鲍或白鲍的贝壳。

【性味归经】　咸，寒。归肝经。

【功效主治】　平肝潜阳，清肝明目。用于肝阳上亢，头晕目眩，目赤翳障，视物昏花；煅石决明可用于胃酸过多之胃脘疼痛、外伤出血等。

【配伍应用】

（1）用于平肝潜阳

石决明配天麻、钩藤　平肝潜阳息风。用于肝阳偏亢，肝风上扰之眩晕头痛、失眠等。如天麻钩藤饮（《杂病证治新义》）。

石决明配牡蛎、生地黄、白芍　滋阴平肝潜阳。用于肝肾阴虚，肝阳上亢之眩晕头痛，急躁易怒，心烦不安。如阿胶鸡子黄汤（《通俗伤寒论》）。

石决明配磁石　滋肾平肝潜阳。用于肝肾阴虚，肝阳上亢之头晕，目眩，头痛，耳鸣耳聋，失眠多梦。如施今墨用其治高血压病（《施今墨对药》）。

石决明配紫石英　平肝降逆。用于肝阳上亢之头晕头痛、头胀、失眠等（《中药药对大全》）。

（2）用于清肝明目

石决明配菊花、决明子　清肝明目。用于肝火目赤疼痛、双目红肿、羞明流泪、目眵增多、视物昏花等。如石决明散（《圣济总录》）。

石决明配熟地黄、菟丝子　补肝肾明目。用于肝虚血弱，目久昏暗。如石决明丸（《圣济总录》）。

石决明配女贞子　滋阴平肝。用于肝肾阴虚发热、眩晕、头痛耳鸣、腰膝酸软、目暗不明等。

【鉴别应用】

石决明、珍珠母　皆为贝类咸寒之品，能平肝潜阳、清肝明目，对于肝经有热、肝阳上亢之头晕头痛、耳鸣、目赤肿痛、目生翳膜等，均可用之。但珍珠母尚有类似珍珠镇惊安神之效，故失眠、烦躁、心神不宁等神志病常用之；而石决明清肝明目作用强，又有滋阴养肝之功，故血虚肝热之羞明、目暗、青盲等目疾，或阴虚阳亢之眩晕、耳鸣等，用之尤为适宜。

【单方验方】

（1）治疗局部皮肤破损　将石决明剥去肉，将贝壳洗净晒干，放在火炉中烘烤，然后将其研成粉末备用。使用时可直接将其涂于患处，纱布覆盖包扎固定，2～3天换药1次，10天为1个疗程。本品适用于未裸露肌腱、骨质或肌腱骨质存在有血运的膜覆盖的各种皮肤破损。[王昌荣，等．中国民间疗法，2006，14（1）：4]

（2）治疗烧烫伤　石决明100g，洗净晒干，研细末，过滤去渣，撒于已清理之创面上，勿包扎，每隔12h重复用药1次。[郝富英，等．山东中医杂志，2002，21（6）：340]

【用量用法】　水煎服，3～15g，打碎先煎。或入丸、散剂。平肝清肝宜生用，收敛制酸宜煅用。外用点眼宜煅用、水飞。

【使用注意】　本品咸寒易伤脾胃，故脾胃虚寒、食少便溏者慎用。

珍珠母

【基源】　为蚌科动物三角帆蚌、褶纹冠蚌的蚌壳，或珍珠贝科动物珍珠贝、马氏珍珠贝等贝类动物的贝壳的珍珠层。

【性味归经】　咸，寒。归肝、心经。

【功效主治】　平肝潜阳，清肝明目，镇惊安神。用于肝阳上亢，头晕目眩，惊悸失眠，心神不宁，目赤翳障，视物昏花；外用能燥湿收敛，治湿疮瘙痒，溃疡久不收口、口疮等。

【配伍应用】

（1）用于平肝潜阳

珍珠母配生地黄、龙齿　滋阴平肝潜阳。用于肾阴不足、肝阳上亢之头痛、眩晕、耳鸣、心悸失眠等。如甲乙归藏汤（《医醇賸义》）。

珍珠母配白芍　补血柔肝，平肝潜阳。用于肝血不足、肝阴亏损、肝阳上亢之头晕目眩、胁肋疼痛、四肢拘挛等。

（2）用于清肝明目

珍珠母配菊花、夏枯草　清肝平肝明目。用于肝阳上亢并有肝热之急躁易怒，头痛眩晕，目赤肿痛。

（3）用于镇惊安神

珍珠母配朱砂、琥珀　镇惊安神。用于心悸失眠，心神不宁。如珍珠母丸（《普济本事方》）。

珍珠母配酸枣仁　养心安神，镇心定惊。用于治疗虚烦不眠，惊悸多梦。

珍珠母配胆南星、天麻　清热化痰，息风止痉。用于癫痫、惊风抽搐等。

【鉴别应用】

珍珠母、珍珠　二者出于同源，不同入药部位。前者为贝类动物的贝壳的珍珠层，后者为贝类动物外套膜结缔组织受刺激形成的珍珠囊，不断分泌珍珠质产生的颗粒。二者均有清肝明目，镇心安神功能，用于肝热所致目赤翳障及惊悸失眠、心神不宁等症。但珍珠母长于平肝潜阳，治疗肝阳上亢，头晕目眩。珍珠长于镇心安神，用治惊悸怔忡、烦躁失眠等症。多入丸、散，不入汤剂。研末冲服，每次 0.3～0.6g。外用，研细末干撒、点眼、吹口腔咽喉，治疗口疳、舌疮、喉痹、疮疡疮口不敛、目赤肿痛、目生翳障等。

【单方验方】

（1）治疗过敏性皮炎　将珍珠母粉 20g，冰片 2g，共研细末。对有渗液的创面可直接将药粉撒上，对干燥的创面，可加甘油调匀，涂在皮损表面，每日 2～3 次，3～5 天可以治愈。无不良反应。［宫丽梅，等．中国民间疗法，2002，10（5）：26］

（2）治疗压疮　用生理盐水清洗局部，彻底清创后以珍珠母油膏（主要成分有珍珠母、茶油）均匀涂于疮面，然后覆盖无菌纱布，每天换药2～3次，每2h翻身1次，尽量避免溃疡面受压。［莫远雁，等．护理学杂志，2000，15（12）：736］

【用量用法】　水煎服，10～30g，宜打碎先煎。或入丸、散剂。外用适量，研末外敷。

【使用注意】　脾胃虚寒者、孕妇慎用。

牡　蛎

【基源】　为牡蛎科动物长牡蛎、大连湾牡蛎或近江牡蛎等的贝壳。

【性味归经】　咸，微寒。归肝、胆、肾经。

【功效主治】　平肝潜阳，镇惊安神，软坚散结，收敛固涩，制酸。用于肝阳上亢，头目眩晕，心神不安，惊悸失眠，痰核，瘿瘤，瘰疬，癥瘕积聚；煅牡蛎可用于自汗、盗汗、遗精、滑精、遗尿、尿频、崩漏、带下等滑脱诸证及胃痛泛酸。

【配伍应用】

（1）用于镇惊安神

牡蛎配龙骨　镇惊安神。用于心神不安、惊悸怔忡、失眠多梦等。如桂枝甘草龙骨牡蛎汤（《伤寒论》）。

（2）用于平肝潜阳

牡蛎配龟甲　滋阴潜阳，息风止痉。用于阴虚阳亢之头目眩晕，烦躁，心悸失眠，以及热病伤阴，肝风内动之痉挛抽搐。如镇肝熄风汤（《医学衷中参西录》）。

牡蛎配鳖甲　滋阴潜阳，软坚散结。用于阴虚阳亢之头目眩晕，烦躁，心悸失眠，以及热病伤阴，肝风内动之痉挛抽搐；癥瘕积聚；还可治疗妇人崩中漏下。如大定风珠（《温病条辨》）。

牡蛎配葛根　活血散瘀，镇静降压。用于治疗高血压病，表现为肝阳上亢之头晕目眩，心悸怔忡，烦闷失眠（《施今墨对药》）。

（3）用于软坚散结

牡蛎配浙贝母、玄参　清热化痰，软坚散结。用于痰火郁结之瘿瘤，瘰疬痰核。如消瘰丸（《医学心悟》）。

牡蛎配鳖甲、莪术　软坚活血散结。用于癥瘕积聚。

（4）用于收敛固涩，牡蛎大多煅用

牡蛎配龙骨　镇惊安神，平肝潜阳，收敛固涩。适用于肝阳上亢之头晕头痛、烦躁易怒以及遗精滑泄、自汗盗汗等各种滑脱证候。如金锁固精丸（《医方集解》）。

牡蛎配黄芪　益气敛阴，固表止汗。适用于自汗盗汗证。如牡蛎散（《太平惠民和剂局方》）。

牡蛎配山茱萸　补肾固涩。用于气虚自汗、阴虚盗汗、男子遗精、滑精、女子崩漏带下等。如来复汤（《医学衷中参西录》）。

【鉴别应用】

牡蛎、龙骨　二者功效相近，有镇惊安神、平肝潜阳、收敛固涩作用，可治心神不安，惊悸失眠，阴虚阳亢，头晕目眩，烦躁易怒及各种滑脱证候。但牡蛎平肝潜阳功效显著，安神和收敛固涩作用逊于龙骨，且可软坚散结，用于治疗瘰疬、痰核、癥瘕积聚等。龙骨安神功效见长，收敛固涩作用也优于牡蛎，但无软坚散结之功效。

【单方验方】

（1）治疗早期慢性肾功能不全　生大黄 15g、煅牡蛎 30g、蒲公英 30g 等。取温度 39～41℃的中药药液 100ml，行高位保留灌肠，每日 1 次，15 日为 1 个疗程。治疗期间给予优质低蛋白、低盐、低磷饮食，降压、降血糖等常规治疗。[余国银. 护理实践与研究，2008，5（3上）：73]

（2）治疗高脂血症　用牡蛎提取物"金牡蛎"胶囊治疗高脂血症，视病情而定，2 粒/次，每日 2～3 次，服用 1～2 周，自觉症状（头晕、疲乏、胸闷、心悸、食欲缺乏）改善者，连续服药 48～60 天。[缪元美，等. 中国海洋药物，1994（1）：40]

（3）治疗糖尿病　用金牡蛎胶囊治疗糖尿病，每次 2 粒，每日 3 次，饭前半小时服用。同时配合饮食控制。[黄建波. 医药导报，1994，13（3）：122]

【用量用法】　水煎服，10～30g，宜打碎先煎。外用适量，研末干撒或调敷患处。平肝潜阳、镇惊安神宜生用；收敛固涩、制酸止痛宜煅用。

紫贝齿

【基源】　为宝贝科动物蛇首眼球贝、山猫宝贝或阿纹绶贝等的贝壳。

【性味归经】 咸，平。归肝经。

【功效主治】 平肝潜阳，镇惊安神，清肝明目。用于治疗肝阳上亢、头晕目眩、惊悸失眠、目赤翳障、目昏眼花等。

【配伍应用】

（1）用于平肝潜阳

紫贝齿配紫石英　重镇安神，平肝潜阳。用于肝阳上亢、心神不安之心烦多梦、失眠、头晕目眩等（《施今墨对药》）。

紫贝齿配石决明　平肝潜阳，清肝明目，镇心安神。用于肝阳亢盛之头晕头痛、目赤肿痛、视物不清、心悸不寐等。

紫贝齿配龙齿　镇惊安神，平肝潜阳。用于心神不安之惊狂烦躁，失眠健忘，神昏谵语；肝阳上亢之头晕头痛，目赤耳鸣（《施今墨对药》）。

紫贝齿配羚羊角、钩藤　清热解毒，平肝息风。用于小儿惊风，高热，抽搐。

（2）用于清肝明目

紫贝齿配菊花、夏枯草　平肝潜阳，清肝明目。用于肝阳上扰之头晕目眩，及外感风热或肝郁化火之头痛目昏，目赤肿痛，多泪。

【鉴别应用】

紫贝齿、龙齿　二者皆能镇惊安神，平肝潜阳。但紫贝齿味咸性平，长于平肝潜阳，兼能清肝明目。龙齿质重味涩，重以去怯，涩以收敛，长于镇惊安神，收敛固涩。

【用量用法】 水煎服，10～15g，打碎先煎。或研末入丸、散剂。外用适量。

赭 石

【基源】 为三方晶系氧化物类矿物刚玉族赤铁矿，主含三氧化二铁（Fe_2O_3）。别名代赭石。

【性味归经】 苦，寒。归肝、心、肺、胃经。

【功效主治】 平肝潜阳，重镇降逆，凉血止血。用于肝阳上亢，头晕目眩；呕吐，呃逆，噫气，噎膈；气逆喘息、血热吐衄、崩漏等。

【配伍应用】

（1）用于平肝潜阳

赭石配牛膝、牡蛎、白芍　平肝滋阴潜阳。用于肝阳上亢之头目眩晕、耳鸣等。如镇肝息风汤，建瓴汤（《医学衷中参西录》）。

（2）用于重镇降逆

赭石配党参、山茱萸、核桃仁　补肺肾，降逆平喘。用于肺肾不足，阴阳两虚之虚喘。如参赭镇气汤（《医学衷中参西录》）。

（3）用于凉血止血

赭石配白芍　平肝柔肝，养血止血。用于肝阳上亢之眩晕耳鸣、血热妄行、吐血、衄血等。如寒降汤（《医学衷中参西录》）。

赭石配禹余粮、赤石脂、五灵脂　凉血化瘀止血。用于血热崩漏下血。如震灵丹（《太平惠民和剂局方》）。

【鉴别应用】

赭石、磁石　皆为矿石类重镇之品，能平肝潜阳、降逆平喘，用于肝阳上亢之眩晕头痛及肺胃气逆之证。但赭石主入肝经，偏于平肝潜阳、凉血止血，善于降肺胃之逆气而止呕、止呃、止噫、平喘。磁石主入肾经，偏于益肾纳气，镇静安神，故肾虚之耳鸣耳聋，肾虚作喘及惊悸失眠用之尤其适宜。

【单方验方】

（1）治疗腹部术后顽固呃逆　赭石30～60g研细末，水煎取浓汁100ml，每次30ml，每日3次。插胃管者经胃管注入，夹管30min后放开，能进食者直接口服。服药时间不超过3天。[刘明.山东中医杂志，2000，19（11）：667]

（2）治疗顽固性呕吐　用生晒参15g，水煎取汁150ml，送服赭石粉30g，分3次服，每日1剂。[李可法，等.湖北中医杂志，1995（5）：27]

（3）治疗肝阳上亢之头痛　赭石45g，川芎10g。水煎服，每日2剂，早晚各1剂。[孙松生.实用医技杂志，1999，6（10）：823]

【用量用法】　水煎服，10～30g，打碎先煎。入丸、散剂，每次1～3g。平肝降逆宜生用，收敛止血宜煅用。

【使用注意】　孕妇慎用。因含微量砷，故不宜长期服用。

蒺藜

【基源】　为蒺藜科植物蒺藜的干燥成熟果实。别名白蒺藜、刺蒺藜。

【性味归经】　辛、苦，微温；有小毒。归肝经。

【功效主治】 平肝潜阳，疏肝解郁，祛风明目，止痒。用于肝阳上亢，头晕目眩，胸胁胀痛，乳汁不通，风热上攻，目赤翳障，风疹瘙痒，白癜风。

【配伍应用】

（1）用于平肝明目

蒺藜配沙苑子　平肝明目，补益肝肾。用于肝肾不足，肝阳上亢之头晕目眩、视物不清、肾虚腰酸遗精等（《施今墨对药》）。

蒺藜配制何首乌　益肾平肝，健脑益智明目。用于肝肾不足，精血亏损，水不涵木，肝阳上亢之头昏、头痛、失眠、记忆力减退等（《施今墨对药》）。

蒺藜配菊花　平肝明目。用于肝阳上扰或肝郁化热生风之头痛，及风热目赤肿痛、多泪多眵或翳膜遮睛等。如白蒺藜散（《银海精微》）。

蒺藜配木贼　祛风明目。用于风热目赤肿痛、翳膜遮睛等（《施今墨对药》）。

（2）用于平肝止痉

蒺藜配僵蚕　平肝祛风，镇痉止痛。用于肝风上扰之头痛、头晕目眩、抽搐等。如白蒺藜散（《三因极一病证方论》）。施今墨将其配伍用于各种头痛（《施今墨对药》）。

（3）用于祛风止痒

蒺藜配防风　祛风止痒。用于湿疹、风疹皮肤瘙痒。如白蒺藜汤（《太平圣惠方》）。

蒺藜配地肤子　祛风清热，除湿止痒。用于湿疹皮肤瘙痒。如祝谌予经验用于糖尿病引起的皮肤瘙痒（《施今墨对药》）。

蒺藜配荆芥穗　祛风止痒。用于荨麻疹、皮肤瘙痒等（《施今墨对药》）。

蒺藜配当归、何首乌　养血祛风。用于血虚风盛，瘙痒难忍者。

【鉴别应用】

蒺藜、沙苑子　沙苑子，又名沙苑蒺藜、潼蒺藜，为豆科植物扁茎黄芪的成熟种子。蒺藜，又名白蒺藜、刺蒺藜，为蒺藜科植物蒺藜的果实。两种药物药名易混淆，效用不同。蒺藜长于平肝疏肝，为祛风明目要药，且能散郁结，治肝郁乳汁不通，又能祛风止痒，治风疹瘙痒。沙苑子长于补肾固精、养肝明目，善治肾虚腰痛，阳痿遗精，遗尿，白带过多及肝肾不足所致目暗不明，头昏眼花。

【单方验方】

治疗疖肿　取蒺藜果或干蒺藜去刺，粉碎为面，加等量红糖，醋调成糊状，外敷患处。治疗疖肿有效，一般用药 3～7 天痊愈。[冯广斌．中国中西医结合杂志，1983，3（1）：51]

【用量用法】

水煎服，6～10g。或入丸、散剂。外用适量，捣敷或研末撒，也可水煎洗患处。

【使用注意】

本品含硝酸钾，摄入体内后被酶还原成亚硝酸钾，引起高铁血红蛋白而产生窒息等不良反应，故不宜过量服用。孕妇慎用。

罗布麻叶

【基源】　为夹竹桃科植物罗布麻的干燥叶。

【性味归经】　甘、苦，凉。归肝经。

【功效主治】　平抑肝阳，清热利尿。用于肝阳上亢及肝火上炎之头晕目眩、烦躁失眠，水肿、小便不利而有热象者。可用于高血压病。

【配伍应用】

（1）用于平肝息风

罗布麻叶配天麻　平抑肝阳，息风止痉。用于治疗肝阳化风所致的头晕抽搐，肢体麻木。

罗布麻叶配羚羊角　清热平肝息风，定惊止痉。热极生风用之为宜。

（2）用于清热利尿

罗布麻叶配车前子、猪苓　清热利尿。用于水肿，小便不利而有热象者。

罗布麻叶配泽兰　疏肝醒脾，利水祛瘀。用于治疗肝病臌胀。

【鉴别应用】

罗布麻叶、天麻　皆可平抑肝阳，用于肝阳上亢头晕目眩症。但罗布麻叶长于平肝降压，兼能清热利尿，也可用于湿热水肿，小便不利。天麻长于息风止痉，尚能祛风通络止痛，可用于风湿痹痛，肢体麻木。

【单方验方】

治疗高血压病　取蒸炒揉制过的罗布麻叶 10g，放入瓷杯中，早晚饭后各用 300ml 开水冲，浸泡 20min 饮下。4 周为 1 个疗程。[王本祥，等．

现代中药药理学. 天津：天津科学技术出版社，1997：1122]

【用量用法】 水煎服或开水泡服，3～15g。肝阳眩晕宜用叶片，治疗水肿多用根。

【使用注意】 本品含强心苷类物质，不宜剂量过大。对胃肠道有一定刺激性，部分患者口服后，出现胃痛、腹部不适、食欲下降、恶心、腹泻等。

第二节　息风止痉药

羚羊角

【基源】 为牛科动物赛加羚羊的角。

【性味归经】 咸，寒。归肝、心经。

【功效主治】 平肝息风，清肝明目，清热解毒。用于肝风内动，惊痫抽搐，肝阳上亢，头晕目眩，肝火上炎，目赤头痛；温热病壮热神昏、热毒发斑等。

【配伍应用】

（1）用于凉肝息风

羚羊角配钩藤　清热凉肝，息风止痉。用于温热病壮热神昏、手足抽搐、小儿痫证等。如羚角钩藤汤（《通俗伤寒论》）。

羚羊角配石决明　清热平肝息风。用于治疗肝火上炎及肝阳上亢之头痛、头晕目眩等。如羚羊角汤（《医醇賸义》）。

羚羊角配天竺黄、郁金　凉肝息风止痉。用于癫痫、惊悸。

（2）用于清肝明目

羚羊角配龙胆　清肝明目。用于肝火上攻之目赤肿痛、羞明流泪等。如羚羊角散（《太平惠民和剂局方》）。

（3）用于清热解毒

羚羊角配犀角（水牛角代）、生石膏　清热凉血解毒。用于温热病壮热发斑、神昏谵语、抽搐等。如紫雪（《外台秘要》）。

（4）用于凉血化瘀止血

羚羊角配三七　清热凉血，化瘀止血。用于血热出血，鼻衄量多，血色紫黑，烦躁不安。

【鉴别应用】

羚羊角、石决明　皆为介类药物，能平肝潜阳，镇惊息风，清肝明目。石决明泻肝火之力不如羚羊角，但镇肝潜阳之力较羚羊角为佳，且能补肝阴，清肺热，可以治疗骨蒸劳热。羚羊角主泻肝火，兼清心肺、散血解毒，可以治疗热毒血瘀发斑，痈肿疮毒。

【单方验方】

（1）治疗外感高热　用羚羊角胶囊，轻、中度每日 1 次，每次 2 粒；重度每日 2 次，每次 2 粒。儿童用量同前，规格 0.15g/粒。［颜永潮，等.中国中医药科技，1997，4（3）：146］

（2）治疗老年收缩期高血压　口服羚羊角粉，每次 0.3g，每日 2 次，28 天为 1 个疗程。［李友第，等.浙江预防医学，2002，14（10）：67］

（3）治疗癫痫　用中成药羚羊角胶囊。每次 2 粒（0.3g），每日 2 次，分早晚口服，3 个月为 1 个疗程。同时配合西药常规治疗。［樊永平，等.云南中医学院学报，2007，30（4）：41］

（4）治疗哮喘持续状态　以羚羊角丝 10～15g，煎煮 10min 左右，即可取汁服用。每次煎汁 50ml，可连续煎煮 5～10 次，每 20min 即可服 1 次，最多喝 10 次。［陈延涛，等.吉林中医药，1996（3）：36］

（5）治疗压疮　轻度压疮将羚羊角粉敷在疮面上并轻轻按摩，每日 2 次。中度压疮可用棉签蘸取羚羊角粉敷在疮面上，用无菌纱布覆盖，每日 2 次。重度压疮先清除坏死组织，创面常规消毒后，将羚羊角粉撒在油纱布上外敷，用无菌纱布覆盖，每日 3 次。在治疗期间应加强压疮的一般护理及应用支持疗法。［丛小飞，等.中国民间疗法，2006，14（4）：30］

【用量用法】　水煎服，1～3g，单煎 2h 以上，取汁服。磨汁或研粉服，每次 0.3～0.6g。或入丸、散剂。

牛　黄

【基源】　为牛科动物牛的干燥胆结石。

【性味归经】 甘，凉。归肝、心经。

【功效主治】 息风止痉，化痰开窍，清热解毒。用于温热病热毒炽盛、热极生风之神昏谵语、高热烦躁、口噤舌謇、痰涎壅塞；小儿急惊风之高热神昏、惊厥抽搐；痰蒙清窍之癫痫；热毒炽盛之口舌生疮、咽喉肿痛、溃烂、痈疽疮毒等。

【配伍应用】

（1）用于镇惊息风

牛黄配朱砂、全蝎 清心镇惊，息风止痉。用于温邪内陷，热入心包之神昏谵语，烦躁不安或中风痰热闭窍，或小儿热盛惊风之壮热神昏，惊厥抽搐。如牛黄散（《证治准绳》）。

（2）用于清热化痰开窍

牛黄配麝香、水牛角 清热凉血定惊，化痰开窍。用于温热病热入心包之神昏谵语，高热不退。如安宫牛黄丸（《温病条辨》）。

牛黄配胆南星 清热化痰，开窍醒神，息风止痉。用于中风痰厥、昏迷不醒、小儿惊风、痉挛抽搐等。如牛黄凉膈丸（《太平惠民和剂局方》）。

牛黄配珍珠 清热解毒，息风定惊，豁痰开窍。内服治热毒风痰蒙蔽清窍之高热神昏、惊悸抽搐等；外用治热毒疮痈、喉痹、牙疳等。如珠黄散（《绛囊撮要》）。

（3）用于清热解毒

牛黄配雄黄 清热解毒。适用于咽喉肿痛，口舌生疮。如雷氏六神丸（《中国医学大辞典》）。

牛黄配乳香、没药 清热解毒，活血散结。用于痈疽、疔毒、乳岩、瘰疬等。如犀黄丸（《外科全生集》）。

【单方验方】

（1）治疗流行性乙型脑炎 在常规治疗基础上，用人工牛黄胶囊或天然牛黄胶囊鼻饲或口服，每粒60mg。剂量：2～4岁每次1/2粒，每日2次；4～10岁每次1粒，每日2次；11岁以上每次2粒，每日2次。疗程2天。[蔡红娇，等. 华中科技大学学报（医学版），2003，32（6）：604]

（2）治疗烧伤 人工牛黄与蛇油以1：10的比例调配成牛黄蛇油膏，消毒清创后涂于烧伤创面，2～4h更换1次。2～3天后，当疱皮松动或脱落时，清除创面上的疱皮，继用牛黄蛇油膏外涂至痊愈。[卢春喜. 浙江中西医结合杂志，2007，17（9）：583]

（3）治疗疖肿 人工牛黄或天然牛黄用茶油调制成糊状，每次0.5g

（每个病灶），每天 1 次，疗程 5 天。［谌章庆，等．同济医科大学学报，1998，27（1）：69］

【用量用法】 多入丸、散剂，每次 0.2～0.5g。外用适量，研末敷患处。

【使用注意】 脾虚便溏及孕妇慎用。部分患者服用含牛黄制剂引起药疹等变态反应。

钩 藤

【基源】 为茜草科植物钩藤、大叶钩藤、毛钩藤、华钩藤或无柄果钩藤的干燥带钩茎枝。

【性味归经】 甘，凉。归肝、心包经。

【功效主治】 清热平肝，息风止痉。用于肝风内动，惊痫抽搐；肝火上攻或肝阳上亢之头痛眩晕等。

【配伍应用】

（1）用于清热平肝，息风止痉

钩藤配天麻、石决明 清热平肝，息风止痉。用于肝风内动，风痰上扰之眩晕头痛，头重脚轻，走路不稳，手足麻木。如天麻钩藤饮（《中医内科杂病证治新义》）。

（2）用于息风止痉

钩藤配全蝎、僵蚕 清热息风，通络止痛。用于肝风内动之头晕、口眼㖞斜、四肢抽搐、烦躁不安、小儿惊痫、顽固性头痛等。如钩藤饮子（《小儿药证直诀》）。

钩藤配天竺黄、蝉蜕 息风止痉。用于痫证、痉挛抽搐。如钩藤饮子（《普济方》）。

（3）用于疏风平肝

钩藤配菊花 平降肝阳，清热疏风。用于外感风热或肝阳上亢之眩晕头痛。如羚角钩藤汤（《通俗伤寒论》）。

【单方验方】

（1）治疗高血压病 每日用钩藤 30g，加水 1000ml，煎煮 10min，早晚 2 次分服。治疗高血压病 175 例，其中对肝火亢盛型降压效果最好，痰湿壅盛型次之。［林连宗．辽宁中医杂志，1988，15（2）：23］

（2）治疗肠易激综合征　钩藤 30g，白术 15g，茯苓 15g，甘草 10g。用水煮醇沉法制成合剂 200ml，每天 2 次，每次 100ml，40 天为 1 个疗程。[申霞．河南中医，1999，19（6）：46]

（3）治疗雷公藤中毒　取钩藤 500g，用水 600ml，煎取药液约 500ml。为防呕吐，宜少量频频饮服。二煎可用水 500ml，煎取药液 450ml 续服。若未愈，可继续服用此方。一般在中毒后 12h 内可缓解。若中毒超过 12h，则送医院与其他方法结合抢救为好。[叶淑兰，等．浙江中医杂志，2001（11）：466]

【用量用法】　水煎服，10～15g，宜后下。本品有效成分钩藤碱加热后易破坏，故不宜久煎，一般入煎不超过 20min。

天　麻

【基源】　为兰科植物天麻的干燥块茎。

【性味归经】　甘，平。归肝经。

【功效主治】　息风止痉，平抑肝阳，祛风通络。用于肝风内动，惊痫抽搐，小儿急慢惊风，破伤风痉挛抽搐；肝阳上亢或风痰上扰之眩晕，头痛；肢体麻木，手足不遂，风湿痹痛。

【配伍应用】

（1）用于平肝息风

天麻配羚羊角、钩藤、全蝎　清热平肝，息风止痉。用于治疗小儿急惊风，症见高热，抽搐。如钩藤饮（《医宗金鉴》）。

天麻配天南星、白附子、防风　祛风通络，息风止痉。用于治疗破伤风痉挛抽搐，角弓反张。如玉真散（《外科正宗》）。

天麻配钩藤、石决明　清热平肝，息风止痉。适用于肝阳上亢之眩晕头痛，失眠。如天麻钩藤饮（《中医内科杂病证治新义》）。

天麻配茺蔚子　平肝息风，活血止痛。用于治疗肝风兼血瘀之头痛（《中药药对大全》）。

天麻配川芎　祛风活血止痛。用于正偏头痛，肢节烦疼。如天麻丸（《普济方》）。

（2）用于祛风通络

天麻配牛膝　祛风通络，补肾壮骨。用于肝肾不足之手足麻痹、屈伸不利等。如四斤丸（《太平惠民和剂局方》）。

天麻配秦艽、羌活　祛风除湿，通络止痛。用于风湿痹痛，关节屈伸不利者。如秦艽天麻汤（《医学心悟》）。

【鉴别应用】

天麻、钩藤、羚羊角　皆有平肝息风、平抑肝阳之功，用治肝风内动，肝阳上亢之证。天麻长于平肝息风兼止痛，清热之力不及羚羊角和钩藤，常用于治疗肝风内动、惊痫抽搐之证，无论寒热虚实皆可应用，且能祛外风而止痛，治疗风邪侵袭所致的偏正头痛、风湿痹痛等。钩藤长于清热息风，可治疗热极生风、小儿高热惊风轻症。羚羊角清热力强，除治疗热极生风之外，尚能清心解毒，用于高热神昏、热毒发斑等。

【单方验方】

（1）治疗头痛、偏头痛　天麻、白芷各12g，川芎30g，当归12g，赤芍15g。每日1剂，水煎，分2～3次服，15天为1疗程。[浙江中医杂志，1993（8）：346]

（2）治疗脑萎缩　天麻素针30～50ml加入5％葡萄糖注射液250ml中静脉滴注，每日1次，20～30天为1个疗程。[彭美玲，等. 云南中医中药杂志，2007，28（1）：11]

【用量用法】　水煎服，3～10g。研末冲服，每次1～1.5g。

【使用注意】　过量服用（3h内服80g），有报道出现面部灼热、潮红、乏力、轻度头痛、头晕眼花等不良反应。（王效平，等. 中医药信息，1986，2：24）

地龙

【基源】　为钜蚓科动物参环毛蚓、通俗环毛蚓、威廉环毛蚓或栉盲环毛蚓的干燥虫体。

【性味归经】　咸，寒。归肝、脾、膀胱经。

【功效主治】　清热息风，通络，平喘，利尿。用于高热惊痫，癫狂；气虚血滞，半身不遂；风湿痹痛，关节屈伸不利；肺热哮喘；热结膀胱之小便不利或尿闭不通；肝阳上亢之高血压病。

【配伍应用】

（1）用于息风止痉

地龙配僵蚕　化痰散结，息风止痉。用于风痰阻络之头痛、高热惊痫抽搐、痰热咳喘等。

（2）用于化痰通络

地龙配半夏、茯苓　化痰息风，通络止痛。用于头风头痛及产后头痛。如地龙散（《圣济总录》）。

地龙配黄芪、当归　补气活血通络。用于中风后气虚血滞，经络不利而见半身不遂、口眼㖞斜等。如补阳还五汤（《医林改错》）。

地龙配川乌、乳香、没药　祛风湿，活血通络。用于风寒湿邪留滞经络导致的肢体掣痛、关节屈伸不利等。如小活络丹（《太平惠民和剂局方》）。

（3）用于清热平喘

地龙配麻黄、石膏、苦杏仁　清热平喘。用于邪热壅肺、肺失肃降之喘息不止，喉中哮鸣有声者。

【鉴别应用】

地龙、蜈蚣　皆为平肝息风、定痉止抽的要药。配伍同用，可以增强息风止痉的效果。但地龙搜风通络力强，用治四肢痉挛、颈项强直、角弓反张、半身不遂的疗效较好，且有平喘、利尿作用，也可用于肺热哮喘、小便不利等症。蜈蚣息风力强，对于抽搐频作、手足颤抖、舌强言謇、头摇不止疗效好，且有攻毒散结之功，可用于疮疡肿毒，瘰疬结核。

【单方验方】

（1）治疗慢性肾功能衰竭　新鲜地龙若干条、白糖，按比例搅拌出液体即成。每次 20ml，每日 3 次，饭前口服，8 周为 1 个疗程，需 2 个疗程。[李波. 辽宁中医杂志，1999，26（10）：477]

（2）治疗前列腺炎　活地龙 50g 洗净装碗，加入白糖 30g，30min 后将渗出的地龙液一次服完，每日 1 次，一般 2～5 次即愈。[王新杰，等. 四川中医，2001，19（4）：49]

（3）治疗烧烫伤　取数十条地龙洗净，浸白糖中 5 天，取液备用，用时将浸有地龙液的纱布持续敷盖创面，每日换数次，保持湿润。水疱一般不必挑破，可任其自然吸收，一般 3～10 日可愈。[黄淑华，等. 中国民间疗法，2001，9（2）：64]

（4）治疗腮腺炎　红醋适量，鲜活地龙 1～2 条（幼、成地龙均可）。将鲜活地龙浸泡于红醋中，15～20min 后将地龙取出（取出的地龙以不能蠕动为佳），放于纱布块上，敷贴于局部肿痛处，用胶布固定。每日 1 次，忌食硬、酸、辛辣等食物。[陈兰. 中医外治杂志，2002，11（6）：53]

（5）治疗带状疱疹　取较大活地龙 10 条，用清水洗净后置于杯中，加白糖 60g 轻轻搅拌，然后杯上覆盖 1～2 层消毒纱布，放置 24h 后制取黄色地龙浸出液。用棉签将制取液涂于疱疹表面，每日 5～6 次，连用 5 天为 1 个疗程。［李忠堂，等．山东中医杂志，2007，26（9）：622］

（6）治疗疖肿　活地龙洗净捣烂，根据红肿部位大小配量，使用时将捣烂的地龙均匀涂于病变部位（毛发剃净），厚度约 0.5cm，先用塑料布，再用纱布覆盖，胶布固定。外敷面积应超过红肿边缘。每日换药 1 次，直至痊愈。［李玉梅，等．中国民间疗法，2000，8（11）：35］

（7）治疗急性乳腺炎　单味干地龙 30g，加水适量，浸泡 20min 后，武火沸、文火煎煮 20min 后取汁，冷后顿服，每日 1 次；再取活地龙适量，洗净与适量白糖共捣烂，摊在纱布上，贴于乳房肿痛部位，每日更换 2～3 次。［乔德荣，等．河南中医，2000，20（1）：47］

【用量用法】　水煎服，5～15g，鲜品 10～20g。入丸、散或研末吞服，每次 1～2g。外用适量，捣烂、浸液或研末调敷。

【使用注意】　孕妇及过敏体质者慎用。

全　蝎

【基源】　为钳蝎科动物东亚钳蝎的干燥体。

【性味归经】　辛，平；有毒。归肝经。

【功效主治】　息风镇痉，攻毒散结，通络止痛。用于各种原因引起的惊风、痉挛抽搐；疮疡肿毒，瘰疬结核；风湿顽痹，筋脉拘挛，顽固性偏正头痛。

【配伍应用】

（1）用于息风解痉

全蝎配蜈蚣　息风解痉，通络止痛，攻毒散结。用于肝风内动之痉挛抽搐、疮疡肿毒、瘰疬、风湿痹痛等以抽掣疼痛为主的病证。如止痉散（《方剂学》上海中医学院编）。

全蝎配僵蚕、白附子　祛风化痰止痉。用于风中经络，口眼㖞斜。如牵正散（《杨氏家藏方》）。

全蝎配羚羊角、钩藤、天麻　清热平肝，息风止痉。用于小儿急惊风，症见高热、神昏、抽搐。如钩藤饮（《医宗金鉴》）。

（2）用于通络止痛

全蝎配地龙　祛风通络止痛。用于中风半身不遂，口眼㖞斜，肢体麻木以及风湿痹痛。如大活络丹（《兰台轨范》）。

全蝎配天麻、川芎 搜风通络止痛。用于偏正头痛。

【单方验方】

（1）治疗流行性腮腺炎 取全蝎去足焙干，5 岁以下小儿每次 1/4 个，5 岁以上每次 1/2 个，每日 2 次，与鸡蛋混合后煎服，病程 2～6 天。[邵晓丽．吉林医学，2007，28（18）：1992]

（2）治疗颌下淋巴结炎 将蝎尾、冰片按 3：1 的比例混合，共为细末，医用凡士林调匀成膏，装瓶密封。使用时，将药膏直接、均匀地涂布于肿大的淋巴结处，胶布覆盖固定。3 天换药 1 次。局部已破损、溃烂者禁用。[杨东山，等．中医外治杂志，1996（3）：22]

（3）治疗乳腺增生病 每日服全蝎 5g，研末饭后冲服，10 天为 1 个疗程，一般需服 1～2 个疗程，平均服 1.5 个疗程。[熊小明．江西中医药，1994，25（1）：61]

（4）治疗慢性泪囊炎 全蝎适量，在瓦片上焙干，研末备用。成人每次 6～9g，小儿减半，以温白酒或黄酒送服（儿童或不饮酒者，改用温开水送服），每日 1～2 次，3 天为 1 个疗程，显效时间平均 3～4 天。[徐德华．中医研究，2008，21（2）：47]

（5）治疗带状疱疹后遗神经痛 以全蝎研末，每包 2g，早晚各服 1 包。装于胶囊服用或温水送服。[王启君．时珍国医国药，2003，14（5）：283]

（6）治疗晚期癌症疼痛 活全蝎 1 只，置青瓦上焙干后研成细末，再取鲜鸡蛋 1 枚，搅匀后冲入开水成蛋花，将蝎粉均匀撒在蛋花上，让患者趁热喝下。每日 3 次，饭前服用。[孟洪霞，等．时珍国医国药，2000，11（5）：449]

（7）治疗痔 全蝎 8g，僵蚕 8g。晒干或用瓦片烘干，共研细末，平均分为 7 份，每次将 1 份装入 1 个生鸡蛋内，放入锅内蒸熟食之，每晚 1 次，7 日为 1 个疗程，1 个疗程未愈者可服用第 2 个疗程。[张春云，等．中国民间疗法，2000，8（8）：45]

（8）治疗粉刺 全蝎 15g，纳瓶中，加白酒 100ml 浸泡 3 天后备用。用时先用肥皂水洗患处，再用温水清洗、棉花揩干，然后搽全蝎酒，每天 3 次（第 2、3 次不清洗）；第 2 天再洗再搽，连擦 7 天为 1 个疗程，一般 1～2 个疗程可愈。[徐爱龙，等．西南军医，2007，9（2）：42]

（9）治瘰疬 全蝎适量，研为细末，放于橡皮膏的中心（药末的厚度约 2mm 面积以能覆盖瘰疬的表面为度）贴患处。用时先用冷开水加 3% 的食盐，溶化后洗患处，棉花揩干，然后贴药。3 天换药 1 次，7 次为 1 个疗程，一般 1～3 个疗程可愈。[徐爱龙，等．西南军医，2007，9（2）：42]

【用量用法】　水煎服，3～6g。单用蝎尾量可酌减。研末吞服，每次0.6～1g。外用适量。

【使用注意】　有效成分蝎毒不耐热，加热到 100℃／30min 后即被破坏，故入煎剂不宜久煎。若入丸、散剂，小剂量为宜，以免中毒。过敏体质及孕妇慎用。

蜈　蚣

【基源】　为蜈蚣科动物少棘巨蜈蚣的干燥体。

【性味归经】　辛，温。有毒。归肝经。

【功效主治】　息风镇痉，攻毒散结，通络止痛。用于多种原因导致的痉挛抽搐，疮疡肿毒，瘰疬结核，风湿顽痹，关节疼痛，顽固性偏正头痛，毒蛇咬伤。

【配伍应用】

（1）用于息风止痉

蜈蚣配全蝎　息风止痉。用于各种原因引起的痉挛抽搐，小儿撮口，手足抽搐。如撮风散（《证治准绳》）。

蜈蚣配天南星、防风　息风止痉。用于破伤风，角弓反张。如蜈蚣星风散（《医宗金鉴》）。

（2）用于攻毒散结

蜈蚣配麝香　攻毒散结，消肿止痛。外用治疗发背及一切恶疮肿毒。如却痛散（《杨氏家藏方》）。

蜈蚣配雄黄　攻毒散结消肿。外用治疗恶疮肿毒诸证。如蜈蚣散（《疡医大全》）。

蜈蚣配土鳖虫、全蝎　攻毒散结。共研细末内服，用于治疗骨结核。如新方结核散（经验方）。

蜈蚣配黄连、大黄、甘草　清热解毒。诸药等份研末，用于治疗毒蛇咬伤。

（3）用于通络止痛

蜈蚣配天麻、川芎、僵蚕　祛风通络，活血止痛。用于久治不愈之顽固性头痛或偏正头痛。

蜈蚣配防风、独活　祛风除湿，通络止痛。用于风湿痹痛，游走不定，痛势剧烈者。

【鉴别应用】

蜈蚣、僵蚕、全蝎　三者均为息风止痉常用药。僵蚕息风作用不及全蝎、蜈蚣，临床上治疗肝风抽搐轻症者，僵蚕、全蝎配伍同用；抽搐重症者，全蝎、蜈蚣配伍同用。僵蚕性平无毒，尚能散外风，兼能化痰散结，临床应用广泛。全蝎、蜈蚣都有毒，但全蝎息风止痉、攻毒散结之力不及蜈蚣；蜈蚣力猛性燥，走窜通达，息风止痉作用较强，又能攻毒疗疮，通痹止痛。

【单方验方】

（1）治疗阵挛性面肌痉挛　蜈蚣、全蝎1∶1混合洗净，微火焙焦研末为散药，一次口服1g，每日3次。平均10日为1个疗程。［王俊明，等. 四川中医，2006，24（8）：78］

（2）治疗唇风　蜈蚣5条（烘干研末），生大黄6g，麻油5ml，熟鸡蛋黄2个。将熟鸡蛋黄放入麻油中炸黑弃去，再放入生大黄炸黑弃去，油内放入蜈蚣粉，调匀即可。外用搽唇，每日3～4次，忌辛辣食物。［葛蕾，等. 中医外治杂志，2000，9（2）：51］

（3）治疗疥疮　蜈蚣的干燥虫体3g，加冰糖10g，入小碗，隔水蒸，水沸后30min取出，去虫体取汁，1次口服，隔日重复1次。［王丽珍，等. 上海中医药杂志，1999（2）：25］

（4）治疗化脓性指头炎　取蜈蚣一条，熏干、研末后用适量猪胆汁（或鱼胆汁）调成糊状，患指常规消毒后均匀敷涂，用无菌纱布包扎，间隔24～36h换药1次。［赵爱文，等. 人民军医，2004，47（1）：59］

（5）治疗宫外孕　蜈蚣烘干，粉碎装入胶囊，每粒约0.414g，每日3次，每次4粒，温开水饭后送服，7日为1个疗程，动态观察血HCG变化，以血HCG下降为正常而停药。［吴展，等. 河北中西医结合杂志，1998，7（10）：1637］

（6）治疗呃逆　取大蜈蚣6条，白酒（或温开水）250ml，浸泡4h后即可饮用。每次服约15ml，每天3次；温水浸泡者，每次服约20ml，冬季须加温饮用。［范存广. 新中医，2004，36（10）：17］

（7）治疗胼胝　取风干蜈蚣3个，碾成粉，平均分成6份，每份与水混合均匀后敷在胼胝上，每日1次，一般6日可见效。［原晓红，等. 中国民间疗法，2002，10（12）：60］

【用量用法】　水煎服，2～5g。研末冲服，每次0.6～1g。外用适量。

【使用注意】　本品有毒，用量不宜过大。肝肾功能不全者，过敏体质者慎用。研究认为少棘蜈蚣能降低怀孕率，提高致畸率，故孕妇忌用。

僵 蚕

【基源】 为蚕蛾科昆虫家蚕蛾 4～5 龄的幼虫在未吐丝前，感染或人工接种白僵菌而致死的干燥体。

【性味归经】 咸、辛，平。归肝、肺、胃经。

【功效主治】 息风止痉，祛风止痛，化痰散结。用于惊痫抽搐，小儿急慢惊风，破伤风；风中经络，口眼㖞斜；风热头痛，目赤，咽痛，风疹瘙痒；瘰疬痰核等。

【配伍应用】

（1）用于息风止痉

僵蚕配牛黄、胆南星　清热化痰，息风止痉。用于小儿痰热急惊风之痉挛抽搐。如千金散（《寿世保元》）。

（2）用于祛风止痛

僵蚕配川芎　祛风止痛。用于偏头痛。如川芎散（《卫生宝鉴》）。

（3）用于疏散风热

僵蚕配菊花、石膏　疏散风热，散结止痛。用于风热上攻之头痛。如白僵蚕丸（《圣济总录》）。

僵蚕配荆芥穗　祛风清热。用于风热上攻之头痛、目赤肿痛、迎风流泪、咽喉肿痛、声音嘶哑等。如白僵蚕散（《证治准绳》）。

僵蚕配桔梗、薄荷　疏散风热，利咽止痛。用于风热上攻之咽喉肿痛，声音嘶哑者。如六味汤（《咽喉秘集》）。

僵蚕配蝉蜕　疏散风热，化痰，祛风止痒。用于咽喉肿痛，声音嘶哑，风热瘾疹，皮肤瘙痒。

（4）用于化痰散结

僵蚕配浙贝母、夏枯草　软坚化痰散结。用于痰核，瘰疬。

【鉴别应用】

僵蚕、地龙　二者均可解痉，但药力不强，一般用于惊痫抽搐轻症。僵蚕祛风解痉，又有化痰散结消肿的功效。地龙长于清热定惊，又有平喘、通络、利尿的作用。

【单方验方】

（1）治疗压疮　僵蚕 320g 焙干研末，植物油 50g，珍珠粉 50g。将植物油烧沸等 2min 油温下降后加入僵蚕粉末，再加入珍珠粉，搅成糊状。在抗炎治疗同时，纱布湿敷后在疮面上外敷僵蚕膏，每天换药 2~3 次，对于不同疮面可根据情况增加换药次数，对于溃疡期有分泌物或坏死组织时先用生理盐水清洗干净，剪除坏死组织，然后上药。[邱红卫．医学理论与实践，2002，15（9）：1045]

（2）治疗小儿高热惊厥　新鲜牛苦胆 1 枚，僵蚕 6g，黄连、蝉蜕各 6g。将僵蚕装入牛苦胆中，悬挂于阴凉处 1 个月，取出僵蚕与黄连、蝉蜕共研细备用。服用时 1 岁以下每次 0.1~0.2g，1~2 岁 0.2~0.4g，3~5 岁 0.4~0.6g。每日 3 次，温开水送服。[宋信平，等．中国民间疗法，1999（1）：31]

【用量用法】　水煎服，3~10g。研末吞服，每次 1~1.5g。或入丸、散剂。外用研末撒或调敷。散风热多生用，其他多炒制用。

【使用注意】　本品具有良好的抗凝作用，有血小板减少、凝血机制障碍及出血倾向者应慎用。僵蚕抗惊厥主要成分为草酸铵，进入体内分解产生氨，故肝性脑病抽搐者忌用。僵蚕为动物药，含异性蛋白，过敏体质者慎用；对本品已有过敏史者禁用。

第十三章　安神药

第一节　重镇安神药

朱　砂

【**基源**】　为硫化物类矿物辰砂族辰砂，主含硫化汞（HgS）。

【**性味归经**】　甘，微寒。有毒。归心经。

【**功效主治**】　镇心安神，清热解毒。用于心神不宁，心悸，失眠；惊风，癫痫；疮疡肿毒、咽喉肿痛、口舌生疮等。

【**配伍应用**】

（1）用于镇心安神

朱砂配磁石　重镇安神，交通心肾。用于心肾不交、心肝火旺所致的神志不安、惊悸失眠、耳鸣耳聋等。亦治癫痫抽搐。如磁朱丸（《备急千金要方》）。

朱砂配琥珀　清心平肝，镇惊安神。用于心肝火郁之心神不安、失眠多梦，或寐而不安、乱梦纷纭等。如琥珀安神丸（《活人心统》）。

朱砂配牛黄、麝香　清心开窍，镇惊安神。用于温热病热入心包之神昏谵语，高热不退。如安宫牛黄丸（《温病条辨》）。

（2）用于清热解毒

朱砂配雄黄　清热解毒。用于疮疡肿毒、咽喉肿痛等。如紫金锭（《片玉心书》)。

朱砂配冰片、硼砂　清热解毒。用于咽喉肿痛，口舌生疮。如冰硼散（《外科正宗》）。

【鉴别应用】

朱砂、灵砂　二者的主要成分均为硫化汞。但朱砂为天然的辰砂矿石，是重镇、清心、安神定志的要药，内服、外用均可。灵砂是人工合成品，以水银、硫黄为原料，经加热升华而成，含硫化汞99％以上，毒性较朱砂更大，一般只作外用，不宜内服。用治疥癣、恶疮，能攻毒杀虫、燥湿止痒。

【单方验方】

(1) 治疗失眠　取朱砂3～5g，研成细末，用干净白布一块，涂糨糊少许，将朱砂均匀附于上，然后外敷涌泉穴，胶布固定，用前先用热水泡脚，睡前贴敷，两脚均贴。[张文莲. 中医外治杂志，2000，9 (5)：13]

(2) 治疗肛瘘　将朱砂与轻粉按1:1比例配成混合均匀的粉末，冲洗瘘管后，将药粉布满瘘管，外瘘口敷纱布固定。每周治疗1次，4周为1个疗程。[于淑萍，等. 现代护理，2005，11 (14)：1143]

(3) 治疗肿瘤患者化疗后盗汗　取五倍子30g，朱砂3g研末和匀备用。治疗时取适量药末用凉开水调制成糊状，贴敷脐部。临睡前敷，早晨起床后取下，每日1次，3～5天为1个疗程，治愈后停药。用药期间不需应用其他止汗药。[吴桂云，等. 护士进修杂志，2007，22 (15)：1397]

(4) 治疗小儿夜啼　朱砂1.5～3g（<1岁者1.5g，1～2岁者2g，2～3岁3g）研细末，加入适量白酒摇匀。用食指蘸取混合物外涂双劳宫穴、双涌泉穴、百会穴、印堂穴、双太阳穴；在涂抹的同时按揉上述穴位2～3min，至局部红润温暖。每晚睡前30min涂抹1次。[刘雪成，等. 中国民间疗法，2000，8 (3)：21]

【用量用法】　内服，不宜入煎剂，宜入丸、散剂，每次0.1～0.5g。外用适量。

【使用注意】　本品有毒，不宜过量和长期服用。入药须先经水飞炮制，以降低毒性。传统以朱砂挂衣的药物入汤剂，此法剂量不易正确控制，不提倡。朱砂末单独冲服或入丸、散为宜。忌火煅，火煅则析出汞，有剧毒。肝肾功能不全者、儿童及孕妇忌服。

磁 石

【基源】 为氧化物类矿物尖晶石族磁铁矿的矿石,主含四氧化三铁(Fe_3O_4)。

【性味归经】 咸,寒。归心、肝、肾经。

【功效主治】 镇惊安神,平肝潜阳,聪耳明目,纳气平喘。用于心神不宁,惊悸,失眠,癫痫;头晕目眩、耳鸣耳聋、视物昏花、肾虚气喘等。

【配伍应用】

（1）用于镇心安神

磁石配紫石英 纳肾平肝,镇心安神。用于肝阳上亢所致的心悸失眠、耳鸣等。如吕景山经验介绍用于治疗高血压病(《施今墨对药》)。

（2）用于聪耳明目

磁石配石菖蒲 益肾平肝,聪耳明目,豁痰开窍。用于肝阳挟痰上蒙清窍之头痛头重、耳目不聪、夜寐失眠等。如磁石酒(《圣济总录》)。

（3）用于纳气平喘

磁石配熟地黄、五味子 补肾益精,聪耳明目,纳气定喘。用于肾虚耳鸣、耳聋以及肾虚摄纳无权之虚喘。如耳聋左慈丸(《重订广温热论》)。

【鉴别应用】

磁石、朱砂 均为常用的重镇安神药。朱砂镇心、清心而安神,善治心火亢盛所致的心神不安,胸中烦热,惊悸不眠,安神之功较磁石强,但无补益之能;且能解毒疗疮,治疗疮疡肿毒等。磁石长于益肾阴,潜肝阳,安神定惊,故常用于肾虚肝旺、肝火扰心所致的心神不宁、烦躁不安、心悸失眠、头晕、头痛等;又能纳气平喘,聪耳明目,可治肾虚气喘及肝肾不足所致耳鸣、耳聋,视物昏花。

【单方验方】

治疗血管性头痛 将磁石破碎为1cm×1cm大小的块状,于太阳穴、风池穴、合谷穴、足三里穴以胶布固定。头痛偏左者取右侧穴位,右侧取左。以5天为1个疗程,5天内头痛消失者可停止治疗;5天内头痛未彻底消失者间隔2天后再治疗;5天内无效者则终止治疗。[冯则一.陕西中医,1994,15(3):127]

【用量用法】 水煎服,15～30g,宜打碎先煎。入丸、散剂,每次1～3g。

【使用注意】 脾胃虚弱者慎服。

龙 骨

【基源】 为古代大型哺乳类动物象类、三趾马类、犀类、鹿类、牛类等骨骼的化石或象类门齿的化石。

【性味归经】 甘、涩，平。归心、肝、肾经。

【功效主治】 镇惊安神，平肝潜阳，收敛固涩。用于心神不宁，心悸失眠，惊痫癫狂，肝阳眩晕；煅用治滑脱诸证。

【配伍应用】

（1）用于平肝安神

龙骨配珍珠母　镇心安神，平肝潜阳。用于邪气凌心、神不内守而见心悸怔忡、惊狂烦躁、失眠健忘、神昏谵语等；也适用于肝阳上亢所致的头目眩晕、目赤、耳鸣、心烦易怒等。

龙骨配龟甲、远志、石菖蒲　宁心益智，潜镇安神。适用于心肾不足，痰火内扰之健忘失眠。如孔圣枕中丹（《备急千金要方》）。

龙骨配赭石、牛膝　平肝潜阳，重镇降逆。用于肝阳上亢，气血上逆的眩晕、脑转耳鸣、目胀头痛等。如镇肝熄风汤（《医学衷中参西录》）。

（2）用于收敛固涩

龙骨配桑螵蛸　补肾固精缩尿。用于肾阳虚衰、肾气不固之遗精、早泄、遗尿、白浊、小便频数等。如桑螵蛸散（《本草衍义》）。

龙骨配莲须、芡实　固肾涩精止遗。适用于肾虚遗精、早泄。如金锁固精丸（《医方集解》）。

龙骨配黄芪　益气固涩。用于气虚冲任不固之崩漏带下、表虚自汗等。如固冲汤（《医学衷中参西录》）。

龙骨配枯矾　收湿敛疮。共研细末，掺敷患处，用治疮疡溃久不敛。

龙骨配牡蛎　收湿敛疮。共研细末，外敷，治湿疮流水，阴汗瘙痒。

【鉴别应用】

（1）生龙骨、煅龙骨　生龙骨镇惊安神，平肝潜阳力强，多用于失眠、怔忡、惊痫、癫狂、眩晕；煅龙骨收敛固涩力强，多用于自汗、盗汗、遗精、带下、久泻及疮疡不合等。

（2）龙骨、龙齿　龙齿为古代多种大型哺乳动物的牙齿骨骼化石，其镇惊安神功能与龙骨相似，用治惊痫癫狂、心悸怔忡、失眠多梦等证。用法、用量与龙骨相同。但二者功效侧重与应用还有一定区别。生龙齿功专镇惊安神，生龙骨则有平肝潜阳的功能；煅龙骨收敛固涩之力较煅龙齿为强。

【单方验方】

（1）治疗小儿盗汗　取龙骨、牡蛎（应煅制以加强收敛固涩的作用）各适量，研成细末，加入适量滑石粉，装入空爽身粉铁盒中，盖上盖子，上下混匀，取粉扑蘸上药粉涂于患处。每日数次，7日为1个疗程。［谢晓平．光明中医，2008，23（4）：511］

（2）治疗骨鲠　成人1次用生龙骨30g，温开水50～60ml冲服。小儿1次15g，用温开水30～40ml冲服。未愈者可立即重服1剂。［王文娟，等．山东中医杂志，1995，14（11）：5221］

【用量用法】　水煎服，15～30g，宜先煎。外用适量。镇惊安神，平肝潜阳多生用；收敛固涩宜煅用。

琥 珀

【基源】　古代松科植物，如枫树、松树的树脂埋藏地下经年久转化而成的化石样物质。

【性味归经】　甘，平。归心、肝、膀胱经。

【功效主治】　镇惊安神，活血散瘀，利尿通淋。用于心神不安，心悸失眠，惊风，癫痫；痛经，经闭，心腹刺痛，癥瘕积聚；淋证、癃闭等。

【配伍应用】

（1）用于镇惊安神

琥珀配远志、石菖蒲　镇心定惊安神。用于心神不安之惊悸失眠、健忘多梦等症。如琥珀养心丹（《证治准绳》）。

琥珀配胆南星、天竺黄　化痰定惊止痉。用于小儿惊风、高热神昏抽搐以及癫痫抽搐等。如琥珀抱龙丸（《活幼心书》）。

琥珀配人参、山药　健脾益气，镇惊安神。用于小儿慢惊风。如琥珀丸（《先醒斋医学广笔记》）。

（2）用于活血散瘀

琥珀配当归、莪术　活血祛瘀通经。用于血瘀气滞之经闭、痛经。如琥珀散（《灵苑方》）。

琥珀配三七　活血定痛宁心。用于心血瘀阻之胸痹心痛。

琥珀配水蛭、虻虫　化瘀止痛。用于血瘀经闭。如琥珀丸（《太平圣惠方》）。

（3）用于利尿通淋

琥珀配海金沙　利水通淋，化石散瘀。用于湿热蕴结之石淋、小便癃闭等。如琥珀散（《御药院方》）。

琥珀配滑石　清热利尿通淋。用于湿热蕴结下焦之淋证、白浊。如琥珀散（《慎斋遗书》）。

【鉴别应用】

琥珀、朱砂　皆有镇惊安神功效，治心悸、失眠、多梦、健忘、惊风及癫痫等证。但朱砂性微寒，兼清热，以心神不安有热者为宜，且能清热解毒，治疗热毒疮疡，咽喉肿痛，口舌生疮。琥珀性平，兼能行血散瘀，治疗血瘀经闭、痛经，产后瘀阻，癥瘕痞块及心腹刺痛，还能利尿通淋，治疗淋证、癃闭、水肿。

【单方验方】

（1）治疗神经衰弱　朱砂7g，琥珀7g，研末装入21粒胶囊，每晚3粒，7天为1个疗程。［李凌，等．中国民间疗法，2007，15（7）：28］

（2）治疗新生儿头颅血肿　用珍珠琥珀散（珍珠粉与琥珀粉比例为1∶2）治疗新生儿头颅血肿有效。［朱明华，等．蚌埠医学院学报，1995，(6)：417］

【用量用法】　不入煎剂。研末冲服，或入丸、散剂，每次1.5～3g。外用适量。忌火煅。

第二节　养心安神药

酸枣仁

【基源】　为鼠李科植物酸枣的干燥成熟种子。

【性味归经】 甘、酸，平。归心、肝、胆经。

【功效主治】 养心益肝，宁心安神，敛汗，生津用于心悸，怔忡，健忘，失眠多梦，眩晕；体虚自汗、盗汗等。

【配伍应用】

（1）用于养心安神

酸枣仁配柏子仁、远志 补肝养心，宁心安神。用于心肝血虚之惊悸怔忡、失眠，及肝血不足、心肾不交之失眠，惊悸胆怯。如天王补心丹（《摄生秘剖》）。

酸枣仁配茯苓、知母 养血安神，清热除烦。用于肝虚有热之虚烦不眠。如酸枣仁汤（《金匮要略》）。

酸枣仁配当归、黄芪、党参 益气补血，养心安神。用于心脾气血两虚之心悸怔忡，失眠健忘。如归脾汤（《严氏济生方》）。

酸枣仁配生栀子 清心除烦安神。用于心火过盛而致烦躁不宁、失眠多梦等。

酸枣仁配五味子 宁心安神，敛汗。用于阴血不足之心神不宁、惊悸失眠、烦躁多汗等。如祝谌予经验用于治疗神经衰弱（《施今墨对药》）。

酸枣仁配丹参 清心养血，除烦安神。用于瘀血阻络、心神失养之虚烦不寐、心悸者，冠心病虚烦不寐者更为适宜。如天王补心丹（《摄生秘剖》）。

（2）用于收敛止汗

酸枣仁配五味子、黄芪 益气固表，收敛止汗。用于体虚自汗、盗汗。

【鉴别应用】

（1）生酸枣仁、炒酸枣仁 生酸枣仁以养心安神力胜，多用于失眠、心悸；炒酸枣仁敛阴止汗力强，多用于自汗、盗汗。但有研究认为炒后质脆易碎，有效成分酸枣仁皂苷易于煎出，可增强疗效〔王健，等．中成药，1994（10）：24〕

（2）酸枣仁、朱砂 皆为安神药。朱砂乃矿物药，为重镇安神代表药物，甘微寒质重，有重镇清心、安神定惊之效，主要用于心火亢盛、心神不安、惊悸不眠等，以及心火亢旺之癫痫；又能清热解毒，治疗热毒疮疡，咽喉肿痛，口舌生疮。酸枣仁系植物种子，为养心安神代表药物，味甘质润，能养心阴、益肝血而宁心安神，主要用于心肝两虚，神失所养引起的失眠、惊悸、怔忡等；且有敛阴止汗作用，用治体虚自汗、盗汗及津伤口渴。

【单方验方】

治疗失眠　酸枣仁粉为散剂，置锅内用文火炒熟取出放凉。炒时勿用铁器，勿炒焦。每晚睡前冲服熟酸枣仁粉 10～15g，最多不得超过 20g。[朱爱静．医学理论与实践，2000，13（12）：748]

【用量用法】　水煎服，10～15g。研末吞服，每次 1.5～2g。本品炒后质脆易碎，便于煎出有效成分，可增强疗效。

【使用注意】　本品治疗失眠，久服可产生耐药性，降低疗效，故宜与其他安神药配伍，或交替使用。

柏子仁

【基源】　为柏科植物侧柏的干燥成熟种仁。

【性味归经】　甘，平。归心、肾、大肠经。

【功效主治】　养心安神，润肠通便。用于心悸失眠，肠燥便秘。

【配伍应用】

（1）用于养心安神

柏子仁配五味子　养心安神，敛阴止汗。用于心阴不足之虚烦不寐，心悸怔忡，盗汗者。如柏子仁丸（《普济本事方》）。

柏子仁配石菖蒲、茯神　宁心安神益智。用于心肾不交之心悸不宁，心烦失眠，梦遗健忘。如柏子养心丸（《体仁汇编》）。

柏子仁配当归　养血宁心安神。用于阴血亏虚之虚烦不眠，多梦寐差，心悸。如柏子养心丸（《体仁汇编》）。

柏子仁配侧柏叶　柏子仁滋养阴血通心脉；侧柏叶收敛心神，清心凉血。两药合用，轻养轻清轻敛，不滞腻不苦寒闭遏。适用于心阴心血不足之虚烦不寐。

柏子仁配龙眼肉　见龙眼肉条。

（2）用于润肠通便

柏子仁配郁李仁、桃仁、苦杏仁、松子仁　润肠通便。用于治老年人及产后肠燥便秘。如五仁丸（《世医得效方》）。

【鉴别应用】

柏子仁、酸枣仁　皆能养心安神，用治阴血不足、心神失养所致的心悸、怔忡、失眠、健忘等，常配伍同用。但柏子仁质润多脂，能润肠通便可治肠燥便秘。酸枣仁安神作用较柏子仁强，且味酸，收敛止汗作用好，体虚自汗、盗汗常选用。

【单方验方】

治疗老年性便秘　柏子仁 10～15g，去杂质，研碎煎之，待煮沸后，加入适量蜂蜜。每日 1 剂，分次饮用，一般 1～2 天即可排便，并对心悸、失眠、健忘之老年人也有治疗作用，可达到通便健体的目的。［李金梅，等．山东中医杂志，2005，24（1）：46］

【用量用法】　水煎服，10～20g。大便溏者宜用柏子仁霜代替柏子仁。

【使用注意】　便溏及多痰者慎用。

灵　芝

【基源】　为多孔菌科真菌赤芝或紫芝的干燥子实体。别名灵芝草。

【性味归经】　甘，平。归心、肺、肝、肾经。

【功效主治】　补气安神，止咳平喘。用于心神不宁，失眠心悸，肺虚咳喘，虚劳短气，不思饮食。

【配伍应用】

灵芝配人参、生地黄　补养气血。用于虚劳短气、不思饮食、手足逆冷或烦躁口干等症，如紫芝丸（《圣济总录》）。

灵芝配山药　补五脏精气，生精化血，润肌养颜。用于精气不足者。

灵芝配酸枣仁、柏子仁　补气安神。用于失眠心悸。

灵芝配党参、半夏、五味子　益气敛肺，化痰止咳。用于肺虚咳嗽，痰多气喘。

灵芝配麻子仁、白瓜子　养血润燥，润肠通便。用于肠燥便秘。

【单方验方】

（1）治疗失眠　灵芝 120g，研末吞服，1 次 3 g，1 天 2 次，20 日为一疗程［占永良，等．实用中医药杂志，2009，25（3）：154-155］

（2）治疗老年性高血压　灵芝原药 500g，黄酒或白酒 4000～5000ml。酒加热至 70～80℃，灵芝切碎一同装入瓷罐内，封口置于灶台等过火处。夏天可置于户外任阳光曝晒 10～15 天即可服用。每日饭前服 10～15ml，早晚各服 1 次。［甄义，王文贤．医学理论与实践，2004，17（5）：524］

（3）治疗阳痿　以紫灵芝为佳，每日 6g 切片文火久煎成浓汁，每服

100～150ml，晨起空腹服或午饭前 1h 服尤佳。可加少许冰糖或 1 个鸡蛋。15 天为 1 个疗程，可连续服用 1～2 个疗程，服药期间停用其他中西药。[林呈钱，郑振宇．福建中医药，1995，26（1）：15]

（4）治疗慢性胆囊炎　每天取灵芝干品 10g，切片放入带盖的水杯中，加开水 200～300ml，浸泡 30～40min 后即可代茶饮用。服药期间，停用抗生素及其他药物。[宋效芝，毕爱丽．山西中医，1998，14（1）：9]

（5）治疗压疮　灵芝孢子粉撒向压疮面，用无菌纱布遮盖。Ⅱ～Ⅲ 期压疮 1 次/日，Ⅳ 期压疮 2 次/日。[谢晓明．中国误诊学杂志，2010，10（8）：1794-1795]

【用量用法】　水煎服，6～12g，研末吞服 1.5～3g。

远 志

【基源】　为远志科植物远志或卵叶远志的干燥根。

【性味归经】　苦、辛，温。归心、肾、肺经。

【功效主治】　宁心安神，祛痰开窍，消散痈肿。用于失眠多梦、心悸怔忡、健忘、癫痫惊狂、咳嗽痰多、痈疽疮毒、乳房肿痛及喉痹等。

【配伍应用】

（1）用于祛痰开窍

远志配石菖蒲　祛痰开窍，宁心安神。用于痰蒙心窍所致神志不清、昏愦不语或癫狂惊痫，以及痰浊气郁影响神明所致的心悸、健忘、失眠及耳聋、目昏等。如远志丸（《鸡峰普济方》）。

（2）用于宁心安神

远志配人参、石菖蒲　宁心安神，化痰益智。用于心气不足，忧伤抑郁、健忘失眠等。如定志小丸（《古今录验》）。

远志配朱砂　镇惊安神。用于心神不安之惊悸，失眠。如远志丸（《普济本事方》）。

远志配龙骨、龟甲　潜镇安神。适用于心肾不足、痰火内扰之健忘失眠。如枕中丹（《备急千金要方》）。

远志配莲子心　清心宁神，交通心肾。适用于心肾不交之夜寐失眠或多梦遗精等。

远志配郁金　解郁清心除烦。用于痰气郁滞的怔忡、惊悸、健忘及神志模糊等。如菖蒲郁金汤（《温病全书》）。

（3）用于祛痰止咳

远志配桔梗　祛痰止咳。用于痰气郁滞，肺气失宣之咳嗽痰多。如远桔汤（《诚书》）。

【单方验方】

（1）治疗疮疡肿毒　取远志50～80g（用量根据病灶大小而定），去心，放入100g白酒与100～120g食醋混合液中煮烂，捣为泥外敷患处，上盖一塑料膜或油纸，胶布固定，24h换药1次，1周为1个疗程。[刘桂然，等．中国民间疗法，1994（4）：36]

（2）治疗急性乳腺炎　远志12g，水煎后加米酒50ml兑服，每日1次。服后体温恢复正常，局部症状消失并恢复哺乳者为痊愈。[段其芬，等．中国民间疗法，2001，9（8）：45]

【用量用法】　水煎服，5～10g。外用适量。化痰止咳宜炙用，其他可生用。

【使用注意】　有胃炎及胃溃疡者慎用。

合欢皮

【基源】　为豆科植物合欢的干燥树皮。

【性味归经】　甘，平。归心、肝、肺经。

【功效主治】　安神解郁，活血消肿。用于心神不宁、愤怒忧郁、烦躁失眠、跌打损伤、血瘀肿痛、疮痈肿毒等。

【配伍应用】

（1）用于解郁安神

合欢皮配白芍　养血和血，解郁安神。用于肝气郁结心神不宁而致的神情抑郁、焦虑恍惚、烦躁失眠等。

合欢皮配丹参　养血活血，解郁除烦安神。用于心神不宁，烦躁，失眠。

合欢皮配首乌藤　养血解郁，宁心安神。用于阴虚血少，心神失濡，症见忧郁不乐、虚烦不眠、多梦易醒等。

（2）用于活血消肿

合欢皮配麝香、乳香　活血定痛。用于跌仆损伤，损筋折骨（《续本事方》)。

合欢皮配鱼腥草、芦根　清肺消痈排脓。用于肺痈。

合欢皮配蒲公英、紫花地丁　清热解毒。用于疮痈肿毒。

【鉴别应用】

合欢皮、合欢花　二者同出一物，入药部位不同，其功效主治相似。但合欢花养心安神、解郁理气作用较合欢皮强，尤宜于精神抑郁、心神不安、虚烦失眠者。水煎服，5～10g。合欢皮在活血消肿方面较合欢花强。

【单方验方】

（1）治疗腮腺炎　鲜合欢皮50g，冰片1g，芒硝3g，鸡蛋1个。将鲜合欢皮、冰片、芒硝用锤捣碎，鸡蛋去黄取清，用蛋清将上药拌成糊状备用，根据病变部位大小，取药适量均匀涂于纱布上，贴敷患处，用胶布固定（以不脱落为好），每日换药1次。［高科学，等．国医论坛，1996，11（1）：48］

（2）治疗骨折　合欢皮25g，骨碎补20g，桃仁10g，红花6g。每日1剂，水煎服。同时将合欢皮50g、骨碎补30g、栀子10g，捣烂成泥。加95％酒精调匀，外敷于骨折处，蕉叶覆盖以保持湿润，外用弹力绷带包扎。1天更换1次。可在24h内明显消肿。［吴丽霞，等．中国民间疗法，2004，12（11）：26］

【用量用法】　水煎服，6～12g。外用适量。

首乌藤

【基源】　为蓼科植物何首乌的干燥藤茎。别名夜交藤。

【性味归经】　甘，平。归心、肝经。

【功效主治】　养血安神，祛风通络。用于心神不宁、失眠多梦、血虚身痛、风湿痹痛及风疹疥癣等皮肤瘙痒症。

【配伍应用】

（1）用于养血安神

首乌藤配合欢皮（花）　有养血解郁、宁心安神之功。用于阴虚血少、心神失濡、忧郁不乐、虚烦不眠、多梦易醒等。

首乌藤配酸枣仁　养血安神。用于血虚失眠，多梦而易醒者。

首乌藤配柏子仁、远志　化痰宁心安神。用于痰浊上扰所致的心神不安、惊悸失眠。

首乌藤配龙齿、珍珠母　养血镇惊安神。用于阴虚阳亢，彻夜不眠者。如甲乙归藏汤（《医醇賸义》）。

（2）用于祛风通络

首乌藤配鸡血藤　养血活血，祛风通络止痛。用于风湿痹痛日久不愈、腰膝酸痛等。

首乌藤配五加皮　祛风除湿，强筋活络。用于风湿痹痛，关节肿胀，肢体麻木者。

（3）用于祛风湿止痒

首乌藤配蝉蜕、地肤子　祛风湿止痒。煎汤外洗，用于风疹疥癣等皮肤瘙痒。

【鉴别应用】

首乌藤、鸡血藤　皆能补血、舒筋活络，可治血虚证及风湿痹痛等。但首乌藤更长于养心安神，多用于阴虚血少之失眠多梦、心神不宁、头目眩晕等，还有祛风湿止痒之功，可治疗风疹疥癣等皮肤瘙痒症。鸡血藤长于活血调经，多用治妇女血虚血瘀所致月经不调、痛经、闭经等。

【单方验方】

治疗失眠　取首乌藤60g，加大枣60g（用枣肉），水浓煎100ml，每晚睡前饮。［常美华，等．时珍国药研究，1994，5（1）：27］

【用量用法】　水煎服，10～15g。外用适量，煎水洗患处。

第十四章　开窍药

麝　香

【基源】　为鹿科动物林麝、马麝或原麝成熟雄体香囊中的干燥分泌物。别名当门子、元寸香。

【性味归经】　辛，温。归心、脾经。

【功效主治】　开窍醒神，活血通经，消肿止痛，催产下胎。用于闭证神昏、疮疡肿毒、瘰疬痰核、咽喉肿痛、血瘀经闭、癥瘕、心腹暴痛、头痛、跌打损伤、风寒湿痹证以及难产、死胎、胞衣不下等。

【配伍应用】

（1）用于开窍醒神

麝香配牛黄、冰片　开窍醒神，豁痰息风，清热解毒。用于温热病高热神昏谵语，痰火上蒙之中风神昏、肢厥，或癫狂神志错乱，或咽喉肿痛等。如安宫牛黄丸（《温病条辨》）。

麝香配苏合香、安息香　辛温开窍醒神。用于中风、痰厥、气厥等猝然昏仆，牙关紧闭，不省人事之属于寒闭者。如苏合香丸（《太平惠民和剂局方》）。

（2）用于活血止痛

麝香配木香、桃仁　行气活血止痛。用于气血瘀滞所致的心腹疼痛。如麝香汤（《圣济总录》）。

麝香配红花、桃仁、川芎　活血散结，化瘀止痛。用于瘀血阻滞，经闭、痛经、癥瘕积聚等。如通窍活血汤（《医林改错》）。

麝香配水蛭、虻虫、三棱　破血消癥。用于癥瘕痞块等血瘀重症。如化癥回生丹（《温病条辨》）。

麝香配血竭、乳香、没药　活血化瘀，消肿止痛。用于跌打损伤，骨折扭伤。如七厘散（《良方集腋》）。

麝香配雄黄　活血解毒，消肿止痛。用于疮疡肿毒。如醒消丸（《外科全生集》）。

麝香配牛黄、蟾酥、珍珠　清热解毒，活血消肿。用于咽喉肿痛。如六神丸（《雷允上诵芬堂方》）。

（3）用于催产下胎

麝香配肉桂　活血通经，催生下胎。用于难产，死胎，胞衣不下。如香桂散（《张氏医通》）。

麝香配猪牙皂、天花粉　催产下胎。用于流产引产。如堕胎丸（《河北医药集锦》）。

【鉴别应用】

麝香、牛黄　皆为开窍醒神要药，对于热病神昏及中风痰迷等，常配伍同用；二者也皆能消肿疗疮。但麝香性温，芳香走窜力强，重在开窍，不但热闭常用，寒闭也常用；也适用于痈肿热毒初起未溃者。牛黄性凉而苦，偏于清心豁痰定惊，故只宜热闭，更适用于痰瘀热盛之昏迷及惊狂癫痫之证；其清热解毒力强，故一切痈肿疮毒皆可应用，以热毒壅盛者最为适宜。

【单方验方】

（1）治疗压疮　取天然麝香 1.0g，加入装有 0.9％氯化钠溶液 250ml 的玻璃瓶内，压盖后高压灭菌备用。先常规消毒清洗，清除分泌物及坏死组织。再用无菌棉球将麝香水涂在疮面上，疮面保持暴露状态，每日换药 1 次，不用抗菌药。［林丽娟．中国药师，2003，6（5）：321］

（2）治疗慢性溃疡　常规处理疮面，有坏死组织清除，然后将少许麝香粉均匀撒在疮面上。最后剪一块较疮面略大的无菌塑料薄膜覆盖于疮面上，包扎固定。3～5 天同上换药一次。一般经 1～3 次换药后，可见肉芽健康生长。填满疮面后，则再经 1～2 次换药，可有皮岛出现，继而愈合。［孙德纯，等．中国中西医结合外科杂志，1997，3（3）：171］

（3）治疗带状疱疹　患者取坐位或卧位，在皮疹部用 75％酒精进行常规消毒。点燃麝香灸炷，首先在患部周缘快速点灸，然后点灸丘疱疹中心。每日治疗 1 次，5 次为 1 个疗程。［杨迎民．中国民间疗法，2001，9（5）：18］

（4）治疗风湿性关节炎　麝香 3g（研末），先用食醋 20ml，用墨在砚台上磨调成糊状，再加麝香末调匀备用。每次以阿是穴、辅以病变经络穴位 5～10 个穴。用梅花针轻捣刺穴位，有渗血为佳，然后将药物涂敷于穴位上，厚约 0.3cm，待 6～10 天自行结痂脱落。治疗时间限在三伏天，每伏治疗 1 次。[汤水林，等．交通医学，1998，12（3）：355]

（5）治疗顽固性哮喘　用麝香 0.3g，生姜 30g（切成薄片）。取天突穴、气海穴，放上少许麝香，再放 2mm 厚生姜一片，上置艾炷，大如半粒花生米，先灸 3 壮，然后去掉生姜，仅隔麝香，再用艾炷灸 4 壮，至麝香呈灰炭状，共为 7 壮。然后取大椎穴、双肺俞穴、双膏肓穴，用上述同样灸法各灸 7 壮。灸毕，在灸处贴上普通膏药一张。每 24h 调换一次。约经 30 天，灸疮结痂、脱落，局部留有瘢痕。每年夏季三伏天中的任何一天灸一次，3 次为 1 个疗程。[贝时英，等．中医外治杂志，1999，8（6）：15]

【用量用法】　入丸、散剂，每次 0.03～0.1g。外用适量。不入煎剂。
【使用注意】　孕妇禁用。

冰 片

【基源】　为龙脑香科植物龙脑香树脂加工品，或龙脑香树的树干、树枝切碎，经蒸馏冷却而得的结晶，称龙脑冰片，亦称梅片。由菊科植物艾纳香（大艾）叶的升华物经加工劈削而成，称艾片。现多用松节油、樟脑等，经化学方法合成，称机制冰片。

【性味归经】　辛、苦，微寒。归心、脾、肺经。

【功效主治】　开窍醒神，清热止痛。用于闭证神昏，目赤肿痛，喉痹口疮，疮疡肿痛，疮溃不敛，水火烫伤。

【配伍应用】

（1）用于开窍醒神

冰片配麝香　开窍醒神。用于温热病邪陷心包，中风痰厥、热痰蒙闭心窍所致的高热烦躁、神昏谵语及中暑、热邪闭窍、神志昏迷等热闭神昏。如安宫牛黄丸（《温病条辨》）。

（2）用于清热解毒

冰片配硼砂、朱砂、玄明粉　清热解毒，去腐生肌。用于外治咽喉肿痛、口舌生疮、牙痛等。如冰硼散（《外科正宗》）。

【鉴别应用】

（1）冰片、麝香 同为开窍醒神药。但麝香开窍力强，冰片力逊。另外，麝香辛温，活血散结止痛功效显著，善治血瘀经闭、癥瘕及心腹暴痛、跌仆伤痛，又可催产、下死胎。冰片性偏寒凉，以清热止痛见长，善治口齿、咽喉、耳目之疾，外用有清热止痛、防腐止痒、明目退翳之功。

（2）梅片、艾片、机制冰片 由于药材基源不同，商品冰片有上述三种。梅片为龙脑香科植物龙脑香树脂加工品，或龙脑香树的树干、树枝切碎，经蒸馏冷却而得的结晶，称龙脑冰片，亦称梅片。由菊科植物艾纳香（大艾）叶的升华物经加工劈削而成，称艾片。用松节油、樟脑等，经化学方法合成，称机制冰片。梅片和艾片为天然冰片，质优价贵，效用更好，临床不良反应的发生率也低。机制冰片价廉，功效与天然冰片相近。

【单方验方】

（1）治疗腹痛呕吐 冰片用量每次 0.5～0.8g，每日 1 次，加水溶化后顿服，一次不效可连用 3～7 次，用量用法同前。[刘黎明，等．河南中医，1999，19（2）：35]

（2）治疗胆囊炎 冰片 5g，芒硝 50g 混匀，将一块大小适合的纱布块平铺桌面上，撒上药粉约 1cm 厚，纱布向一面折数层，将薄层面敷于腹部胆囊投影区，用胶布固定，再裹数层纱布，3 天换药 1 次，3 次为 1 个疗程。[王远进．中国乡村医药杂志，2005，12（2）：44]

（3）治疗慢性肛门湿疹 用温水清洁肛门部位，擦干后，在瘙痒部位外涂冰片霜，早晚各 1 次。7 天为 1 个疗程，连用 3 个疗程。[张一辉．江苏中医，2001，22（5）：30]

（4）治疗静脉滴注外渗 将冰片 30～50g 加入 75％乙醇 100ml 中，配成冰片醇溶液。用棉球蘸之，在肿痛处以针眼为中心螺旋式涂搽，使冰片醇溶液布满肿胀区，再向外扩 0.5cm 为止，干后可再涂之，连续 2～3 次。[连秀娜，等．河北中医，2005，27（1）：14]

（5）治疗静脉炎 将鲜生姜洗净、晾干，取 15～30g，加冰片细粉末 10～15g，捣成泥状，搅拌均匀，然后用双层纱布包裹，四周向内折叠，置于患处，治疗面积大小应与局部炎症累及的范围相一致，每日治疗 1～2 次。局部贴敷 0.5～1h 后疼痛减轻，一般 1～4 天治愈，无不良反应发生。[刘淑茹，等．护理研究，2003，17（6 上半月版）：678]

（6）治疗蜂窝织炎 取冰片、芒硝按 1：10 的比例混合拌匀，研成细末，放干燥阴凉处备用。应用时局部常规消毒，视疮面的大小将冰片芒硝均匀置于敷料上（厚度约 3mm），贴于患处，敷料四周用胶布固定即可。隔日换药 1 次。[王洁伟 . 中国民间疗法，2006，14（12）：14]

（7）治疗乳头破裂　将鸡蛋 2 个煮熟后取出蛋黄，放于勺中用文火熬炼成油，加冰片少许，哺乳后涂患处。[祁桂芬，等 . 中医药研究，1992（6）：16]

（8）治疗烫伤　用冰片 3g，白糖 90g，先将白糖放于铁锅内加热熬成炭状与冰片混合在一起研成细末，即制成冰片白糖散。用时加麻油调成糊状，涂于创面约 1cm 厚，水疱表面可稍厚些，然后用纱布覆盖、绷带包扎固定。开始隔日换药，以后每 2～3 日换药 1 次。反复换药直至痊愈。[徐佩，等 . 中国民间疗法，2003，11（1）：29]

（9）治疗口腔溃疡　冰片 1g，薄荷脑 2g，50％酒精（或 48°～52°白酒）30ml，溶解后蒸馏水加至 100ml。生理盐水棉球清洁口腔后，用棉签蘸药液涂患处，每日 3 次。[李传真 . 山西中医，2001，17（3）：42]

（10）治疗风火牙痛　冰片 2g，樟脑 2g，小茴香 2g，合一处。用两个酒盅，把上药放在酒盅内，上面盖上一个酒盅，用微火烧下面的酒盅底，加热后，药品化完为止，升在酒盅上面的蒸气经过冷凝后为霜剂，用时用棉球浸药后抹在疼痛的牙齿上。[侯居平，等 . 河南中医，1997，17（3）：159]

（11）治疗软组织损伤　将鲜生姜洗净晾干，取 15～20g，冰片 10～15g，凡士林等量，调为膏剂，用棉棒蘸药膏均匀地涂于患处，面积大小与伤处范围吻合，每日早晚各涂 1 次，4 日即可治愈。[刘淑茹，等 . 山东中医杂志，2002，21（7）：441]

【用量用法】　入丸、散剂，每次 0.15～0.3g。外用适量，研粉点敷患处。不宜入煎剂。

【使用注意】　本品辛香走窜，现代研究表明本品具有生殖毒性，故孕妇忌服。本品为龙脑香树脂，具有抗原性，故过敏体质者慎用。

苏合香

【基源】　为金缕梅科植物苏合香树的树干渗出的香树脂经加工精制而成。

【性味归经】　辛，温。归心、脾经。

【功效主治】　开窍醒神，辟秽，止痛。用于中风昏厥、惊痫等属寒闭神昏者，寒湿闭阻之胸腹冷痛、满闷、湿浊吐利以及冻疮等。

【配伍应用】

（1）用于开窍

苏合香配麝香、安息香 温通开窍。用于中风昏厥、痰厥、气厥等属寒闭者。如苏合香丸（《太平惠民和剂局方》）。

（2）用于止痛

苏合香配冰片 芳香辟秽，行气止痛。用于寒凝气滞之胸脘痞满、冷痛或胸闷、胸痛等。如苏合丸（《太平惠民和剂局方》），苏冰滴丸（《上海市药品标准》1980）。

苏合香配广藿香 解暑化湿，行气止痛。用于夏日感受暑湿，猝然腹痛吐泻者。

（3）用于豁痰定惊

苏合香配天竺黄 豁痰定惊。用于小儿惊痫。

【鉴别应用】

苏合香、麝香 皆为辛温芳香走窜药，有开窍启闭醒神功效，用治窍闭神昏证。苏合香开窍醒神之功虽与麝香相似而药力较弱，主要用于寒闭神昏，但本品长于辟秽化浊、开郁止痛，为治疗胸腹满闷暴痛所常用。麝香辛窜开窍之力较强，经配伍寒闭、热闭皆可应用，为治疗闭证神昏之要药。此外，麝香有活血散结止痛功能，可治疗经闭癥瘕、心腹暴痛、跌打损伤、痈肿疮疡、难产死胎等。

【单方验方】

（1）治疗冠心病心绞痛 用苏冰滴丸（苏合香脂、冰片），每次 2～4丸，吞服，多数在服药后 2～3h 起效。[邓文龙 . 中成药研究，1985（3）：33]

（2）治疗多种痛证 用苏合香丸（《太平惠民和剂局方》）治疗血卟啉病（腹痛、胁痛）、阴缩、巅顶痛等，均能收到止痛效果。疼痛时嚼服 1 丸。[张方飞 . 辽宁中医杂志，1988（1）：31]

【用量用法】 入丸、散剂，每次 0.3～1g。不入煎剂。外用适量。

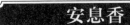
安息香

【基源】 为安息香科植物白花树的干燥树脂。

【性味归经】 辛、苦，平。归心、脾经。

【功效主治】 开窍祛痰，行气活血，止痛。用于闭证神昏、心腹疼痛、风寒痹痛等。

【配伍应用】

安息香配五灵脂 行气活血止痛。用于产后血晕，恶露不下，神志昏迷者。

安息香配附子、天麻、乳香 活血通络，蠲痹止痛。用于风痹、顽痹。

【鉴别应用】

安息香、苏合香 二者均为辛温开窍药，用于闭证神昏证。但安息香性平偏温，香气较淡，开窍功效似苏合香而力逊，能祛痰，善治闭证神昏，痰涎壅盛者；还能行气活血止痛，治气滞血瘀引发的心腹疼痛及风寒痹痛。苏合香性温气烈，开窍力胜于安息香，又善辟秽化浊，主治中风痰厥、气郁暴厥、中恶昏迷之寒闭证；还能温通行气、散寒止痛，用治胸腹满闷冷痛及冠心病心绞痛。

【单方验方】

治疗婴儿脐疝 400g 安息香研细，加入乙醇（30％）适量静置过夜。过滤，加入乙醇（30％）至 1000ml，分装备用。治疗时先在脐旁两侧皮肤上（脐孔除外）涂上一层安息香酊，然后用一条宽 7～8cm、长 10～15cm 的胶布一端粘贴在脐旁一侧的皮肤上，再用手压脐疝使之内陷复位，并将胶布另一端稍加拉力闭拢脐环粘贴在腹部的另一侧，贴好后以脐部皮肤起纵行皱褶表示粘贴恰当。胶布每周更换一次。［张勇，等．中成药，1999，21（2）：105］

【用量用法】 入丸、散剂，每次 0.6～1.5g。不宜入煎剂。外用适量，研粉点敷患处。

石菖蒲

【基源】 为天南星科植物石菖蒲的干燥根茎。

【性味归经】 辛、苦，温。归心、胃经。

【功效主治】 开窍醒神，化湿和胃，宁神益智。用于痰蒙清窍，神志昏迷；湿阻中焦，脘腹痞满，胀闷疼痛；噤口痢；健忘、失眠、耳鸣、耳聋、声音嘶哑等。

【配伍应用】

（1）用于祛痰开窍

石菖蒲配半夏、胆南星　涤痰开窍。用于中风痰迷心窍，舌强不能言语者。如涤痰汤（《严氏济生方》）。

石菖蒲配黄连、枳实、竹茹　清热化痰，开窍宁神。用于痰火蒙蔽清阳、心窍的神志昏迷，癫痫抽搐。如清心温胆汤（《古今医鉴》）。

（2）用于化湿和胃

石菖蒲配黄连、厚朴　清热燥湿，理气宽中。用于脾胃呆滞、湿浊不化、腹胀、食欲缺乏及湿热霍乱吐利。如连朴饮（《霍乱论》）。

石菖蒲配黄芩、滑石、茵陈　清热利湿化浊。用于湿温时疫，症见发热、胸闷、腹胀、身黄、尿赤、吐泻等。如甘露消毒丹（《温热经纬》）。

石菖蒲配黄连、茯苓、石莲子　芳香化湿，清热和胃。用于湿浊、热毒蕴结所致不思饮食、痢疾后重等。如开噤散（《医学心悟》）。

（3）用于宁神益智

石菖蒲配人参、远志　宁神益智。用于健忘证。如不忘散（《证治准绳》）。

石菖蒲配酸枣仁　安神定志。用于失眠、多梦、心悸怔忡。如安神定志丸（《杂病源流犀烛》）。

【鉴别应用】

（1）石菖蒲、郁金　二者皆可开窍醒神，治疗窍闭神昏证。但石菖蒲长于化浊开窍，治疗痰蒙心窍，神昏癫狂；郁金长于清热开窍，治疗热陷心包，或痰热蒙蔽清窍、神昏癫狂等。此外，石菖蒲能化湿浊而健脑益智、通窍聪耳、除湿开胃，用治痰湿阻滞、清阳被困之健忘、耳聋或湿滞中焦、脘痞吐泻之证；郁金有活血行气、消肿止痛、清肝利胆、凉血之功，善治气血瘀滞、胸腹诸痛及热迫血行之吐衄、肝胆湿热之黄疸等。

（2）石菖蒲、远志　二者均有祛痰湿、开窍和安神益智功能。但石菖蒲偏于化湿，兼能和胃，常用于湿浊中阻，脘痞胀痛及噤口痢。远志偏于化痰，兼能止咳，常用于咳嗽痰多，消散痈肿作用也较优，善治痈疽肿毒、乳房肿痛等。

（3）石菖蒲、九节菖蒲　古代本草文献称石菖蒲以"一寸九节者良"，所以石菖蒲亦称九节菖蒲。但现在临床所用九节菖蒲实为毛茛科多年生草本植物阿尔泰银莲花的根茎，四川地区称小菖蒲。味辛，性温，其开窍醒神、化湿除痰功效与石菖蒲相似，但本品外用可治痈疽疮癣。此外，本品有毒，故二者不可混淆。九节菖蒲入煎剂服，1.5～6g；或入丸、散服。外用，煎水洗或鲜品捣烂外敷。

【单方验方】

（1）治疗腹泻　腹泻轻者（多为临床诊断肠炎或便常规正常者），石菖蒲研末 10g，装入胶囊，每日 3 次口服，7 天为 1 个疗程；重者（多为临床诊断急性菌痢患者），石菖蒲 30g，水煎服，每日 3 次，7 天为 1 个疗程。[王风．北京中医药，1997（5）：33]

（2）治疗咽喉疾患　用石菖蒲治疗以声音嘶哑，甚至失音、咽喉不适、咳后则舒为主要表现的咽喉多种疾患有效。以鲜品为佳。无鲜品者，干品亦可。每日 10～15g，切片泡水，小口频服。鲜品适当加量。石菖蒲可单用，亦可酌情伍用蝉蜕、玄参、马勃等清咽润喉之品，效亦佳。[万增志．中医杂志，1996，37（11）：646]

【用量用法】　水煎服，3～9g。鲜品加倍。外用适量。

蟾 酥

【基源】　为蟾蜍科动物中华大蟾蜍，或黑眶蟾蜍的干燥分泌物。

【性味归经】　辛，温；有毒。归心经。

【功效主治】　开窍醒神，止痛，解毒。用于痧胀腹痛，吐泻，神昏，瘰疬，恶疮，咽喉肿痛，及牙痛等疼痛证。近年也用于各种癌肿。

【配伍应用】

（1）用于开窍醒神

蟾酥配麝香　辟秽开窍醒神，解毒消肿止痛。用于治疗夏伤暑湿秽浊不正之气所致昏厥之证及疮痈肿毒、咽喉肿痛等。如蟾酥丸（《玉机微义》）。

（2）用于清热解毒消肿

蟾酥配雄黄　解毒消肿止痛。用于热毒痈疽，疔疮，无名肿毒。如蟾酥丸（《外科正宗》）。

蟾酥配牛黄　清热解毒，消肿止痛。用于咽喉肿痛，烂喉丹痧，乳蛾，喉风。如六神丸（《喉科心法》）。

【鉴别应用】

蟾酥、樟脑　皆有开窍醒神、辟秽止痛之功，能治疗痧胀腹痛、吐泻不止、神昏等。但蟾酥又有较强的解毒消肿、止痛功效，可治疗痈疽恶疮、咽喉肿痛、各种牙痛，内服外敷均可（但外用不可入目）。樟脑外用除湿杀虫、温散止痛，可用于疥癣瘙痒、湿疮溃烂及牙痛、跌打伤痛等。

【单方验方】

（1）治疗周围性面神经麻痹　将蟾酥研成粉末，每次取 0.02g，分别外敷于患侧太阳穴和地仓穴，用胶布贴住，以防脱落。贴 24h 后患部有轻微的烧灼感，3 天后局部皮肤起疱，系药物正常反应，一般 5～7 天即出现明显效果。1 周未愈者，取下更换 1 次。［孙元东，等．山东中医杂志，1995，14（1）：35］

（2）治疗落枕　取活蟾蜍 2 只，置于 20℃温水中待用。先将两块砖放于炉上加温至炙手，再将蟾蜍背部贴在砖上，使蟾酥滋出。待砖冷却至不能灼伤皮肤时（要有烫感），将有蟾酥的一面紧贴在痛剧处，至完全冷却时取下换上另一块，每日 1 次，2 天为 1 个疗程。［王立宁，等．中国民族民间医药杂志，2002（54）：24］

（3）治疗小儿头皮感染　取活蟾蜍 1 只，洗净备用。治疗时，用小棒适度敲击蟾蜍全身，待其皮肤腺体（尤其是耳后腺）分泌出乳白色蟾酥时，将蟾蜍紧贴患儿头皮感染部位反复涂抹（溃烂破损部位应适当多涂），直至感染部位全部涂抹为止。［张贞香．中国农村医学，1998，26（9）：51］

（4）治疗肝癌　选用微球直径 150～250μm 蟾酥明膜微球，经股动脉选择性插管灌注，患者单次用微球 200～800mg。灌注次数 1～3 次，最大总剂量为 1400mg。［周鸿飞，等．现代中西医结合杂志，2000，9（21）：2160］

【用量用法】　入丸、散剂，每次 0.015～0.03g。外用适量。

【使用注意】　本品有毒，内服切勿过量；外用不可入目。年老体弱、婴幼儿慎用；蟾酥具有子宫收缩作用，故孕妇忌服。有强心药理作用，避免与强心苷类药物、排钾利尿药、钙剂以及有消化道刺激作用的药物同时应用。

樟 脑

【基源】　为樟科常绿乔木樟的枝、干、叶及根部，经提炼制成的颗粒状结晶。

【性味归经】 辛，热；有毒。归心、脾经。

【功效主治】 开窍辟秽，除湿杀虫，温散止痛。用于痧胀腹痛、吐泻神昏、疥癣瘙痒、疮疡湿烂、寒湿脚气、牙痛、跌打伤痛等。

【配伍应用】

樟脑配枯矾、轻粉 除湿杀虫止痒。外用，治臁疮。如香白散（《外科大成》）。

樟脑配雄黄 解毒杀虫，除湿消肿。外用，治瘰疬溃烂。如雄脑散（《外科全生集》）。

樟脑配没药、乳香（1：2：3） 辟秽化浊，温散止痛。研细末，茶水调服，每次 0.1g，治感受秽浊疫疠或暑湿之邪，而致腹痛闷乱，吐泻昏厥诸证（《本草正义》）。

【鉴别应用】

樟脑、冰片 均有通窍、止痛作用，但其性味不同，治疗迥异。冰片辛、苦、微寒，开窍醒神、清热止痛，多用于各种闭证昏厥及口疮咽肿。樟脑辛热，通窍辟秽、温通止痛，内服多用于痧胀腹痛，吐泻，外用除湿杀虫，治疥癣湿疮。

【单方验方】

（1）治疗小儿呕吐 右手食指用温开水浸湿后蘸取樟脑粉少许快速抹在悬雍垂上，然后禁食水 1h，1h 后若再呕吐可重复应用 1 次。[程玉平，等．中国民间疗法，1996（5）：45]

（2）治疗口腔黏膜溃疡 溃疡局部先用 1%碘甘油涂布少许，稍干后用稍大于溃疡面积的樟脑酚棉片，湿敷于溃疡面，上放置干燥棉球，每日 3 次，疮面基本愈合，长者一周即可愈合，不留瘢痕。[罗鸣云，等．张家口医学院学报，2000，17（1）：42]

（3）治疗急性冠周炎 以 3%过氧化氢液和 0.5%甲硝唑液交替冲洗盲袋后，盲袋内置浸有樟脑酚液之棉捻，每日 2 次盲袋冲洗上药。[黄雁荣．河南医药信息，1997，5（7）：33]

（4）治疗婴幼儿腹泻 采用止泻穴（脐下 2.5 寸），樟脑油注射（每 1ml 含 100mg），每日 1 次，小于 1 岁注射 0.2ml，1～2 岁注射 0.3～0.4g，大于 2 岁注射 0.5ml。患儿仰卧，止泻穴常规消毒后，注射针垂直刺入，深度 0.5～1cm，迅速推进药液，拔针后用棉签按压片刻，以防药液外渗或出血。每次注射可错开一点针眼。[姜松．吉林中医药，1994（1）：25]

（5）治疗阴虱病 用 10%樟脑醋 50～100ml 浸湿的小毛巾或纱布块覆

盖阴部，局部再敷以塑料贴膜，尽量减少药物挥发，5h 后洗涤即可，每日 1 次，连续 2～3 次。局部皮肤有抓破者，涂红霉素软膏。［冯先炳，等．中国性病艾滋病防治，2000，6（4）：248］

【用量用法】　入丸、散剂，或用酒溶化内服，每次 0.1～0.2g。外用适量。

【使用注意】　孕妇忌服。不宜入煎剂。本品对胃肠道黏膜有刺激作用，内服过量可产生恶心及呕吐等不良反应。

第十五章　补益药

第一节　补气药

人参

【**基源**】　为五加科植物人参的干燥根和根茎。

【**性味归经**】　甘、微苦，微温。归脾、肺、心、肾经。

【**功效主治**】　大补元气，补脾益肺，生津止渴，安神益智。用于气虚欲脱，脉微欲绝；脾气不足，倦怠乏力，食少便溏；肺气虚弱，短气喘促；心气虚衰，失眠健忘，心悸怔忡；热病气津两伤，身热口渴及消渴证；血虚萎黄、肾虚阳痿等。

【**配伍应用**】

（1）用于补脾益肺

人参配黄芪　补气健脾益肺。用于脾虚食少便溏，倦怠乏力；中气下陷之脱肛、胃下垂、子宫脱垂等；肺虚气短喘促，汗出易感者。如补中益气汤（《脾胃论》）。

人参配白术、茯苓　补气健脾。用于脾胃气虚所致食少便溏、神疲乏力等。如四君子汤（《太平惠民和剂局方》）。

人参配干姜、白术　温补脾胃。用于脾胃虚寒之脘腹冷痛，呕吐泄泻，畏寒肢冷。如理中丸（《伤寒论》）。

（2）用于补益肺肾

人参配蛤蚧　补肺益肾，纳气定喘，壮阳益精血。用于肺肾两虚、肾不纳气的虚喘，症见咳喘短气，动辄喘甚以及肾虚阳痿、遗精、早泄等。如人参蛤蚧散（《卫生宝鉴》）。

人参配核桃仁　温补肺肾，纳气定喘。用于肺肾两虚，摄纳无权，咳嗽虚喘等。如人参胡桃汤（《严氏济生方》）。

（3）用于益气生津

人参配石膏、知母　清热泻火，益气生津。用于热病气阴两伤之口渴多汗等。如白虎加人参汤（《伤寒论》）。

人参配麦冬、五味子　益气养阴，敛汗生津。用于热伤气阴，肢体倦怠，气短懒言，汗出口渴，细虚数者。如生脉散（《医学启源》）。

（4）用于益气壮阳

人参配鹿茸　益气壮阳，补养精血。用于先天不足，后天劳伤所致腰酸腿软，肢冷神疲，男子阳痿、遗精、早泄或女子宫寒不孕。如人参鹿茸丸（《医级》）。

（5）用于益气养血

人参配熟地黄、当归　益气养血。用于气血两亏诸证。如八珍汤（《正体类要》）。

人参配何首乌　见何首乌条。

（6）用于益气养心安神

人参配酸枣仁、龙眼肉　益气养血，宁心安神。用于气血两虚之神疲乏力，心悸，头晕，失眠，健忘。如归脾汤（《严氏济生方》）。

人参配莲子　益气养心安神，健脾止泻。用于心气虚弱，心悸怔忡、健忘、失眠及脾虚泄泻、食少乏力等。如参苓白术散（《太平惠民和剂局方》）。

（7）其他

人参配桂枝　益气养血，温经通阳。用于气虚外感风寒，恶寒发热、体倦乏力或气虚血滞、肢体麻木、疼痛以及女性月经不调、闭经等。如桂枝人参汤（《伤寒论》）。

人参配黄连　补气养阴，清热燥湿。用于噤口痢，症见饮食不进或呕不能食，中毒明显者，伴有四肢厥逆、神志模糊、脉细弱等；亦可用于慢性痢疾、慢性肠炎等属脾胃不运，湿热滞中者。

人参配诃子　敛肺止咳，健脾止泻。用于肺气虚损，咳嗽无力，动则气促或久嗽失音；脾虚滑泻、久泻久痢或气虚下陷脱肛等。如真人养脏汤（《太平惠民和剂局方》）。

【鉴别应用】

（1）野山参、移山参、园参　野山参是山野自生品，生长年限较长，由几十至百余年不等。移山参系采集较幼小的野山参，移植于离居住区较近、适宜于山参生长的山林中经 10 多年后采挖出的参。园参是人工栽培品，从种植到采收需要六七年以上。三者功效基本相同，但野山参药力雄厚，移山参次之，园参药力相对淡薄，作用缓和，效果明显不如野山参和移山参。目前真正野山参很少，药市上所称野山参大多为移山参。

（2）生晒参、糖参、红参　人参采挖后按不同加工方法处理大致可以分为上述三类药材。鲜参洗净后干燥者称"生晒参"，其味甘、性平，偏重于补气生津、安神，尤以清补为佳，特别适用于气阴不足、肺虚喘咳、津伤口渴、内热消渴者。鲜参洗净经蒸制后干燥者称"红参"，其味甘、性偏微温，具有大补元气、复脉固脱、益气摄血之功，尤以温补见长，用于气血亏虚、脉微肢冷、气不摄血、崩漏下血者。鲜参洗净焯烫浸糖后干燥者称"糖参"，又名"白参"，其性味、功效同生晒参而力逊。

（3）人参根、人参芦、人参须　根与须是人参入药的主要部位，一般认为，人参根的作用强，而人参须药力稍逊。人参芦，传统上认为具有催吐作用，故人参入药时须除去芦头，免吐。因其既有催吐作用，又在宣泄中略带补性，不致因涌吐而耗散元气，故可用于痰饮滞于胸膈，而体虚不耐其他涌吐药者。

【单方验方】

（1）治疗弱精子症不育　高丽人参（规格≥25～30g/支），软化后切成薄片蒸服，每天服用 3～4g，连续治疗 25～30 日为 1 个疗程。[仇仁良，等．现代中西医结合杂志，2008，17（10）：1515]

（2）治疗蛋白尿　每日野山参 0.1g，西洋参 2g，生晒参 2g，别直参 0.5g，畏寒肢冷明显者，用别直参 2g 替代生晒参；五心烦热者不用别直参。加水适量，文火蒸 30min 左右，每晚睡前顿服。疗程根据病情，一般 2～3 个月，如服 3 个月无效则停用，如有效可继续服用，力求蛋白尿能完全消失。[陈伊伦．中国医药学报，1998，13（4）：42]

（3）治疗原发性低血压　将生晒参 150g 切片放入 500ml 的白酒内，浸泡 1 个月后每次饮用 10～20ml，每日早晚各 1 次。[李小林．航空航天医药，1999，10（3）：154]

（4）治疗慢性消化性溃疡　用高丽参或红参为主，将人参切成 1～2g

薄片，拌炒米贮存备用。每日 2 次，每次 1 片，分上、下午空腹时细嚼慢咽，连服 30 天为 1 个疗程。巩固疗效时改服每日 1 次，服药期间戒生冷、辛燥、酸辣等刺激性食物。[董德容．实用医学杂志，1999，15（7）：593]

（5）治疗慢性肾炎　人参 5g，藏红花 2g，每日 1 剂煎服，疗程 3 个月。[李中源．中华肾脏病杂志，1995，11（3）：187]

【用量用法】　水煎服，5～10g，宜文火另煎，将参汁兑入其他药汤内饮服。研末吞服，每次 1～2g，每日 2～3 次。如挽救虚脱，可用 15～30g，煎汁分数次灌服，如昏迷者，可鼻饲给药。

【使用注意】　本品为补气佳品，但不可不分虚实滥用人参。剂量过大，或长期服用，可诱发中枢神经系统兴奋，出现类似皮质类固醇样中毒症状，或诱发眼底及消化道出血，儿童滥用，或可引起性早熟。反藜芦，畏五灵脂。

西洋参

【基源】　为五加科植物西洋参的干燥根。

【性味归经】　甘、微苦，凉。归心、肺、肾经。

【功效主治】　补气养阴，清热生津。用于热病气阴两伤，烦倦，口渴；肺虚短气喘促，咳嗽少痰；心气心阴不足、心悸、失眠、多梦等。

【配伍应用】

西洋参配生地黄　清热养阴生津。用于肺虚久咳，耗伤气阴，阴虚火旺，干咳少痰或痰中带血等。

西洋参配麦冬　补气养阴，清热生津。用于外感热病，热伤气阴，身热汗多、烦渴、体倦少气等。

西洋参配知母　益气养阴，清热生津。用于外感热病，热伤气阴，肺胃津枯之烦渴少气、体倦多汗等。

西洋参配玉竹、川贝母　益气养阴，润肺止咳。用于燥热伤肺，咳嗽痰少、咽干咯血等。

【鉴别应用】

西洋参、人参　二者同为五加科植物，皆有补气、生津作用。人参微温，能大补元气、复脉固脱，其补益脾肺之气力胜西洋参，且有安神益智作用，故既可用于气虚欲脱、脉微欲绝的危重证候，也可用于短气喘促、倦怠乏力、食少便溏及失眠健忘等脾肺气虚或心气不足的证候。西洋参性凉，功能偏重于补气养阴，清热生津，故宜于气阴两虚或阴虚有热之证，大凡热病、久病或大汗、大泻、大失血后气津俱伤，神疲乏力，气短息促，咳嗽痰少，自汗热黏，心悸失眠，心烦口渴，尿短赤涩者皆可用之。

【单方验方】

（1）治疗病毒性心肌炎　取西洋参根粉 40mg，用温水冲服，或放在稀饭、奶液中，每日 3 次口服；也可将西洋参粉装在空心胶囊中，每日 3 次，每次 1 粒口服。治疗 1～1.5 个月，临床症状、体征减轻，心功能改善。继续巩固治疗 3～6 个月，可稳定治疗效果，逐步改善心功能。［林艳，等．中国护理研究，2004，18（2B）：296］

（2）治疗慢性疲劳综合征　采用西洋参饮片每日 6～10g 代茶饮的治疗方法，14 日为 1 个疗程，至少 2 个疗程，根据病情需要必要时可长期服用。［牛春霞．现代中医药，2008，28（2）：22］

【用量用法】　水煎服，3～6g，另煎兑服。

【使用注意】　本品不宜与藜芦同用。

党　参

【基源】　为桔梗科植物党参及同属多种植物的干燥根。

【性味归经】　甘，平。归脾、肺经。

【功效主治】　补脾肺气，养血，生津。用于脾肺气虚，体虚倦怠、食少便溏、肺虚喘咳、津伤口渴、血虚头晕心悸等。

【配伍应用】

（1）用于补益脾肺

党参配白术　补气健脾燥湿。用于脾气虚弱所致食少、便溏、吐泻等。

党参配黄芪　补脾益肺。用于肺脾气虚之气短乏力、食少便溏、咳嗽气促、语声低弱等。

党参配茯苓　补中益气，健脾祛湿。用于脾气虚弱所致食少、便溏、吐泻等。

（2）用于生津养血

党参配当归、熟地黄　补气生血。用于气血双亏所致面色萎黄、头晕心悸、体弱乏力等。

党参配麦冬　补气生津。用于热伤气阴，津液大耗，心虚脉微等。

【鉴别应用】

（1）党参、明党参　二者皆能补益脾肺。明党参系伞形科植物明党参的干燥根，味微苦而性微寒，主入肺、脾、肝经，功能润肺化痰、养阴和胃，但健脾益气之力较党参弱，主治肺热咳嗽、咽干喑哑、食少口干。此外，本品还略有滋阴平肝、清肝降火之功，也可用于肝阴不足、肝热上攻之眩晕、头痛、目赤。本品入煎剂，10～15g。党参为桔梗科植物，性质平和，主入脾、肺经，功专补中益气、养血、生津，主治气虚倦怠，食少便溏，肺气亏虚，语声低弱，及气津两伤，气血双亏。二者效用有一点差别。

（2）党参、人参　二者皆有补益脾肺之气、益气生津等功效。但党参性味甘平，作用缓和，药力薄弱，适用于脾肺气虚轻症及慢性疾病患者。党参不具有人参益气救脱作用，对气虚欲脱急症者选用人参为宜，党参不可替代。此外，人参尚能安神益智，益气助阳，而党参类似作用并不明显，但党参兼有养血补血作用。

【单方验方】

（1）治疗冠心病　党参口服液每支10ml，每1ml内含党参生药1g。用药前5天及服药期间停服一切中西药（除外复方降压药）。观察期间给予党参口服液，每日60ml（相当于生药60g），分3次服，连续4周。[徐西，等．中国中西医结合杂志，1995，15（7）：398]

（2）治疗低血压　党参30g，黄精30g，炙甘草20g，桂枝10g。每日1剂，4剂为1个疗程。阴虚火旺者去桂枝。[林惠珠．中国民间疗法，2006，14（10）：61]

（3）治疗月经过多、产后恶露不尽　党参20g，用400ml清水文火煎40min，取药汁150～200ml，兑入阿胶10g（烊化）顿服，每日1次。中医辨证均属气虚者，经用本药后均有效，服药3～7剂，停药后未复发。[郝世平，等．河北中西医结合杂志，1995，4（3）：30]

（4）治疗崩漏　党参、生地榆各30～60g。一般患者每日1剂，于发病开始服用至血止，而后加入滋肾或补肾阳药3～4味，每月5～10剂，连续服用1～3个月。[何文扬．中国中医药科技，2004，11（3）：163]

【用量用法】　水煎服，10～30g。

【使用注意】　不宜与藜芦同用。

太子参

【基源】 为石竹科植物孩儿参的干燥块根。别名孩儿参。

【性味归经】 甘、微苦，平。归脾、肺经。

【功效主治】 补气生津，补脾益肺。用于脾气虚弱，胃阴不足，食少倦怠，热病后期气阴两伤，阴虚肺燥，干咳少痰等。

【配伍应用】

（1）用于补益脾肺

太子参配山药　健脾益气。用于脾胃亏虚，食少，乏力自汗，初进补剂用之尤宜。

太子参配沙参　养阴润肺止咳。用于燥邪或热邪客肺，气阴两伤所致的肺虚燥咳、气短痰少等。

（2）用于补气生津

太子参配石斛　补气养阴生津。用于脾气虚弱、胃阴不足所致的倦怠乏力、食欲缺乏、咽干口渴等。

太子参配酸枣仁　补气生津，养心安神。用于气津两伤兼见心悸失眠。

太子参配浮小麦　益气生津，固表止汗。用于气阴不足之自汗。

【鉴别应用】

（1）太子参、党参　皆能补脾益肺、益气生津，用于脾肺气虚、气津两伤证。但太子参长于益气生津，常用于胃阴不足，热病后期气阴两伤、阴虚肺燥、干咳少痰等。党参则长于补气健脾，兼有养血功能，常用于脾肺气虚、体虚倦怠、食少便溏或面色苍白、头晕心悸等。

（2）太子参、西洋参　二者均有补气生津作用，治气阴两伤之证。但太子参药性平和，补气、益阴、生津之力均弱于西洋参，且无清火之效用。西洋参性凉，有清火之力，善于养阴清肺。故气阴不足之轻症、火不盛者宜用太子参；气阴两伤明显、火较盛者宜用西洋参。

【单方验方】

治疗急慢性肝炎　太子参、玉米须各 30g，水煎服，每日 1 剂，早晚分服。（《全国中草药汇编》）

【用量用法】 水煎服，10～30g。

黄芪

【基源】　为豆科植物蒙古黄芪或膜荚黄芪的干燥根。

【性味归经】　甘，微温。归脾、肺经。

【功效主治】　补气升阳，益卫固表，利尿消肿，托疮生肌。用于脾气虚弱，中气下陷，气虚水肿；咳喘气短，表虚自汗；气血亏虚，疮疡难溃，或久溃不敛；气虚血滞所致筋脉失养、肌肤麻木或半身不遂等。

【配伍应用】

（1）用于补中益气，补气升阳

黄芪配人参、升麻、柴胡　补中益气，升阳举陷。用于脾虚中气下陷之久泻、脱肛、内脏下垂。如补中益气汤（《脾胃论》）。

黄芪配桂枝、白芍、甘草　补气温中。用于中焦虚寒，腹痛拘急。如黄芪建中汤（《金匮要略》）。

黄芪配山药　补气健脾。用于气虚脾弱所致倦怠乏力、食少便溏等。

（2）用于益卫固表

黄芪配白术、防风　益卫固表。用于卫气不固，表虚自汗而易感风邪者。如玉屏风散（《究原方》）。

黄芪配牡蛎、麻黄根　益气固表敛汗。用于气虚自汗。如牡蛎散（《太平惠民和剂局方》）。

（3）用于利尿消肿

黄芪配白术、茯苓　益气利水消肿。用于气虚水肿、尿少。慢性肾炎水肿，尿蛋白长期不消者，可加大黄芪剂量。

黄芪配防己、白术　益气祛风，健脾利水。用于风水证，症见汗出恶风，身重，小便不利。如防己黄芪汤（《金匮要略》）。

（4）用于托疮生肌

黄芪配皂角刺　消肿托疮溃脓。用于痈疮脓成不溃或已溃脓汁清稀、排出不畅等。如透脓散（《外科正宗》）。

黄芪配肉桂　温运气血，托疮生肌。用于气血不足，疮疡溃后久不收口。如内补黄芪汤（《外科发挥》）。

（5）其他

黄芪配当归　补气生血。用于劳倦内伤、肌热面赤、烦渴、脉虚大、乏力及疮疡、血虚发热、诸气血不足等。如当归补血汤（《内外伤辨惑論》)。

黄芪配桂枝　益气通脉，温经和血。用于气血营卫不足、肌肉疼痛、肩臂麻木等。如黄芪桂枝五物汤（《金匮要略》）。

黄芪配地龙、川芎、红花　补气活血通络。用于中风后遗症，气虚血滞之半身不遂，口角㖞斜，流涎。如补阳还五汤（《医林改错》）。

黄芪配附子　温阳益气，助卫固表。用于气弱阳虚者，症见汗出恶风、小便不利、肢体沉重麻木等。如芪附汤（《严氏济生方》）。

【鉴别应用】

黄芪、人参　二者均为补气要药，能补脾益肺，常配伍同用。但人参能大补元气、复脉固脱，用于气虚欲脱、脉微欲绝之危重症；又可益气生津、安神益智，用于热病口渴、气津两伤、消渴病及失眠健忘等。黄芪没有上述功能。黄芪长于益气升阳，常用于脾虚中气下陷者；兼能益卫固表、利水消肿、托疮生肌，可用于卫表不固、自汗易感、气虚水肿、小便不利、疮疡内陷、脓成不溃、溃久不敛等。

【单方验方】

（1）治疗过敏性鼻炎　用单味生黄芪50g，加水100～150ml，加盖，隔水炖，每日2次口服。[王飞儿．中医杂志，2000，41（6）：331]

（2）治疗胃溃疡　黄芪200g，白及100g，炙甘草100g，研极细末备用。每餐饭前20min服用5g，温开水调成浆服用，1个月为1个疗程。[宋志刚．云南中医中药杂志，2005，26（3）：61]

（3）治疗震颤麻痹合并低血压　每日用黄芪10～15g，加水500ml，浸泡40min后煮沸，频频代茶饮，每日1剂。[张合红．中医杂志，2000，41（6）：329]

（4）治疗小儿慢性腹泻　黄芪30g加水100ml煎至50ml，每次每岁口服5ml，每天2～3次，连续服用7天为1个疗程。[江蓉蓉，等．哈尔滨医药，2004，24（6）：46]

（5）治疗顽固性斑秃　黄芪60g，水煎2次，混合，早晚分服，连续用药直至毛发新生，疗程3个月至半年。[孟作仁，等．中国皮肤性病学杂志，1994，8（3）：170]

（6）治疗老年原发性高血压肾损害　黄芪注射液40ml加入5%葡萄糖注射液250ml静脉滴注，每日1次，连续应用30天。结果表明黄芪注射液可明显降低尿蛋白。[倪小玲，等．中国医院药学杂志，2004，24（11）：700]

（7）治疗肌源性上睑下垂　炙黄芪（30～100g）煎汤温服，每日2次，饭后服，忌油腻。[王维志，等．江西中医药，1994，25（增刊）：33]

常用中药配伍与鉴别应用　速查手册

462

【用量用法】　水煎服，10～20g，大剂量30～60g。固表止汗、托疮排脓、生肌敛疮、利水退肿宜生用；补脾益气、升阳举陷宜蜜炙用。

【使用注意】　凡表实邪盛，内有积滞，阴虚阳亢，疮疡属阳证实证者均不宜用。妊娠晚期慎用黄芪，以免引起难产。

白　术

【基源】　为菊科植物白术的干燥根茎。

【性味归经】　苦、甘，温。归脾、胃经。

【功效主治】　补气健脾，燥湿利水，止汗，安胎。用于脾胃气虚，痰饮水肿、气虚自汗、脾虚胎动不安等。

【配伍应用】

（1）用于健脾消积

白术配山楂、神曲、麦芽　健脾和胃消食。用于脾胃气虚、饮食不化之食少难消、脘痞腹胀、便溏等。如健脾丸（《证治准绳》）。

白术配鸡内金　健脾消积化滞。用于脾胃虚弱，食滞不化之脘腹胀满痞闷、纳谷不香、食谷难消等。如朱良春治慢性萎缩性胃炎经验（《中药药对大全》）。

（2）用于健脾利水

白术配茯苓、桂枝　温化痰饮，利水渗湿。用于脾虚水湿内停，痰饮。如苓桂术甘汤（《金匮要略》）。

白术配黄芪、防己　补气健脾利水。用于气虚水湿内停之水肿，小便不利。如防己黄芪汤（《金匮要略》）。

（3）用于安胎

白术配砂仁　健脾理气安胎。用于脾虚气弱，胎动不安。

白术配黄芩　益气清热，和阴安胎。用于素体气虚、里有湿热的胎动不安。如良方白术散（《景岳全书》）。

白术配续断　益气补肾安胎。用于肝肾不足，胎元不固的胎动不安等。如泰山磐石散（《景岳全书》）。

白术配当归、阿胶　健脾益气，养血安胎。用于妇女妊娠，脾虚气弱，生化无源，胎动不安等。如安胎饮（《医学心悟》）。

（4）其他

白术配白芍　健脾柔肝止泻。用于肝旺脾虚之肠鸣腹痛、泄泻等。如痛泻要方（《丹溪心法》）。

【鉴别应用】

（1）生白术、土炒（麸炒）白术　生白术以燥湿健脾、利水消肿为主，用于痰饮、水肿以及风湿痹痛等。土炒（麸炒）白术，缓和燥性，健脾止泻力胜，用于脾虚食少，泄泻便溏等。

（2）白术、茯苓　二者皆有健脾功效，治脾虚诸证，常配伍同用。但茯苓尚能利水渗湿、宁心安神，用治各种水肿、心悸失眠。白术长于燥湿健脾、固表止汗、益气安胎，用治脾失健运、肌表不固、胎动不安。

【单方验方】

（1）治疗腹泻　白术15g，生姜3g，大米250g（用文火炒至米色变黄）。以上3味加水煲成粥食用，每日3次。[邹筱平，等.中国民间疗法，2006，14（10）：60]

（2）治疗小儿腹泻　白术10g，茯苓10g，藿香叶3g，木香10g。共混匀研末，用细纱布2层包裹，敷于小儿脐部，每日1次，每次1~2h，7日为1个疗程。敷贴过程注意脐部消毒，认真敷盖，束带加以固定，加强护理，避免小儿手抓拭擦等。[裴俊清，等.山东中医杂志，2006，25（3）：181]

（3）治疗便秘　生白术30g，柴胡10g，杏仁10g，赤芍10g。上药加水400ml浸泡30min，文火煎开30min，取汁100ml；二煎加水约300ml，以文火煎开30min，取汁100ml。两次药液相混合，分为2等份，早、晚各服1次，1个月为1个疗程。[孟彦彬，等.承德医学院学报，2004，21（4）：311]

【用量用法】　水煎服，6~15g。燥湿利水宜生用；补气健脾宜炒用；健脾止泻宜炒焦用。

山药

【基源】　为薯蓣科植物薯蓣的干燥块茎。

【性味归经】　甘，平。归脾、肺、肾经。

【功效主治】　益气养阴，补脾肺肾，涩精带。用于脾虚食少、倦怠乏力、便溏泄泻、肺虚喘咳、肾虚遗精、带下尿频、阴虚内热、消渴多饮等。

【配伍应用】

464

（1）用于益气养阴

山药配黄芪、知母、天花粉　益气养阴，生津止渴。用于气阴两虚之消渴，症见口渴引饮、小便频数量多、困倦气短等。如玉液汤（《医学衷中参西录》）。

（2）用于调补脾肺

山药配人参（党参）、白术、茯苓　补脾益气，养阴生津。用于脾胃虚弱，胃阴不足的食少纳呆、体倦乏力或泄泻等。如七味白术散（《小儿药证直诀》）。

山药配薏苡仁　健脾补肺。用于肺脾两虚，食少体弱，虚热劳嗽。如珠玉二宝粥（《医学衷中参西录》）。

山药配白扁豆　调补脾胃，和中化湿。用于脾虚泄泻、食欲缺乏、倦怠乏力及妇女带下等。病后脾虚调养尤宜。如参苓白术散（《太平惠民和剂局方》）。

（3）用于益肾涩精

山药配熟地黄、山茱萸　健脾益气，滋肾涩精。用于肝肾不足，精血亏虚所致腰膝酸软、头晕耳鸣、遗精等。如六味地黄丸（《小儿药证直诀》）。

（4）用于健脾利湿止带

山药配黄柏、车前子　健脾利湿清热。用于脾虚湿热带下，症见带下色黄、量多黏稠、头晕乏力等。如易黄汤（《傅青主女科》）。

山药配白术、苍术、车前子　健脾化湿，止带。用于脾虚湿浊下注、带下清稀、倦怠便溏等。如完带汤（《傅青主女科》）。

【鉴别应用】

（1）生山药、土炒（或麸炒）山药　生山药以补肾益精、益脾肺阴为主，多用于肾虚遗精、夜尿频多、肺虚喘咳、阴虚消渴等。土炒（或麸炒）山药以补脾止泻为主，多用于脾虚食少，脾虚久泻。

（2）山药、白术　二者均为补脾之品，治脾胃虚弱之证。白术苦温略燥，具燥湿利水、固表止汗、安胎之功，用于脾虚水停、卫表不固、胎动不安。山药性平，不燥不寒，既可补气，又能养阴，为平补阴阳之品，且有收涩之性，能补肺益肾固精，用于肺肾不足，阴虚内热、消渴等。

【单方验方】

（1）治疗小儿腹泻　①将山药用土炒至黄色，研末。每日3次，每次5～10g，用水、牛奶、果汁等调成稀糊状，按患儿大小适量酌减。也可将山药磨成细粉，新生儿每次5g，1岁以下每次10g，1～2岁每次20g，每日3次用水煮成稀粥喂服，疗程3天。伴脱水患儿可同时服补液盐。对照组口服乳酸菌素0.3～0.6g，每日3次。[仇兆丰．青岛医药，2007，39（3）：206]②将山药文火焙干过筛成粉30g，鸡蛋黄一个文火炒干研成粉，加开水适量拌成稀粥为一剂。每日服 3～4 次，用于治疗婴幼儿慢性迁延性腹泻。[靳宪莲，等．黑龙江医药，2001，14（5）：369]

（2）治疗糖尿病　鲜山药 120g，蒸食，饭前 1 次吃完，每日 2 次。治疗糖尿病三消证候，疗效显著。[王继平，等．中国民间疗法，1998，6（4）：50]

（3）外敷治疗输液引起的液体外渗　将山药洗净切片，厚 1cm 左右，根据肿胀范围大小，选择山药大小。以山药片覆盖肿胀部位，用胶布"十"字固定。一般 5～11h 即能使水肿减轻或痊愈，并可在此处重复进行静脉穿刺，采用山药片外敷可使 96% 的患者局部疼痛缓解。[张承心．中国社区医师，2006，22（14）：42]

【用量用法】　水煎服，10～30g，大剂量 60～120g；研末吞服，每次6～10g。补阴生津宜生用，健脾止泻宜炒用。

白扁豆

【基源】　为豆科植物扁豆的干燥成熟种子。

【性味归经】　甘，微温。归脾、胃经。

【功效主治】　补脾，化湿，消暑。用于脾虚食少，便溏或泄泻，湿浊带下，暑湿吐泻。此外，对食物中毒所致呕吐，尚有解毒和中作用。

【配伍应用】

（1）用于健脾化湿

白扁豆配人参、白术、茯苓　健脾燥湿。用于脾虚湿盛，食少纳呆、呕吐泄泻、苔腻、脉缓等。如参苓白术散（《太平惠民和剂局方》）。

白扁豆配苍术　健脾燥湿，止带。用于妇女脾虚湿盛，湿浊下注之白带清稀量多、体倦乏力等。

（2）用于消暑化湿

白扁豆配香薷　祛暑解表，化湿和中。用于暑令外感于寒，内伤暑湿所致恶寒发热、头重身倦、脘痞吐泻等。如香薷散（《太平惠民和剂局方》）。

白扁豆配广藿香　健脾化湿，和中解暑。用于伤暑吐泻等。如六和汤（《太平惠民和剂局方》）。

（3）用于解毒

白扁豆配白豆蔻　解酒食毒，和中止泻。用于酒食中毒、腹泻腹痛等。

【鉴别应用】

白扁豆、扁豆衣、扁豆花　三者来源相同，皆能健脾和中、解暑化湿，用于脾虚有湿，暑湿内蕴，脾失运化之吐泻、食欲缺乏、倦怠乏力等。白扁豆功用较全面，健脾之力三者中最强，但化湿逊于扁豆衣，解暑不如扁豆花，故多用于脾虚有湿诸证。扁豆衣为白扁豆之干燥种皮，健脾和胃之力逊于白扁豆，但清暑利湿之功优于白扁豆，故适用于夏伤暑湿，湿邪偏重之呕吐泄泻。扁豆花为白扁豆之花，健脾祛湿之力逊于白扁豆，但解散暑邪之功优于白扁豆，适用于暑湿内蕴，暑重于湿。扁豆衣内服，煎汤，6～15g；扁豆花内服，煎汤，5～10g。

【单方验方】

治疗小儿腹泻　车前子30g，扁豆花25g，脱水者加麦冬20g。将上药加水2000ml，煎15～20min，并加白酒100ml，洗双足及胫下1/3处，先熏后洗，每次30～50min，每日1剂，每剂洗2～3次。并结合调节饮食，纠正脱水和电解质紊乱，合并感染者，适当选用抗生素。[张连伟.中国民间疗法，1998，6（1）：26]

【用量用法】　水煎服，10～20g。健脾止泻宜炒用；消暑解毒宜生用。

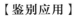

大枣

【基源】　为鼠李科植物枣的干燥成熟果实。

【性味归经】　甘，温。归脾、胃、心经。

【功效主治】　补中益气，养血安神，缓和药性。用于脾胃虚弱，食少便溏、血虚萎黄、心悸失眠、妇女脏躁、心神不安等。

【配伍应用】

（1）用于养血安神

大枣配熟地黄、当归　养血补脾。用于脾虚不能化生营血、气虚血少、面色萎黄、心悸失眠等。如人参养荣汤（《太平惠民和剂局方》）。

大枣配小麦　补养心脾，安神除烦。用于妇女脏躁、悲伤欲哭等。如甘麦大枣汤（《金匮要略》）。

（2）用于缓和药性

大枣配甘遂、大戟、芫花　峻下逐水而不伤正。用于饮停胸胁之咳唾胸痛，水肿腹胀喘满，二便不利。如十枣汤（《伤寒论》）。

【单方验方】

(1) 治疗过敏性紫癜　大枣 150g，甘草 20g。水煎，每日 1 剂，吃枣饮汤，7 天为 1 个疗程。或用带红衣花生米 50g，大枣 10～15 枚，加适量水用文火煮 30～40min。1 次服下，每日服用 3 次，5～10 日为 1 个疗程。[张华民，等．中国民间疗法，2000，8（1）：44]

(2) 治疗小儿泄泻　取晒干的山药片 500g、大枣 100g（将成熟的果实煮熟、晒干、炒黄）共研细粉包好备用，每包 2g。一般 6 个月以下婴幼儿每次 1/3 包，每日 2 次；6 个月至 1 岁者每次 1/2 包，每日 2 次；1～3 岁者，每次 1 包，每日 2 次；3～5 岁者每次 2 包，每日 2 次。[王瑞琴，等．中国民间疗法，2001，9（12）：58]

(3) 治疗痛经　将黑豆 100g、大枣 50g 加水适量，煮成粥状，加红糖 20g 调服，为 1 剂量。每次月经来潮前 3 天开始服用，每日 1 剂，连服 10 剂为 1 个疗程。[王焕新，等．新中医，1998，30（4）：31]

(4) 治疗自汗　甘草 15g，浮小麦 30～60g，大枣 10 枚。上 3 味加水 500ml，文火煎煮后，去渣留汁约 300ml，另加红糖适量，温分 3 服，每日 1 剂。[李言庆，等．社区医学杂志，2007，5（4）：68]

(5) 治疗小儿多动症　甘草 10g，淮小麦 50g，大枣 10 枚。先将淮小麦洗干净，冷水浸泡 2h，文火煎熬至麦熟为止，然后加入甘草、大枣再煎。至枣烂易于去皮为止。令患儿饮汤食枣，上、下午各 1 次，连服 3 个月，多动渐收敛，能安坐课堂听讲，学习成绩明显提高。[赵怀康．中国社区医师，2005，21（3）：42]

【用量用法】　擘开，煎汤服，3～12 枚，或 10～30g。或去皮核捣烂为丸服。

绞股蓝

【基源】　为葫芦科植物绞股蓝的根茎或全草。别名七叶胆。

【性味归经】　甘、苦，寒。归脾、肺经。

【功效主治】　益气健脾，化痰止咳，清热解毒。用于脾胃气虚，纳差乏力、肺虚咳嗽；高脂血症、肝炎等。

【配伍应用】

绞股蓝配白术　益气健脾，共补脾胃。用于脾胃气虚，体倦乏力、纳食不佳者。

绞股蓝配川贝母、百合　润肺止咳化痰。用于气阴两虚，肺中燥热，咳嗽痰黏。

【单方验方】

（1）治疗高脂血症　绞股蓝 30g，每日 1 剂，煎水代茶饮，1 个月为 1 疗程。[商娅，林青．福建中医药，1996，27（3）：14]

（2）治疗慢性活动性乙型肝炎　绞股蓝 100g。每日 1 剂，水煎，分 3 次服。4 个月为 1 疗程。[王百龄．成都中医学院学报，1993，16（3）：25]

（3）治疗慢性气管炎　绞股蓝 2.5～3g，研末服，每天 3 次。对痰湿化热型近期疗效好。[宋立人，等．现代中药学大辞典．北京：人民卫生出版社，2001：1632]

（4）治疗糖尿病　以烦渴多饮为主症：绞股蓝 30g。以多食善饥，大便秘结为主症：绞股蓝 15g，生石膏 15g，熟地黄 9g，麦冬 6g，知母 5g，牛膝 5g。以尿频、头晕、腰酸为主症：绞股蓝 15g，黄芪 30g，枸杞子 15g。以上处方均水煎服，每日 1 剂，分 2 次服。[宋立人，等．现代中药学大辞典，北京：人民卫生出版社，2001：1632]

【用量用法】　水煎服，10～20g，亦可沸水泡服。研末服，每次 2～3g，每日 3 次。

【使用注意】　个别患者服后可能有恶心、呕吐、腹泻等反应，无需对症处理，不影响治疗。

红景天

【基源】　为景天科植物大花红景天的干燥根和根茎。

【性味归经】　甘、苦，平。归肺、心经。

【功效主治】　益气活血，通脉平喘。用于气虚血瘀，倦怠气喘，胸痹心痛，中风偏瘫，跌打损伤。

【配伍应用】

红景天配山药、白术　益气健脾。用于脾虚倦怠乏力。

红景天配南沙参、百合　清肺润肺止咳。用于肺阴虚咳嗽痰黏。

【单方验方】

（1）治疗慢性脑供血不足　用大株红景天胶囊，每次 4 粒（每粒 0.38g），每天 3 次，15 天为 1 个疗程。[吴泽铭，等．辽宁中医药大学学

报，2007，9（3）：126-127]

（2）治疗胆囊炎胆结石　高山红景天全草 9g，研粗末，每日开水冲泡，代茶饮。另用高山红景天根研极细末，装胶囊备用，每粒胶囊重0.35g。慢性患者每次服胶囊 2～3 粒，每日 3 次，高山红景天水送服。急性发作期者每次服 5 粒，隔 30～60min 口服 1 次。2 周为 1 个疗程，连服 2个疗程。[张金菊．中国民间疗法，2005，13(8)：43-44]

（3）治疗低氧血症　口服红景天胶囊，每次 2 粒（每粒 0.35g），每天两次，20 天为 1 个疗程。[叶久勤，等．成都医药，2004，30(4)：210-211]

（4）治疗高原红细胞增多症　红景天糖浆 15～20ml，口服，每日 3次，4 周 1 疗程，连用 2 疗程。[汪学文，等．华西药学杂志，1994,9(1):57]

【用量用法】　水煎服，3～6g。或制成糖浆服。外用适量，捣敷，或研末调敷。

饴　糖

【基源】　为米、大麦、粟或玉蜀黍等粮食经发酵糖化制成的糖类食品。

【性味归经】　甘，温。归脾、胃、肺经。

【功效主治】　补中益气，缓急止痛，润肺止咳。用于脾胃虚寒，脘腹疼痛、肺燥咳嗽、干咳无痰等。

【配伍应用】

（1）用于缓急止痛

饴糖配桂枝、白芍　温中补虚，缓急止痛。用于中焦虚寒之脘腹冷痛、食少便溏等。如小建中汤（《伤寒论》）。

饴糖配当归　温补气血，缓急止痛。用于产后虚羸，腹中疼痛，或小腹拘急，痛引腹背，不能饮食。如当归建中汤（《千金翼方》）。

饴糖配黄芪　补中益气，和里缓急。用于虚劳里急，诸不足。如黄芪建中汤（《金匮要略》）。

饴糖配干姜　温中补虚，散寒止痛。用于中阳虚衰，阴寒内盛，腹痛而不可触之者。如大建中汤（《金匮要略》）。

（2）用于润肺止咳

饴糖配百部、苦杏仁　补虚润肺止咳。用于肺虚咳嗽、干咳无痰、气短作喘等。

【单方验方】

治疗功能性便秘　选取甘润可口、水分丰富、质地细润的马铃薯500g，做清洁去皮、芽处理，切块，蒸熟，捣泥后加饴糖60g和盐少许拌匀食用，早晚各一次，可以代替早晚正餐。[张更林. 中国医药导报，2007，4（26）：162]

【用量用法】　入汤剂，须烊化冲服，每次15～20g。也可熬膏或为丸服。

【使用注意】　本品有助湿壅中之弊，湿阻中满者不宜服。

甘 草

【基源】　为豆科植物甘草、胀果甘草或光果甘草的干燥根及根茎。

【性味归经】　甘，平。归心、肺、脾、胃经。

【功效主治】　益气补中，祛痰止咳，清热解毒，缓急止痛，调和药性。用于心气不足，脉结代，心动悸，咳嗽痰多，热毒疮痈，咽喉肿痛，药食中毒，脘腹、四肢挛急疼痛等。

【配伍应用】

（1）用于益气补中

甘草配人参（党参）、白术、茯苓　补气健脾。用于气虚脾弱的食少乏力、腹泻便溏等。如四君子汤（《太平惠民和剂局方》）。

甘草配人参、阿胶、桂枝　益气养血，通阳复脉。用于心气不足，心动悸，脉结代等。如炙甘草汤（《伤寒论》）。

（2）用于祛痰止咳

甘草配麻黄、苦杏仁　解表宣肺止咳。用于外感风寒，咳嗽痰多。如三拗汤（《太平惠民和剂局方》）。

甘草配干姜、细辛　温肺散寒，化痰止咳。用于寒邪犯肺，内有伏饮所致咳嗽气喘、形寒背冷、痰多清稀等。如小青龙汤（《伤寒论》）。

甘草配半夏、陈皮　燥湿化痰。用于湿痰犯肺所致咳嗽痰多、色白成块、胸膈满闷、呕恶眩晕、苔腻脉滑等。如二陈汤（《太平惠民和剂局方》）。

（3）用于清热解毒

甘草配绿豆　清热解毒。适用于诸药中毒，食物中毒，疮痈肿毒。

（4）用于缓急止痛，调和药性

甘草配饴糖、桂枝、白芍　温中补虚，缓急止痛。用于中气虚寒，营血不能温养之脘腹疼痛、四肢挛急作痛等。如小建中汤（《伤寒论》）。

甘草配附子、干姜　回阳救逆。用于阳气衰微，阴寒内盛，或大汗、大吐、大下后，见冷汗自出、四肢厥逆、脉微欲绝等亡阳厥脱证。如四逆汤（《伤寒论》）。

甘草配大黄、芒硝　缓下热结。用于阳明腑实之大便秘结，腹满拒按。如调胃承气汤（《伤寒论》）。

【鉴别应用】

生甘草、炙甘草、甘草梢　生甘草味甘性平，长于清热解毒、祛痰止咳，多用于肺热咳嗽、痰黄、咽喉肿痛、痈疽疮毒、食物中毒、药物中毒等。炙甘草味甘偏温，以补脾和胃、益气复脉力胜，主治脾胃虚弱，倦怠乏力、心动悸、脉结代等。甘草梢即甘草之尾部细小部分，多为生用，味甘偏凉，功专清热通淋，多用于小便短赤、灼热涩痛、口舌生疮、胸闷心烦之心胃有热等。

【单方验方】

(1) 治疗胃及十二指肠溃疡　甘草12g加水适量，水煎浓缩成100ml，分早晚2次口服，2周为1个疗程。[胡允彩，等.中国民间疗法，1999，7 (10)：35]

(2) 治疗荨麻疹　生甘草30g，用开水500ml冲泡，热饮、凉饮均可，每天代水饮，30日为1个疗程。[杨倩宇.河南中医，2003，23 (9)：56]

(3) 治疗过敏性紫癜　生甘草20～30g水煎，每日分2次服，治疗20日判断疗效。[杨孟考.中国社区医师，2005，21 (22)：36]

(4) 治疗脚癣　取木瓜与甘草各等份（一般各250～500g），加水1500～2000ml，浸泡1h后，将患足浸入药液中（注意药液要漫过患处）约2h，然后晾干。用同一份药液，每日按时浸泡1次，连用7天为1个疗程。病情严重、病程较长的病例可休息2天后再用1个疗程。[姜旭东，等.中国乡村医生杂志，1996 (6)：28]

(5) 治疗静脉炎　将红花、甘草（1：1）研粉，用50％乙醇调匀成糊，涂于纱布（双层）上，四边向内折叠包好，敷于患处，干后可再加少许50％乙醇保持湿润，持续湿敷，每日1次，一般1～3次可消肿止痛，3日后静脉变软，弹性恢复。[王文玲，等.河北中医，2002，24 (11)：810]

【用量用法】　水煎服，3～10g。清热解毒宜生用；补中缓急宜炙用；止茎中痛宜用甘草梢。

【使用注意】　长期服用甘草及其制剂，可出现假性醛固酮增多症，导致水钠潴留，血压升高。老年人及有心血管病和肾脏病的患者应慎用。湿浊中阻而脘腹胀满、水肿者忌用。反大戟、芫花、甘遂、海藻。

第二节　补血药

当　归

【基源】　为伞形科植物当归的干燥根。

【性味归经】　甘、辛，温。归肝、心、脾经。

【功效主治】　补血活血，调经止痛，润肠通便。用于血虚诸证，血虚血瘀之月经不调、经闭痛经、虚寒性腹痛、跌打损伤、风湿痹痛、痈疽疮疡、血虚肠燥便秘等。

【配伍应用】

（1）用于补血养血

当归配熟地黄　补血滋阴。用于血虚精亏，面色萎黄、头晕目眩、心悸失眠、月经失调等。如四物汤（《太平惠民和剂局方》）。

当归配白芍　养肝和血。用于心血不足的心悸不宁；肝血不足的头晕耳鸣，筋脉挛急；血虚血瘀的妇女月经不调、痛经等。如四物汤（《太平惠民和剂局方》）。

当归配人参　气血双补。用于气血两亏诸证。如八珍汤（《正体类要》）。

（2）用于养血调经

当归配川芎、桃仁、红花　活血养血，行气止痛。用于血虚、血瘀之头痛、月经不调、痛经闭经、产后瘀血腹痛、风湿痹痛等。如桃红四物汤（《医宗金鉴》）。

当归配阿胶　养血止血。用于崩漏下血、月经过多、淋漓不止或产后出血不止、妊娠下血等。如胶艾汤（《金匮要略》）。

当归配赤芍　凉血散瘀止痛。用于瘀热之月经不调、痛经闭经以及痢疾腹痛、便下脓血等。如血府逐瘀汤（《医林改错》）。

（3）用于活血止痛

当归配乳香、没药　活血祛瘀，通络止痛。用于跌打损伤等瘀血阻滞病证。如活络效灵丹（《医学衷中参西录》）。

当归配大黄、柴胡　活血祛瘀，通络止痛。用于跌打损伤，瘀血滞留胁下者。如复元活血汤（《医学发明》）。

当归配桂枝　养血温经散寒。适用于血虚感寒之手足厥冷，寒凝经络之腰腿疼痛麻木者。如当归四逆汤（《伤寒论》）。

（4）用于养血祛风

当归配秦艽、独活　祛风清热，养血活血。用于风中经络之手足麻木、疼痛等。如大秦艽汤（《素问病机气宜保命集》）。

当归配羌活、防风　祛风除湿，养血和营。用于风痹，症见身体重痛、项背拘急、手足麻木等。如蠲痹汤（《是斋百一选方》）。

（5）用于润肠通便

当归配肉苁蓉　温肾养血，润肠通便。用于肾虚气弱便秘，症见大便秘结、小便清长、腰膝酸软等。如济川煎（《景岳全书》）。

（6）用于疮痈肿毒

当归配金银花、皂角刺　清热活血，消肿止痛。用于热毒痈疮初起，局部红肿热痛者。如仙方活命饮（《校注妇人良方》）。

当归配金银花、玄参、甘草　清热解毒，活血止痛。用于脱疽。患处皮色暗红，灼热微肿，疼痛剧烈，甚则溃烂。如四妙勇安汤（《验方新编》）。

【鉴别应用】

（1）生当归、酒当归、当归炭　生当归质润，长于补血、调经、润肠通便，多用于血虚便秘、血虚体亏、痈疽疮疡等。酒当归功善活血补血调经，多用于血瘀经闭、痛经、月经不调、风湿痹痛等。当归炭以止血和血为主，多用于崩中漏下，月经过多，血虚出血。

（2）当归头、当归身、当归尾、全当归　前人曾云："归头补血，归身养血，归尾破血，全当归活血"。但目前药店所售当归大多不分，为全当归。实际上也不必过于拘泥。

（3）当归、川芎　皆能活血、调经、止痛，治血瘀寒凝之月经不调、经闭痛经，及跌打肿痛、风湿痹痛。川芎为"血中气药"，辛温升散，能"上行头目"，祛风止痛，为治头痛要药。头痛无论风寒、风热、外感、内伤均可应用。当归甘温质润，功擅补血养血，为补血之圣药，兼能润肠，故常用于血虚诸证及血虚肠燥便秘。

【单方验方】

（1）治疗全血黏度增高　把全当归粉碎为细末，装入胶囊，每粒

0.5g。每次服 6 粒，每日服 1 次。60 天为 1 个疗程。[王金瑞．天津中医，2001，18（6）：34]

（2）治疗肾病综合征低蛋白血症 常规治疗基础上加服黄芪 30g、当归 20g，煎服，每日 2 剂，连续服用 2 周。[李华．咸宁医学院学报，2001，15（1）：50]

【用量用法】 水煎服，5～15g。

【使用注意】 湿盛中满，大便泄泻者慎用。

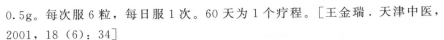

熟地黄

【基源】 为玄参科植物地黄的干燥块根，经加工炮制而成。

【性味归经】 甘，微温。归肝、肾经。

【功效主治】 补血滋阴，益精填髓。用于血虚诸证，眩晕，心悸，失眠及月经不调，崩漏下血；肝肾阴虚，精血两亏，腰膝酸软、盗汗遗精、耳鸣耳聋、头晕目眩、须发早白等。

【配伍应用】

熟地黄配白芍 补血养阴，养肝滋肾。用于阴血亏虚，月经失调、头晕目眩、心悸怔忡、健忘失眠等。如四物汤（《太平惠民和剂局方》）。

熟地黄配人参、黄芪 补益气血。用于气血两亏，形神不足等。如十全大补汤（《太平惠民和剂局方》）。

熟地黄配山茱萸、山药 滋阴补肾，固精止遗。用于肝肾不足的头晕耳鸣、腰膝酸软无力、阳痿、遗精遗尿、盗汗等。如六味地黄丸（《小儿药证直诀》）。

熟地黄配龟甲 补血填精，滋阴潜阳。用于阴虚火旺的头晕耳鸣、失眠健忘、潮热盗汗、遗精等。如大补阴丸（《丹溪心法》）。

熟地黄配知母、黄柏 滋阴降火。用于阴虚火旺的骨蒸潮热、盗汗、遗精等。如知柏地黄丸（《医宗金鉴》）。

熟地黄配五味子 补肾纳气，敛肺止咳。用于肾虚不能纳气、咳嗽气喘、呼多吸少等。如都气丸（《医贯》）。

熟地黄配附子、肉桂 温补肾阳，滋阴填精。用于肾阳不足之畏寒肢冷、腰膝酸软、夜尿频多、遗尿遗精等。如肾气丸（《金匮要略》）。

熟地黄配鹿角胶、菟丝子 温补肾阳，填精益髓。用于肾阳不足之畏寒肢冷、腰膝酸软、阳痿遗精等。如右归丸（《景岳全书》）。

熟地黄配砂仁　补血养阴，化湿行气。使熟地黄无滋腻碍胃之弊。如泰山磐石丸（《景岳全书》）。

【鉴别应用】

熟地黄、当归　皆能养血补血，治疗血虚证，常配伍同用。但熟地黄质地偏滋腻，养血兼能滋补肝肾之阴，常用于肝肾阴虚，精血两亏之证；当归则养血兼有活血止痛、调经功能，常用于血虚兼夹瘀滞之证，如妇女月经不调、痛经、跌打损伤等。此外，当归尚有润肠通便作用，血虚便秘者尤宜。

【单方验方】

（1）治疗糖尿病酮症　黄芪 25g，人参 10g，熟地黄 75g。水煎服，每日 1 剂。在改善症状的同时，可降低或消除酮体。［毕雅安．江苏中医，2000，21（1）：33］

（2）治疗药源性便秘　熟地黄 100g，浓煎 500ml，每日晚顿服，连服 3 天。［刘玉娟，等．实用医技杂志，1999，6（7）：489］

【用量用法】　水煎服，10～30g。

【使用注意】　本品质黏腻，凡气滞痰多、胃脘胀满、食少便溏者忌服。

白芍

【基源】　为毛茛科植物芍药的干燥根。

【性味归经】　甘、酸，微寒。归肝、脾经。

【功效主治】　养血敛阴，柔肝止痛，平抑肝阳。用于肝血亏虚，眩晕心悸，月经不调；肝脾不和，胸胁脘腹胀痛，四肢拘急疼痛；肝阳上亢，头痛眩晕等。

【配伍应用】

（1）用于养血调经

白芍配当归、川芎　养血活血。用于肝郁血滞，月经不调，闭经，痛经，胸胁胀痛。如四物汤（《金匮要略》）。

（2）用于柔肝缓急止痛

白芍配甘草　健脾柔肝，缓急止痛。用于气血不和的腹痛、筋脉挛急等。如芍药甘草汤（《伤寒论》）。

白芍配白术、防风　健脾柔肝。用于脾虚肝旺，肠鸣腹痛、大便泄泻或脘胁胀闷、食欲缺乏等。如痛泻要方（《景岳全书》）。

白芍配木香　行气和血，缓急止痛。用于气血凝滞的腹痛下痢等。如芍药汤（《素问病机气宜保命集》）。

（3）用于平抑肝阳

白芍配牛膝、赭石　镇肝潜阳息风。用于肝阳上亢之头晕目眩、耳鸣目胀、烦躁不宁、失眠多梦等。如建瓴汤（《医学衷中参西录》）。

白芍配石决明、钩藤　平肝潜阳。用于肝阳上亢之头痛、眩晕、急躁易怒等。如阿胶鸡子黄汤（《通俗伤寒论》）。

白芍配龟甲、鳖甲　滋阴潜阳，平肝息风。用于肝肾不足、肝阳上亢的眩晕头痛及热病伤津、虚风内动的手足瘛疭等。如大定风珠（《温病条辨》）。

（4）用于敛阴止汗

白芍配牡蛎、浮小麦　敛阴止汗。用于阴虚盗汗。

【鉴别应用】

白芍、当归　均为补血养血药，治疗血虚诸证，及肝血不足引起的肝区胁肋疼痛、眼睛干涩、视物模糊等，常配伍同用。但白芍尚有平抑肝阳、敛阴止汗、缓急止痛的功能，也可用于肝阳上亢、阴虚盗汗、胃肠或四肢筋脉拘急疼痛之证。而当归尚有活血止痛、调经、润肠通便功能，用于跌打损伤、瘀滞疼痛、月经不调、血虚便秘等。

【单方验方】

（1）治疗习惯性便秘　生白芍40g，生甘草15g。水煎服，每日1剂，一般3剂显效，7剂为1个疗程。[于清军，等．辽宁中医杂志，2002，29（6）：346]

（2）治疗牙痛　白芍45g，蒲公英30g，细辛3g，甘草15g。每日1剂，水煎服。适用于各种原因引起的牙痛，也可治疗头痛、痉挛性腹痛等。[霍光磊．山东中医杂志，1995，14（6）：276]

（3）治疗类风湿关节炎　白芍总苷胶囊（帕夫林）每次2粒，每日3次，疗程6个月。[魏艳秋．现代医药卫生，2005，21（13）：1709]

（4）治疗坐骨神经痛　白芍50g，鸡血藤、威灵仙各20g，木瓜15g，牛膝12g，独活、没药各10g，川乌、草乌各5～10g，防己9g，随证加减。每日1剂，水煎服。[宋镇星，等．四川中医，2000，18（12）：27]

（5）治疗痛经　用白芍香附止痛汤治疗痛经，每日1剂，月经来潮前

10 天开始服用，来潮时停用。10 天为 1 个疗程。止痛汤基本方：白芍 30～40g，香附 30～40g，当归 15g，党参 10g，川芎 10g，延胡索 10g，艾叶 10g。并随证加减，治疗 3 个疗程。［修中建．中医研究，2002，15（6）：27］

（6）治疗腰椎增生症　白芍 30～90g，木瓜、炙甘草各 15g，鸡血藤、威灵仙、杜仲各 20g。寒凝经络者加熟附子 20g，肉桂 10g；血虚加丹参 20g；肾阴不足加墨旱莲 20g，女贞子 15g；肾阳虚者加桑寄生、狗脊各 20g；气虚加黄芪 30g；风湿阻络加地龙 15g。每天 1 剂，水煎，分 3 次口服。［李洪洲．新中医，2008，40（10）：26］

（7）治疗腰腿痛　白芍 30g，甘草 8g，牛膝 10g，狗脊 10g，延胡索 6g，威灵仙 10g，土鳖虫 10g，地龙 10g，金樱子 10g，杜仲 10g，黄柏 10g，田七 5g。酌情加减。每日 1 剂，水煎 2 次，分 2 次空腹温服。［张华伟．时珍国医国药，2004，15（10）：689］

【用量用法】　水煎服，5～15g；大剂量：15～30g。

【使用注意】　阳衰虚寒之证不宜用。反藜芦。

何首乌

【基源】　为蓼科植物何首乌的干燥块根。

【性味归经】　苦、甘、涩，微温。归肝、心、肾经。

【功效主治】　制用：补益精血，固肾乌须。用于精血亏虚，头晕眼花，须发早白，腰膝酸软。生用：截疟解毒，润肠通便。用于久疟、痈疽、瘰疬、肠燥便秘等。

【配伍应用】

（1）用于补益精血，固肾乌须

何首乌配熟地黄、当归　滋阴养血，润下通便。用于肝肾不足，阴血亏虚，头眩耳鸣、心悸失眠、腰酸腿软、须发早白、肠燥便秘等。如何首乌酒（《医宗金鉴》）。

何首乌配当归、补骨脂　补肾固精，乌发壮骨。用于肝肾精血亏虚，须发早白、齿牙动摇、腰酸腿软、梦遗滑精等。如七宝美髯丹（《本草纲目》）。

何首乌配桑寄生　滋肾柔肝，益精养血。用于肝肾亏虚之腰膝酸软、头晕眼花、耳鸣耳聋等。如首乌合剂。

（2）用于截疟解毒，润肠通便

何首乌配金银花、连翘　清热解毒散结。用于痈疽疮疡等。如何首乌汤（《疡医大全》）。

何首乌配防风、苦参　养血燥湿，祛风止痒。用于风疹瘙痒等。如何首乌丸（《世医得效方》）。

何首乌配火麻仁　润肠通便。用于肠燥便秘。如麦冬麻仁汤（《温病条辨》）。

【鉴别应用】

（1）生何首乌、制何首乌　生何首乌苦泄性平兼发散，具有截疟、解毒消痈、润肠通便的作用，用治久疟，瘰疬疮痈，风疹瘙痒，肠燥便秘及高脂血症。制何首乌（黑豆汁制后）味甘而厚，功擅补肝肾，益精血，乌须发，强筋骨，用于血虚萎黄、眩晕耳鸣、须发早白、腰膝酸软、肢体麻木、崩漏带下等。

（2）何首乌、白首乌　何首乌在古代有赤、白之分，赤首乌即正品何首乌，来源于蓼科植物；白首乌为萝藦科植物牛皮消和戟叶牛皮消的块根，习称牛皮消、隔山消。二者功效部分相似，均能补益精血。但白首乌性质平和，滋补之力较弱，其功效更偏重于消食健胃，兼有理气止痛的作用，常用于饮食积滞、脘腹胀痛等。水煎服，6～15g；研末吞服，1～3g，效果比煎服好。

【单方验方】

（1）治疗脱发　制何首乌60g，猪大油（生）60g，洗净煎沸2次，每次加水500ml，煎至200ml，早晚2次空腹服。隔日服1剂，7剂为1个疗程，连服3个疗程。[阮晖容，等.中国民间疗法，2000，8（3）：46]

（2）治疗毛囊炎　将何首乌10g、苦参10g，加水200ml浓煎100ml。用药液将消毒过的纱布浸透，拧至不滴水，展开平置于患处，用以湿敷，纱布干后取下再浸药液，每次敷30min，每日早晚各1次。一般用24～48h即可消肿，3～4天炎症消散。[崔雪艳，等.中国民间疗法，2002，10（1）：60]

（3）治疗胃及十二指肠溃疡　将生何首乌去除杂质，研粉过100目筛，瓷瓶贮藏；用大米熬成稀粥，根据患者食量盛取，每次服用将生何首乌粉2g置于刚煮沸的稀粥内搅拌，待其温后食下，每日3次。[吴志明，等.中医杂志，2004，45（8）：571]

（4）治疗痔　痔发作期，以鲜何首乌200g切片，装入约20cm长之猪大肠内，以线扎紧两端，入锅内，加水 1500ml，文火缓缓炖至猪大肠熟透（如水炖干可酌加开水），然后取出猪大肠放凉，切片，1 日内分 3～4 次同锅内药汁空腹服完。如无鲜何首乌，可改用干何首乌 100g，研粗末装猪肠，如上法炖服。同时外用鲜何首乌 100g 或干何首乌 50g、食盐 6g，冷水适量煎取药液反复外用熏洗肛门，每日洗 3～4 次。连续内服外洗 20～30天，病情即可控制。此后无须再用上法，可改变给药方式，用干何首乌适量炒黄，研细末，每次冷开水送服 3g，每日服 3～4 次，坚持长期服用，直至症状消失，肛门镜检痔消退，病情痊愈，方可停药。[饶文举. 中医杂志，2004，45（10）：735]

（5）治疗肛裂　何首乌 60g，枳壳 30g，共研细末，每剂煎出液体250ml，早晚分服，次日再煎一次分服（即每 2 日服 1 剂），4 剂为 1 个疗程，治疗期间停用其他治疗。[丁保顺，等. 中国民间疗法，2000，8（8）：21]

（6）治疗腰椎间盘突出症　制何首乌 30g，每日 1 剂，水煎，分早晚 2次服。或以制何首乌、丹参制成丸剂，每丸 9g，每次 2 丸，每日 2 次口服。[于广勤. 中医杂志，2004，45（8）：572]

（7）治疗高脂血症　何首乌口服液，每日 30ml（含制何首乌 15g），分3 次口服。[何松林. 广东医学，2000，21（11）：977-978]

【用量用法】　水煎服，10～30g。截疟、解毒消痈、润肠通便宜生用；补肝肾、益精血、乌须发、强筋骨宜制用。

【使用注意】　生何首乌含结合性蒽醌苷类化合物，具有泻下作用，经加热蒸制后，结合性蒽醌苷类化合物水解成游离蒽醌衍生物，泻下作用消除或明显缓和，同时卵磷脂溶出增加，还原糖及总糖含量增加，呈现滋补作用。故用于滋补，何首乌须经炮制后方可入药；用于截疟、润肠、解毒宜生何首乌。大便溏泄及湿痰较重者不宜用。

阿　胶

【基源】　为马科动物驴的皮，经漂泡去毛后熬制而成的胶块。别名驴皮膏。

【性味归经】　甘，平。归肺、肝、肾经。

【功效主治】　补血滋阴，止血，润燥。用于血虚诸证，多种出血证，热病伤阴，心烦失眠，阴虚风动，肺阴虚燥咳等。

【配伍应用】

（1）用于补血止血

阿胶配熟地黄、当归、白芍　补血养阴。用于血虚萎黄、眩晕、心悸等。如阿胶四物汤（《杂病源流犀烛》）。

阿胶配人参、白及　滋阴益气，补血止血。用于肺气阴不足之咳嗽、咯血。如阿胶散（《仁斋直指方》）。

阿胶配灶心土、白术、附子　温阳健脾，养血止血。用于脾气虚寒便血或吐血等。如黄土汤（《金匮要略》）。

阿胶配艾叶　温经止血。用于血虚血寒之崩漏下血。如胶艾汤（《金匮要略》）。

阿胶配蒲黄　养血止血而不留瘀。用于妇人漏下不止等多种出血证，出血而兼血虚者。如阿胶汤（《圣济总录》）。

（2）用于滋阴润燥

阿胶配黄连　滋阴清热。用于热病伤阴，肾水亏而心火亢，心烦不得眠。如黄连阿胶汤（《伤寒论》）。

阿胶配龟甲、牡蛎、生地黄　滋阴潜阳，息风止痉。用于温热病后期，真阴欲绝，阴虚风动，手足瘈疭等。如大定风珠（《温病条辨》）。

阿胶配麦冬　养阴润燥，止咳止血。既适用于热病伤阴、虚赢少气、舌红少津等症，又可用于虚劳咳嗽、咳痰不爽或痰中带血等。如清燥救肺汤（《医门法律》）。

阿胶配黄芩、桑白皮　清肺润燥，化痰止咳。适用于燥热伤肺，咽痒干咳，咳甚则痰黏带血。如阿胶黄芩汤（《通俗伤寒论》）。

阿胶配猪苓、茯苓　利水渗湿而不伤阴。用于小便不利，烦渴欲饮。如猪苓汤（《伤寒论》）。

【鉴别应用】

阿胶、蛤粉炒阿胶、蒲黄炒阿胶　阿胶长于滋阴补血，用于血虚萎黄、眩晕心悸、心烦失眠、虚风内动等。蛤粉炒阿胶既降低了滋腻之性，又矫正了不良气味，长于益肺润燥，用于阴虚咳嗽、久咳少痰或痰中带血。蒲黄炒阿胶则以止血安络为主，用于阴虚咯血、崩漏、便血。

【单方验方】

（1）治疗贫血　阿胶10g捣成细末，鸡蛋一个打碎置小碗内。加黄酒、红糖各适量，搅拌。加水少许，隔水蒸成蛋糊，每日服1次（经期或大便

溏薄时停服）。[金安萍．中国民间疗法，1996（2）：47]

（2）治疗恶性肿瘤放疗所致血小板减少　放疗结束后 7 天查外周血小板计数低于 $50×10^9$/L 即口服阿胶 20～30g（加适量开水蒸化，饭后服用），每日 2 次。结果显示，大剂量阿胶组外周血小板计数在服药 7 天后有明显增多，21 天后外周血小板恢复正常且稳定性好。大剂量阿胶在对放疗所致血小板减少中有明显的治疗作用，能刺激血小板的再生与恢复。[刘焕义，等．西南军医，2006，8（2）：31]

（3）治疗月经过多、产后恶露不尽　党参 20g，用 400ml 自来水，文火煎 40min，取药汁 150～200ml，兑入阿胶 10g（烊化）顿服，每日 1 次。[郝世平，等．河北中西医结合杂志，1995，4（3）：30]

（4）治疗肺结核咯血　用单味阿胶 10～15g，开水炖溶化徐服，每日 1 剂。[陈军，等．现代中西医结合杂志，2000，9（4）：362]

【用量用法】　入汤剂，宜烊化冲服，5～15g。

【使用注意】　本品滋腻，有碍消化，脾胃虚弱者慎用。

龙眼肉

【基源】　为无患子科常绿乔木龙眼的假种皮。

【性味归经】　甘，温。归心、脾经。

【功效主治】　补益心脾，养血安神。用于心脾两虚，惊悸、失眠、健忘、气血亏虚等。

【配伍应用】

龙眼肉配人参　补养心脾，安神益智。用于思虑过度、劳伤心脾之惊悸怔忡、失眠健忘等。如归脾汤（《严氏济生方》）。

龙眼肉配黄芪　补养心脾，养血安神。用于心脾两虚之失眠健忘、心悸等。如归脾汤（《严氏济生方》）。

龙眼肉配当归　养血活血，补心安神。用于血虚失眠、健忘多梦、惊悸怔忡及眩晕等。如天王补心丹（《摄生秘剖》）。

龙眼肉配枸杞子　滋阴养血安神。用于年老体弱，病后失养之心悸、失眠、健忘、烦躁、眩晕、倦怠无力、腰酸腿软等。如杞圆膏（《摄生秘剖》）。

龙眼肉配柏子仁、远志　养心安神益智。用于阴血不足之心悸怔忡、失眠多梦、健忘等。如天王补心丹（《摄生秘剖》）。

【单方验方】

（1）治疗乳糜尿　龙眼肉 20g，山茱萸 10g，大米 50g，盐适量。先用水煮米粥如常法，将熟，放入龙眼肉、山茱萸煮熟，加少许盐作早餐。下午加泡龙眼肉 20g 当茶喝。忌食油，连续服食 1～3 个月。［陈协平，等.河北中医，2001（2）：87］

（2）治疗刀伤出血　先将龙眼核敲破，去掉外层的光皮，然后将核放入锅内焙焦，研成粉末，贮瓶中备用。用时，将药末（适量）撒在伤口上，覆上消毒纱布，用手轻按在伤口上，待血止后，再用消毒纱布包扎好，一般数日即愈。［刘浩.四川中医，1988（5）：75］

（3）治疗失眠　治心中怔忡，夜不能寐，龙眼肉蒸熟，随便当点心吃。（《医学衷中参西录》）

（4）治脾虚泄泻　龙眼干 14 粒，生姜 3 片。煎汤服（《泉州本草》）。

【用量用法】　水煎服，10～25g；大剂量 30～60g。

【使用注意】　湿盛中满或有痰火者忌用。

第三节　补阴药

北沙参

【基源】　为伞形科植物珊瑚菜的干燥根。

【性味归经】　甘、微苦，微寒。归肺、胃经。

【功效主治】　养阴清肺，益胃生津。用于阴虚肺热燥咳，干咳痰少，或痨嗽久咳，咽干喑哑；胃阴不足或热病伤津，口渴咽干、胃脘隐痛、嘈杂、干呕等。

【配伍应用】

（1）用于养阴生津

北沙参配麦冬　养阴清肺，益胃生津。用于热伤肺阴所致的干咳少痰，咽干口渴；胃阴不足或热病伤津，口燥咽干、烦热口渴等。如沙参麦冬汤（《温病条辨》）。

北沙参配生地黄　养胃阴，生津止渴。用于温热病邪热伤津或胃阴不足，口燥咽干、烦热口渴等。如益胃汤（《温病条辨》）。

北沙参配当归、枸杞子　滋阴养血。用于肝肾阴血不足之胁痛、吞酸、咽干口燥等。如一贯煎（《续名医类案》）。

（2）用于润肺止咳

北沙参配知母、天花粉　养阴润肺润燥。用于阴虚劳热、咳嗽咯血等。如宁肺汤（《杂病源流犀烛》）。

北沙参配贝母　养肺阴，润燥化痰。用于肺燥咳嗽、痰稠咳吐不爽、舌红而干等。如桑杏汤（《温病条辨》）。

北沙参配桑叶　滋养肺阴，清肺润燥。用于肺燥咳嗽、干咳少痰等。如桑杏汤（《温病条辨》）。

【单方验方】

（1）治疗顽固性呃逆　用麦冬、沙参各 5g，沸水冲泡后代茶饮，连服 10 天为 1 个疗程，可连服 2～3 个疗程。[李光静. 实用中医药杂志，2004，20（2）：75]

（2）治疗小儿迁延性肺炎　由北沙参 25g、甘草 15g、拳参 10g、紫草茸 10g 4 味组成，共研细末，制成汤剂，视患者年龄选 3～5g 用牛奶或水煎服，每日 3 次，15 天为 1 个疗程。[楚伦巴特尔. 中国民族医药杂志，1996，2（2）：19]

【用量用法】　水煎服，10～15g。亦可熬膏或入丸剂。

【使用注意】　不宜与藜芦同用。

南沙参

【基源】　为桔梗科植物轮叶沙参或沙参的干燥根。别名泡参。

【性味归经】　甘，微寒。归肺、胃经。

【功效主治】　养阴清肺，益胃生津，化痰，益气。用于肺阴虚燥咳、肺热或痰热咳嗽；胃阴虚有热之口燥咽干、大便秘结、食少不饥等。

【配伍应用】

南沙参配麦冬、玉竹　养阴清肺，益胃生津。用于阴虚肺燥或热伤肺阴所致的干咳少痰、咽干舌燥以及温热病邪热伤津液，或胃阴不足之咽干口渴、大便干燥等。如沙参麦冬汤（《温病条辨》）。

南沙参配生地黄　清胃热、养胃阴而生津液。用于温热病邪热伤津液，或胃阴不足，口燥咽干，烦热口渴等。如益胃汤（《温病条辨》）。

【鉴别应用】

南沙参、北沙参　沙参古代原指南沙参，现分为南沙参和北沙参两种。两种药材植物来源不同，但皆有养阴清肺，益胃生津功能。南沙参养阴之力稍逊于北沙参，不过本品兼能化痰、益气，更适用于肺热咳嗽、劳嗽有痰及胃阴伤轻者。北沙参长于滋阴，更适用于燥咳无痰、阴虚劳嗽及胃阴伤甚者。

【单方验方】

（1）治肺热咳嗽　南沙参18g，水煎服。（《卫生简易方》）

（2）治百日咳　杏叶沙参根6～12g，水煎服。（《湖南药物志》）

（3）治肺结核痰中带血，虚火牙痛，咽痛　沙参30g，鸡蛋2个，白糖适量。沙参与鸡蛋加水同煮，蛋熟后去壳再煮半小时，加白糖调味，饮汤食蛋。（《偏方大全》）

【用量用法】　水煎服，10～15g。

【使用注意】　不宜与藜芦同用。

百　合

【基源】　为百合科植物卷丹、百合或细叶百合的干燥肉质鳞叶。

【性味归经】　甘，寒。归肺、心经。

【功效主治】　养阴润肺止咳，清心安神。用于阴虚燥咳，劳嗽咯血；热病余热未清、虚烦惊悸、失眠多梦等。

【配伍应用】

（1）用于养阴润肺止咳

百合配麦冬　养阴清肺，润肺止咳。适用于阴伤肺燥，干咳少痰，咽干口渴；肺肾阴虚，咳痰带血、咽干、手足心热等。如百合固金汤（《慎斋遗书》）。

百合配桔梗　宣肺利咽化痰，润肺止咳。适用于咳嗽，胸中痰壅，咽喉不利，以痰多有热呼吸不利为主症者。如复元散（《麻科活人书》）。

（2）用于清心安神

百合配生地黄　清热养阴。适用于热病伤阴，虚烦惊悸等。如百合地黄汤（《金匮要略》）。

百合配鸡子黄　养阴清心，除烦安神。适用于百合病，邪郁日久，心烦口渴，小便赤涩者。如百合鸡子黄汤（《金匮要略》）。

【鉴别应用】

百合、玉竹　皆为甘寒之品，能清肺养阴、清热生津，常配伍同用。但百合尚具清心安神之功，可用于虚烦惊悸、失眠多梦之证；玉竹长于滋胃阴、润胃燥、生津止渴，常用于热病伤阴、津亏液少、烦热口渴之证。

【单方验方】

（1）治疗肺虚久咳　取新鲜百合 30～100g，置药罐中，加水以高出药面 70ml 为宜，煮沸后，利用余热焖 5min，趁热连同百合一起服用。服用次数视病情而定。[胡焕萍，等．湖北中医杂志，2006，28（8）：40]

（2）治疗哮喘　百合 500g，枸杞子 120g，共研细末，用蜂蜜将药末制成丸剂，每丸重约 9g，每次用温开水送服 1 丸，每日服 2～3 次，10 日为 1 个疗程。[刘鹏涛．中国民间疗法，2006，14（11）：64]

（3）治疗老年性便秘　百合 50～60g（鲜者 80～100g），蜂蜜 20g。将干百合浸泡 4h（鲜者无需浸泡），加水 300ml，文火煎 30min，煮至百合烂熟后入蜂蜜和匀。每日 1 剂，分早晚 2 次服。15 天为 1 个疗程。[郑红．江苏中医，2001，22（4）：24]

（4）治疗疮疡　百合，野生家养均可，但以野生者佳。将该药采集后，首先除去泥土，剪去茎和根须，再用凉开水洗干净，剥去外皮。取净药约 100g，用消毒器具捣烂如泥，内加冰片少许和匀。然后依疮口大小，将药泥摊于无菌纱布上，盖疮口处，外用胶布固定或绷带缠之。轻者隔日换药 1 次，重者每日换药 1 次，一般 1 周左右疮口即可愈合。[龙宽斌，等．山西中医学院学报，2000，1（3）：54]

（5）治疗带状疱疹　取鲜百合捣烂取汁涂于皮疹处，每日 3 次。涂至水疱干涸结痂为止。[肖孝葵．临床皮肤病杂志，1998，27（3）：166]

【用量用法】　煎服，10～30g；蒸食、煮粥食或拌蜜蒸食。外用捣敷。

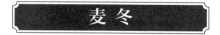

麦冬

【基源】　为百合科植物麦冬的干燥块根。

【性味归经】　甘、微苦，微寒。归肺、胃、心经。

【功效主治】　养阴润肺，益胃生津，清心除烦。用于肺阴不足，而有燥热的干咳痰黏，咽干鼻燥，劳热咳嗽；胃阴虚或热伤胃阴，口干舌燥，饥不欲食，大便燥结；心阴虚有热，心烦失眠等。

【配伍应用】

（1）用于养阴润肺，益胃生津

麦冬配玉竹　养阴润燥，生津止渴。用于胃阴不足或热病伤津，口燥咽干、烦热口渴等。如玉竹麦冬汤（《温病条辨》）。

麦冬配天冬　养阴润燥，清火生津。用于劳热咳嗽、阴虚潮热、津伤口渴、肠燥便秘等。如二冬膏（《张氏医通》）。

麦冬配知母、天花粉　清热养阴，润肺止咳。用于燥热伤肺，咳嗽喘逆、痰黏难咳、胸中烦满等。如清咽养荣汤（《疫喉浅论》）。

麦冬配贝母　养阴清热，化痰。用于燥热咳嗽痰少质黏难咳等。如养阴清肺汤（《重楼玉钥》）。

麦冬配生地黄、玄参　清热滋阴，润燥通便。用于热病津伤，肠燥便秘等。如增液汤（《温病条辨》）。

麦冬配人参、五味子　益气养阴，敛汗生津。用于热伤气阴，肢体倦怠，气短懒言，汗出口渴，细虚数者。如生脉散（《医学启源》）。

麦冬配熟地黄、牛膝　滋阴清热，引血下行。用于阴虚火旺之牙痛、齿衄、烦热口干等。如玉女煎（《景岳全书》）。

（2）用于清心除烦

麦冬配酸枣仁、柏子仁　清心除烦，养心安神。用于阴虚火旺，心肾不交，心烦失眠、惊悸神疲、梦遗健忘等。如天王补心丹（《摄生秘剖》）。

麦冬配茯神　清心养心安神。用于心阴虚，心烦失眠、健忘、惊悸等。如柏子养心丸（《体仁汇编》）。

麦冬配丹参　清心养阴，安神。用于热伤心阴，心烦失眠、谵语等。如清营汤（《温病条辨》）。

【鉴别应用】

麦冬、沙参　皆有养阴清肺，益胃生津功效，常配伍同用，可治肺热燥咳，胃阴不足之证。但麦冬尚有清心除烦、润肠通便的功效，可用于心烦失眠，肠燥便秘之证。而沙参则以养肺胃之阴为主。

【单方验方】

（1）治疗化疗后口腔溃疡　麦冬、金银花、桔梗各 10g，加 70～80℃

开水 500ml 冲泡，温服，每日 4～5 次，每次 200ml，7 天为 1 个疗程，饭前、饭后均可饮用。[陈静云，等. 护理学杂志，2005，20（20）：76]

（2）治疗乳头皲裂　麦冬 50g，研末装瓶内备用。治疗时用生理盐水将患处洗净，然后取适量麦冬末用食醋调成糊状，均匀地敷于患处，每隔 5h 换药 1 次，3 天为 1 个疗程。用药期间忌食辛辣物质，暂停哺乳。[耿金凤，等. 中医杂志，2002，43（2）：157]

（3）治疗糖尿病　鲜麦冬全草 50g 切碎，煎汤，代茶饮服。[丁仰宪. 中草药，1994（9）：478]

（4）治疗冠心病心绞痛　麦冬注射液 40ml（80g）加入 5％葡萄糖水 500ml 中静脉滴注，每日 1 次，连续用药 4 周。有明显心绞痛症状者，则临时舌下含化硝酸甘油。[马俊坚. 中国农村医学，1998，26（6）：41]

【用量用法】　水煎服，6～12g。

【使用注意】　部分患者口服初期有腹胀、嗳气、大便增多等消化道症状，一般在两周后可自行消失。

天　冬

【基源】　为百合科植物天冬的干燥块根。

【性味归经】　甘、苦，寒。归肺、肾经。

【功效主治】　养阴润燥，清肺生津。用于肺阴虚之燥热咳嗽，干咳痰黏，劳嗽咯血，咽痛暗哑；肾阴不足，阴虚火旺的潮热盗汗，盗汗遗精；热病津伤口渴、肠燥便秘及内热消渴等。

【配伍应用】

天冬配沙参　养阴润肺。用于燥热咳嗽，痰少难咳。

天冬配阿胶　滋阴降火，润肺止咳，化痰止血。用于肺痿日久，阴虚内热，咳痰带血等。如天门冬丸（《普济本事方》）。

天冬配贝母、桔梗　滋阴润肺，清化痰热。用于痰热壅肺，伤津耗液，痰黏难咳等。如门冬清肺汤（《证治准绳》）。

天冬配知母、天花粉　清肺养阴润燥。用于肺热阴伤或肺虚燥热，干咳痰少，咽干者。如宁肺汤（《杂病源流犀烛》）。

天冬配熟地黄　滋阴降火，润燥生津。用于阴虚火旺，潮热盗汗、梦遗滑精、头晕目眩、腰膝无力、咽干口燥、舌红少苔等。如天门冬散（《圣济总录》)。

天冬配人参、生地黄　益气养阴。用于阴虚内热消渴，热病津伤口渴。如三才汤（《温病条辨》)。

天冬配生地黄、玄参　用于热伤津液之咽干口渴，肠燥便秘。如清咽养荣汤（《疫喉浅论》)。

【鉴别应用】

天冬、麦冬　均为百合科植物的干燥块根，有养阴清肺、润燥通便功效，常配伍同用，可治肺热燥咳、劳嗽咯血，及内热消渴、肠燥便秘。麦冬润燥清热之力逊于天冬，但能滋养心阴、清心除烦，故也常用于心阴虚有热之心烦不眠，或邪扰心营，身热烦躁之症。天冬清火润燥之力较强，且可滋补肾阴，降虚火，善治肾阴亏虚，阴虚火旺的潮热盗汗、遗精、内热消渴等。天冬甘寒滋腻之性较麦冬为甚，故脾虚泄泻、痰湿内盛者忌用。

【单方验方】

治疗慢性单纯性鼻炎　将生蜂蜜（中华蜜蜂所酿者为佳）盛于洁净之陶罐中，纳入去皮鲜天冬，蜂蜜量以恰好淹没天冬为宜，罐口密封，20 天后启用。每次生食天冬 2 支，开水冲服浸用蜂蜜 20g，早晚各 1 次，10 天为 1 个疗程。［卢训丛．中国民间疗法，1997（2）：44］

【用量用法】　水煎服，6～12g。

【使用注意】　本品甘寒滋腻，故脾虚泄泻、痰湿内盛者忌用。

石　斛

【基源】　为兰科植物霍山石斛、鼓槌石斛、流苏石斛或金钗石斛的栽培品及其同属植物近似种的新鲜或干燥茎。

【性味归经】　甘，微寒。归胃、肾经。

【功效主治】　益胃生津，养阴清热，明目，强腰膝。用于热病津伤，低热烦渴；胃阴不足，口渴咽干，食少呕逆，胃脘嘈杂，隐痛或灼痛；肾虚目暗、视力减退、内障失明、筋骨痿软等。

【配伍应用】

（1）用于清热养阴生津

石斛配麦冬　清热养阴生津。用于阴虚津亏，咽干而痛、舌红少津、虚热不退等。如清暑益气汤（《温热经纬》)。

石斛配北沙参　益胃生津。用于胃阴不足，饥不欲食、胃中嘈杂、胃脘隐痛或灼痛、干呕或呃逆、舌光红少苔等。如滋阴清化汤（《温病刍言》）。

石斛配竹茹　清胃养阴，降逆止呕。用于胃阴不足，胃虚有热，干呕、食少、口渴咽干、胃脘嘈杂隐痛等。

石斛配天花粉　益胃生津止渴。用于胃热炽盛，胃阴不足，消谷善饥之中消证。如祛烦养胃汤（《医醇賸义》）。

（2）用于补肝肾明目强腰膝

石斛配熟地黄　补益肝肾，强筋壮骨，填精益髓。用于肝肾不足，筋骨痿软、腰膝无力等。如石斛散（《普济本事方》）。

石斛配牛膝、杜仲　补益肝肾，强筋壮骨。用于肝肾不足，阴血亏虚，腰腿酸痛等。如石斛丸（《太平圣惠方》）。

石斛配枸杞子　补益肝肾，益精明目。用于肝肾不足，眼目失养，两眼昏花等。如石斛夜光丸（《原机启微》）。

石斛配淫羊藿、苍术　补肾益精明目。用于肝肾亏虚夹湿之雀目、眼目昼视精明、暮夜昏暗、视不见物等。如石斛散（《圣济总录》）。

【鉴别应用】

铁皮石斛、金钗石斛、霍山石斛、耳环石斛　一般认为，铁皮石斛滋阴、生津、除热之力最佳。金钗石斛作用相对较弱。霍山石斛（原产安徽霍山，故名）适用于虚人、老人津液不足、大便困难者。耳环石斛为铁皮石斛的幼嫩茎加工盘卷而成，别名枫斗，生津而不寒凉，为石斛中上品，可以代茶用。

【单方验方】

（1）治疗咽炎　鱼腥草 10～15g，石斛 6～10g，水泡代茶饮，每日 1 次，疗程 7 天，发热者适当加用抗生素。[何欣，等．浙江中西医结合杂志，2006，1（11）：696]

（2）治疗酗酒性胃炎　鲜石斛晶开水冲服，每次 20g，每日 3～4 次，疼痛较剧时加用 0.6mg 阿托品。症状解除后继续巩固治疗 2～3 周。[陈生春．实用中医药杂志，1998，14（4）：43]

（3）治疗慢性萎缩性胃炎　竹叶、石斛、麦冬、法半夏、川楝子、甘草各 10g，白芍、党参各 15g，白花蛇舌草 30g。每日 1 剂，水煎服。适用于慢性萎缩性胃炎、胃窦炎证属脾胃气阴两虚，肝胃不和者。[仝玉柱．新中医，2002，34（11）：31]

【用量用法】　水煎服，10～15g，鲜品 15～30g。干品入汤剂宜先煎。

【使用注意】　本品有敛邪助湿之弊，故舌苔厚腻、腹胀者慎用。

玉 竹

【基源】　为百合科植物玉竹的干燥根茎。别名葳蕤。

【性味归经】　甘，微寒。归肺、胃经。

【功效主治】　养阴润燥，生津止渴。用于阴虚肺燥，干咳痰少；胃热津伤，口干舌燥，内热消渴；阴虚外感，头痛身热等。

【配伍应用】

玉竹配沙参、麦冬　养阴润燥，生津止渴。用于燥热伤肺，干咳少痰，胃阴不足或热病伤津，口燥咽干、烦热口渴等。如玉竹麦冬汤（《温病条辨》）。

玉竹配生地黄　清热养阴，生津止渴。用于热病伤阴，津亏液少，烦热口渴、口舌干燥等。如益胃汤（《温病条辨》）。

玉竹配天花粉　养阴润燥，清热生津止渴。用于肺燥咳嗽，热病津伤口渴、消渴多饮等。如沙参麦冬方（《温病条辨》）。

玉竹配薄荷　滋阴解表。用于阴虚之人，外感风热、头痛身热、心烦口渴、舌质红、脉浮数等。如加减葳蕤汤（《通俗伤寒论》）。

玉竹配山药　益气养阴。用于气阴两虚，形体羸瘦、神疲乏力等。如养正汤（《时疫白喉捷要》）。

【鉴别应用】

玉竹、知母　皆有滋阴润肺、生津止渴的功效，用于阴虚燥咳、干咳少痰及热病伤阴、津亏液少、烦热口渴、口舌干燥等。知母既能清肺胃气分实热，除烦止渴，又能滋肾阴而退骨蒸，并可润肠通便，用于肠燥便秘。玉竹则常用于阴虚外感、阴虚发热及气阴两虚者。

【单方验方】

治疗蛲虫病　1～3岁病儿用黄精、玉竹各10g，3～8岁病儿用黄精、玉竹各25g。将药物加水浸泡60～90min，然后放在锅里隔水蒸25～30min，去渣服汤，再将药渣用上法蒸2次，分2次服下，每日1剂，服用3次，连服3天。同时对病儿的内衣及被褥采取煮沸和曝晒的方法进行消毒。［贾淑芳．中级医刊，1995，30（7）：56］

【用量用法】　水煎服，10～15g，大剂量可用至30g。

黄 精

【基源】 为百合科植物黄精、滇黄精，或多花黄精的干燥根茎。

【性味归经】 甘，平。归脾、肺、肾经。

【功效主治】 润肺滋阴，补脾益气。用于肺虚燥咳，劳嗽咯血；脾虚倦怠，食欲不振，或口干食少，饮食无味；肾虚精亏，头晕、腰膝酸软、须发早白及内热消渴等。

【配伍应用】

（1）用于润肺滋阴

黄精配沙参 滋补肺肾，养阴生津。用于肺阴不足，燥咳少痰、舌红少苔等。

黄精配玉竹 滋阴润肺，生津止渴。用于肺燥咳嗽、阴虚劳嗽、内热消渴以及久病阴伤之口干舌燥等。

黄精配天冬、百部 滋补肺肾，润肺止咳。用于肺肾阴虚，潮热盗汗、劳嗽咯血等。

黄精配枸杞子 滋肾益精，润肺止咳。用于肺肾亏虚所致腰酸遗精、咳嗽等。如枸杞丸（《奇效良方》）。

黄精配制首乌 补精血，填精髓，乌须发。用于病后虚羸，精血亏虚，眩晕心悸、腰膝酸软、须发早白等。

（2）用于补脾益气

黄精配山药 益气养阴。用于脾胃虚弱，体倦乏力等。

黄精配黄芪 补脾益气。用于脾气不足之倦怠乏力、纳呆食少等。

黄精配党参、白术 补脾益气。用于脾虚倦怠乏力、食欲缺乏等。

黄精配麦冬、石斛 补脾益胃生津。用于脾胃阴虚之口干食少，饮食无味，舌红无苔者。

【鉴别应用】

（1）黄精、玉竹 均为百合科植物的干燥根茎，养阴润肺、益胃生津，治肺燥咳嗽、阴虚劳嗽、内热消渴，以及热病伤津或久病阴伤之口干舌燥。玉竹药力平和，不滋腻恋邪，长于益胃生津，又治阴虚外感。黄精既补脾益气，又能滋肾填精，善治气阴两虚及脾胃虚弱证，亦治肾虚精亏之头晕、腰膝酸软、须发早白。

（2）黄精、山药 均为气阴双补之品，性味甘平。山药长于健脾，对脾胃气阴两伤者尤宜，且兼涩性，也可用于便溏、带下等。黄精滋补肺肾之阴强于山药，对肺虚燥咳，肾精亏虚证尤宜。

【单方验方】

（1）治疗小儿脾疳　取黄精 300～500g，研成细末，温水冲服。3 岁以下每次服 3g，3～5 岁每次服 4g，6～10 岁每次服 5g，11～13 岁每次服 6g，早晚各服 1 次，10 天为 1 个疗程，连服 1～3 个疗程。[叶芳．中医杂志，2001，42（1）：13]

（2）治疗耐药性肺结核　黄精 50g，黄芩 20g，百部 30g，每日 1 剂。[王丽初．中医杂志，2000，41（9）：521]

（3）治疗呼吸道继发真菌感染　将黄精煎制成 1∶1（1ml 药液含黄精 1.0g）药液，漱口后咽下，每日 50～60ml。[傅利民，等．山东中医杂志，1998，17（2）：60]

（4）治疗糖尿病　用单味黄精 50g，每日 1 剂，水煎，分 2 次服，一般 1 周可见效。[高洪民．中国民间疗法，2003，11（7）：62]

（5）治疗脚癣　黄精 250g，丹参 250g，蛇床子 200g，米醋 500g。将上述诸药打碎浸泡在米醋中，30min 后备用。将患处浸泡在药液中，每天早晚各 1 次，洁肤后涂搽效果更佳。[李杰，等．河南医药信息，2003，24（1）：31]

【用量用法】　煎服，10～30g。熬膏或入丸、散剂。

【使用注意】　饭前空腹服用含黄精的制剂，少数患者有轻度腹胀感，饭后服可避免。

枸杞子

【基源】　为茄科落叶灌木植物宁夏枸杞的干燥成熟果实。

【性味归经】　甘，平。归肝、肾经。

【功效主治】　补肾益精，养肝明目。用于肝肾阴虚，头晕目眩、视力减退、内障目昏、腰酸遗精、内热消渴等。

【配伍应用】

（1）用于补肾益精

枸杞子配熟地黄、山茱萸　滋补肝肾，填精益髓。用于肝肾之阴不足，腰膝酸软、形容憔悴、阳痿遗精等。如左归丸（《景岳全书》）。

枸杞子配鹿角胶　填精益髓，补肾固精。用于肾虚精少、阳痿早泄、遗精精冷等。如右归丸（《景岳全书》）。

枸杞子配菟丝子、覆盆子　填精益髓，补肾固精。用于肾虚精少，阳痿早泄，久不生育。如五子衍宗丸（《摄生众妙方》）。

枸杞子配何首乌、牛膝　滋补肝肾，乌发壮骨。用于肾虚骨痿、腰膝酸痛、须发早白、脱发齿摇等。如七宝美髯丹（《本草纲目》引《积善堂方》）。

枸杞子配当归　益阴养血。用于肝肾阴血亏虚，胁痛吞酸、咽干口燥等。如一贯煎（《续名医类案》）。

枸杞子配阿胶　枸杞子甘平，长于补阴益精；阿胶甘平，善于补血滋阴。两药配伍，可补可润。用于阴虚痨嗽、干咳少痰等。

（2）用于益肝明目

枸杞子配菊花　益肝明目。用于内外障眼，青盲症，视物不明。如杞菊散（《仙拈集》），杞菊丸（《御药院方》）。

【鉴别应用】

枸杞子、沙苑子　二者皆善补肝肾而明目，治肾虚腰痛、遗精尿频，肝肾不足之目暗不明、头晕眼花。但沙苑子性温，长于补肾固精，善治肾阳不足，下元虚冷，精关不固，遗精遗尿。枸杞子性平质润，长于益肝明目，善治肝肾不足，视力减退，内障目昏。且本品为平补阴阳之品，故无论肾阴虚或肾阳虚都可配伍应用。

【单方验方】

（1）预防与治疗老年黄斑变性　单用枸杞子一味，蒸熟嚼食，每次30mg，每日3次。[王晓霞，等. 现代中西医结合杂志，2000，9（5）：434]

（2）治疗复发性口疮　用枸杞叶鲜品60g或干品20g，每日分次或1次，沸水浸泡，代茶饮，不拘时饮用，连服7日。[王根军，等. 河北中医，2002，24（1）：13]

（3）治疗老年高脂血症　枸杞子干果30g，洗净后温开水冲泡，饮水食果。[顾汉荣，等. 中国乡村医生杂志，1996（3）：26]

（4）治疗和预防妊娠贫血　用枸杞子250g加乌鸡（1000g左右），用文火煮熟，放入少量糖服用。[芮抗美. 中国民间疗法，2000，8（9）：47]

（5）治疗慢性萎缩性胃炎　选宁夏枸杞子洗净，烘干打碎分装，每日20g，分2次于空腹时嚼服，2个月为1个疗程。[高瑞霞，等. 中国民间疗

法，2006，14（1）：33]

（6）治疗老年夜间口干症　枸杞子10g，置于水杯内加开水500ml浸泡。待枸杞子泡开后，先嚼服枸杞子，再将泡枸杞子水喝净。每日饮用3～4次，每日用枸杞子的总量为30～40g，10天为1个疗程。[李翠静，等．中国民间疗法，2004，12（4）：27]

（7）治疗非胰岛素依赖型糖尿病　在饮食控制和其他辅助治疗的同时，每次服用枸杞液50ml，每日3次，连续服用3个月。[田丽梅，等．实用中医药杂志，2004，20（6）：337]

【用量用法】　水煎服，10～15g。熬膏、浸酒或入丸、散剂。

墨旱莲

【基源】　为菊科植物鳢肠的干燥地上部分。别名旱莲草。

【性味归经】　甘、酸，寒，归肝、肾经。

【功效主治】　滋补肝肾，凉血止血。用于肝肾阴虚，头晕目眩，须发早白，腰膝酸软，遗精耳鸣；阴虚血热的咯血、衄血、便血、尿血、妇女崩漏等。

【配伍应用】

墨旱莲配女贞子　补益肝肾，滋阴止血。用于肝肾阴虚所致眩晕耳鸣、腰膝酸软、须发早白、月经量多等。如二至丸（《医方集解》）。

墨旱莲配车前草　凉血止血，利尿通淋。用于小便尿血等。

墨旱莲配生地黄、阿胶　滋阴清热，凉血止血。用于阴虚血热之咯血、衄血、便血、尿血、崩漏等。

【单方验方】

（1）治疗老年夜间口干　墨旱莲40g，生地黄12g。加水700ml，水煎30min，频服代茶饮，每日1剂，连服7剂为1个疗程。[兰友明，等．中医杂志，2004，45（2）：92]

（2）治疗过敏性鼻炎　用单味墨旱莲30g，每日水煎取100ml，早晚分服。[王晓杰．中医杂志，2004，45（1）：11]

（3）治疗寻常疣　取鲜墨旱莲花适量，放在较大的疣体上，用手指在其上反复揉擦，至有灼热或微痛感即可，每日2～3次，擦前洗净患处，擦后不要用水洗患处，一般治疗1周即可。[金立华．中医杂志，2004，45

（2）：92〕

（4）治疗扁平疣　墨旱莲、芝麻花各30g，加水适量，水煎后外洗患处，洗时以纱布反复擦洗，每次15～20min，每日2次，每日1剂，每周观察1次皮损变化情况及不良反应，15天为1个疗程。〔常淑玲，等．医学理论与实践，2004，17（6）：680〕

（5）治疗斑秃　取墨旱莲20g，洗净后放入锅内蒸20min，冷却，置入玻璃容器内，用75％乙醇200ml，密闭浸泡2周。蘸取浸泡液外涂患处，每日6～10次，2周为1个疗程，至起效后继续用药1～2周，以巩固疗效。〔吴瑞，等．现代中西医结合杂志，2000，9（10）：950〕

（6）治疗带状疱疹　用新采集的鲜墨旱莲清水洗净，搓揉，挤压取汁，涂搽患处，每日3～4次，直至痊愈。〔钱萍．实用中医药杂志，1997（1）：27〕

（7）治疗霉菌性阴道炎　鲜墨旱莲300g，鲜冬青枝叶300g（若为干品各100g），加水1500ml左右（干品加水要多些），煮开后文火煎至1200ml，倒入盆中，先熏患部，再坐浴20min，早、中、晚每天3次，轻者早晚各1次。〔肖辉．衡阳医学院学报，1998，26（2）：235〕

【用量用法】　水煎服，10～15g。熬膏，捣汁或入丸、散剂。外用适量，研末撒或捣汁滴鼻。

女贞子

【基源】　为木樨科植物女贞的干燥成熟果实。

【性味归经】　甘、苦，凉。归肝、肾经。

【功效主治】　滋补肝肾，乌须明目。用于肝肾阴虚之头晕目眩、目暗不明、须发早白、腰膝酸软、遗精耳鸣、内热消渴、骨蒸劳热等。

【配伍应用】

（1）用于补肝肾，乌须明目

女贞子配枸杞子　养肝滋肾明目。用于肝肾不足之目暗不明、腰膝酸软、须发早白、头晕耳鸣等。如补阴丸（《医学心悟》）。

女贞子配何首乌　滋补肝肾，益精乌发。用于久病虚损，肝肾不足，腰膝酸痛，精亏早衰，须发早白等。

女贞子配熟地黄　滋补肝肾，养血滋阴。用于肝肾不足，阴虚发热、骨蒸劳热、盗汗遗精等。如补天五子种玉丹（《产科心法》）。

女贞子配菟丝子　滋补肝肾，养肝明目。用于肝肾不足，阴虚阳亢、头晕目眩、视物模糊、耳鸣健忘等。

（2）用于滋阴清热

女贞子配地骨皮、知母　滋阴清虚热。用于阴虚内热，潮热心烦。

女贞子配生地黄、山药　养阴生津止渴。用于肾阴亏虚，内热消渴。

女贞子配石决明、谷精草　滋阴清肝明目。用于阴虚有热，目微红羞明，眼珠作痛者。

【鉴别应用】

女贞子、枸杞子　皆能补肝肾、明目，治肝肾不足之目暗不明、腰膝酸软、须发早白、头晕耳鸣。枸杞子性平，为阴阳平补之品，故阴虚阳虚均可配伍应用，其益精明目功效较女贞子更好。女贞子性凉兼苦味，偏补肝肾之阴，兼退虚热，可治肝肾阴虚之骨蒸劳热、盗汗遗精、内热消渴等。

【单方验方】

（1）治疗心律失常　用女贞子250g兑水1500ml文火熬至900ml备用。每次30ml，每日3次口服。4周为1个疗程，1个疗程后观察疗效。[何重荣.中医杂志，1998，39（9）：518]

（2）降血脂、改善心肌供血　女贞子30～40g，煎服或代茶饮。每日1剂，1～2个月为1个疗程。苔腻不渴者加葛根60g；便溏者加泽泻30g。该药入方常用量为10g左右，但用于降脂、改善心肌供血，须用至30～40g方有效。[张子臻.中医杂志，1998，39（9）：518]

（3）治疗虚热型复发性口疮　女贞子30g，加水300ml，浸泡30min后水煎，沸后煎10～15min，取汁150ml，同法再煎1次，2次药液混合，共300ml，分3次口服，每次100ml，每日1剂。[张晓春，等.成都中医药大学学报，2001，24（2）：60]

（4）治疗老年虚性便秘　女贞子30g，当归15g，生白术15g。煎汤代茶饮服。一般服药后3～7天，大便趋于正常。[唐英.中医杂志，1998，39（9）：520]

【用量用法】　水煎服，10～20g。或入丸、散剂。

【使用注意】　入药须经炮制。本品有效活性成分为齐墩果酸，难溶于水，经黄酒拌后蒸制，其煎出液中齐墩果酸、水解氨基酸及微量元素的含量均较生品高，从而增强补肝肾作用。

桑椹

【基源】 为桑科植物桑的干燥成熟果穗。

【性味归经】 甘、酸，寒。归心、肝、肾经。

【功效主治】 滋阴补血，生津润肠。用于肝肾阴虚，头晕耳鸣，目睛昏花，失眠多梦，须发早白；津伤口渴、内热消渴及肠燥便秘等。

【配伍应用】

（1）用于滋阴补血

桑椹配何首乌 滋补阴血，固肾乌发。用于肝肾不足、阴血亏虚之眩晕耳鸣、目暗昏花、腰膝酸软、须发早白等。如延寿丹（《世补斋医书》）。

桑椹配女贞子、墨旱莲 滋补肝肾精血。用于肝肾精血亏虚之腰膝酸软、眩晕耳鸣、视物模糊、须发早白等。如延寿丹（《世补斋医书》）。

桑椹配覆盆子 补肾固精。用于男子精寒，女子血虚，老年无子。如长寿丹（《滇南本草》）。

（2）用于润肠通便

桑椹配生地黄、天花粉 滋阴清热，生津止渴。用于热盛津伤口渴，阴虚内热消渴。

桑椹配肉苁蓉 滋阴益精，润肠通便。用于大肠津亏之大便秘结等。

桑椹配火麻仁 润肠通便。用于肠燥便秘。

【单方验方】

（1）治疗糖尿病 用鲜桑椹绞汁，每次15ml，每日3次。同时用鲜胡萝卜80g，洗净切碎，粳米60g文火煮粥，每日2次。以适量青菜及肉类佐餐。［李艺．陕西中医，1999，20（2）：54］

（2）治疗咽炎 采用成熟桑椹果实，每次20～25枚，含食，半小时内服完，不饮水，3天为1个疗程（可采鲜果于冰箱内备用）。［马延萍．新疆中医药，2002，20（6）：83］

【用量用法】 水煎服，10～15g。熬膏，浸酒，入丸、散剂。鲜品生食可用于肠燥便秘。

哈蟆油

【基源】 为脊索动物门两栖纲蛙科动物中国林蛙（哈士蟆）的输卵管。

别名哈士蟆油、田鸡油。

【性味归经】 甘、咸，平。归肺、肾经。

【功效主治】 补肾益精，养阴润肺。用于病后体虚，神衰盗汗，劳嗽咯血。

【配伍应用】

哈蟆油配党参 补肾益精，补脾益肺。用于病后、产后，伤血耗气、虚弱羸瘦等。

哈蟆油配蛤蚧 补肺益肾，纳气定喘。用于肾不纳气的虚喘。

【鉴别应用】

（1）哈蟆油、胡桃仁 皆有补益肺肾的功效，用于治疗虚喘劳嗽。哈蟆油养阴润肺为主，多用于肺肾阴伤，劳嗽咯血。胡桃仁具有温补肾阳的功效，多用于肾阳不足，精血虚少所致阳痿遗精，头晕耳鸣，腰膝酸痛；且能润肠通便，用于肠燥便秘。

（2）哈蟆油、冬虫夏草 二者皆有补益肺肾功效，用于肺肾阴虚之劳嗽咯血。哈蟆油善补肺肾精血，多用于病后体虚，神衰盗汗，劳嗽咯血。冬虫夏草平补肺肾，既补肺气，益肺阴，又助肾阳，益精血，兼能止血化痰，多用治肺肾两虚、摄纳无权之久咳虚喘，以及肾阳不足、精血亏虚所致的阳痿遗精、腰膝酸痛。

【单方验方】

（1）治疗肺痨咯血 哈蟆油、银耳各适量。蒸服。（《四川中药志》）

（2）治疗神经衰弱 哈蟆油、土燕窝各适量。蒸服。（《四川中药志》）

（3）治疗病后失调和盗汗不止 哈蟆油、党参、阿胶、白术、黄芪各等份。研末，水泛为丸服。（《四川中药志》）

（4）治疗顽固性剥苔 取哈蟆油150～250g，以水发透后滤干，喷洒少许黄酒，加入等量冰糖于一容器中，隔水文火炖之成膏状备食。每日早、晚各1次，每次5～8g（注意防腐变质）。[朱昇.江苏中医，1999，20（12）：19]

【用量用法】 蒸服，或水煎服，3～10g；或入丸、散。

【使用注意】 外感初起及食少便溏者慎用。

龟甲

【基源】 为龟科动物乌龟的背甲及腹甲。

【性味归经】 咸、甘，微寒。归肝、肾、心经。

【功效主治】 滋阴潜阳，益肾健骨，养血补心，固经止血。用于阴虚内热，骨蒸潮热，盗汗遗精，阴虚阳亢眩晕，虚风内动，手足蠕动；小儿囟门不合，肾虚骨痿；阴血不足，心神失养，惊悸，失眠健忘；阴虚血热，冲任不固、崩漏、月经过多等。

【配伍应用】

（1）用于滋阴潜阳

龟甲配牛膝、赭石　滋阴潜阳。用于阴虚阳亢之眩晕头痛、耳鸣等。如镇肝熄风汤（《医学衷中参西录》）。

龟甲配生地黄、白芍　滋阴平肝潜阳。用于肝肾阴虚、肝阳上亢之眩晕头痛等。如三甲复脉汤（《温病条辨》）。

龟甲配知母、黄柏　滋阴降火。用于阴虚内热，骨蒸潮热，盗汗遗精。如大补阴丸（《丹溪心法》）。

（2）用于益肾健骨，固经止血

龟甲配鹿角胶　滋阴壮阳，补肾益精健骨。用于精血亏虚、元阳不足之腰膝酸软、精少阳痿、久不孕育、小儿五迟等。如龟鹿二仙膏（《摄生秘剖》）。

龟甲配牛膝　滋补肝肾，强壮筋骨。用于肝肾不足，筋骨痿软。如补肾丸（《丹溪心法》）。

（3）用于固经止血

龟甲配黄芩、黄柏、椿根皮　滋阴清热，固经止血。适用于阴虚血热之崩漏，月经过多。如固经丸（《丹溪心法》）。

（4）用于养血补心

龟甲配人参　滋阴养血，安神益智。适用于心虚惊悸、失眠健忘等。如龟鹿二仙胶（《医便》）。

龟甲配石菖蒲、远志　养血补心，安神定志。适用于劳伤阴血，心虚惊悸，失眠健忘等。如孔圣枕中丹（《备急千金要方》）。

【单方验方】

治疗小儿脑积水　熟地黄 500g（焙干），龟甲 200g，生山药 150g，共为细末混匀，过 80～100 目筛，装瓶备用。服法：1 岁以内每次服 1g，1～2 岁每次服 2g，2～3 岁每次服 3g。每日 3 次，一直服到前囟闭合为愈。[李忠森．河南中医药学刊，1995，10（1）：61]

【用量用法】 水煎服，15～30g。入汤剂宜打碎先煎。本品经砂炒醋淬炮制后，有效成分煎出率提高，且可去腥味，便于制剂。

鳖 甲

【基源】　为鳖科动物鳖的背甲。

【性味归经】　咸，微寒。归肝、肾经。

【功效主治】　滋阴潜阳，退热除蒸，软坚散结。用于阴虚发热，骨蒸盗汗，阴虚阳亢，头晕目眩；热病伤阴，夜热早凉，虚风内动，手足瘛疭；肝脾肿大、癥瘕积聚等。

【配伍应用】

（1）用于滋阴潜阳，退热除蒸

鳖甲配地骨皮、银柴胡　滋阴清热，凉血退蒸。用于肝肾阴虚，低热不退；或邪热炽盛，盗汗骨蒸、形瘦骨立、遗精滑泄等。如清骨散（《证治准绳》）。

（2）用于软坚散结

鳖甲配土鳖虫、桃仁　破血逐瘀，软坚消癥。用于疟疾日久不愈，胁下痞硬成块，以及癥瘕积聚、闭经等。如鳖甲煎丸（《金匮要略》）。

鳖甲配当归　软坚散结，活血消癥。用于胸腹痞块、癥瘕积聚等。如三甲散（《瘟疫论》）。

鳖甲配莪术　破血逐瘀，软坚散结。用于疟疾寒热，日久不愈，胁下痞硬成块，发为疟母等。如久疟全消丸（《急救经验良方》）。

【鉴别应用】

（1）鳖甲、龟甲　皆咸寒之品，能滋阴潜阳清热，治阴虚发热、骨蒸潮热及阴虚阳亢之头晕目眩及虚风内动等。但龟甲滋阴力强，且能益肾健骨、养血补心、固经止血，可治肾虚腰脚痿弱、筋骨不健、囟门不合、心虚惊悸、失眠健忘，以及阴虚血热、冲任不固之崩漏、月经过多等。而鳖甲长于退虚热、软坚散结，多用于阴虚发热、癥瘕积聚、肝脾肿大及经闭等。

（2）鳖甲、牡蛎　皆能平肝潜阳、软坚散结，主治阴虚阳亢、头晕目眩、虚风内动、癥瘕痞块。但牡蛎还有镇惊安神、收敛固涩之功，可治烦躁不安、惊悸失眠、自汗盗汗、遗精崩漏。鳖甲长于滋阴清热除蒸，可治阴虚发热、骨蒸潮热，或热病伤阴、夜热早凉。

【单方验方】

（1）治疗肝炎肝硬化　对症治疗基础上，用炙鳖甲粉（鳖甲用醋反复炙透，电烘箱烘干，趁热用电动粉碎机加工成细粉，分装入12g为单位的塑料袋中密封备用），口服，每日3g，疗程1年。［姜宏伟．临床医学，2007，27（6）：93］

（2）治疗痔　取鲜鳖甲1个，装陶器中，上扣盖。以泥土封闭后置火中烧至陶器发红。离火冷却后，取出研末，敷于患处。每次用量3～10g，每日1次，7日为1个疗程。［安凤山，等．中国民间疗法，2002，10（10）：57］

（3）治疗灼伤　取鳖甲1个烧成灰面，用麻油调和，涂搽于灼伤处，每日3次，一般2周内即可愈合。［丛珂．中国民间疗法，2005，13（1）：64］

【用量用法】　水煎服，10～30g。宜先煎。前人认为，滋阴潜阳宜生用，软坚散结宜醋炙用。但现代研究认为，经砂炒醋淬后，其有效成分更容易煎出，并可去腥味，易于打碎，方便制剂，故现大多采用砂炒醋炙后使用。

第四节　补阳药

鹿茸

【基源】　为鹿科动物梅花鹿或马鹿等雄鹿头上尚未骨化而带茸毛的幼角。

【性味归经】　甘、咸，温。归肾、肝经。

【功效主治】　壮肾阳，益精血，强筋骨，调冲任，托疮毒。用于肾阳虚衰，精血不足，阳痿早泄，宫冷不孕；肾虚骨弱，腰膝无力，小儿发育不良，骨软行迟，囟门过期不合；妇女冲任虚寒，崩漏带下；疮疡久溃不敛，阴疽疮肿内陷不起等。

【配伍应用】

（1）用于壮肾阳，补精血

鹿茸配人参　补肾壮阳，益气固本。用于诸虚百损，五劳七伤，元气不足，畏寒肢冷、阳痿早泄、宫冷不孕、小便频数等。如参茸固本丸（《中国医学大辞典》）。

鹿茸配肉苁蓉　补肾阳益精血。既适用于肾阳不足，阳痿早泄、腰膝冷痛等，又可用于肝肾不足，精血亏虚，筋骨痿软等。如鹿茸丸（《史载之方》）。

鹿茸配熟地黄、山茱萸　补肾阳，益精血。用于肾虚阳痿，遗精腰痛，眩晕耳聋，妇女阴寒带下，宫冷不孕者。如加味地黄丸（《医宗金鉴》）。

鹿茸配山药　补肾健脾，阴阳并调。用于脾肾两虚所致眩晕耳鸣、疲乏无力、腰膝酸软、阳痿遗精、白带过多等。如鹿茸酒（《普济方》）。

（2）用于补肝肾，调冲任

鹿茸配阿胶、当归　补肝肾，调冲任，固崩止带。用于肝肾不足、气血虚弱、冲任不固之月经过多、崩漏带下等。如鹿茸散（《圣济总录》）。

（3）用于托毒排脓

鹿茸配黄芪、当归　补益气血，托毒排脓。用于疮疡脓成不溃，久溃不敛或阴疽内陷。

【鉴别应用】

鹿茸、鹿角、鹿角胶、鹿角霜　鹿茸为雄鹿头上尚未骨化而带茸毛的幼角。鹿角为已骨化的老角。鹿角胶为鹿角加水反复熬炼出的胶质液体，经蒸发浓缩待冷却凝固而成。鹿角霜为熬炼鹿角胶剩余的骨渣。四者均味咸性温，归肾、肝经，功能补肝肾、壮元阳、益精血、强筋骨。其中，鹿茸温补力最强，多用于肝肾不足、阳痿早泄、宫冷不孕及筋骨软弱重症；且能固冲任带脉，温补托疮，可治冲任虚寒、崩漏带下及阴疽久溃不敛、脓出清稀。鹿角胶，味甘黏腻，温补力次之，长于止血，药力较鹿茸缓和，也可治虚劳羸瘦、阴疽内陷及吐衄、崩漏、尿血而偏于虚寒者。3～6g，用开水或黄酒加温烊化服。鹿角，温补力更次之，兼能行血散瘀消肿，常用治疮疡乳痈肿痛等。水煎服，6～15g，或研末服。鹿角霜，温补力虽最小，但不滋腻，且有收敛之性，可涩精、止血、敛疮，每用于肾阳不足、崩漏、遗精，外用治创伤出血，及疮疡久溃不敛者。水煎服，9～15g；外用适量。

【单方验方】

（1）治疗阳痿　将鹿茸研细粉，装入胶囊，每丸重0.4g，每次服2丸，

每日 3 次，10 天为 1 个疗程。[王凯. 医学信息，1996，9（2）：30]

（2）治疗宫颈柱状上皮异位　用棉球擦拭宫颈口及阴道分泌物后给予鹿茸均匀外涂于宫颈表面，超出糜烂边缘。治疗时间为 4 周。[牛煜，等. 辽宁中医杂志，2005，32（6）：560]

【用量用法】　研细末服，每次 0.5～1g，每日 3 次。或入丸剂，随方配制。

【使用注意】　本品服用宜从小剂量开始，缓慢增加，不可骤用大剂量，以免阳升风动，头晕目赤，或伤阴动血。凡发热者均不宜服用。

巴戟天

【基源】　为茜草科植物巴戟天的干燥根。

【性味归经】　辛、甘，微温。归肾、肝经。

【功效主治】　补肾阳，强筋骨，祛风湿。用于肾阳虚弱，阳痿早泄，宫冷不孕，月经不调，小腹冷痛；肾虚腰膝酸软，风湿痹痛等。

【配伍应用】

（1）用于补肾壮阳

巴戟天配淫羊藿、仙茅　补肾壮阳益精。用于肾阳虚，阳痿遗精，女子宫冷不孕、小腹冷痛、腰膝无力及崩漏带下等。如赞育丸（《景岳全书》）。

巴戟天配菟丝子　补肾壮阳固精。用于肾亏阳痿，遗精，女子胞宫虚冷、小腹冷痛、腰膝无力及崩漏带下等。如补真丸（《严氏济生方》）。

巴戟天配高良姜、肉桂、吴茱萸　温肾散寒。用于下元虚冷、少腹冷痛、月经不调等。如巴戟丸（《太平惠民和剂局方》）。

巴戟天配熟地黄、山茱萸　补肾助阳，固精止遗。用于肾虚阳痿、早泄遗精、虚寒带下、遗尿尿频等。如地黄饮子（《黄帝素问宣明论方》）。

（2）用于补肝肾，强筋骨

巴戟天配杜仲　补肝肾，祛风湿，强筋骨。用于肝肾亏虚所致筋骨痿软，腰膝疼痛，风湿痹痛日久步履艰难等。如金刚丸（《张氏医通》）。

巴戟天配牛膝　补肝肾，祛风湿，强筋骨。用于风湿痹痛，腰膝酸软、下肢无力等。如巴戟丸（《太平圣惠方》）。

巴戟天配桑寄生、续断　补肝肾，强筋骨，除风湿。用于腰酸背痛、下肢无力等。如巴戟去痹汤（《中药临床应用》）。

【鉴别应用】

巴戟天、淫羊藿　皆能补肾阳，强筋骨，祛风湿。治肾阳虚阳痿、不孕、尿频；肝肾不足，痿软无力、风湿痹痛、拘挛麻木等。但淫羊藿辛温燥烈，长于温肾壮阳，且祛风湿力胜，善治肾虚阳痿、不孕、肢体麻木拘挛，亦治肾虚喘咳及更年期高血压。巴戟天性微温而不烈，补肾祛风湿力稍逊。

【单方验方】

治疗阳痿　巴戟天 30g，吴茱萸 40g，细辛 10g，共为细末。用上药适量，加温水调成糊状，每晚睡前敷于脐部，用纱布、胶布固定，晨起取下，治疗期间忌房事。［尹毅．交通医学，2000，14（4）：425］

【用量用法】　煎服，3～10g。

【使用注意】　阴虚火旺及有发热者不宜服

淫羊藿

【基源】　淫羊藿为小檗科植物淫羊藿、箭叶淫羊藿或柔毛淫羊藿等的干燥叶。别名仙灵脾。

【性味归经】　辛、甘，温。归肾、肝经。

【功效主治】　补肾阳，强筋骨，祛风湿。用于肾阳虚衰，阳痿早泄，虚寒带下，宫冷不育，尿频余沥不尽；风寒湿痹，筋骨不利，肢体麻木。妇女更年期高血压。

【配伍应用】

（1）用于补肾壮阳

淫羊藿配肉苁蓉、巴戟天　补肾壮阳。用于肾虚阳痿遗精等。如填精补髓丹（《丹溪心法》）。

淫羊藿配补骨脂　淫羊藿重在补肾壮阳，补骨脂偏于补肾固摄。两药相配，补阳固精。用于肾阳虚弱之下元不固的阳痿、早泄、遗尿、尿频等。

淫羊藿配熟地黄　补益精血，补肾助阳。用于肾阳不足，精血亏虚之阳痿滑精、女子月经不调等。如补天育麟丸（《辨证录》）。

淫羊藿配山药、五倍子　补肾止遗。用于遗尿症。

淫羊藿配五味子　补肾纳气。用于肾虚不能摄纳之咳喘。

（2）用于祛风湿

淫羊藿配威灵仙、川芎　祛风除湿，通络止痛。用于风湿痹痛，肢体麻木，筋脉拘挛，屈伸不利，尤宜于肾虚者。如仙灵脾散（《太平圣惠方》）。

淫羊藿配杜仲、桑寄生　补肝肾，强筋骨，祛风湿。用于风湿痹痛兼见筋骨痿软、不能行走等。

（3）用于更年期高血压

淫羊藿配仙茅、巴戟天、当归、知母、黄柏　温肾，泻火，调养冲任。用于妇女更年期综合征、高血压、经闭等。如二仙汤（上海中医学院《中医方剂临床手册》）。

【单方验方】

（1）治疗绝经后骨质疏松症　以单味中药淫羊藿每日 150g，加水 300ml，浸泡 20min 后，煎取 100ml，复渣取 50ml，混匀分 3 次于餐后 0.5h 服用，服药期间不服用影响骨代谢的止痛药物，30 天为 1 个疗程，治疗 3 个疗程。[曾炎辉. 陕西中医，2005，26（5）：405]

（2）治疗排卵期出血　淫羊藿 10~15g，温开水洗净，开水泡 10min 饮用，泡饮 3~5 次无苦味时停用。自月经第 9 天起，每日饮 1 剂，连用 1 周为 1 个疗程，月经第 15 天后停用，下 1 个月经周期重复使用。一般 1 个疗程见效。[张惠玲. 中医杂志，1999，40（12）：711]

（3）治疗阳痿　淫羊藿、菟丝子各 150g，共为末。每次 5g，黄酒送服，每日 3 次。20 天为 1 个疗程。同时配合自我按摩会阴及阴部，先自左向右，再自右向左，反复按摩 10 次。每日按摩 3 次；再配合用川芎、细辛各 15g，煎水，坐浴 20min，每晚 1 次。治疗期间禁房事 3 个月，并避免过劳及受寒。[曹向明. 中国民间疗法，1999（11）：30]

（4）治皮肤血管性水肿　以 15%~30% 淫羊藿甲醇提取液（浓度因年龄、体质、部位而异）浸透 6 层纱布后置病灶上湿敷，每次 30min，每日 3 次。[李卫红. 中医杂志，1999，40（11）：647]

（5）治疗非胰岛素依赖型糖尿病　淫羊藿 40g，枸杞子 30g。上药放暖水瓶内，开水浸泡 2h，频服代茶饮，第 2 天再用开水浸泡一遍。2 日 1 剂，用药期间，可逐渐减量或停用降糖药物。对"三多一少"症状明显者，可加服黄连素 0.2~0.4g，每日 3 次。同时要适当控制饮食。30 天为 1 个疗程。[刘洪禄. 中医杂志，1999，40（11）：645]

【用量用法】　水煎服，5~15g。

【使用注意】 阴虚火旺者不宜服。

仙 茅

【基源】 为石蒜科植物仙茅的干燥根茎。

【性味归经】 辛，热；有毒。归肾、肝、脾经。

【功效主治】 补肾阳，强筋骨，祛寒湿。用于肾阳不足，命门火衰，阳痿早泄，遗尿尿频；肾虚腰膝痿软，筋骨冷痛、寒湿久痹；脾肾虚寒之脘腹冷痛、泄泻等。

【配伍应用】

（1）用于温肾壮阳

仙茅配淫羊藿 温肾壮阳，强壮筋骨。用于命门火衰，阳痿不举、尿频遗尿、腰痛、筋骨软弱等。如仙茅酒（《万病回春》）。

仙茅配金樱子 温肾助阳，固精缩尿。用于阳痿、精冷、滑泄无度等，为常用对药（《中药药对大全》）。

仙茅配山药、茯苓 温肾助阳，补气健脾。用于脾肾虚弱，腰膝酸软、食欲缺乏等。如仙茅丸（《杨氏家藏方》）。

仙茅配枸杞子 培补肝肾。用于肝肾亏虚，须发早白，目昏目暗。如仙茅丸（《圣济总录》）。

（2）用于强筋骨，祛风湿

仙茅配杜仲 补肾阳，强筋骨。用于阳痿遗精、腰膝酸痛无力等。

仙茅配威灵仙、羌活、苍术 温肾逐寒，祛风除湿。用于寒湿腰膝冷痛。如仙茅丸（《圣济总录》）。

【鉴别应用】

仙茅、淫羊藿 二者皆有补肾壮阳，强筋骨，祛风湿的功效。淫羊藿辛甘温，温肾壮阳，强阳起痿之力更强，为治疗肾虚阳痿的良药。仙茅辛热，燥烈之性较甚，有毒，善补命门之火以温煦脾土，故又有温阳止泻的功效，可用治脾肾阳虚，脘腹冷痛、食少腹泻等。

【单方验方】

（1）治疗阳痿 用二仙三子汤：仙茅、淫羊藿各10g，菟丝子、枸杞子、当归、生白芍各15g，五味子6g，蜈蚣2条，炙刺猬皮12g。每日1剂，3次分服。15天为1疗程，2～3个疗程。[俞大毛. 江西中医药，1993

（8）：26］

（2）治疗妇女更年期综合征　用更年二号：仙茅、淫羊藿各 10g，黄芪、党参各 12g，炒酸枣仁、防己、连皮茯苓、续断、合欢皮各 10g，莲心 1g。水煎，每日 1 剂，分 2～3 次服，连服 8 周。［谈勇，等．中医杂志，1987（5）：253］

【用量用法】　水煎服，5～10g。或酒浸服，亦入丸、散剂。

【使用注意】　本品辛热燥烈有毒，阴虚火旺者忌服。

补骨脂

【基源】　为豆科植物补骨脂的干燥成熟果实。别名破故纸。

【性味归经】　辛、苦，温。归肾、脾经。

【功效主治】　温肾助阳，固精缩尿，温脾止泻，纳气平喘。用于肾虚阳痿，腰膝冷痛；遗精滑精，遗尿，尿频；脾肾阳虚，五更泄泻；肾不纳气，虚寒喘咳等。

【配伍应用】

（1）用于补肾壮阳，固精缩尿

补骨脂配鹿茸　补肾壮阳固精。用于肾阳不足，阳痿早泄、遗精、滑精等。如补髓丹（《是斋百一选方》）。

补骨脂配菟丝子　补肾壮阳固精。用于肾虚阳痿，下元虚败。如补骨脂丸（《太平惠民和剂局方》）。

补骨脂配杜仲、胡桃仁　补肾壮腰。用于肾虚腰痛。如青娥丸（《太平惠民和剂局方》）。

（2）用于温脾止泻，纳气平喘

补骨脂配五味子、吴茱萸、肉豆蔻　温肾暖脾，涩肠止泻。用于脾肾阳虚，五更泻等。如四神丸（《内科摘要》）。

补骨脂配罂粟壳　温补肾阳，涩肠止泻。用于久泻难止之证。

补骨脂配人参、肉桂、沉香　补肾纳气平喘。用于肾不纳气，虚寒喘咳等。

【单方验方】

（1）治疗五更泻　补骨脂 100g（研末），用黄酒、米醋各半，调成糊状，外敷于神阙穴，先用棉花，再用纱布或一般棉布覆盖，胶布固定，每

2 日换药 1 次。内治法：补骨脂研末每次 10g，温黄酒送服，10 天为 1 个疗程，一般 15 天内可见效。[张桂祥 . 天津药学，2001，13（2）：30]

（2）治疗无症状性蛋白尿　补骨脂 30～60g 煎服或代茶饮，每日 1 剂，1～2 个月为 1 个疗程。[温伟强 . 中医杂志，2002，43（5）：414]

（3）治疗腰痛　补骨脂研末，每次 5g 冲服，每日 3 次。若自觉腰部寒凉，可用黄酒送服；若排尿不畅可用泽泻 20g 煎水送服；若腰部患处肿胀，配合三七粉 2g 冲服。[任国宏，等 . 河北医学，2001，7（12）：1134]

（4）治疗乳腺增生　补骨脂 800g，文火炒微黄，研细末，每次服 3g，每日服 3 次。或补骨脂 150g，蜈蚣 10 条，入食醋 1000ml 内浸泡，半月后局部外搽，每天 3～4 次。上法可连续应用 1～3 个月，直至治愈。[饶文举 . 中医杂志，2002，43（5）：332]

（5）治疗寻常疣、跖疣　在 100ml 乙醇内加入 30g 粉碎的补骨脂浸泡 1 周，过滤后待用。使用时用火柴梗蘸少许补骨脂酊滴在疣体表面，每日数次，至痊愈止。[厉慧，等 . 吉林中医药，1999（5）：35]

（6）治疗汗斑　取补骨脂 60g，75％乙醇 100ml 密封浸泡 1 周，涂搽患处，每日 2 次，搽药后，轻微按摩皮肤，使之潮红为宜。治疗期间禁食腥辣及刺激性食物，保持皮肤清洁。[李明 . 实用中医内科杂志，2001，15（4）：41]

（7）治疗寻常性银屑病　取补骨脂酊（补骨脂粉 30g，加入 55°白酒 100ml 中，浸泡 5～7 天，过滤后备用）均匀涂于患处皮肤表面，每日 2 次，2 个月为 1 个疗程。[吕克己，等 . 中国皮肤性病学杂志，1998，12（3）：188]

（8）治疗白癜风　取补骨脂 50g，加 75％乙醇 100ml 密闭浸泡 7 天后，用 2 层纱布过滤得暗褐色滤液，取滤液煮沸浓缩至原量 1/2 即可。取药液直接涂搽白癜风患处，每次搽药后配合日光照晒（夏季晒光 5～10min；春秋季晒光 15～20min；冬季晒光 25～30min）。[倪守荣，等 . 中医函授通讯，1999，18（4）：37]

【用量用法】　水煎服，6～15g。外用适量，研末擦，或酒浸搽。

【使用注意】　阴虚内热者忌服。肝肾功能异常者慎用。补骨脂含光敏物质成分，故其制剂外用，应避免强光照射，以免引起光毒性接触性皮炎。

益　智

【基源】　为姜科植物益智的干燥成熟果实。

【性味归经】 辛，温。归肾、脾经。

【功效主治】 暖肾固精缩尿，温脾止泻摄唾。用于肾阳不足，尿频，遗尿，遗精；脾胃虚寒，脘腹冷痛，吐泻食少，口涎自流。

【配伍应用】

（1）用于补肾助阳，固精缩尿

益智配补骨脂　补肾助阳，固精缩尿。用于肾阳虚之遗精、滑精等。如补骨脂丸（《郑氏家传渴浊方》）。

益智配桑螵蛸　补肾助阳，固精缩尿。用于肾阳亏虚所致遗尿尿频等。

益智配乌药、山药　温肾缩泉止遗。用于膀胱虚寒，小便频数，或遗尿不止。如缩泉丸（《妇人大全良方》）。

（2）用于温脾止泻摄液

益智配茯苓　温肾健脾利湿。用于下元虚冷，小便浑浊等。如益智仁散（《补要袖珍小儿方论》）。

益智配茴香　温肾暖脾散寒。用于脾肾虚寒之疝气痛、泄泻等。如益智仁汤（《严氏济生方》）。

益智配干姜　温脾止泻。用于脾胃虚寒，腹中冷痛、呕吐泄泻、涎多泛酸等。如益智散（《太平惠民和剂局方》）。

益智配党参、白术　补脾摄唾。用于脾胃虚寒，口多涎唾，或涎水自流等（《全国中草药汇编》）。

【鉴别应用】

益智、补骨脂　二者皆有温补脾肾、固精缩尿及止泻功能，常配伍同用，治虚遗精、尿频及脾肾阳虚泄泻。但补骨脂偏于温补肾阳，善治阳痿遗精、腰膝冷痛；又能纳气平喘，可用于肾虚喘咳，外用可治疗白癜风。益智偏于温补脾阳，止泻摄唾之力更强，故用治脾阳虚之腹痛泄泻、口多涎唾。

【单方验方】

（1）治疗儿童多动症　鹿角粉、益智各 6g，熟地黄 20g，砂仁 4.5g，生龙骨 30g，炙龟甲、丹参各 15g，石菖蒲、栀子各 9g，炙远志 3g。水煎服，每日一剂，分 3 次服。鹿角粉用药液冲服，每次 2g。连服 2 个月。[刘先福．中西医结合杂志，1982（1）：22]

（2）治疗遗尿症　麻黄 42g，五味子、菟丝子各 28g，益智 21g。共研细末，分成 7 包，每晚临睡前开水冲服 1 包，年幼者酌减。[贺哲．中医杂志，1990（11）：666]

【用量用法】 水煎服，3～10g。或入丸、散剂。

海狗肾

【基源】 为海狗科动物海狗或海豹科动物海豹的干燥雄性外生殖器。

【性味归经】 咸，热。归肾经。

【功效主治】 暖肾壮阳，益精填髓。用于肾阳虚衰，阳痿精冷，精少不育，心腹冷痛等。

【配伍应用】

海狗肾配鹿茸、人参 补肾益精，补益气血。用于肾阳不足，精血亏虚所致阳痿早泄、宫冷不孕、遗精滑精、遗尿尿频、眩晕耳鸣、腰膝酸软、肢冷神疲等。如腽肭脐丸（《严氏济生方》）。

海狗肾配蛤蚧 温肾壮阳。用于男子阳痿遗精，女子宫冷不孕、崩中漏下以及腰膝冷痛等。如补天育麟丸（《辨证录》）。

海狗肾配吴茱萸、高良姜 温肾散寒止痛。用于下元虚冷所致脐腹冷痛。如腽肭脐散（《圣济总录》）。

【单方验方】

治疗老人性功能衰退 海狗肾5具，肉苁蓉、山茱萸各50g，巴戟天40g。各切细，高粱烧酒1000ml，温浸2～3日，去渣，加酒至足量1000ml。每日3次，每次饭后饮5～10ml。（《现代实用中药》）

【用量用法】 宜单煎另炖兑服，5～15g。入丸、散剂，每次1～3g，阴干或酒炙脆后研末用；亦可浸酒服。

【使用注意】 阴虚火旺，骨蒸痨嗽者忌服。

海马

【基源】 为海龙科动物线纹海马、刺海马、大海马、三斑海马或小海马（海蛆）的干燥体。

【性味归经】 甘、咸，温。归肝、肾经。

【功效主治】 补肾壮阳，活血散结，消肿止痛。用于阳痿不举，遗精遗尿；肾虚作喘；癥瘕积聚，跌打损伤；疔疮肿毒等。

【配伍应用】

（1）用于补肾壮阳

海马配鹿茸　补肾壮阳。用于肾阳虚、精血不足所致的畏寒肢冷、阳痿早泄、宫冷不孕、小便频数、腰膝冷痛、头晕耳鸣、精神疲乏等。如海马保肾丸（《北京市中药成方选集》）。

海马配枸杞子、鱼鳔胶　温补肾阳，滋补肾阴。用于肾阳亏虚之阳痿不举、夜尿频繁及肝肾阴虚之潮热盗汗、头晕耳鸣等。如海马汤（《中药临床应用》）。

（2）用于活血消肿散结

海马配血竭　活血散瘀，消肿止痛。用于气血不畅，跌打瘀肿。如补真丹（《黄帝素问宣明论方》）。

海马配木香、大黄　补肾阳，行气活血化瘀。用于气滞血瘀，积聚癥块，日久阳虚者尤宜。如木香汤（《圣济总录》）。

（3）用于补肾纳气

海马配蛤蚧　补肾纳气。适用于肾阳不足，摄纳无权所致的咳喘。

【鉴别应用】

（1）海马、海狗肾　皆有补肾、壮阳、益精功效，治肾阳虚衰、阳痿精冷、宫寒不孕、腰膝酸软、遗精尿频等。但海狗肾壮阳补精作用较强，善治阳痿精冷及精少不孕。海马兼能活血散结，消肿止痛，又可用于癥瘕积聚及跌仆损伤，阴疽疮肿。

（2）海马、海龙　二者均有温肾壮阳功效，常用于肾虚阳痿、宫冷不孕等。海龙为海龙科动物刁海龙、拟海龙、尖海龙除去皮膜及内脏的干燥全体。尚有催生下胎、散结消肿功效，可用于临产宫缩无力、瘰疬、瘿瘤、跌打损伤等病证。煎汤服，3～10g；研末敷，1～3g；或浸酒服。阴虚火旺者忌服，孕妇慎服。

【单方验方】

（1）治疗腰椎椎管狭窄症　用单味海马煎剂（海马30g，500ml清水煎成100ml备用）口服，每次10ml，每天3次，连续用药4周，除非其他疾病需要，不另外给药。[周琦石．新中医，2002，34（9）：35]

（2）治疗再生障碍性贫血　海马15g，鹿茸2g，共为细末，以仙鹤草50g煎汤，分2次送服，每日1剂。治疗再生障碍性贫血有效。[钟志贵．浙江中医杂志，1996（7）：308]

【用量用法】　水煎服，3～10g；研末敷，每次1～3g。外用适量。

【使用注意】　阴虚火旺者忌服。

肉苁蓉

【基源】　为列当科植物肉苁蓉或管花肉苁蓉的干燥带鳞叶的肉质茎。别名大芸。

【性味归经】　甘、咸，温。归肾、大肠经。

【功效主治】　补肾阳，益精血，润肠通便。用于肾阳亏虚，精血不足，阳痿早泄，宫寒不孕，腰膝冷痛，筋骨无力；肠燥津枯便秘等。

【配伍应用】

（1）用于补肾阳，益精血

肉苁蓉配锁阳　补肾阳，益精血，润肠通便。用于肾虚阳痿、腰膝冷痛或精血不足之大便燥结等。如补天育麟丸（《辨证录》）。

肉苁蓉配巴戟天、杜仲　补肾助阳，强壮筋骨。用于肾虚腰膝酸软冷痛，筋骨无力。如金刚丸（《张氏医通》）。

肉苁蓉配菟丝子　补肾益精。用于男子五劳七伤、阳痿遗精、腰膝冷痛、小便余沥等。如肉苁蓉丸（《医心方》）。

肉苁蓉配熟地黄、山茱萸　补肾壮阳益精。用于肾虚阳痿、腰膝冷痛等。如地黄饮子（《黄帝素问宣明论方》）。

肉苁蓉配枸杞子　补肝肾，益精血。用于肾虚阳痿遗精、宫寒不孕等。如补肾丸（《银海精微》）。

（2）用于润肠通便

肉苁蓉配当归、牛膝　补肾益精，润肠通便。用于肾虚大便不通，小便清长，腰酸背冷。如济川煎（《景岳全书》）。

肉苁蓉配火麻仁　补肾益精，润肠通便。用于老年人气血虚衰的津枯便秘等。如润肠丸（《严氏济生方》）。

【鉴别应用】

肉苁蓉、补骨脂　均能补肾阳，可治肾阳不足之证。但补骨脂长于补肾助阳，兼能固精缩尿、暖脾止泻、纳气平喘，故可治肾虚遗尿遗精、脾肾阳虚泄泻、肾虚气喘，还治白癜风。肉苁蓉性柔润，药力和缓，偏于益精血，兼可润肠通便，适用于肾阳虚衰，精血不足之腰膝软弱、筋骨无力及肠燥便秘。

【单方验方】

(1) 治疗小儿便秘　肉苁蓉 10g，水煎，分 2～3 次服，每日 1 剂。[郑群，等. 中国民间疗法，2002，10 (12)：63]

(2) 治疗高脂血症　肉苁蓉 400g，山楂、金樱子各 200g，共研细末，加蜂蜜 900g 制成 10g 重蜜丸，每日 3 次，每次 1 丸，1 个月为 1 个疗程。[吴长青. 中医杂志，2003，44 (2)：91]

(3) 治疗多发性口疮　肉苁蓉研粉过筛，温开水送服。[雍履平. 中医杂志，1996 (3)：187]

【用量用法】　水煎服，10～15g。

【使用注意】　大便溏泄者慎服。肠胃实热大便秘结者忌用。

锁 阳

【基源】　为锁阳科植物锁阳的干燥肉质茎。

【性味归经】　甘，温。归肝、肾、大肠经。

【功效主治】　补肾阳，益精血，润肠通便。用于肾阳虚衰，精血不足，阳痿，不孕；肝肾不足，足痿筋软；血虚精亏，肠燥便秘等。

【配伍应用】

（1）用于补肾阳，益精血

锁阳配补骨脂、菟丝子　补肾壮阳，强筋壮骨。用于肾阳不足、命门火衰所致阳痿不举、腰膝冷痛、遗精遗尿、精冷不育等。如补益丸（《医学纲目》）。

锁阳配熟地黄、龟甲　补肾益精，强筋健骨。用于肾虚骨痿、腰膝痿软、足软无力、步履艰难等。如虎潜丸（《丹溪心法》）。

锁阳配牛膝、杜仲　补益肝肾，强筋壮骨。用于肝肾亏虚之筋骨痿软无力等。如补中虎潜丸（《便览》）。

（2）用于润肠通便

锁阳配当归　益精养血，润肠通便。用于老年虚弱，精血亏损或血虚津亏之肠燥便秘等。

锁阳配火麻仁　润肠通便。用于老年虚弱肠燥便秘。

【鉴别应用】

锁阳、肉苁蓉　皆能补肾阳、益精血、润肠通便，治肾阳虚衰、精血不足之阳痿遗精、宫冷不孕、腰膝酸软、筋骨无力及津枯肠燥便秘。但肉苁蓉偏温润，润肠养血效力胜于锁阳。锁阳性偏温燥，兴阳益精之力较大，润肠作用不及肉苁蓉。

【单方验方】

（1）治疗阳痿早泄　锁阳 15g，党参、山药各 12g，覆盆子 9g。水煎服。（《陕甘宁青中草药选》）

（2）治疗老年气弱阴虚，大便燥结　锁阳、桑椹各 15g。水煎取浓汁加白蜂蜜 30g，分 2 次服。（《宁夏中草药手册》）

（3）治疗小儿便秘　口服复方锁阳口服液（由锁阳、枸杞子、五味子、蜂蜜等组成）。1～5 岁每次 5ml，6～10 岁每次 7ml，8～14 岁每次 10ml，每日 2 次，早晚服用，治疗 10 天为 1 个疗程。［赵文远，等．陕西中医，2007，28（7）：787］

【用量用法】　水煎服，10～15g。

【使用注意】　大便溏泄者慎服。肠胃实热大便秘结者忌用。

菟丝子

【基源】　为旋花科植物南方菟丝子或菟丝子的干燥成熟种子。

【性味归经】　辛、甘，平。归肝、肾、脾经。

【功效主治】　补肾固精，养肝明目，止泻，安胎。用于肾虚腰痛，阳痿遗精、尿频带下；肝肾不足，目暗不明；脾肾阳虚，便溏泄泻；胎动不安等。

【配伍应用】

（1）用于补肾固精

菟丝子配鹿茸、肉苁蓉　补肾固精。用于肾阳虚，阳痿遗精，遗尿尿频。如补天育麟丸（《辨证录》）。

菟丝子配五味子、覆盆子　补肾涩精。用于阳痿遗精、久不生育等。如五子衍宗丸（《摄生众妙方》）。

菟丝子配杜仲、牛膝　补益肝肾，强筋壮骨。用于肾虚骨痿、腰膝冷痛等。如菟丝子丸（《全生指迷方》）。

菟丝子配熟地黄、山茱萸　补肾固精。用于肾阳虚弱之阳痿遗精、腰膝酸软等。如补肾丸（《丹溪心法》）。

菟丝子配人参、黄芪、茯苓　温肾补脾，升阳止泻。用于脾肾两虚之便溏泄泻等。如菟丝子丸（《圣济总录》）。

菟丝子配桑螵蛸、泽泻　补肾摄精。用于膏淋，茎中微痛。如菟丝丸（《奇效良方》）。

菟丝子配金樱子　补肾固精缩泉。用于夜尿多，遗精（《现代实用中药》）。

菟丝子配茯苓、石莲子　补肾健脾，固精止遗。用于遗精，溺有余沥，小便白浊。如茯菟丸（《太平惠民和剂局方》）。

（2）用于养肝明目

菟丝子配熟地黄、枸杞子、车前子　补肾益精，养肝明目。用于肝肾不足，目失所养而致目昏目暗、视物模糊等。如驻景丸（《太平惠民和剂局方》）。

（3）用于安胎

菟丝子配桑寄生、续断　补肝肾，养血安胎。用于胎动不安、妊娠漏血等。如寿胎丸（《医学衷中参西录》）。

【鉴别应用】

菟丝子、桑寄生　皆有补益肝肾、固冲任、安胎的功效，用于肝肾不足、冲任不固所致的胎漏、胎动不安。但桑寄生又可养血，以养血安胎为主，又能祛风湿、强筋骨，用于风湿痹痛、腰膝酸痛、筋骨无力等。菟丝子以补肾安胎为主，又可补肾固精缩尿、养肝明目、止泻，用于肾虚阳痿遗精、尿频遗尿、肝肾不足所致之目暗不明、脾肾两虚所致之便溏泄泻等。

【单方验方】

（1）治疗男性不育症　菟丝子9g，研末，分3次冲服，或装胶囊吞服。肾阴虚明显者，配合每日嚼食枸杞子30g。2个月为1个疗程。［王建国．河北中医，2001，23（1）：53］

（2）治疗隐匿性肾炎　低盐低脂饮食，每日以菟丝子30g，水煎300ml，分2次服。连服3个月。［谢麦棉．浙江中西医结合杂志，2000，10（7）：439］

（3）治疗类风湿关节炎　单味菟丝子水煎服，每日用量为30～50g，30天为1个疗程。［兰友明，等．中医杂志，2000，41（10）：584］

（4）治疗带状疱疹　菟丝子60g，文火焙黄干，研细粉，加香油适量，调至稀糊状，装瓶备用。先用0.1%氯己定（洗必泰）棉球或凉开水洗净患处待干，将菟丝子搽剂涂布于患处，每日换药1次。［刘召敏．江西中医药，1998，29（4）：62］

（5）治疗先兆流产　菟丝子 9g，桑寄生 15g，阿胶 9g。水煎服。已出血者加煅龙骨、煅牡蛎、生黄芪各 15g。（《内蒙古中草药》）

【用量用法】　水煎服，10～20g。

【使用注意】　阴虚火旺、大便燥结、小便短赤者不宜服。

沙苑子

【基源】　为豆科植物扁茎黄芪的干燥成熟种子。别名沙苑蒺藜、潼蒺藜。

【性味归经】　甘，温。归肝、肾经。

【功效主治】　补肾固精，养肝明目。用于肾虚腰痛，阳痿遗精、遗尿尿频，白带过多；目暗不明、头晕眼花等。

【配伍应用】

（1）用于补肾固精

沙苑子配芡实　补肾健脾，固精缩尿。用于肾虚遗精、尿频遗尿等。如金锁固精丸（《医方集解》）。

沙苑子配五味子　补肾固精。用于肾虚精关不固，遗精滑泄。如聚精丸（《证治准绳》）。

沙苑子配杜仲　补益肝肾，强筋壮骨。用于肾虚腰痛、下肢酸软无力等。

沙苑子配菟丝子、女贞子　补肾固精，明目养肝。用于肾虚遗精，肝肾不足、眼目失养所致的目昏目暗、视力减退等。如补肾明目散（《中药临床应用》）。

（2）用于养肝明目

沙苑子配枸杞子　补肾固精，养肝明目。用于肝肾不足之视物昏花等。

【鉴别应用】

沙苑子、蒺藜　由于沙苑子又称沙苑蒺藜、潼蒺藜，蒺藜又称刺蒺藜、白蒺藜，药名容易混淆，注意识别。沙苑子具有补肾固精、养肝明目功效，用于肾虚腰痛、阳痿遗精、遗尿尿频、白带过多及血虚所致目暗不明、头晕眼花等。蒺藜长于平肝疏肝，又为祛风明目要药，常用于肝阳上亢，头晕目眩；风热上攻，目赤翳障。

【单方验方】

（1）治疗白癜风　取沙苑子1000g，以文火炒至香味逸出时倒入盛有100g白酒的容器内，搅匀后加盖密封1h，晾干研细末。每日以水送服30g，连服6个月。［李跃进．河北中医，1998，20（3）：148］

（2）治肾虚腰痛　沙苑子一两（30g）。水煎，日服二次。（《吉林中草药》）

（3）治目昏不明　沙苑子15g，茺蔚子10g，青葙子15g。共研细末。每次5g，每日两次。（《吉林中草药》）

【用量用法】　水煎服，10～20g。

【使用注意】　本品为温补固涩之品，阴虚火旺及小便不利者忌服。

蛇床子

【基源】　为伞形科植物蛇床的干燥成熟果实。

【性味归经】　辛、苦，温。有小毒。归肾经。

【功效主治】　温肾壮阳，杀虫止痒，燥湿。用于肾虚阳痿，宫冷不孕；阴部湿痒，湿疹，疥癣；寒湿带下、湿痹腰痛等。

【配伍应用】

（1）用于温肾壮阳

蛇床子配菟丝子　温肾助阳。用于男子阳痿滑泄，女子宫冷，虚寒带下，不孕。如补益干地黄丸（《圣济总录》）。

蛇床子配覆盆子　温肾壮阳固精。用于肾阳不足之阳痿滑泄、宫寒不孕等。如补肾覆盆子丸（《太平圣惠方》）。

蛇床子配鹿茸　温肾壮阳益精。用于肾阳不足之阳痿滑泄、宫寒不孕等。如补天育麟丸（《辨证录》）。

（2）用于燥湿，杀虫止痒

蛇床子配苦参　燥湿杀虫止痒。煎汤熏洗，治阴痒、湿疹。

蛇床子配白矾　杀虫止痒。外用，治皮肤瘙痒、湿疮等。

蛇床子配雄黄　燥湿杀虫。外用，治湿热郁于肌肤所致的湿疮、瘙痒。

【鉴别应用】

（1）蛇床子、地肤子　二者均可止痒，用治湿疮、湿疹、阴痒、带下。但蛇床子性温，散寒燥湿以止痒，宜用于寒湿或虚寒所致者，并治疥癣；

地肤子性寒，清热利湿以止痒，宜湿热所致者。蛇床子又能温肾壮阳，治阳痿、宫冷不孕以及湿痹腰痛；地肤子清热利湿，可治小便不利、热淋涩痛。

（2）蛇床子、苦参　二者均味苦，外用有较好的燥湿祛风、杀虫止痒功效，用于阴痒带下、皮肤瘙痒、疥癣等，常配伍同用。但苦参性味苦寒，有显著的清热燥湿、利尿作用，可治疗湿热所致的黄疸、泻痢、带下、阴痒及小便不利，灼热涩痛之证。蛇床子辛苦温燥，有温肾壮阳的作用，用于阳痿，宫冷不孕；并可散寒祛风燥湿，治疗寒湿带下、湿痹腰痛等。

【单方验方】

（1）治疗小儿脱肛　以蛇床子适量，水洗淘净沙土及杂质，文火炒黄，研极细末，贮瓶备用。治患儿大便后脱肛，取蛇床子15g，甘草10g，白矾15g，加水300ml煎沸待温熏洗肛门及脱出的直肠黏膜。洗后擦干，将蛇床子粉撒在脱出的直肠黏膜部分，再还纳复位。每次脱出后用上法1次，连用5～10天。[邓泽潭．中医杂志，2000，41（8）：457]

（2）治疗隐匿性肾炎　蛇床子10g，加水500ml煎服，水煎2次，每日1剂。一般3个月为1个疗程。[谢麦棉．湖北中医杂志，2000，22（4）：7]

（3）治疗神经性皮炎　蛇床子以1：5比例用75％乙醇浸泡1周，过滤备用，每日涂搽3～4次，1个月为1个疗程。[武三卯，等．中国皮肤性病学杂志，1994，8（3）：196]

（4）治疗滴虫性阴道炎　蛇床子20g、苦参30g、甘草6g，煎水熏洗外阴，熏洗20～30min。每日早晚各1次。男方亦同时治疗。[姜绍芳，等．中国民间疗法，1999（7）：30]

（5）治疗白癜风　将300g蛇床子放入1000ml75％乙醇中浸泡1周，过滤后即得30％蛇床子酊。药物涂于白斑区，每日2次。用药3个月为1个疗程。[刘永祥．皮肤病与性病，2003，25（4）：29]

（6）治疗婴儿湿疹　将蛇床子粉碎，用乙醇浸泡渗滤，回收渗滤液反复抽滤，加热，静置析出结晶，得蛇床子素。将蛇床子素研成细粉，加凡士林研匀，制成10％蛇床子软膏。用蛇床子素软膏适量涂于患部，并轻轻揉擦，每日3次，疗程不超过3周。[柯昌毅．中国药业，2003，12（5）：67]

（7）治疗小儿痱子　蛇床子60～90g，苦参15～30g，加水1000ml，煎汁温洗患处，每日3～4次。一般2～3天即愈。[杨普选．中医函授通讯，1997，16（4）：22]

【用量用法】 水煎服，3～10g。外用适量，多煎汤熏洗或研末调敷。

【使用注意】 阴虚火旺或下焦有湿热者不宜内服。实验研究表明，蛇床子对雄性动物有生殖毒性。故临床应用需引起重视，并进一步观察研究。

杜 仲

【基源】 为杜仲科植物杜仲的干燥树皮。

【性味归经】 甘，温。归肝、肾经。

【功效主治】 补肝肾，强筋骨，安胎。用于肾虚腰痛及各种腰痛，阳痿，筋骨痿软，尿频；肝肾亏虚，胎动不安，习惯性流产；高血压等。

【配伍应用】

（1）用于补肾阳，强筋骨

杜仲配补骨脂、核桃仁 补肾阳，强筋骨。用于肾阳不足，腰膝冷痛、筋骨痿软等。如青娥丸（《太平惠民和剂局方》）。

杜仲配川芎 补益肝肾，强筋壮骨，活血止痛。用于外伤腰痛等。如杜仲散（《外台秘要》）。

杜仲配威灵仙 祛风湿，强筋骨。用于腰肌劳损，腰痛。如杜仲灵仙散（《百病奇效良方》）。

杜仲配鹿茸 补肾壮阳。用于肾虚阳痿、精冷不固、小便频数等。如杜仲酒（《医心方》）。

（2）用于补肾安胎

杜仲配续断 补肾安胎，强筋骨。用于肾虚胎动不安，腰痛如坠，胎漏下血，腰膝酸软无力。如杜仲丸（《校注妇人良方》）。

杜仲配山药 补脾益气，补肾安胎。用于脾肾两虚之习惯性流产。

【鉴别应用】

（1）生杜仲、炒杜仲 生杜仲含有较多胶质，入汤剂不利于有效成分溶出，故临床上生杜仲应用较少。炒杜仲，即经"断丝"炮制后药材内胶质物质被破坏，入汤剂利于有效成分的溶出，故比生用效果好。

（2）杜仲、桑寄生 二者均具有补肝肾、强筋骨、安胎的作用，用治肝肾亏虚之腰膝酸痛、胎动不安等。但桑寄生又长于祛风湿，对痹证日久，伤及肝肾、腰膝酸软、筋骨无力者尤宜。杜仲则长于补肝肾、强筋骨，治肾虚腰痛尤宜。

【单方验方】

（1）治疗慢性腰肌劳损　取马钱子、杜仲等份，研为细末，过 100 目筛备用。治疗时取药末 0.5g 置于腰部疼痛处，外用伤湿止痛膏覆盖以免药末漏出。每日换药 1 次，10 天为 1 个疗程。疼痛可在贴药 1 天后即明显减轻。［赵明．中国民间疗法，2003，11（7）：28］

（2）治疗短暂性脑缺血发作　川芎 15g，红花 10g，杜仲 15g。水煎服 100ml，每日 2 次口服，长期服用。　［张方元．中外健康文摘，2008，5（8）：129］

【用量用法】　水煎服，10～15g。炒用比生用效果好。

【使用注意】　本品为温补之品，阴虚火旺者慎用。

续 断

【基源】　为川续断科植物川续断的干燥根。

【性味归经】　苦、辛，微温。归肝、肾经。

【功效主治】　补益肝肾，强筋健骨，止血安胎，疗伤续折。用于肝肾不足，腰膝酸痛，寒湿痹痛；跌打损伤，筋伤骨折；崩漏下血、胎动不安等。

【配伍应用】

（1）用于补肝肾，强筋骨

续断配杜仲、牛膝　补益肝肾，强筋壮骨。用于肝肾不足，腰膝酸痛等。如续断丸（《扶寿精方》）。

续断配萆薢、防风　祛风湿，补肝肾，强筋骨。用于风寒湿痹，筋骨疼痛。如续断丸（《太平惠民和剂局方》）。

续断配自然铜、土鳖虫　续筋接骨，通利血脉。用于跌打损伤，筋伤骨折。如壮筋续骨丸（《伤科大成》）。

（2）用于止血安胎

续断配桑寄生、菟丝子、阿胶　补肝肾，强筋骨，安胎。用于肾虚滑胎、妊娠下血、胎动不安、胎萎不长等。如寿胎丸（《医学衷中参西录》）。

续断配当归、生地黄　养血活血，止血安胎。用于崩漏下血、妊娠下血及尿血等。如续断汤（《济阴纲目》）。

【鉴别应用】

续断、桑寄生　皆能补肝肾、强筋骨、安胎，治肝肾不足之腰膝酸痛、筋骨软弱、胎漏下血及胎动不安。然桑寄生善于祛风湿止痹痛，兼能养血，并治风湿痹痛兼血虚、肝肾不足者。续断温补力较强，且补而不滞，又能疗伤续折、消肿止痛，可用于跌打瘀肿、骨折筋伤及痈肿疮毒。

【单方验方】

（1）治乳痈　川续断八两（酒浸，炒），蒲公英四两（晒干，炒）。俱为末，每日早晚各服三钱，白汤调下。（《本草汇言》）

（2）治疗骨折　予"续断接骨汤"（续断 15g，骨碎补 15g，补骨脂 15g，黄芪 10g，丹参 10g，自然铜 10g），加水 1000ml，浸泡 30min，煎成药液 200ml，每日 1 剂，每天上下午各服 100ml，10 天为 1 个疗程，共 3 个疗程。[陈远林，等．国际医药卫生导报，2007，13（6）：84]

（3）治疗骨质疏松症　续断、骨碎补、牛膝、生地黄、鸡血藤、香附各等份，经过煎煮浓缩制成水泛丸。每次 6g，口服，每日 3 次。3 个月为 1 个疗程。[瞿群威．中国民间疗法，2007，15（8）：24]

【用量用法】　水煎服，9～15g。或入丸、散剂。外用适量研末敷。崩漏下血宜炒用。

【使用注意】　风湿热痹者忌用。

韭菜子

【基源】　为百合科植物韭菜干燥成熟种子。别名韭子。

【性味归经】　辛、甘，温。归肾、肝经。

【功效主治】　温补肝肾，壮阳固精。用于阳痿遗精，遗尿尿频，白浊带下；肝肾不足，腰膝痿软等。

【配伍应用】

韭菜子配菟丝子　补肾壮阳，固精止遗。用于肾气不足之腰膝酸痛、阳痿遗精、遗尿尿频、白带过多等。如补真玉露丸（《卫生宝鉴》）。

韭菜子配补骨脂　补肾壮阳。用于肾阳不足之阳痿遗精。如韭子煎（《杂病源流犀烛》）。

韭菜子配核桃仁　补肾壮阳。用于肝肾不足之腰膝酸痛等。如补髓青娥丸（《魏氏家藏方》）。

韭菜子配巴戟天　补肾壮阳，强筋壮骨。用于肝肾不足之筋骨痿软、步履艰难、屈伸不利等。如韭子丸（《魏氏家藏方》）。

韭菜子配益智　补肾壮阳，固精缩尿。用于下焦虚寒之小便频数、小儿遗尿尿频、遗精滑精等。（《魏氏家藏方》）

韭菜子配龙骨　补肾壮阳，固精缩尿。用于肾阳不足之遗精早泄、尿频遗尿、白带过多等。如四妙丸（《丹台玉案》）。

【单方验方】

（1）治疗阳痿　细辛 5g，韭菜子 7.5g，加开水 200ml 浸泡 10min 后当茶频频饮服，每日 1 剂。治疗期间忌房事，停用其他药物。[冷长春，等.中国民间疗法，1999（4）：23]

（2）治疗化疗后呃逆　用韭菜子粉（韭菜子置于瓦片上，用文火焙干、研粉）3g，温开水冲服，每日 2 次。[李双兰，等.护理学杂志，2001，16（8）：496]

【用量用法】　水煎服，3～9g。或入丸、散剂。

【使用注意】　阴虚火旺者忌服。

阳起石

【基源】　为硅酸盐类矿物焦闪石族透闪石。

【性味归经】　咸，温。归肾经。

【功效主治】　温肾壮阳。用于肾阳虚衰，阳痿不举、宫冷不孕、腰膝冷痛等。

【配伍应用】

阳起石配鹿茸　壮阳起痿，补精填髓。用于肾阳不足，精血亏虚，阳痿早泄、宫冷不孕、遗精滑精、遗尿尿频、耳聋耳鸣、肢冷神疲等。如补真丸（《严氏济生方》）。

阳起石配菟丝子　温肾壮阳固精。用于肾阳不足，阳痿早泄、宫冷不孕、遗精滑精、遗尿尿频等。如阳起石丸（《严氏济生方》）。

阳起石配海马　温肾壮阳。用于肾阳不足，阳痿早泄、宫冷不孕、遗精滑精等。如补真丹（《宣明论方》）。

阳起石配钟乳石、附子　温肾壮阳。用于肾虚不固，遗精早泄、遗尿尿频等。如白丸（《严氏济生方》）。

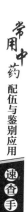

阳起石配熟地黄、吴茱萸　温肾散寒。用于子宫虚寒不孕。如阳起石丸（《太平惠民和剂局方》）。

【用量用法】　水煎服，3～6g。或入丸、散剂。

【使用注意】　阴虚火旺者忌服。不宜久服。

胡芦巴

【基源】　为豆科植物胡芦巴的干燥成熟种子。

【性味归经】　苦，温。归肾经。

【功效主治】　温肾助阳，散寒止痛。用于寒疝腹痛，胁肋胀痛；足膝冷痛、寒湿脚气；阳痿滑泄、精冷囊湿等。

【配伍应用】

胡芦巴配吴茱萸、小茴香　温肾助阳，散寒止痛。用于寒湿凝聚下焦所致寒疝腹痛等。如胡芦巴丸（《太平惠民和剂局方》）。

胡芦巴配巴戟天、牛膝　温肾助阳，强筋健骨。用于肾阳虚弱，腰膝冷痛、遗精阳痿等。如胡芦巴丸（《圣济总录》）。

胡芦巴配补骨脂、肉苁蓉　补肾助阳，散寒止痛，温脾止泻。用于脾肾阳虚之泄泻、脘腹冷痛、阳痿遗精等。如补下丸（《圣济总录》）。

胡芦巴配阳起石　补肾助阳。用于肾阳虚弱，腰膝冷痛、遗精阳痿等。如补真丸（《严氏济生方》）。

胡芦巴配覆盆子　补肾固精。用于肾阳亏虚所致滑精、腰酸背痛、性功能减退等。

胡芦巴配木瓜　助阳散寒，除湿止痛。用于寒湿脚气、腿膝冷痛、胫肿无力等。如胡芦巴丸（《杨氏家藏方》）。

【单方验方】

（1）治疗非胰岛素依赖型糖尿病　胡芦巴总皂苷胶囊（0.35g/粒），每日3次，每次6粒，温水送服，联合磺脲类降糖药，疗程为12周。[卢芙蓉，等.中国中药杂志，2008，33（2）：184]

（2）治肾脏虚冷，腹胁胀满　胡芦巴二两，附子（炮裂，去皮、脐）、硫黄（研）各三分。上三味，捣研为末，酒煮面糊丸如梧桐子大。每服20～30丸，盐汤下。（《圣济总录》胡芦巴丸）

（3）治头痛　胡芦巴（炒）、三棱（酒浸，焙）各半两，干姜（炮）二

钱半。上为细末。每服二钱，温生姜汤或温酒调服，不拘时候。（《严氏济
生方》）

【用量用法】 水煎服，3～10g。或入丸、散剂。

【使用注意】 阴虚火旺者忌服。

核桃仁

【基源】 为胡桃科植物胡桃干燥成熟果实的核仁。

【性味归经】 甘，温。归肾、肺、大肠经。

【功效主治】 补肾温肺，纳气定喘，润肠通便。用于肾阳衰虚，腰痛
脚弱，小便频数；虚寒喘咳，久咳气喘；肠燥便秘等。

【配伍应用】

（1）用于纳气平喘

核桃仁配补骨脂 补肾壮阳，纳气平喘。用于肾阳不足，命门火衰，
阳痿不举，腰膝冷痛以及肾不纳气，呼多吸少，虚寒喘咳。如胡桃丸（《御
药院方》）。

核桃仁配苦杏仁 补益肺肾，纳气定喘，润肠通便。用于肺肾两虚的
咳喘、大便干燥等。

（2）用于润肠通便

核桃仁配火麻仁 润肠通便。用于老人、虚人或妇女产后血虚津枯，
肠燥便秘等。

【单方验方】

（1）治疗上尿路结石 取生鸡内金250g，洗净，晒干，研末；核桃仁
500g研碎，混合后加入蜂蜜500ml充分搅拌均匀。口服上述配方两汤匙
（约30g），白水送服，早晚各1次。连续服用2周为1个疗程，疗程间隔1
周。[戴兴歧，等．现代中西医结合杂志，2005，14（22）：2982]

（2）治疗肌内注射后皮下硬结 将核桃仁泥涂于2层或3层纱布上再
敷于硬结处，纱布大小根据硬结范围而定，其上覆盖一层塑料膜，胶布固
定，每两天更换1次。[侯喜玲，等．山西护理杂志，1997，11（4）：170]

（3）治疗牙齿感觉过敏症患牙 用30ml/L过氧化氢液和生理盐水小
棉球清洁牙面，隔湿，将准备好的核桃仁用医用酒精灯烧灼发黄为度，立
即涂布于过敏区，反复操作2～3遍，每天1次，共2周。[阿达来提．牙

体牙髓牙周病学杂志，2007，17（4）：235]

【用量用法】 水煎服，10～30g。或入丸、散剂。定喘止嗽带皮用，润肠通便去皮用。

【使用注意】 阴虚火旺、痰热咳嗽及便溏者忌服。

蛤 蚧

【基源】 为壁虎科动物蛤蚧除去内脏的干燥体。

【性味归经】 咸，平。归肺、肾经。

【功效主治】 补肺益肾，纳气定喘，助阳益精。用于肺肾两虚，久咳虚喘；肾阳不足，精血亏虚，阳痿遗精等。

【配伍应用】

（1）用于纳气，定喘，止咳

蛤蚧配人参 峻补肺肾，纳气平喘。治虚喘劳嗽。如人参蛤蚧散（《御药院方》）。

蛤蚧配阿胶、鹿角胶 补肺益肾，定喘止血。用于肺肾不足，久咳虚喘，劳嗽咯血。如蛤蚧散（《赤水玄珠》）。

蛤蚧配胡黄连、知母、苦杏仁 补肺清热，化痰止咳。用于肺虚而有痰热的咳喘。如蛤蚧丸（《圣济总录》）。

（2）用于助阳益精

蛤蚧配鹿茸、肉苁蓉 补肾壮阳，益精。用于肾阳不足，阳痿遗精等。如补天育麟丸（《辨证录》）。

【单方验方】

（1）防治小儿哮喘 取蛤蚧1对，去头足、鳞片，研成粗粉。隔日取蛤蚧粗粉3～5g，生黄芪30～50g，加水适量，煎煮2遍，合并2次煎出液，浓缩至60～100ml，早晚分2次口服。20剂为1个疗程。[吴菊花，等.海峡药学，1995，7（1）：50]

（2）治疗术后短气 取生蛤蚧去头、足、尾上、腹上肉毛，用酒浸透，焙之至干，切块。然后取蛤蚧块500g，蜂蜜80g，先将蜂蜜加入白开水150g搅匀后，连同蛤蚧块共入瓷器中搅拌匀，盖上盖闷一宿，再入锅内文火焙焦，研末，装入胶囊，每次服5～10g，每日3次，30天为1个疗程。[王建平，等.佳木斯医学院学报，1997，20（6）：44]

【用量用法】　研末服，每次 1～2g，每日 3 次。或浸酒服用。

冬虫夏草

【基源】　为麦角菌科真菌冬虫夏草菌寄生在蝙蝠蛾科昆虫幼虫上的子座及幼虫的尸体的复合体。

【性味归经】　甘，平。归肺、肾经。

【功效主治】　补肺益肾，止血化痰。用于阳痿遗精，腰膝酸痛；久咳虚喘、劳嗽咯血等。

【配伍应用】

（1）用于补益肺肾，纳气平喘

冬虫夏草配人参　补益肺肾，纳气平喘。用于肺肾两虚，摄纳无权，久咳虚喘。

冬虫夏草配核桃仁　补肾壮阳，纳气定喘。用于肾阳不足，阳痿遗精；肺肾两虚，摄纳无权，久咳虚喘等。

（2）用于补肾壮阳

冬虫夏草配淫羊藿　补肾壮阳。用于肾阳不足的阳痿遗精、遗尿、腰膝酸软等。

（3）用于补肺止血

冬虫夏草配阿胶　温肾补肺，养血止血。用于气阴不足，劳嗽咯血等。

【鉴别应用】

冬虫夏草、蛤蚧　二者皆能补肾温肺平喘，治肾阳不足之腰膝酸痛，肺虚咳嗽及肾不纳气之喘促。冬虫夏草兼能化痰止血，可治久咳虚喘、劳嗽痰血，又治病后体虚自汗畏寒，为治诸痨虚损调补之要药。蛤蚧补益力强，善补肺气，纳气定喘，为治肺肾虚喘之要药。

【单方验方】

（1）治疗遗精　冬虫夏草 25～30g，置 1 只鸡腹内，炖熟食用。每只鸡连吃 3～4 天，隔 3～4 天再按上法吃 1 只鸡，连吃 4 只鸡为 1 个疗程，一般治疗 1 个疗程。[袁红芬，等．当代医学，2008（142）：153]

（2）治疗慢性阻塞性肺疾病　口服人工冬虫夏草胶囊（百令胶囊）1.0g/次，每日 3 次，疗程 1 个月。结果显示，冬虫夏草可显著改善 COPD 患者肺通气功能。[钱皓瑜．医药论坛杂志，2004，25（11）：20]

（3）治疗糖尿病肾病　冬虫夏草 2g，水煎服 200ml，每日 1 次。［周兴磊，等．临床医学，2000，20（1）：54］

（4）治疗慢性肾衰竭　在优质低蛋白、低磷饮食及对症治疗同时，加用冬虫夏草每日 5g，煎汤连渣口服，平均治疗 3 个月为 1 个疗程。［李庆河，等．青岛医学杂志，2001，33（6）：462］

（5）治疗单纯性血尿　在西医治疗基础上，加用青海产冬虫夏草 5g，隔日 1 次，水炖，含虫体嚼碎吞服。［尹继明，等．中国中西医结合肾病杂志，2001，2（5）：269］

【用量用法】　水煎服，5～10g；也可入丸、散剂。

【使用注意】　冬虫夏草除天然品种外，还有人工培养的虫草菌丝体，后者目前大多成为中成药中冬虫夏草的替代品，二者主要化学成分和药理作用相似。有表邪者不宜用。

第十六章　收涩药

五味子

【基源】　为木兰科植物五味子的干燥成熟果实。习称"北五味子"。

【性味归经】　酸、甘，温。归肺、心、肾经。

【功效主治】　收敛固涩，益气生津，补肾宁心。用于久咳虚喘，遗精，滑精，久泻不止，自汗，盗汗，津伤口渴，内热消渴，短气脉虚，心悸失眠。

【配伍应用】

（1）用于收敛固涩

五味子配五倍子　止咳定喘，涩精止泻。用于肺肾两虚、火气浮散之干咳喘嗽；久泻久痢；男子遗精滑精，女子赤白带下、崩漏；自汗盗汗。

五味子配桑螵蛸　涩精止遗。用于下焦虚寒，滑精不止，尿频遗尿。如桑螵蛸丸（《杨氏家藏方》）。

（2）用于益气生津

五味子配黄芪、山药　益气生津。用于阴虚内热，口渴多饮之消渴证。如玉液汤（《医学衷中参西录》）。

五味子配人参、麦冬、酸枣仁　益气滋阴，养心安神。用于气阴不足，心失所养之失眠、心悸、健忘等。如天王补心丹（《摄生秘剖》）。

（3）用于补肾固精

五味子配熟地黄　滋阴补肾，纳气平喘。用于肾虚气喘证。如都气丸（《医贯》）。

五味子配菟丝子　温肾固精。用于肾虚精少，阳痿早泄，不育症。如五子衍宗丸（《摄生众妙方》）。

【鉴别应用】

（1）北五味子、南五味子　五味子有北五味子、南五味子之分，前者为木兰科植物五味子的成熟果实，主产于辽宁、黑龙江等地，习称"北五味子"。后者为木兰科植物华中五味子的成熟果实，主产于陕西、湖北、山西等地，习称"南五味子"。南五味子功效同北五味子，临床适应证也大致相同。但一般认为产于辽宁的北五味子质量更佳，疗效更好。

（2）生五味子、醋制五味子、酒制五味子、蜜炙五味子　生五味子，长于敛肺止咳、生津敛汗，宜用于咳喘、体虚多汗、津伤口渴；亦能涩精止泻。醋制五味子，涩精止泻作用更强，多用于遗精滑泄、久泻不止；亦可用于久咳肺气耗散者。酒制五味子，能增强其温补作用，多用于心肾虚损、梦遗滑精、心悸失眠。蜜炙五味子，补益肺肾作用增强，用于久咳虚喘。

【单方验方】

（1）治疗神经衰弱　五味子 10～15g，水煎服或五味子 30g，用 300ml 白酒浸 7 天，每次饮酒 15ml。（《全国中草药汇编》）

（2）治疗无黄疸型传染性肝炎　五味子烘干，研成细粉（或炼蜜为丸）。散剂，每服 3g，每日 3 次，1 个月为 1 个疗程。谷丙转氨酶恢复正常后，仍宜继续服药 2～4 周，以巩固疗效。（《全国中草药汇编》）

（3）治疗小儿盗汗　取五倍子、五味子各 5g，山莨菪碱（654-2）10mg。共研成细面。先将患儿脐部用温水洗净擦干，后取中西药面置于脐窝，外用伤湿止痛膏固定，外敷 24h 换药 1 次，连用 3 次。[孙益连，等.中国社区医生（综合版），2005（20）：45]

（4）治疗重度哮喘　五味子 30～50g，地龙 9～12g，鱼腥草 30～80g，浸泡 2～4h，用文火煎 15～20min，水煎 2 次，约 250ml，于下午 4 时、8 时各服一半。[宋志琪，等.中医杂志，1988（9）：47]

（5）治疗婴幼儿腹泻　山药 4 份（炒黄），五味子 1 份（焙干），混合，磨成细粉。新生儿每次 5g；1 岁以下每次 10g；1～2 岁每次 15g。冲服，每日 3～4 次，3 日为 1 个疗程。[刘珍华，等.时珍国医国药，1999，10（4）：476]

（6）治疗冠心病室性早搏　丹参 30g，五味子 10g，麦冬 15g，黄芪 30g，党参 20g，炙甘草 6g。每日 1 剂，水煎，早晚分服，连服 6 周。[李卫东.实用中医内科杂志，2011，25（6）：59]

【用量用法】　水煎服，3～6g。研末服，每次 1～3g。

【使用注意】　凡表邪未解，内有实热，咳嗽初起，麻疹初起者，均不宜用。

山茱萸

【基源】　为山茱萸科植物山茱萸的干燥成熟果肉。别名山萸肉，枣皮。

【性味归经】　酸、涩，微温。归肝、肾经。

【功效主治】　补益肝肾，收涩固脱。用于眩晕耳鸣，腰膝酸痛，阳痿遗精，遗尿尿频，崩漏带下，月经过多，大汗虚脱，内热消渴。

【配伍应用】

山茱萸配白术　益气健脾，固冲摄血。用于肝肾亏损，冲任不固所致的崩漏下血及月经过多。如固冲汤（《医学衷中参西录》）。

山茱萸配人参　益气敛阴固脱。大剂量煎服，用于冷汗不止，元气耗散，气息欲断。如摄阳汤（《辨证录》）。

山茱萸配牡蛎　敛阴止汗，救亡固脱。用于自汗、盗汗诸症；男子遗精、滑精，女子带下诸症。如来复汤（《医学衷中参西录》）。

山茱萸配补骨脂　温补肾气，固精缩尿。用于治疗肾阳不足之阳痿、遗精、遗尿。如草还丹（《扶寿精方》）。

【鉴别应用】

（1）山茱萸、吴茱萸　山茱萸与吴茱萸两药虽仅一字之差，但功效迥异，注意识别。山茱萸，又名山萸肉、枣皮，长于补益肝肾、收涩固脱，主治肝肾亏虚证和气血滑脱诸证。吴茱萸，功能散寒止痛、温中止呕、助阳止泻，主治寒滞肝脉诸痛证、胃寒呕吐及虚寒泄泻。

（2）山茱萸、五味子　二药均有补肾、收敛固摄功效。但五味子以收敛为主，入肺而止喘咳，入心而治心烦口渴，入肾可固肾滋肾水。山茱萸则偏于滋补肝肾，敛阴阳欲绝之汗，其作用强于五味子，且于收敛之中兼具补益之性，故可用于肝肾亏虚，头晕目眩、腰膝酸软、阳痿、遗精、遗尿、崩漏下血及月经过多、大汗不止、体虚欲脱等。

【单方验方】

（1）治疗肩周炎　山茱萸（去核）35g，水煎，分 2 次服，每日 1 剂。症情好转后，减为代茶泡服。[宋麒．中医杂志，1984（11）：35]

（2）治疗复发性口腔溃疡　干山茱萸 400g，碾碎成末，陈醋 200ml，备用，每晚睡前取粉末 10g，陈醋调成糊丸，敷于双足涌泉穴，纱布包扎，次晨揭开洗净，10 日为 1 个疗程，连敷 4 个疗程，疗程间隔 10 天。[刘智敏．新中医，1992（3）：16]

（3）治疗糖尿病　山茱萸、五味子、丹参各 30g，黄芪 40g。水煎服，每日一剂，分 2～3 次服。1 个月为 1 个疗程。[李寿森．中医杂志，1992（11）：25]

【用量用法】　水煎服，6～10g。

【使用注意】　素有湿热，小便淋涩者，不宜应用。

乌 梅

【基源】　为蔷薇科植物梅的干燥近成熟果实。

【性味归经】　酸、涩，平。归肝、脾、肺、大肠经。

【功效主治】　敛肺止咳，涩肠止泻，生津止渴，安蛔止痛。用于肺虚久咳，久痢滑肠，虚热消渴，蛔厥呕吐腹痛，胆道蛔虫症。

【配伍应用】

（1）用于敛肺，涩肠

乌梅配罂粟壳、杏仁　敛肺止咳。用于治疗肺虚久咳，少痰或干咳无痰。如一服散（《世医得效方》）。

乌梅配诃子、罂粟壳　涩肠止泻。治疗久泻、久痢。如固肠丸（《证治准绳》）。

（2）用于安蛔

乌梅配细辛、川椒、黄连、附子　安蛔止痛。用于治疗蛔虫所致腹痛、呕吐、四肢厥逆的蛔厥证。如乌梅丸（《伤寒论》）。

（3）用于生津止渴

乌梅配麦冬、天花粉、人参　生津止渴。用于虚热消渴。如玉泉散（《沈氏尊生方》）。

【鉴别应用】

生乌梅、醋制乌梅、乌梅炭　生乌梅，长于生津止渴、敛肺宁咳、安蛔，多用于肺虚久咳、久泻久痢、虚热消渴、蛔厥腹痛。醋制乌梅，则加强其敛肺、安蛔作用，乌梅中主要成分为有机酸（苹果酸和枸橼

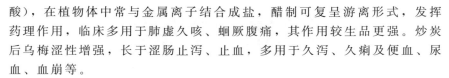

酸），在植物体中常与金属离子结合成盐，醋制可复呈游离形式，发挥药理作用，临床多用于肺虚久咳、蛔厥腹痛，其作用较生品更强。炒炭后乌梅涩性增强，长于涩肠止泻、止血，多用于久泻、久痢及便血、尿血、血崩等。

【单方验方】

（1）治疗化脓性指头炎　乌梅肉加适量食醋研烂，或用乌梅 2 份、凡士林 1 份，制成乌梅软膏外敷，每日上药 1 次。此药对脉管炎所引起的指（趾）头溃疡也有效。（《草医草药简便验方汇编》）

（2）治疗钩虫病　以乌梅 15～30g，加水 500ml，煎成 120ml，晨空腹一次服完，二煎在午餐前一次服下；或用乌梅去核，文火焙干研末，水泛为丸，每次 3～6g，每日 3 次，饭前服。［徐树楠．中药临床应用大全．石家庄：河北科学技术出版社，1999：679］

（3）治疗顽固性咳嗽　取陈皮 500g（沸水泡、去白、令极净），乌梅、大青盐各 200g，浓煎取汁浸透，晒半干，再加入白糖 300g 拌匀，用薄荷叶盖上煮 30min 即可。每次 1 汤匙，每日 6 次，3 日为 1 个疗程。（《医鉴》）

（4）治疗足跟痛　以乌梅 200g 加水 2000ml 水煎 40min，过滤去渣，加食醋 200ml，生铁块 300g 左右烧红放入药液，2min 后取出，待药液温度适宜，浸泡足跟，每晚 1 次，浸泡 1h 左右。下次浸泡将药液加热，可重复使用。［王治法．中医杂志，2002（7）：494］

（5）治疗小儿脱肛　乌梅 30g，五倍子 35g，白矾 15g，升麻 15g。先取五倍子 5g 研细末（过 120 目筛）备用。将上药每剂煎 2 次，每次取 300ml，于大便后熏洗约 10min，之后用五倍子粉匀敷于脱出肛管黏膜上，再将脱出肠肛管送回，适当休息，5 次为 1 个疗程。［赵宝林．河北中医，1998，20（3）：167］

（6）治疗鸡眼　取 4～5g 乌梅，剥除内核后加少许食醋捣烂，再加少许食盐混合均匀，配制成乌梅肉泥。贴用时先将鸡眼部位用温水洗净、揩干，将乌梅肉泥贴于其上，以无菌纱布包扎，每日换药 1 次，一般 7～14 日可治愈。［王俊涛，等．中国民间疗法，2003，11（3）：34］

【用量用法】　水煎服，6～10g，大剂量可用至 30g。外用适量，捣烂或炒炭研末外敷。止血止泻宜炒炭用。

【使用注意】　外有表邪或内有实热积滞者不宜服。

海螵蛸

【基源】 为乌贼科动物无针乌贼或金乌贼的干燥内壳。别名乌贼骨。

【性味归经】 咸、涩,温。归肝、肾经。

【功效主治】 涩精止带,收敛止血,制酸止痛,收湿敛疮。用于遗精,带下;吐血衄血,崩漏便血;溃疡病,胃痛吐酸;外用治湿疮,湿疹,溃疡不敛,外伤出血。

【配伍应用】

（1）用于收敛止血

海螵蛸配白及 收敛止血,敛疮生肌。用于胃、十二指肠溃疡引起的呕血。

海螵蛸配黄芪 补气摄血,收敛止血。用于治疗崩漏下血。如固冲汤(《医学衷中参西录》)。

（2）用于止带

海螵蛸配白芷 收敛燥湿,止带。用于妇人带下。如白芷散(《妇人大全良方》)。

（3）用于制酸

海螵蛸配白芍 制酸止痛,柔肝缓急。用于肝气犯胃之胃痛吐酸有效。如乌芍散(民间验方)。

海螵蛸配浙贝母 制酸镇痛,收敛止血。用于胃脘疼痛、泛酸、嗳气等。如乌贝散(《中国药典》)。

【鉴别应用】

（1）海螵蛸、桑螵蛸 二者均为收敛固涩之品,有固精止带的作用,用于治疗遗精、滑泄、带下等病症。但桑螵蛸能补能固,既能补肾助阳,又能固肾精、缩小便,临床多用于精关不固之遗精滑泄、阳痿及遗尿、尿频等。海螵蛸温涩之性较强,但无补性,固精不及桑螵蛸,而止血止带作用较优,且能制酸止痛、收湿敛疮,临床上多用于崩漏下血、吐血、赤白带下、胃痛吐酸及湿疹湿疮。

（2）海螵蛸、五倍子 均有固精止遗、收敛止血的作用,用于肾虚遗精、滑精及崩漏带下或便血痔血。但五倍子酸涩收敛,既能敛肺止咳,又能清热降火,用于肺虚久咳或肺热痰嗽;还具有涩肠止泻的功效,用于久泻、久痢;并能敛汗,用于自汗、盗汗。海螵蛸咸、涩,有良好的制酸止痛作用，用于胃痛吐酸；外用能收湿敛疮，用于湿疮、湿疹、溃疡不敛等。

【单方验方】

（1）治疗肾虚带下 海螵蛸30g，女贞子15g。水煎服。（《中国民间小单方》）

（2）治疗反流性食管炎 海螵蛸、大贝母各50g，炒糯米500g，碾末混合，每次20g加温水30ml，每日4次，2个月为1个疗程。[朱炳良．世界华人消化杂志，2001，9（9）：1098]

（3）治疗浅度溃疡期压疮 海螵蛸研极细末，高压消毒后备用。疮面常规消毒后，将药粉撒在上面，再用纱布覆盖，2～3日换药1次。[黄玉英．中西医结合杂志，1987，7（11）：696]

（4）治疗新生儿尿布皮炎 每次用药前用温开水清洗臀部待干爽后将海螵蛸研末（或用小匙、刀片刮下呈粉末状），清洗双手后取少量均匀轻涂抹于患处，置换干净、柔软、透气性好的棉布尿布包裹，不用塑料布、化纤类布及市售一次性尿布，轻者每日1～2次，重者每日2～3次，疗程3天。[杨东明．中国社区医师，2002（8）：42]

（5）治疗慢性哮喘 海螵蛸（鲜品效果更好）置于锅内焙干，也可用烘干箱直接烘干，取1000g研细，加冰糖1500g捣末后混合调匀，存放干瓷瓶内备用。成人每次服20～25g，儿童酌减，每日3次，白开水送服。服药期间忌食辛辣发物。糖尿病患者慎服。[高淑琴．中国民间疗法，2007，15（5）：25]

（6）治疗齿衄 取海螵蛸60g，五倍子60g，加400ml温水浸泡1h后，煎煮得药液200ml，用以含漱。上药含漱每日7～10次，每次10～15min，直至齿衄停止。[明双，等．中国民间疗法，2005，13（8）：20]

【用量用法】 水煎服，6～12g。外用适量，研末敷患处。

桑螵蛸

【基源】 本品为螳螂科昆虫大刀螂、小刀螂，或巨斧螳螂的干燥卵鞘。

【性味归经】 甘、咸，平。归肝、肾经。

【功效主治】 固精缩尿，补肾助阳。用于遗精滑精，遗尿尿频，小便白浊，肾虚阳痿。

【配伍应用】

桑螵蛸配龙骨、五味子 补肾固精。用于肾虚遗精、滑精。如桑螵蛸丸（《世医得效方》）。

桑螵蛸配海螵蛸　补肾益气，固精缩尿，摄血止带。用于产后遗尿或尿频。

桑螵蛸配远志、石菖蒲、人参　调补心肾，涩精止遗。治疗心肾两虚，小便频数，白浊，遗尿遗精。如桑螵蛸散（《本草衍义》）。

桑螵蛸配金樱子　补肾助阳，固精缩尿。用于肾虚之遗精滑泄、小便频数，甚至小便失禁；小儿遗尿。

桑螵蛸配鹿茸、菟丝子、肉苁蓉　补肾助阳。用于肾虚阳痿。

【鉴别应用】

（1）桑螵蛸、覆盆子　二者性能相近，皆可用于治疗肾虚之遗尿、尿频、遗精、阳痿等。但覆盆子助阳之力不及桑螵蛸，而偏于滋补肝肾之阴，临床上用于治疗遗尿、尿频、遗精等而以阳虚不明显者为宜，尚可用于肝肾不足之眩晕、视力减退。桑螵蛸助阳之力强于覆盆子，偏于补肾壮阳，临床上多用于治疗肾阳虚弱、精关不固之遗尿、尿频、遗精、阳痿等。

（2）桑螵蛸、益智　二者均能温补下元而缩尿固精，对于下焦虚寒所致的遗尿、尿频及遗精滑泄等病证，可配伍同用。二者的不同点是：桑螵蛸主要用于肾阳虚之遗尿、尿频、遗精之证。而益智尚有温脾摄唾、止泻之功，可用于脾胃虚寒之多涎、呕吐、泄泻。

【单方验方】

（1）治疗内痔及出血　桑螵蛸15g。烧灰研末，调茶油涂患处。（《新编偏方秘方汇海》）

（2）治疗带状疱疹　桑螵蛸10g（蛹未出者更好），干芙蓉花15g。将桑螵蛸文火焙干，研成细末，芙蓉花研极细末，二药末混合，加适量麻油调匀即可。用时以羽毛蘸药膏涂患处，每日3～4次。此法治疗带状疱疹，一般1～2天即愈。[李学清. 山东中医杂志，1984（6）：45]

（3）治疗遗尿症　将桑螵蛸除去杂质，筛去泥沙，置笼内加热蒸20min，或用手挤不冒白浆时取出，干燥。将净桑螵蛸置锅内，文火炒至带焦斑时取出，放凉。将本品置通风干燥处，防蛀。用时取本品10g分2次直接食用，年龄在10岁以上者可增至18g。也可以将炒熟的桑螵蛸研成粉末，按照上述用量用开水冲服。14天为1个疗程，一般2～3个疗程可见效。[王昌荣，等. 中国民间疗法，2007，15（11）：32]

【用量用法】　水煎服，5～9g。

【使用注意】　本品助阳固涩，故阴虚多火、膀胱有热而小便频数者忌用。

五倍子

【基源】 本品为漆树科植物盐肤木、青麸杨，或红麸杨叶上的虫瘿，主要由五倍子蚜寄生而形成。

【性味归经】 酸、涩，寒。归肺、大肠、肾经。

【功效主治】 敛肺降火，涩肠止泻，固精止遗，敛汗止血，收湿敛疮。用于肺虚久咳，肺热痰嗽；久泻，久痢；自汗，盗汗；遗精，滑精；崩漏，便血痔血，外伤出血；皮肤湿疮，疮疖肿毒。

【配伍应用】

（1）用于收湿敛疮

五倍子配大黄 收湿敛疮，清热通腑。用治肿毒。如五倍子散（《圣济总录》）。

五倍子配蔓荆子 收湿敛疮，疏风散热。用于风毒上攻，眼肿痒涩痛不可忍者，或上下睑眦赤烂、浮肉瘀翳侵睛等，如神效驱风汤（《证类本草》）。

（2）用于涩肠止泻

五倍子配龙骨、茯苓 涩精止遗，安神。用于治疗心肾两亏，小便白浊，梦寐频泄。如秘传玉锁丹（《太平惠民和剂局方》）。

【鉴别应用】

五味子、五倍子 二者不仅名称相似，且功用亦相近，有敛肺止咳、敛汗止汗、涩精止遗、涩肠止泻的作用，可用于肺虚久咳、自汗盗汗、涩精滑精、久泻不止等。但五味子性偏温，酸敛之中，尚有滋养之性；五倍子性寒凉，功专收敛，又能降火，而无滋补之功。

【单方验方】

（1）治疗青少年牙龈出血 将五倍子10g研磨成粉末，用薄荷油适量调和成糊状装瓶，指导患者进行口腔内按摩。方法：用消毒棉签蘸取少量糊剂在口内唇及舌侧牙龈反复作小圆形旋转加压按摩，再向牙冠方向施加力量以排除牙龈下食物残渣并使药物渗透到龈缘内。每个牙龈区要反复按摩数次，初期会引起牙龈出血，但出血量会逐渐减少。按摩后立即漱口，按摩时间3min，每日睡前1次，15日为1个疗程。[卢春生，等.吉林医药学院学报，2004，27（2）：93]

（2）治疗压疮 将五倍子适量烘干，用粉碎机碎成细小粉末（120

目），然后用麻油调匀备用。暴露病灶部位，先用生理盐水棉球将疮口渗液或脓液拭去，露出新鲜组织，再将适量药膏涂于压疮疮面上，最后用关节止痛膏固定，每日换药 2 次。嘱患者经常变换体位，避免病变部位受压及揉搓。运用五倍子粉外敷时，不采用任何其他药物及理疗等方法治疗。[焉洁.河北中医，2004，26（8）：581]

（3）治疗盗汗　五倍子 60g，枯矾 30g，何首乌 30g，共研细粉，用清水适量和匀，成饼敷脐，外用纱布缠绕，固定 48h 为治疗 1 次，3 次为 1 个疗程。[杨修策.光明中医，2003，18（105）：43]

（4）治疗小儿鞘膜积液　将五倍子乙醇提取液与五倍子水煎提取液混合，制备五倍子涂膜剂，洗净擦干患儿阴部，用干净消毒棉球将五倍子涂膜剂涂于阴囊肿物处，尽可能一次涂成，以免影响成膜效果。24h 换药一次，换药时揭去薄膜，洗净擦干后再如法涂药。7 日为 1 个疗程。[吕仁柱.中医外治杂志，2004，13（2）：15]

（5）治疗复发性口腔溃疡　用 0.9％氯化钠溶液含漱后，隔湿，用消毒药匙将五倍子药粉撒在溃疡面上，20min 后取出隔湿棉球，每日 1 次，连用 3 天。[徐英新.辽宁中医杂志，2008，35（3）：388]

（6）治疗银屑病　取五倍子 100g 在瓦片上煅后研末，取其粉末 10g 在器皿中用醋调匀后涂于患处，每日 2 次，7 天为 1 个疗程。[杨桂芹，等.中国乡村医生杂志，2001（2）：40]

【用量用法】　水煎服，3～9g。入丸、散服，每次 1～1.5g。外用适量。

【使用注意】　本品含大量鞣质，外敷黏膜或创伤表面积不宜过大，以免吸收鞣质过量致肝脏损伤。湿热泻痢者忌服。

罂粟壳

【基源】　为罂粟科植物罂粟的干燥成熟果壳。

【性味归经】　酸、涩、平。有毒。归肺、大肠、肾经。

【功效主治】　敛肺止咳，涩肠止泻，止痛。用于肺虚久咳，久泻，久痢，胃痛，腹痛，筋骨疼痛。

【配伍应用】

罂粟壳配麻黄　敛肺止咳，宣肺平喘。用于咳嗽已久，肺气不收，干咳少痰，咳嗽不止，甚则影响睡眠等（《施今墨对药》）。

罂粟壳配乌梅　敛肺涩肠，止咳止泻。用于肺气浮散之咳喘无力，久嗽不止无痰或少痰。咳甚则自汗出，或下焦滑脱之久泻久痢。如小百劳散（《宣明论》）。

罂粟壳配诃子、陈皮、砂仁　健脾涩肠止泻。治脾虚久泻不止。如罂粟散（《普济方》）。

罂粟壳配人参、肉豆蔻、肉桂　温中补虚，涩肠止泻。治脾虚中寒，久泻不止。如真人养脏汤（《太平惠民和剂局方》）。

【鉴别应用】

（1）罂粟壳、诃子　二者均能涩肠止泻、敛肺止咳，凡上焦肺虚久咳、中焦虚寒久泻久痢之证，可配伍同用。但罂粟壳以收敛固气为主，敛肺涩肠又能固肾气，且有较好的止痛作用，常用治胃痛、腹痛及心腹筋骨诸痛；而诃子性偏寒凉，下气降火、利咽消痰开音较好，常用于久嗽失音不能言语者。

（2）生罂粟壳、蜜炙罂粟壳、醋炙罂粟壳　生品应用面较广，蜜炙和醋炙罂粟壳应用针对性较强。蜜炙主要用于肺虚久咳，如《世医得效方》治久咳不止，用罂粟壳去筋，蜜炙为末，蜜汤送服。醋制主要用于止泻、止痛，如《本草纲目》治久痢不止，用罂粟壳醋炙为末，蜜丸如弹子大，姜3片，煎汤送服。

【单方验方】

（1）治疗突发性耳聋　以罂粟碱60mg溶于10％葡萄糖溶液500ml中，静脉滴注，每日1次，10次为1个疗程，间隔3～5天继续第2个疗程，共治疗3～6个疗程。[冯照远，等.中华耳鼻咽喉科杂志，1984，19（1）：5]

（2）治疗小儿泄泻　如无发热及其他并发症时，即给予罂粟壳3～10g，用醋炙后加水100～150ml不等，煎沸10min，取汁30～80ml，放凉后灌肠并保留20～30min，每日2次，如肛周湿红，热象明显或下痢脓血便者可加黄芩、黄柏5～10g以清热燥湿、止泻止痛。[张慧芳.西藏医药杂志，1999，20（2）：23]

（3）治疗顽固性呃逆　取干燥罂粟壳适量，研末备用，治疗时取罂粟壳15g用纸卷点燃，用鼻深嗅其烟，每次约5min，每日2次。另取罂粟壳12g，开水冲泡代茶服。[刘广庆.中医外治杂志，1995（5）：20]

【用量用法】　水煎服，3～6g。止咳蜜炙用，止痛止泻醋炒用。

【使用注意】　本品内服易成瘾，故应严格控制使用，不宜过量或长期服用。咳嗽、泻痢初起邪实者忌服。婴儿、孕妇及哺乳期、肺源性心脏病、支气管哮喘患者忌服。

诃 子

【基源】 为使君子科植物诃子或绒毛诃子的干燥成熟果实。别名诃黎勒。

【性味归经】 苦、酸、涩，平。归肺、大肠经。

【功效主治】 涩肠止泻，敛肺止咳，利咽开音。用于久泻久痢，便血脱肛；肺虚喘咳，久咳不止，咽痛喑哑。

【配伍应用】

（1）用于涩肠敛肺

诃子配人参 涩肠敛肺，健脾补肺。用于肺气虚损之咳嗽无力、动则气促或久嗽失音者；脾虚滑泄、久泻久痢者；气虚下陷之脱肛者。如真人养脏汤（《证治准绳》）。

诃子配干姜 温中摄肠止泻。用于脾阳不足之久泻脱肛。如诃子皮饮（《兰室秘藏》）。

诃子配乌梅 酸涩收敛，止咳止泻。用于久咳不止，久泻脱肛。

诃子配黄连、木香 清利湿热，理气化滞。用于泻痢日久，腹痛而有热者。如诃子散（《保命集》）。

（2）用于利咽开音

诃子配人参、五味子 补肺益气，利咽开音。用于肺虚久咳失音者。

诃子配硼酸、冰片 利咽开音。用于久咳失音，咽喉肿痛。如清音丸（《医学统旨》）。

诃子配桔梗、甘草 宣肺化痰，利咽开音。用于痰热郁肺，喑哑、音嘶、慢性咽炎、喉头结节（息肉）等喉部疾患。如诃子汤（《黄帝素问宣明论方》）。

【鉴别应用】

（1）诃子、五味子 皆能敛肺止咳、涩肠止泻，治久泻久痢。但五味子治疗肾虚五更泄泻较好，诃子则长于治疗脾虚脏寒之久泻不止。由于诃子能利咽开音，五味子能生津济源以润肺，故对肺虚燥咳及久咳失音，两药常配伍同用，有协同作用。此外，五味子能敛心气生津液，固卫气止自汗，这些功能诃子都不具有。

（2）诃子、肉豆蔻 皆能涩肠止泻，为治疗久泻久痢的常用药，但诃子收涩作用优于肉豆蔻，临床上不仅用于久泻久痢，也常用于久咳、咽痛

540

失音等。肉豆蔻长于温中暖脾、涩肠止泻，适宜于虚寒性久泻久痢。

【单方验方】

治疗急性湿疹 诃子 100g，水煎液 500ml，加米醋 500ml 煮沸即可，用药液浸洗或湿敷患部，每次 30min，每日 3 次，每日 1 剂。[张季高，等. 中西医结合杂志，1988，8（7）：442]

【用量用法】 水煎服，3～10g。涩肠止泻宜煨用，敛肺止咳、利咽开音宜生用。

【使用注意】 外有表邪，内有湿热积滞者忌服。

赤石脂

【基源】 本品为硅酸盐类矿物多水高岭石族多水高岭石，主含四水硅酸铝[$Al_4(Si_4O_{10})(OH)_8 \cdot 4H_2O$]。

【性味归经】 甘、酸、涩，温。归大肠、胃经。

【功效主治】 涩肠止泻，收敛止血，敛疮生肌。用于久泻久痢，大便出血，崩漏带下；外治疮疡久溃不敛、湿疮流水、外伤出血等。

【配伍应用】

（1）用于涩肠止泻

赤石脂配禹余粮 涩肠止泻，止血生肌。用于下元不固，久泻久痢不止，脱肛，便血，崩漏带下。如赤石脂禹余粮汤（《伤寒论》）。

赤石脂配干姜 温脾散寒，涩肠止泻。用于少阴病，脾肾阳虚，肠失固摄所致的便下脓血、日久不愈、腹痛绵绵、喜温喜按等。如桃花汤（《伤寒论》）。

赤石脂配白石脂 涩肠止泻，止血固精。用于久泻、久痢、便血、崩漏带下、月经过多、男子遗精等。

（2）用于收敛止血

赤石脂配海螵蛸 收涩止血，温补肾阳。用于虚寒型月经过多。如赤石脂散（《太平圣惠方》）。

（3）用于收湿敛疮

赤石脂配龙骨 收湿敛疮，生肌。外用治疮疡久溃不敛、烫伤、湿疹等。

【鉴别应用】

赤石脂、五倍子 皆有涩肠止泻、收敛止血的作用，用于久泻、久痢及崩漏下血或便血痔血。但五倍子尚能敛肺止咳，清热降火，可用于肺虚久咳或肺热痰嗽及咳嗽咯血者。此外，本品还可以固精止遗，用于遗精滑精。赤石脂长于涩肠止泻，多用于久泻久痢，外用赤石脂有收湿敛疮生肌的功效，用于疮疡久溃不敛。

【单方验方】

（1）治疗烧伤　赤石脂、冰片，用量比例为 10∶1，将二药分别研成细末，过筛，和匀，密贮于瓷瓶（广口玻璃瓶也可）内备用。凡烧伤面未溃烂而有水疱者，局部消毒后以消毒之三棱针刺破水疱，待积液排净，局部用盐水洗净，用药棉拭干，再将药末调入生菜油中涂敷患处，每天换药一次；如烧伤部已溃者，则先用生理盐水洗净溃面，再用药末撒于溃面，亦可用菜油调敷，并以消毒纱布覆盖患面，每天换药 1 次。［陶昔安．四川中医，1985（8）：53］

（2）治疗药物所致腹泻　赤石脂 20～40g，碾成粉末，加入少量开水调匀，待温热时吞服或鼻饲导入，每日 2～4 次。［许树柴．时珍国药研究，1993，4（8）：39］

（3）治疗小儿脱肛　用石榴皮（鲜者佳，干者亦可）50～100g 煮水外洗肛门，然后将赤石脂（研为极细面）均匀撒在敷料上，敷托住肛门用胶布固定。［解秀英，等．吉林中医药，1990（5）：32］

【用量用法】　水煎服，10～20g。外用适量，研细末撒患处或调敷。

【使用注意】　湿热积滞泻痢者忌用。孕妇慎用。畏官桂。

禹余粮

【基源】　为氢氧化物类矿物褐铁矿，主含碱式氧化铁[FeO·(OH)]。

【性味归经】　甘、涩，微寒。归胃、大肠经。

【功效主治】　涩肠止泻，收敛止血，止带。用于久泻久痢，大便出血，崩漏带下。

【配伍应用】

（1）用于涩肠止泻

禹余粮配补骨脂　温阳益气，涩肠止泻。用于脾虚引起的泄泻及老人虚泻（《方氏脉症正宗》）。

禹余粮配赤石脂 涩肠止泻。用于大肠气虚，固摄无力，以致久泻久痢者。如赤石脂禹余粮汤（《伤寒论》）。

（2）用于**收敛止血**

禹余粮配赤石脂、龙骨 收敛止血。用于崩漏带下。如妇人漏下方（《备急千金要方》）。

【鉴别应用】

禹余粮、赤石脂 皆为矿物药，具有涩肠止泻、收敛止血的功效，用于久泻久痢、崩漏带下。但赤石脂止血生肌的功效更好一点，对久痢兼有出血症状者，尤为适宜。

【单方验方】

（1）治盲肠气痛，妇人少腹痛 禹余粮为末，每次饮服二钱，日二服，极效。（《本草纲目》）

（2）治妇人带下 白下：禹余粮一两，干姜等份。赤下：禹余粮一两，干姜半两。禹余粮用醋淬，研细为末。空心温酒调下二钱匕。

【用量用法】 水煎服，10～15g，先煎；或入丸、散。

【使用注意】 孕妇慎用。

石榴皮

【基源】 为石榴科植物石榴的干燥果皮。

【性味归经】 酸、涩，温。归大肠经。

【功效主治】 涩肠止泻，收敛止血，杀虫。用于久泻，久痢，便血，崩漏，带下，虫积腹痛。

【配伍应用】

（1）用于**涩肠止泻**

石榴皮配黄连 清热燥湿，涩肠止泻。用于治疗赤白下痢，久泻不止。

石榴皮配香附 收敛止泻，调理气机。用于产后泄泻而无邪者。

石榴皮配熟艾叶 涩肠止泻，温经止痛。用于产妇暴泻不止，腹痛。如石榴皮汤（《产经方》）。

（2）用于**驱虫**

石榴皮配槟榔 驱虫止痛。用于诸虫心痛不可忍，多吐酸水。如石榴皮散（《太平圣惠方》）。

【鉴别应用】

（1）石榴皮、石榴根皮　二者入药部位不同，石榴根皮与石榴皮功效相似，具有涩肠止泻、固崩止血、驱虫及杀虫止痒等作用。但石榴根皮毒性较大，杀虫力强，特别对绦虫有很强的杀灭作用。本品服后对胃有刺激，故胃病患者不宜使用。过量服用可引起头痛、眩晕、呕吐、腹泻、失眠等不良反应。水煎服，3～10g。

（2）生石榴皮、石榴皮炭　驱虫必须生用，治疗崩漏下血，则以炒炭为佳；用于泻痢则生品或炒炭品均可。一般脾虚久泻，可选用石榴皮炭；菌痢则宜生用。

（3）石榴皮、诃子　均能涩肠止泻，用于久泻，久痢，脱肛。但诃子尚能敛肺下气止咳，清肺利咽开音，常用于肺虚久咳、失音证。石榴皮尚有杀虫、涩精、止带、止血的作用，可用于蛔虫、蛲虫、绦虫等肠道寄生虫病及遗精、带下、崩漏等证。

【单方验方】

（1）治疗水火烫伤　石榴果皮适量。研末，麻油调搽患处。（《贵州草药》）

（2）治疗牙龈出血不止　取石榴皮适量，煎水。漱口，不能咽下。（《祖传秘方大全》）

（3）治疗小儿轮状病毒性肠炎　石榴皮经粉碎为粗末，密封保存。年龄2～6个月者每日量0.3～0.5g，6个月至1岁者0.5～1g，1～2岁者1～2g。水煎沸后煮5min即可，取汁30～60ml，每次10～20ml，每日3次，连用5天。[林秀珍.中国社区医生，2004（3）：35]

（4）治疗烧伤　取石榴皮500g，用清水洗净后放入锅内加水500ml，文火煎至250ml，滤过后置瓶中备用。创面经清洗后用浸有药液之纱布块外敷。观察创面，如无渗液，纱布块干燥不必换药，直至纱布块自行脱落。如纱布块被渗出液浸湿，应及时去除、重新更换浸有药液的纱布块。儿童患者取包扎法，创面用成人方法处理完后再用无菌纱布予以包扎，外面用弹力绷带舒松固定。[王宝山.吉林中医药，1983（4）：29]

（5）治疗痔　石榴皮100g，烘干后研细末，装入胶囊中，每粒胶囊0.3～0.5g。每次4粒，每日3次口服，3周为1个疗程，不愈者可续服第2疗程。习惯性便秘者每日上午配合服用通便灵胶囊2粒。服药期间忌食辛辣、鱼、蛋等食物。[郭建山.中国民间疗法，1997（6）：40]

（6）治疗鸡眼　将石榴皮粉碎，研成细末，过60目筛后与蜂胶混合即得膏样物质。使用时将蜂胶石榴皮膏涂鸡眼表面。[何宗战.中国临床医生，2001，29（6）：23]

【用量用法】　水煎服，3～10g。驱虫生用，止血宜炒炭用，脾虚久泻宜炒炭用。

【使用注意】　石榴皮所含生物碱有一定毒性，用量过大可引起中毒，故用量不宜过大。部分地区有将石榴根皮入药，亦简称石榴皮，主要用于驱虫，但其毒性较石榴皮大，且对胃黏膜有刺激性，注意鉴别应用。

肉豆蔻

【基源】　为肉豆蔻科植物肉豆蔻的干燥种仁。

【性味归经】　辛，温。归脾、胃、大肠经。

【功效主治】　涩肠止泻，温中行气。用于脾胃虚寒，久泻久痢，胃脘胀痛，食少呕吐。

【配伍应用】

肉豆蔻配补骨脂　脾肾双补，涩肠止泻。用于脾肾虚寒，五更泻，肠鸣腹痛。如四神丸（《证治准绳》）。

肉豆蔻配诃子　温中涩肠，止泻。用于久泻，久痢，证属脾肾两虚者。如加味四君子汤（《世医得效方》）。

肉豆蔻配木香　温中调胃，宽肠行气。用于脾胃虚寒，不思饮食，脘腹满或痛，或呕吐诸证，类似于慢性胃炎，消化不良者。如豆蔻木香丸（《普济方》）。

肉豆蔻配罂粟壳　温中涩肠，止泻止痛。用于治疗久泻而腹痛者。如肉豆蔻丸（《是斋百一选方》）。

【鉴别应用】

肉豆蔻、草豆蔻　二者均有温中、行气、止呕的作用，用于胃寒气滞，腹胀呕吐。但草豆蔻芳香温燥，长于燥湿化浊、温中散寒，治疗脾胃寒湿、气机不畅之实证。肉豆蔻以涩肠止泻见长，偏重于治疗脾胃虚寒之证的久泻、冷痢。治疗上一实一虚各有侧重。

【单方验方】

治疗腹泻　肉豆蔻 15g，雄黄 1g，共研为粉剂。取研好的粉剂 1～2g（能盖满脐部为准）置于玻璃片上或瓶盖内，用陈醋 1～3 滴稍加搅拌（不要成糊状）。用竹签取追风膏药泥约 1.5g，在火上熔化后，均匀地摊在半张伤湿止痛膏胶布中央，面积比脐周大出约 0.1cm。将拌好的药粉先放于脐上，再用备好的伤湿止痛膏胶贴好即可。每天或间日换 1 次。〔张爱芬.

中国民间疗法，2002，10（8）：21]

　　【用量用法】　水煎服，3～10g。入丸、散服，每次0.5～1g。须煨熟去油用。

　　【使用注意】　湿热泻痢者忌服。用量不宜过大。肉豆蔻所含挥发油中有肉豆蔻醚等有毒物质，人服肉豆蔻粉7.5g，可引起眩晕乃至谵妄与昏睡。故肉豆蔻入药须经炮制，煨熟去油用，以降低不良反应的发生率。

覆盆子

　　【基源】　为蔷薇科植物华东覆盆子的干燥果实。

　　【性味归经】　甘、酸，温。归肝、肾、膀胱经。

　　【功效主治】　固精缩尿，养肝明目。用于肾虚遗尿，小便频数，遗精滑精；肝肾不足，目暗不明。

　　【配伍应用】

　　（1）用于固精缩尿

　　覆盆子配菟丝子　益肾固精，补肾助阳。用于肾虚遗精、滑精、阳痿、不孕者。如五子衍宗丸（《摄生众妙方》）。

　　覆盆子配金樱子　益肾固精。用于肾虚不固之遗精、早泄、滑精者。

　　覆盆子配桑螵蛸　益肾缩尿。用于肾虚尿频、遗尿者。

　　（2）用于养肝明目

　　覆盆子配枸杞子、桑椹　养肝明目。用于肝肾不足，目暗不明者。

　　【鉴别应用】

　　（1）覆盆子、金樱子　二者均为收涩药，能固精缩尿，主治肾气不足之遗精、滑精、遗尿、尿频以及带下等。但覆盆子尚能益肝肾、明目，可治肝肾不足之目暗不明，及肾虚阳痿早泄者。金樱子主收涩而无补益之功，除固精缩尿止带外，尚能涩肠止泻，可用于久泻、久痢等。

　　（2）覆盆子、菟丝子　二者均能益肾固精缩尿，用于遗精、尿频、带下等，且能益肾养肝，用于肝肾不足、目失所养而致目昏目暗、视力减退之证。但菟丝子补肾益精作用强，尚能温补肾脾而止虚泻，又能固胎元治肾虚胎动不安。而覆盆子功效偏重于固精缩尿，以收涩为主。

　　【单方验方】

　　（1）治阳事不起　覆盆子酒浸，焙干为末，每次服10g，温酒下。（《濒

湖集简方》）

（2）治肺虚寒，小便频数　覆盆子取汁，加蜜少许，同煎熬成膏，每次服 3g，每日 3～4 次。（《本草衍义》）

（3）治遗尿　取覆盆子 30g，加水 2 碗，文火煎至 1 碗，去渣取汤，再用药汤煮猪瘦肉 100～150g，不加料。肉熟服食，每天 1 次，2～3 次可愈。（《家庭偏方秘方验方大全》）

【用量用法】　水煎服，5～10g。

金樱子

【基源】　为蔷薇科植物金樱子的干燥成熟果实。

【性味归经】　酸、甘、涩，平。归肾、膀胱、大肠经。

【功效主治】　固精缩尿，固崩止带，涩肠止泻。用于遗精滑精，遗尿尿频，崩漏带下，久泻久痢。

【配伍应用】

（1）用于固精缩尿止带

金樱子配芡实　益肾健脾，收涩固精。用于男子遗精，白浊，妇女带下。如水陆二仙丹（《仁存堂经验方》）。

（2）用于涩肠止泻

金樱子配党参　涩肠止泻，补气健脾。用于脾虚久泻。如金樱子汤（《泉州本草》）。

（3）其他

金樱子配黄芪、升麻　补中益气，升阳举陷。用于子宫下垂症。（《安徽中草药》）

【鉴别应用】

金樱子、山茱萸　二者均为酸涩之品，具收敛固涩之功，治虚性滑泄、遗精滑精、遗尿尿频、带下。金樱子功专收涩，无补益作用，且能涩肠止泻，治久泻久痢。山茱萸则收涩中又兼有补肝肾、固冲任功能，可治肾虚阳痿、崩漏、月经过多等，应用范围远比金樱子为广。

【单方验方】

（1）治早泄　取金樱子 15g，水煎，弃渣取汁；粳米 100g 洗净，放入药汁中煮粥。早晚温热服食。（《饮食辨录》）

（2）治疗婴幼儿秋季腹泻　金樱子 3000g，加水 3000ml，煎煮浓缩至 1500ml，按 2％比例加尼泊金酯防腐。1 岁以下服 10ml，1～2 岁服 15ml，2 岁以上服 20ml，每日 3 次，空腹服。[梅德勤，等．中医杂志，1985，26（6）：471]

【用量用法】　水煎服，6～12g。

莲　子

【基源】　为睡莲科植物莲的干燥成熟种子。

【性味归经】　甘、涩，平。归脾、肾、心经。

【功效主治】　补脾止泻，益肾涩精，养心安神。用于脾虚泄泻，遗精带下，心悸失眠。

【配伍应用】

（1）用于益肾涩精

莲子配沙苑子　益肾涩精。用于肾虚不固遗精。如金锁固精丸（《医方集解》）。

（2）用于补脾止泻

莲子配山药　益气健脾，涩肠止泻。用于脾胃气虚，运化失健所致的便溏泄泻、食少纳呆、消瘦乏力、面色无华、胸脘痞闷等。如参苓白术散（《太平惠民和剂局方》）。

莲子配芡实　健脾止泻，补肾固精，涩精止带。用于脾虚泄泻，久久不愈者；脾虚湿盛，白带过多或肾虚所致梦遗、滑精、小便频数、小便失禁等（《施今墨对药》）。

莲子配黄连　补脾止泻，清热燥湿。用于湿热脾虚之痢疾，症见饮食不进或呕逆不食，谓之噤口痢者。如莲肉汤（《本草经疏》）。

（3）用于养心安神

莲子配酸枣仁　养心安神，交通心肾，补脾益肾。用于心脾不足的心悸失眠、怔忡健忘等。

【鉴别应用】

（1）莲子、莲须、莲子心、莲房、荷叶　均源于同一种植物的不同入药部位，其功效及临床应用也不同。莲子为植物莲的成熟种子入药，具有补脾止泻、益肾涩精、养心安神的作用。莲须为莲的干燥雄蕊，味甘、涩，性平，具有清心固肾、涩精止遗的作用。用于遗精、滑精、带下、尿频等。水煎服，3～5g。莲子心为莲种子中的干燥幼叶及胚根，味苦性寒，能清心除热，多用于治疗温热病烦热神昏，也有止血、涩精之功，可用治吐血、遗精等。水煎服，2～3g。莲房为莲的成熟花托，即莲壳，味苦、涩，性温，功能化瘀止血，可用于一切下血病证，也可用于脱肛，入药宜炒炭用。水煎服，6～10g。荷叶为莲的干燥叶片，性味甘、平，具有清暑利湿、升阳止血的作用，可用于治疗暑热病证及脾虚泄泻和多种出血证。水煎服，3～10g，鲜品15～30g。

（2）莲子、芡实　二者功能相近，均有补脾止泻、益肾固精的作用，可用于治疗脾虚泄泻、肾虚遗精、滑泄。二者也常配伍同用。但芡实偏于治遗精、带下、遗尿等；莲子偏于治脾虚泄泻之证。且莲子能养心安神，对于心肾不交所致的心悸失眠、虚烦消渴及尿血、崩漏等症较为常用。

【单方验方】

（1）治疗久痢不止　老莲子（去心）60g，为末，每次服3g，陈米汤调下。（《世医得效方》）

（2）治疗慢性腹泻　莲子9～18g，水煎液加冰糖食用，每日2剂。（《临床药物新用联用大全》）

（3）治疗失眠症　莲子粉，每日2次，每次1包，每包15g，连续治疗30天，效果良好。[陈保正，等．浙江中医杂志，2008，43（6）：334]

【用量用法】　水煎服，10～15g。去心打碎用。

芡　实

【基源】　本品为睡莲科植物芡的干燥成熟种仁。别名鸡头果。

【性味归经】　甘、涩，平。归脾、肾经。

【功效主治】　益肾固精，补脾止泻，祛湿止带。用于遗精滑精，脾虚久泻，白浊，带下。

【配伍应用】

芡实配茯苓　补脾固肾，分清泌浊。用于治疗脾肾两虚，小便白浊。如分清丸（《摘玄方》）。

芡实配山药、黄柏　补脾，清热利湿。用于治疗脾虚湿热下注，带下色黄。如易黄汤（《傅青主女科》）。

【鉴别应用】

芡实、金樱子　皆能涩肠止泻、固肾涩精，对于肾虚遗精滑精、脾虚久泻久痢二者常配伍同用。但芡实收涩之中兼具补性，且能利湿，故脾虚湿盛之泄泻用之更好；金樱子功专酸涩，无补益之功，对于肾虚滑泻，用此药涩而固之，作用较好。

【单方验方】

（1）治疗遗精　取芡实120g，捣碎洗净，将糯米120g洗净，一同放入锅中，加水煮粥。食用。（《本草纲目》）

（2）治疗慢性肠炎　将生芡实、生鸡内金研末，与面烙成焦饼，分次服用，治疗慢性肠炎有效。［孙以民，等. 中国民间疗法，1998（3）：42］

【用量用法】　水煎服，10～15g。

麻黄根

【基源】　为麻黄科植物草麻黄或中麻黄的干燥根及根茎。

【性味归经】　甘、涩，平。归心、肺经。

【功效主治】　固表止汗。用于自汗，盗汗。

【配伍应用】

麻黄根配牡蛎　收敛固涩，固表止汗。用于自汗，盗汗。两药研细末外扑身上，还可治疗产后虚汗不止。如牡蛎散（《太平惠民和剂局方》）。

麻黄根配黄芪　益气固表，实卫止汗。用于表虚自汗、气阴两虚所致的盗汗等。如麻黄根散（《证治准绳》）。

麻黄根配浮小麦　益气除热，养心止汗。用于体虚多汗、自汗；阴虚盗汗。

【鉴别应用】

麻黄根、浮小麦　二者均有固表止汗的作用，可用于治疗自汗、盗汗，常配伍同用，但麻黄根功专敛汗，只可用于自汗、盗汗，而无他用。浮小麦益气除热而止汗，具有扶正祛邪之意，故除用于虚汗外，又可用于骨蒸劳热。

【单方验方】

（1）治疗产后虚汗不止　麻黄根二两，牡蛎三分。捣细箩为散，扑身上。（《太平圣惠方》）

（2）治疗虚汗无度　麻黄根、黄芪等分。为末，飞面糊，做丸梧子大。

每用浮麦汤下百丸，以止为度。(《谈野翁试验方》)

（3）治疗酒渣鼻 麻黄根、生麻黄节各 80g，白酒 1500ml，同煎 30min，置于阴凉处 3h，用纱布过滤去渣，置入瓶内备用。每次服 25ml，每日服 2 次（早、晚各服 1 次），10 天为 1 个疗程，需用 2～3 个疗程。[张和平．湖北中医杂志，1991（3）：14]

【用量用法】 3～10g，水煎服。

【使用注意】 有表邪者忌用。

浮小麦

【基源】 为禾本科植物小麦未成熟的颖果。

【性味归经】 甘，凉。归心经。

【功效主治】 益气固表止汗，除虚热。用于自汗，盗汗，阴虚发热，骨蒸劳热。

【配伍应用】

浮小麦配黄芪、煅牡蛎 益气固表，养心清热止汗。用于表虚自汗诸证。如牡蛎散（《太平惠民和剂局方》）。

浮小麦配地骨皮、麦冬 清虚热，止汗。用于阴虚发热，盗汗。

浮小麦配酸枣仁 养心益气，宁神止汗。用于心阴心血不足，或虚热内生、心液外泄所致的虚烦失眠、自汗盗汗等；心气不足之体倦汗出。

【鉴别应用】

（1）浮小麦、小麦 二者均有益气养心除热的作用，可用于虚烦证。但浮小麦善走表而止汗退浮热，故虚汗及骨蒸劳热多用之。小麦益气清心除烦力胜，临床多用于脏躁心烦不宁，如《金匮要略》甘麦大枣汤。

（2）地骨皮、浮小麦 均有退热除蒸之功，可配伍用于骨蒸劳热之证。但地骨皮甘寒清润，除有汗之骨蒸，为退虚热、疗骨蒸之佳品，其功力胜过浮小麦。同时兼有清肺降火、凉血止血、生津止渴的作用，可治疗肺热咳嗽及血热妄行的吐血、衄血、尿血等，也可用于内热消渴。浮小麦则有敛汗的作用，用于自汗、盗汗等，其清虚热之力单薄。

【单方验方】

（1）治疗盗汗及虚汗不止 浮小麦，文武火炒令焦，为末，每服 6g，米饮汤调下，频服为佳。(《卫生宝鉴》)

（2）治疗肺结核盗汗 浮小麦、稽豆衣各 9g，加水 200ml，浓煎至 100ml，每服 50ml，每日 2 次。[徐树楠．中药临床应用大全．石家庄：河北科学技术出版社，1999：676]

【用量用法】 水煎服，25～30g。研末服，每次 3～5g，每日 2～3 次。

【使用注意】 表邪汗出者忌用。

糯稻根

【基源】 为禾本科植物糯稻的干燥根及根茎。

【性味归经】 甘，凉。归肺、胃、肝经。

【功效主治】 固表止汗，养胃生津，清肝利湿，退虚热。用于自汗、盗汗；肺胃阴伤，口渴低热，骨蒸潮热。亦可用治丝虫病导致的乳糜尿。

【配伍应用】

糯稻根配黄芪 益卫固表，利水消肿。用于水肿见肌表不固，表虚自汗等。

糯稻根配大枣 益气养血，固表止汗。用于治疗虚汗等。

【单方验方】

（1）治疗慢性肾炎蛋白尿 糯稻根 30g，黄芪 15g，糯米 30g。水煎服。（《中药临床应用》）

（2）治疗病后自汗、少食 糯稻根 60g，莲子 30g。水煎服。（《全国中草药汇编》）

（3）治疗血丝虫 糯稻根 62～124g，大枣 4～6 枚，水煎服。（《食治本草》）

（4）治疗小儿虚汗 糯稻根 150g，加冷水 2500ml 同煎（以小儿 15kg 计算，每增加 2kg，需增加糯稻根 50g、冷水 500ml），水沸开始计时，20min 后去渣取汁备用。将糯稻根煎剂冷却至 41～46℃，给小儿沐浴 30min，每日 1 次，连续 3～7 天。[陈佩仪．新中医，2003，35（2）：51]

（5）治疗急性传染性肝炎 用糯稻根甘草糖浆（每 100ml 含原生药糯稻根 9g，甘草 0.9g）口服，成人每日 100ml，儿童 60ml，分 2～3 次服，14 天为 1 疗程。（民间经验方）

【用量用法】 水煎服，15～30g。

第十七章　消食药

山楂

【基源】　为蔷薇科植物山里红或山楂的干燥成熟果实。别名山里红、山里果。

【性味归经】　酸、甘，微温。归脾、胃、肝经。

【功效主治】　消食健胃，行气散瘀，化浊降脂。用于肉食积滞，胃脘胀满，泻痢腹痛；瘀血经闭，产后瘀阻，心腹刺痛，疝气疼痛。也用于高脂血症。

【配伍应用】

（1）用于消食健胃

山楂配神曲、麦芽　消食除积，破滞除满。用于饮食停滞之脘腹胀痛、嗳气腐臭、矢气频频或腹泻、大便臭如败卵等。

山楂配连翘　消食和胃，清热散结。用于食积发热，症见脘腹痞满胀痛，嗳腐吞酸，恶食呕逆，苔厚腻，脉滑数。如保和丸（《丹溪心法》）。

山楂配木香、青皮　行气消滞。用于积滞脘腹胀痛。如匀气散（《证治准绳》）。

（2）用于行气散瘀

山楂配丹参　行气活血，祛瘀止痛。用于冠心病心绞痛，高脂血症。

山楂配小茴香　化瘀散结，散寒止痛。用于寒疝腹痛。

山楂配紫草　活血化瘀，解毒透疹。用于麻疹不透。

山楂配当归、香附　化瘀止痛。用于产后瘀阻腹痛、恶露不尽或痛经。如通瘀煎（《景岳全书》）。

【鉴别应用】

(1) 生山楂、炒山楂、焦山楂　生山楂，长于活血化瘀，多用于治疗瘀血停滞之证，如产后瘀阻腹痛、血瘀经闭、疝气疼痛、心脉瘀滞之心痛等。炒山楂，酸味减弱，可缓和对胃的刺激性，善于消食化积，常用于积食停滞，脾虚食滞。焦山楂，不仅酸味减弱，而且产生苦味，可增强其消胀止泻痢的功效，多用于治疗食积停滞之脘腹胀满、嗳腐吞酸、呕恶纳呆等。

(2) 山楂、神曲、麦芽　三者均有健胃消食的作用，常用于治疗食积不消、胃脘胀满、不思饮食等，三者炒焦合用，通常称之为"焦三仙"。但神曲偏消谷食积滞，且有一定的解表作用，对于感冒而兼有谷食积滞不化者尤为适宜。山楂善消肉积，且有行气散瘀的作用，多用于肉食积滞及瘀血阻滞之心腹疼痛、产后腹痛等。麦芽长于消面食之积，且能回乳，多用于面食积滞、回乳。

【单方验方】

(1) 治疗子宫肌瘤　山楂 15g，生大黄 6g，共研为末。开水冲泡代茶饮，每日 1 剂，经期停用。1 个月为 1 个疗程。[曲选君. 湖南中医药导报，1996，2 (2)：48]

(2) 治疗冻疮　取山楂切厚片，放于炉火烧烤或炒至焦黑，取出研末待用。治疗时嘱患者先用温水浸泡患部（水温宜在 40℃ 以下），然后将山楂炭末撒于患部后反复涂搓 10 余次。如患部已有水疱或溃破者，则将药末均匀撒于局部。每日治疗 2～3 次。[张会珍，等. 河北中医药学报，2001，16 (3)：17]

(3) 治疗单纯性乳糜尿　生山楂 90g，每日 1 剂，水煎服，15 天为 1 个疗程，治疗时忌油脂。[张金荣，等. 中国民间疗法，2003，11 (7)：56]

(4) 治疗产后宫缩痛　每日用生山楂 100g 加红糖适量煎服，取汁300ml 分 3～5 次口服，共 1～2 日，服药后疼痛明显缓解。[朱玛. 云南中医中药杂志，2004，25 (2)：25]

【用量用法】　水煎服，10～15g。生山楂多用于消食散瘀，焦山楂多用于止泻止痢。

【使用注意】　脾胃虚弱而无积滞者或胃酸分泌过多者慎用。

神　曲

【基源】　本品为辣蓼、青蒿、杏仁、苍耳草、赤小豆等药加入面粉或麸皮混合后，经发酵制成的曲剂。别名六神曲。

【性味归经】　甘、辛，温。归脾、胃经。

【功效主治】　消食和胃。用于饮食积滞，消化不良，脘腹胀满，食欲缺乏，呕吐泻痢。

【配伍应用】

神曲配陈皮　消积导滞，健脾化痰。用于饮食积滞，胃失和降之腹痛腹胀、嗳腐吞酸或痰湿停滞之恶心呕吐、脘腹胀闷，或咳嗽气逆、胸闷等。如保和丸（《丹溪心法》）。

神曲配苍术　消食健脾。用于食积内停、湿阻脾胃之脘闷腹胀、食欲缺乏、恶心呕吐、腹泻等。

【鉴别应用】

（1）生神曲、焦神曲　生神曲偏于消食解表，多用于饮食积滞而夹外感之证。焦神曲能增强醒脾和胃、化积止泻的功能，多用于治疗食积泄泻、脾虚食少。

（2）神曲、建曲　神曲、建曲所用原料和工艺各不相同，不宜混称。神曲用面粉、赤小豆、杏仁、青蒿、苍耳草、辣蓼6种药发酵而成，又名六神曲。其味甘、辛，性温，为健脾和胃、消食调中之常用药。建曲用麦粉、麸皮、紫苏、荆芥、防风、厚朴、白术、木香、枳实、青皮等数十种药物经发酵制成，因主产于福建泉州，故又名泉州神曲，范志曲。其味微苦涩、性温，消食化积功效与神曲相似，但本品尚有理气化湿、健脾和中之功，故宜用于风寒感冒，食滞胸闷，小儿感冒夹食者；也可用于暑湿泄泻、呕吐不食等。水煎服，10～15g。

【单方验方】

（1）治疗妇女产后欲回乳　神曲120g，略炒，研细末。每次用温酒调服6g，每日2次。（《本草纲目》）

（2）治疗婴儿腹泻　炒神曲3～6g，用温开水调糊加红糖服用，每日3次；配合常规治疗。（《临床药物新用联用大全》）

（3）治疗癫痫　神曲、赭石各等份，研极细末。1～5岁每次服6～10g，6～10岁每次服10～15g，11～15岁每次服15～20g，16岁以上按成人量每次服20～25g。每天服3次，饭后开水调服，1个月为1个疗程。服药过程中忌食荤腥油腻之品，避免精神刺激及过重劳动，已婚成人忌房事半年。如伴抽搐严重者，可加蜈蚣、全蝎少量。〔李修五．吉林中医药，1992（1）：31〕

【用量用法】　水煎服，10～15g。

麦 芽

【基源】 为禾本科植物大麦的成熟果实经发芽干燥而得的炮制加工品。

【性味归经】 甘，平。归脾、胃经。

【功效主治】 消食健胃，回乳消胀。用于食积不消，脘腹饱胀；乳汁郁积，乳房胀痛，回乳。

【配伍应用】

麦芽配鸡内金 疏肝解郁，健脾消食。用于治疗脾胃虚弱，消化不良，食欲缺乏，久病及温热病之后，胃气不足，不饥少纳，各种癌肿放化疗后食欲缺乏等（《施今墨对药》）。

【鉴别应用】

（1）生麦芽、炒麦芽、焦麦芽 生麦芽健脾和胃、疏肝行气，用于脾虚食少、乳汁郁积。炒麦芽行气消食回乳，用于食积不消、妇女回乳。焦麦芽消食化滞，用于食积不消、脘腹胀痛。现代研究认为，麦芽生用、炒用均有回乳作用，故哺乳期间妇女忌用麦芽。

（2）麦芽、谷芽 二者均能消食开胃，可治疗食积不消、脾虚食少之证，常配伍同用。但麦芽善消面食，消导之力较谷芽强，且能回乳消胀，故可用于面食积滞、乳汁郁积不通、回乳。谷芽消食之力较缓和，善消谷食，能和中补虚，多用于谷食积滞及脾虚食少之证。

【单方验方】

（1）治疗浅部真菌感染 5％酒精浸泡麦芽，以浸液备用，每日早晚各搽 1 次，4 周为 1 个疗程。[马淑珍，等．中西医结合杂志，1987（4）：710]

（2）治疗乳腺小叶增生 生麦芽每日 30～50g 泡水代茶饮，连续服药 30～90 日，总剂量 1000～3000ml，并注意服药期间的情志调节。[牟庆爱．山东中医杂志，1996，15（6）：266]

【用量用法】 水煎服，10～15g，回乳 60～120g。

【使用注意】 现代研究认为，麦芽生用、炒用均有回乳作用，故哺乳期妇女忌用麦芽。

谷 芽

【基源】 为禾本科植物粟的成熟果实经发芽干燥的炮制加工品。

【性味归经】　甘，温。归脾、胃经。

【功效主治】　消食和中，健脾开胃。用于食积不消，腹胀口臭，脾虚食少。

【配伍应用】

谷芽配鸡内金　疏肝解郁，健脾消食。用于脾胃虚弱，消化不良，食欲缺乏或久病之后，不饥食少，甚无食欲等。

谷芽配砂仁、白术　健脾开胃。用于脾虚食少。如谷神丸（《澹寮方》）。

谷芽配麦芽　消食和中，健脾开胃。用于米面薯芋食滞，脘腹饱胀，或脾虚食少等。常配伍相须为用。

【鉴别应用】

生谷芽、炒谷芽、焦谷芽　生谷芽以养胃消食力胜，具有健脾养胃和中，促进食欲之功，用于热病后期，胃中气阴两伤，不思饮食等。炒谷芽健脾消食力强，健脾启运，开胃进食，用于治疗食谷不化、脘腹痞满、饮食减少、大便不实等。焦谷芽和脾止泻力强，善化积食，用治饮食停滞、脘腹胀闷、不饥而恶食等。

【单方验方】

（1）治脾虚久泻，完谷不化　炒谷芽 20g，大枣 10 枚。水煎服。（《山西中草药》）

（2）治病后脾土不健者　谷芽蒸露，代茶饮。（《中国医学大辞典》）

【用量用法】　水煎服，10～15g。生用长于和中开胃，炒用偏于消食。

莱菔子

【基源】　为十字花科植物萝卜的干燥成熟种子。

【性味归经】　辛、甘，平。归肺、脾、胃经。

【功效主治】　消食除胀，降气化痰。用于食积气滞，脘腹胀痛，积滞泻痢；喘咳痰多，胸闷食少。

【配伍应用】

（1）用于消食除胀

莱菔子配木香　消食导滞，消胀除满。用于食积气滞之胃脘痞满胀痛、嗳气酸腐、腹胀肠鸣、矢气频频等症。

莱菔子配白术　健脾消食。用于食积气滞兼脾虚者。如大安丸（《丹溪心法》）。

莱菔子配山楂　行气除胀，消食化积。用于食滞的胃脘痞胀、嗳腐吞酸、腹痛泻痢，并常与神曲、麦芽同用。如保和丸（《丹溪心法》）。

（2）用于降气化痰

莱菔子配苦杏仁　宣肃肺气，化痰化滞。用于痰气不利的咳嗽、气喘、痰多。如治痰嗽方（《丹溪心法》）。

莱菔子配芥子　降气消痰，止咳平喘。用于痰涎壅盛之咳嗽喘逆、痰多胸痞、食少难消等。如三子养亲汤（《韩氏医通》）。

【鉴别应用】

（1）生莱菔子、炒莱菔子　莱菔子生品涌吐痰涎之力强，可用于痰涎壅盛，中风口噤等。炒莱菔子药性缓和，有香气，宜用于消食除胀，降气化痰。

（2）莱菔子、地骷髅　二者为同一来源，不同入药部位。地骷髅，为萝卜植株的干枯老根，能化痰消谷，下气宽中，利水消肿，用于食积气滞，痰多咳嗽，水肿胀满，小便不利。水煎服，10～30g。莱菔子，为植物萝卜的干燥成熟种子，能消食除胀，降气化痰，用于饮食停滞，脘腹胀痛，大便秘结，积滞泻痢，痰壅喘咳。

（3）莱菔子、山楂　二者均有良好的消食化积之功，主治食积证。但山楂长于消积化滞，主治肉食积滞，而莱菔子尤善消食行气消胀，主治食积气滞证。此外，山楂尚有行气散瘀功效，可治诸瘀阻疼痛症，而莱菔子可降气化痰，治咳喘痰多之证。

【单方验方】

（1）治疗术后腹胀　炒莱菔子200g，研成细末，用纱布包成药垫状，置于脐部，再用TDP照烤加温，至腹胀缓解。［吴超杰，等．中医杂志，1998，39（8）：456］

（2）治疗术后尿潴留　在手术后采用中药莱菔子5g放入神阙穴后，用麝香止痛膏固定，以防止药物外漏，同时，用热水袋热敷，促进药物吸收。8h后酌情再用。［王丽钧，等．湖北中医杂志，2007，29（5）：31］

（3）治疗崩漏　生莱菔子1500～2000g，用纱布包紧取汁250～300ml，加入白糖30g为一次量，搅匀后炖热温服，每日早晚各一次。一般服药后

558

30min 即见出血减少，1h 后出血即可停止。[陈祖泽．中级医刊，1982（1）：51]

（4）治疗老年习惯性便秘　炒莱菔子 50g，加水 500ml，煎 30min，取汁，分 2 次空腹服，每日 1 剂，7 天为 1 个疗程。据病情轻重，可连续重复数个疗程。[赵东茹．辽宁医学院学报，2008（2）：109]

（5）用于退乳　取炒莱菔子 30g 打碎，水煎，分 2 次温服，此为一天量。效果不明显者，可重复使用。[孙庆君．湖北中医杂志，1990（4）：16]

（6）治疗急性湿疹　取莱菔子 60g，放置于热砂锅中拌炒 30min，取出冷却后研末，与适量棉籽油调成糊状，备用。用时取适量莱菔子膏敷在患处，每日 1 次。[傅玉山．中医杂志，1998，39（8）：457]

【用量用法】　水煎服，6～10g。生用，吐风痰；炒用，消食下气化痰。

【使用注意】　本品辛散耗气，故气虚及无食积、痰滞者慎用。不宜与人参同用。

鸡内金

【基源】　为雉科动物家鸡的干燥砂囊内壁。

【性味归经】　甘，平。归脾、胃、小肠、膀胱经。

【功效主治】　健胃消食，涩精止遗，化坚消石。用于食积不消，小儿疳积；肾虚遗尿，遗精；砂石淋证，胆结石。

【配伍应用】

（1）用于消食健胃

鸡内金配山楂、麦芽　健脾胃，消积滞。用于食积不化，食少纳呆、脘腹胀满等。

鸡内金配白术、山药　健脾宽中，消积化滞。用于脾胃虚弱，食滞不化所致的脘腹胀满痞闷、纳谷不香、食谷难消之症。且多用于年老、小儿或病后调养。如益脾饼（《医学衷中参西录》）。

（2）用于涩精止遗

鸡内金配菟丝子、桑螵蛸　涩精止遗。用于遗尿。如鸡膍胵散（《太平圣惠方》）。

（3）用于化坚消石

鸡内金配海金沙　通淋化石，清热消积。用于石淋证。

【鉴别应用】

（1）生鸡内金、炙鸡内金、醋炙鸡内金　生鸡内金攻积祛瘀、化石通淋力强，多用于砂石淋证、食滞腹胀。炙鸡内金偏于消食化积、固脬缩尿，多用于饮食停积、小儿疳积、遗尿及脾虚食少泄泻等。醋炙鸡内金作用与炙鸡内金相同，但除腥及疏肝助脾作用较前者为强，多用于气郁腹胀。

（2）鸡内金、山楂　二者均有消食导滞作用，可用于食积停滞胃脘之脘闷腹胀、嗳气吞酸、食少便溏等，常配伍同用。但鸡内金健脾消食，善消一切宿食积滞，并能化石、通淋、缩泉止遗，也适用于砂石淋证、遗尿的治疗。山楂善于消肉积，兼能活血化瘀，也可用于产后瘀血腹痛、恶露不尽及疝气坠胀疼痛、儿枕痛。

【单方验方】

（1）治疗遗尿　将鸡内金 30g 焙干后，研成细末，分成 6 小包，每日早晚各 1 包，温开水送服。（《中国民间小单方》）

（2）治疗多发性肾结石　将鸡内金烤干，研成粉末，用玻璃瓶装好备用。使用时将鸡内金粉 15g 倒入杯中，冲 300ml 开水，15min 后即可服用。早晨空腹时服，一次服完，然后慢跑步，以助结石排出。[蒋改苏．湖南中医杂志，1986（3）：20]

（3）治疗扁平疣　鸡内金 100g，白米醋 300ml，均装入封口瓶内，浸泡 30h 后，用镊子夹住消毒棉球蘸上药液，涂搓患处，每日 3 次，10 天为 1 个疗程，不愈者继续用药 1 个疗程。[刘耀驰，等．中国中药杂志，1991，16（10）：627]

（4）治疗胃、十二指肠溃疡　鸡内金 70g（微炒研细末），蜂蜜 500ml。取蜂蜜约 25ml，冲开水适量吞服鸡内金 5g，每日 2 次，早晚饭前 1h 服。[杨忠英．四川中医，1992，10（7）：33]

（5）治疗小儿厌食症　全蝎 8g，鸡内金 10g。共研极细末，装瓶备用。2 岁以下每次 0.3g，每日 2 次。3 岁以上每次 0.6g，每日 2 次，连服 4 天为 1 个疗程，可服 2～3 个疗程，每个疗程间隔 3 天，服药期间禁食生冷油腻食物。[吴焕波，等．河北中医，1990（6）：20]

【用量用法】　水煎服，3～10g。研末服，每次 1.5～3g，每日 2～3 次。

研末服效果比煎剂好。

【使用注意】 脾虚无积滞者慎用。

鸡矢藤

【基源】 为茜草科植物鸡矢藤或毛鸡矢藤的地上部分及根。

【性味归经】 甘、苦，微寒。归脾、胃、肝、肺经。

【功效主治】 消食健胃，化痰止咳，清热解毒，止痛。用于饮食积滞，小儿疳积，热痰咳嗽，热毒泻痢，咽喉肿痛，痈疮疖肿，烫火伤，多种痛证。

【配伍应用】

（1）用于消食健胃

鸡矢藤配山楂、神曲 消食健胃。用于饮食积滞所致的腹痛、腹泻等。

鸡矢藤配党参、白术 健脾消食。用于脾虚食少，消化不良。

（2）用于化痰止咳

鸡矢藤配瓜蒌皮、枇杷叶 清热化痰，止咳平喘。用于肺热所致的咳嗽、气喘、咳吐黄痰等。

（3）用于清热解毒

鸡矢藤配金银花、黄芩 清热解毒，消肿止痛。用于热毒泻痢、咽喉肿痛、痈疮疖肿等。

【单方验方】

（1）治疗气郁胸闷，胃痛 鸡矢藤根一至二两（30～60g），水煎服。（《福建中草药》）

（2）治疗食积腹泻 鸡矢藤一两（30g），水煎服。（《福建中草药》）

（3）治疗皮肤溃疡久不收口 鲜鸡矢藤叶或嫩芽适量（视病变范围而定），捣烂搽患处，每次搽5min，每日2～3次，连用7日。（《全国中草药汇编》）

（4）治疗软组织损伤 取鸡矢藤鲜叶捣烂，贴敷患部（压痛点）皮肤上，形成3～5mm厚的药层，然后点燃艾条，实行回旋灸，烘熏至温热深透患部深处，持续3～5min后，去掉烘干的药层，重新更换上湿药，又如上继续施灸，一般更换湿药2～3次即可，每日灸治1次，直至痊愈为止。

［许永炎．新医药学杂志，1977（1）：28-29］

（5）治疗糖尿病足 足部溃疡给予清创，用鸡矢藤煎液辅助治疗。取鸡矢藤鲜药200～250g洗净（干药用100g先浸泡1h），煎煮后去渣加少许盐，将药液盛于干净容器内待凉，温度为37～40℃时，患者有病变的脚浸泡于药液中（将溃疡面全部浸泡于药液中），浸泡时间为10～15min。泡脚后患肢自然晾干，再用无菌纱布覆盖溃疡面。每天浸泡两次。四周为一疗程。［彭丽环，等．现代医院，2008，8（6）：82-83］

（6）治疗睑腺炎 取鲜鸡矢藤10g，洗净，加水300ml，加盖，煮沸，然后文火煮10min，加入豆腐200g，再文火煮10min，去药渣，即可食用。患者吃豆腐喝汤，分早、晚各1剂，饭后半小时食用。小孩药量酌减。［郑苍贫．中国乡村医药，1997，4（9）：17］

（7）治疗慢性阑尾炎 以鸡矢藤、败酱草，鲜品各用150g或者干品各用60g加水煎服，每日1剂，分4次服，以10天为1个疗程。症状及体征消失后，可改为每天适量餐后热饮1～2周，以巩固疗效。［何耀东．中国社区医师，2010（23）：8-9］

【用量用法】 水煎服，15～60g。外用适量，捣敷或煎水洗。

隔山消

【基源】 为萝藦科植物耳叶牛皮消的干燥块根。

【性味归经】 甘、苦，平。归脾、肝经。

【功效主治】 健胃消食，理气止痛，催乳。用于饮食积滞，脘腹胀痛，乳汁不下或不畅。

【配伍应用】

隔山消配鸡矢藤、陈皮 健胃消食，理气调中。用于脾虚食少、消化不良、胀满腹泻等。

隔山消配柴胡、白芍 疏肝理气。用于肝郁气滞之胁痛、食少。

【单方验方】

（1）治疗胃气痛，年久未愈 隔山消6g，万年荞3g。打成细粉，每日3次，每次3g，开水吞服。（贵州《常用民间草药手册》）

（2）治疗食积饱胀 隔山消3g，打成粉温开水吞服，每天一次。（贵州《常用民间草药手册》)。

（3）治疗急性胃肠炎　隔山消鲜品 6～9g，水煎服，日 3 次。（贵州《常用民间草药手册》)。

（4）治疗乙型肝炎病毒携带者　隔山消 16g，水煎，每天分 3～5 次服。6 个月为 1 疗程。[杨胜平，等．中国民族民间医药杂志，1995（13）：33]

【用量用法】　水煎服，6～15g；研末服，1～3g。研末吞服比煎服效果好。

【使用注意】　本品过量服用可引起中毒反应，临床表现为流涎、呕吐、癫痫性痉挛等。毒性成分不明。隔山消在江苏地区作白首乌应用。

第十八章 驱虫药

使君子

【基源】 为使君子科植物使君子的干燥成熟果实。

【性味归经】 甘，温。归脾、胃经。

【功效主治】 杀虫消积。用于蛔虫病、蛲虫病，虫积腹痛，小儿疳积。

【配伍应用】

使君子配党参　健运脾胃，消积驱虫。用于小儿蛔疳，脾虚面黄肌瘦，食欲缺乏，腹胀便溏者。

使君子配槟榔　驱虫。用于虫积腹痛，喜食生米、泥土等（《万病回春》）。

使君子配芦荟　驱虫消积，攻下通便。用于虫积于肠，热壅便秘。

使君子配苦楝皮　驱虫。用于蛔虫病，蛲虫病。如使君子散（《证治准绳》）。

使君子配厚朴、陈皮　驱虫消积。用于小儿五疳，心腹膨胀，不思饮食。如使君子丸（《博济方》）。

使君子配麦芽、神曲　驱虫消积。用于小儿疳积，面色萎黄，形瘦腹大，腹痛有虫者。如肥儿丸（《医宗金鉴》）。

【鉴别应用】

（1）使君子、雷丸　二者均有杀虫消积的作用，可用于虫积腹痛、小儿疳积。但使君子杀虫，以驱杀蛔虫与蛲虫见长；雷丸杀虫，以驱杀绦虫与钩虫为主。

（2）使君子、榧子　二者均为毒性很小的驱虫药，驱虫而不伤脾胃，且有润肠通便的作用，驱虫时无需配伍泻下药。但榧子能驱多种肠道寄生虫，而以驱钩虫、绦虫效果为好，且有润肺止咳的作用，可用于肺燥咳嗽。使君子以驱蛔虫效果最佳，且能益脾胃、消疳积，为治疗小儿疳积之要药。

（3）使君子、苦楝皮　二者均能驱杀蛔虫。相比之下，苦楝皮驱蛔杀虫效果更好，但其性苦寒有毒，易伤脾胃，且有燥湿疗癣的作用，可外用于疥癣瘙痒。使君子甘温，毒性小，益脾胃，有很好的健脾消积疗疳作用，故除驱虫外，多用于小儿疳积、乳食停滞。

【单方验方】

（1）治疗蛲虫病　百部、使君子放入砂锅或瓷罐内，加凉水 200ml，浸泡 30min 以上。煮沸后改用小火煎 30min 以上，待药液浓缩到 100ml 时去渣，冷后加入米醋。用时加热到 37℃，或将药液倒在手背上感觉适宜则可灌肠。6 岁以下用 25ml，6～13 岁用 50ml，14 岁以上用 100ml。最好保留一夜。次日如法再灌第 2 剂，1 周后再灌第 3 剂。[吴贤标.吉林中医药，1999（2）：32]

（2）治小儿脱肛　取使君子适量，捣烂后加入适量饴糖制成丸剂，每丸重 3g。每次服 1 丸；同时用精瘦猪肉 100～250g，炖熟，吃肉喝汤，均每 3 天 1 次，3 次为 1 个疗程。[陈孟燊.中医杂志，1985（2）：34]

（3）治化脓性中耳炎　用使君子、白矾、冰片按 4∶3∶1 比例，将使君子撬 1 小孔，塞入白矾，烧至白矾熔化，再加冰片共研细末。用时洗净患耳，吹入药末，每日 1 次。[李治方.湖北中医杂志，1985（5）：26]

【用量用法】　使君子 10～12g，捣碎入煎剂。或取使君子仁炒香嚼服，小儿每岁每次 1～1.5 粒，成人每次 15～20 粒，空腹服用，每日 1 次，连用 3 天。

【使用注意】　一次服用剂量过大或与热茶同服，可引起呃逆、眩晕、呕吐等不良反应。故每次嚼服剂量一般不宜超过 20 粒，且不宜与热茶同服。

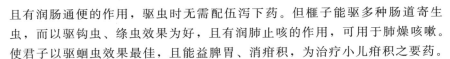

苦楝皮

【基源】　为楝科植物川楝或楝的干燥树皮及根皮。

【性味归经】　苦，寒。有毒。归肝、脾、胃经。

【功效主治】　杀虫，疗癣。用于蛔虫病，蛲虫病，钩虫病，虫积腹痛；

外治疥癣，湿疮。

【配伍应用】

（1）用于驱虫

苦楝皮配槟榔　杀虫驱蛔。用于治疗蛔虫病。

苦楝皮配百部　驱杀蛲虫。用于治疗蛲虫病。

苦楝皮配石榴皮　驱杀钩虫。用于治疗钩虫病。

苦楝皮配苦参　驱杀蛲虫。用于治疗蛲虫病。

（2）用于疗癣

苦楝皮配猪牙皂　燥湿止痒。用于治疗疥疮湿癣。

【鉴别应用】

苦楝皮、川楝子　苦楝皮为川楝或楝的干燥树皮及根皮，川楝子为川楝的干燥成熟果实，两者性味皆苦寒，均有杀虫疗癣的作用。但苦楝皮毒性较川楝子大，杀虫作用更显著，为杀蛔虫良药，且可用于疥疮。川楝子有小毒，疏肝行气止痛力强，偏用于治疗肝气郁结之胁肋疼痛、肝胃不和之脘腹胀痛及疝气疼痛。

【单方验方】

（1）治疗蛔虫病　鲜苦楝皮 30～45g，水煎服，连用 2～3 天，或配大黄 90g，后下，水煎，加红糖适量，每晨空腹服。连用 2 天。（《全国中草药汇编》）

（2）治疗疥疮　新鲜苦楝皮 150g，切碎，置容器内，加入乙醇密盖，浸渍 3～5 日，取渍液过滤，静置 24h，再取上清液加入薄荷脑 20g，溶解后再加入 50％乙醇至 1000ml。每日外搽患处 2～3 次。[张重九.中国医院药学杂志，1988，8（4）：37]

【用量用法】　水煎服，4.5～9g。鲜品 15～30g。有效成分难溶于水，需文火久煎。外用适量，研末，用猪脂调敷患处。

【使用注意】　本品所含川楝素有一定毒性，且有蓄积作用，故用量不宜过大，亦不宜久服。对肝肾功能不良者、脾胃虚寒、小儿及孕妇均应慎服。

槟　榔

【基源】　为棕榈科植物槟榔的干燥成熟种子。

【**性味归经**】　苦、辛，温。归胃、大肠经。

【**功效主治**】　杀虫消积，行气，利水，截疟。用于绦虫病、蛔虫病、蛲虫病、钩虫病、姜片虫病，虫积腹痛；食积气滞，泻痢后重；水肿，脚气；疟疾。

【**配伍应用**】

（1）**用于杀虫消积**

槟榔配南瓜子　驱杀绦虫。用于绦虫病。

槟榔配鸡内金　健运脾胃，消食导滞。用于食积内停之腹痛拒按、食少纳呆、腹泻等。

槟榔配木香、大黄　行气消积。用于食积气滞，腹胀便秘。如木香槟榔丸（《儒门事亲》）。

（2）**用于行气利水**

槟榔配商陆　行气利水，消肿。用于气滞水湿内停证，症见遍身水肿，二便不利。如疏凿饮子（《严氏济生方》）。

槟榔配木瓜　利水消肿，祛湿舒筋。用于寒湿脚气，症见下肢肿痛，麻木冷痛，恶寒发热，或挛急上冲，甚至胸闷呕恶。如鸡鸣散（《证治准绳》）。

（3）**用于截疟**

槟榔配常山　破滞祛瘴，截疟祛痰。用于治疗疟疾，症见寒战壮热，休作有时，舌红，苔薄白或黄腻，脉弦。如截疟七宝饮（《杨氏家藏方》）。

【**鉴别应用**】

槟榔、大腹皮　大腹皮为植物槟榔的果皮，槟榔为去皮后的成熟种子。大腹皮能散无形之积滞，行水消肿，适用于湿阻气滞之脘腹胀满、水肿、脚气病。槟榔能泻有形之积滞，善杀虫，适用于虫积腹痛、积滞泻痢及各种虫证。槟榔对人体多种寄生虫有效，尤其对绦虫病疗效最佳，并有缓泻作用，使虫体易于排泄。

【**单方验方**】

（1）治疗肠道鞭毛虫病　用槟榔（打碎）50g，水煎2次，得药液300ml，加入蔗糖20g，溶化后分2次早晚饭前各服150ml，5剂为1个疗程，可连服2个疗程。[郑祥光.中西医结合杂志，1987，7（8）：504]

（2）治疗乳糜尿　用槟榔、海藻各60g，随证加味，水煎服，每日1剂。[承伯钢.江西中医药，1986（4）：35]

（3）治疗呃逆　槟榔粉研末过细筛，取其粉剂，每次3g，温开水调

匀，每日 3 次口服。腹泻患者忌服，心功能不全者慎用。[臧胜民．河北中医，2004，26（2）：87]

【用量用法】 水煎服，6～15g。单用驱杀绦虫、姜片虫时，可用 30～60g。

【使用注意】 脾虚便溏或气虚下陷者忌用；孕妇慎用。国内部分地区民间有嚼食槟榔干果习惯，不宜提倡。长期嚼食槟榔干果可诱发口腔黏膜癌变。

南瓜子

【基源】 为葫芦科植物南瓜的种子。

【性味归经】 甘，平。归胃、大肠经。

【功效主治】 杀虫，下乳。用于绦虫病，血吸虫病；产后缺乳。

【配伍应用】

南瓜子配槟榔 杀虫，行气导滞。用于绦虫病效果最佳。

【鉴别应用】

南瓜子、槟榔 二者均有良好的驱虫作用，尤其善驱绦虫，配伍同用有协同作用。但南瓜子尚能健脾，可用于脾虚虫积。槟榔除驱杀绦虫、蛔虫、姜片虫外，尚有消积导滞、下气除满之功，多用于食积气滞、泻痢后重、水肿脚气等。

【单方验方】

（1）治疗绦虫病 取带壳南瓜子 200g，炒熟后去壳研成细末，晨起空腹先服南瓜子，2h 后取槟榔 100～300g 煎至 100ml，顿服，半小时后再服 50%硫酸镁 50ml，儿童减半。一般在服药 4～6h 绦虫即从大便排出，随后腹痛等症状消失，大便检查绦虫卵转阴。[郭宝庆，王万岭．浙江中医杂志，1988（2）：55]

（2）治疗内痔 南瓜子 1000g，煎水熏之，每日 2 次，连熏数天。（《岭南草药志》）

（3）治疗钩虫病 南瓜子榨油，每次 1 茶匙，内服后 4h 服泻下药。（《泉州本草》）

（4）治疗产后缺乳 南瓜子 60g。研末，加红糖适量，开水冲服。（《青岛中草药手册》）

（5）治疗慢性前列腺炎　新鲜南瓜子晒干，每天嚼服 30g（剥壳），同时坚持每天按摩关元穴 100 次，使局部有酸胀感。按压之后，顺、逆时针各轻揉关元穴 100 次。以上治疗每日 1 次，连用 30 日为 1 个疗程。［李彤，李琼．中国民间疗法，1999（6）：33］

【用量用法】　用于驱绦虫、下乳，每次 60～120g；用于治疗血吸虫病，每次 120～200g。研粉，冷开水调服。

鹤草芽

【基源】　为蔷薇科植物龙芽草带短小根茎的冬芽。别名龙牙草根。

【性味归经】　苦、涩，凉。归肝、小肠、大肠经。

【功效主治】　杀虫。用于绦虫病，阴道滴虫病。

【鉴别应用】

鹤草芽、仙鹤草　鹤草芽为龙芽草的带短小根茎的冬芽，仙鹤草为龙芽草的干燥地上部分，两者功效截然不同。鹤草芽有杀虫功效，主要用于绦虫病、阴道滴虫病。仙鹤草有收敛止血功效，用于各种出血病证。此外，尚有止痢、补虚功效。

【单方验方】

（1）治疗滴虫性阴道炎　用鹤草芽栓剂，每晚睡前置阴道内，10 次为 1 个疗程，治疗滴虫性阴道炎有效。［叶景志，等．辽宁医药，1978（3）：23］

（2）治疗慢性宫颈炎　于月经干净 3 天开始用药，每晚用阴道清洁液冲洗阴道后，放入一枚鹤草芽栓剂，持续 10 天为 1 个疗程。［袁慧琴．河南医药信息，1997，5（11）：38］

【用量用法】　研末吞服，成人每次 30～45g，儿童用量按每千克体重 0.7～0.8g 计算。每日 1 次，早晨空腹一次顿服。不宜入煎剂，有效成分几乎不溶于水。

【使用注意】　服药时忌食油腻及饮酒。服药后偶见恶心、呕吐、腹泻、头晕、出汗等反应。

雷丸

【基源】　本品为白蘑科真菌雷丸的干燥菌核。

【性味归经】 微苦，寒。归胃、大肠经。

【功效主治】 杀虫消积。用于绦虫病、钩虫病、蛔虫病，虫积腹痛，小儿疳积。

【配伍应用】

雷丸配槟榔 驱虫。用于治钩虫病、蛔虫病。如追虫丸（《证治准绳》）。

雷丸配大黄、牵牛子 驱虫。用于治蛲虫病。

雷丸配半夏、茯苓 驱虫。用于治脑囊虫病。

雷丸配苦楝皮 杀虫。配伍后可增强药效，用于绦虫、蛲虫等。

雷丸配使君子 驱虫消积。用于小儿虫积所致的疳积症。如雷丸散（《杨氏家藏方》）。

【鉴别应用】

雷丸、槟榔 二者皆为杀虫佳品，能驱杀三虫，其中对绦虫疗效最好。但槟榔辛苦，能开能泄，可消积导滞、破气除胀、行气利水、截疟，还可用于治疗积滞泻痢、里急后重、水肿脚气、疟疾等。雷丸苦寒，清热泄降，杀虫消积，常用驱杀绦虫、钩虫、蛔虫等以及治疗小儿寒热，惊啼不安、小儿疳积等，近年用治脑囊虫病取得很好效果。

【单方验方】

（1）治疗钩虫病 雷丸300g。将雷丸洗净，低温干燥，研为细末，过筛即得，每服6g，每日3次，每2日为1个疗程，温开水送下。密闭防潮，勿令受热。入汤剂无效。（《冉氏经验方》）

（2）治疗脑囊虫病 雷丸、公鸡肉各5g，全蝎2g，每次12g，每日3次，饭前白开水冲服，33天为1个疗程。［李侠，等．中医药学报，1988（4）：26］

（3）治疗小儿顽固性食积腹痛 雷丸散：大个雷丸研成细末备用。槟雷煎剂：槟榔片50～80g，雷丸粉15～20g，加冷水适量，浸泡一夜，文火煎2遍，两煎合得100～150ml。当日服雷丸散3次，每次每千克体重0.4g，早空腹，午、晚饭后2h，温水冲服。次日晨起空腹服槟雷煎剂为一次治疗。［廉辰．河北中医，1989（5）：29］

【用量用法】 不宜入煎剂，研粉服。每次5～7g，饭后用温开水调服，每日3次，连服3天。

【使用注意】 本品有效驱虫成分为雷丸素是蛋白酶，加热（60℃左右）或在酸的作用下易被破坏，故不宜煎服。脾胃虚寒者慎服。

鹤虱

【基源】 为菊科植物天名精的干燥成熟果实。

【性味归经】 苦、辛，平；有小毒。归脾、胃经。

【功效主治】 杀虫消积。用于蛔虫病、蛲虫病、绦虫病，虫积腹痛，小儿疳积。

【配伍应用】

鹤虱配槟榔 杀虫驱虫。用于蛲虫病，绦虫病。

鹤虱配苦楝子 杀虫。配伍后作用增强，用于蛔虫腹痛。

【鉴别应用】

北鹤虱、南鹤虱、鹤虱风 南、北鹤虱二者性能功效相同，临床上都可以作为鹤虱使用。但以南鹤虱驱蛔力较强，毒性小，应用范围广，已成为鹤虱主流商品；北鹤虱驱蛔作用次之，毒副作用较大。南鹤虱风为伞形科植物野胡萝卜的干燥成熟果实，别名鹤虱草、野萝卜。鹤虱风味苦、微甘，性寒，有小毒。功能燥湿、杀虫、止痒。大多用于治疗皮肤痒疹、湿疹、湿疮、斑秃等，也治小儿疳积。煎汤服，5～10g；外用，煎水洗或捣敷。

【单方验方】

（1）治蛔虫心痛 鹤虱 0.6g。为末，温酢 150ml，和服之。（《外台秘要》）

（2）治蛲虫病 鹤虱研末，制成油膏，涂于肛门周围。（《实用中医内科手册》）

【用量用法】 水煎服，5～15g。

【使用注意】 本品有小毒，不宜大剂量服用，过量会引起恶心呕吐、食欲缺乏、头晕、头痛等不良反应。南鹤虱有抗生育作用，孕妇忌服。

榧 子

【基源】 为红豆杉科植物榧的干燥成熟种子。

【性味归经】 甘，平。归肺、胃、大肠经。

【功效主治】 杀虫消积，润燥通便，润肺止咳。用于钩虫病、蛔虫病、绦虫病、姜片虫病，虫积腹痛，肠燥秘结，肺燥咳嗽。

【配伍应用】

榧子配使君子　驱虫消积，健运脾胃。用于治蛔虫病，小儿虫积腹痛。

榧子配南瓜子　驱虫。用于治绦虫病。

榧子配槟榔　驱虫。用于治钩虫病。

【鉴别应用】

生榧子、炒榧子　生榧子杀虫去积、润肺滑肠，多用于虫积腹痛、肺燥干咳、肠燥便秘。炒榧子长于消谷进食、益中疗痔，多用于小儿痔积。

【单方验方】

（1）治疗蛔虫、钩虫、蛲虫、姜片虫、绦虫等　榧子煮熟，每日早晨空腹时适量嚼食（30～60g）。（《食物中药与便方》）

（2）治疗痔疾、疝气、小便频数、小儿痔积、夜盲等　每日嚼食榧子7粒，有养身治病之功。（《食物中药与便方》）

（3）治疗乳房肿痛　生榧子研细，米醋调之如糊，涂于患部，每日更换。（《食物中药与便方》）

（4）治疗小儿蛲虫病　榧子（焙）、生大黄各等份，研末，开水冲服，每次（年龄＋1）×0.4g，每日3次，连服一周。［秦亮．黑龙江中医药，1991（5）：31］

（5）治疗丝虫病　榧子150g，血余炭30g，研末，混合，调蜜搓成150丸。每次服2丸，每日3次，4天1疗程。服1～2个疗程。可使微丝蚴转阴。［龚书憾．福建中医药，1964（2）：44］

【用量用法】　水煎服，10～15g。炒熟嚼服，一次15g。

【使用注意】　用于杀虫，入煎剂，宜生用。大便溏薄，肺热咳嗽者不宜用。服用榧子时，不宜食绿豆，以免影响疗效。

芜 荑

【基源】　为榆科植物大果榆果实的加工品。

【性味归经】　辛，苦，温。归脾、胃经。

【功效主治】　杀虫，消积。用于蛔虫病、蛲虫病，虫积腹痛。

【配伍应用】

芜荑配使君子　杀虫消积。用于蛔虫病，小儿痔积，虫积腹痛。如布袋丸（《补要袖珍小儿方论》）。

芜荑配槟榔、木香 杀虫消积。用于肠道多种寄生虫病。如芜荑散（《仁斋直指方》）。

【单方验方】

（1）治虫积腹痛 芜荑 60g，和面炒令黄色，为末，每服 2g，米饮调下。（《备急千金要方》）

（2）治脾胃冷积泄泻日久 芜荑 150g，捣为末，水泛为丸，如梧桐子大。每服 30～40 丸，食前米饮送下。（《续传信方》）

【用量用法】 内服，煎汤 3～9g；研末，入丸、散服，每次 2～3g。外用适量，研末调敷。

【使用注意】 脾胃虚弱者、肺脾燥热者忌服。

第十九章　涌吐药

瓜　蒂

【基源】　本品为葫芦科植物甜瓜的果蒂。

【性味归经】　苦，寒；有毒。归胃、脾经。

【功效主治】　涌吐痰食，祛湿退黄。用于风痰、宿食停滞及食物中毒诸证，湿热黄疸。

【配伍应用】

（1）用于涌吐痰食

瓜蒂配赤小豆　涌吐痰食，清热解毒。用于痰涎壅塞胸中，或宿食停滞上脘，以及误食毒物不久，尚留于胃者，如瓜蒂散（《伤寒论》）。

瓜蒂配栀子　涌吐痰食，泻火除烦。用于瘟疫，痰涎留于上焦，胸膈烦闷，欲吐者。

（2）用于祛湿退黄

瓜蒂配丁香　祛湿退黄，温中降逆。用于湿热黄疸，目黄不除，恶心呕吐者。（《食疗本草》）

（3）用于祛风除湿

瓜蒂配川芎　祛风除湿止痛。用于湿家头痛、头目昏眩、鼻塞而烦等。

【鉴别应用】

瓜蒂、柿蒂　瓜蒂苦寒，具有涌吐痰食、祛湿退黄之功，用于痰涎、宿食停滞、食物中毒证，且能退黄治湿热黄疸。柿蒂苦涩，具有降气止呃的功效，故用于胃气上逆之呃逆。

【单方验方】

（1）治疗鼻中息肉　陈瓜蒂0.3g，为末，以羊脂和，以少许敷息肉上，每日3次用之。（《太平圣惠方》）

（2）治疗急性传染性肝炎、慢性肝炎、肝硬化　瓜蒂焙黄研粉。每包0.1g，4包药为1个疗程，每隔7～10日用1包。将1包药分成3份，早饭后分3次吸入两鼻孔中，每次间隔40min，用药前拭净鼻孔。用药后鼻腔有黄水排出。少数有咽干、胸闷、鼻红肿等反应，数日内可自行消失。[夏岩．吉林医学，1981（1）：54]

（3）治疗顽固性黄疸　对慢性乙型肝炎，经常规治疗4周后，黄疸无明显消退，总胆红素＞100μmol/L的顽固性黄疸患者，给予瓜蒂，由一侧鼻腔吸入到鼻黏膜上，每周1～2次，一般使用4周。经治疗，患者血胆红素水平均明显下降。[贾建伟，等．天津医药，2004，32（6）：345]

（4）治疗非胰岛素依赖型糖尿病　黄连、瓜蒂（苦丁香）各等份，制成25％滴鼻液加防腐剂分装于10ml滴鼻塑料瓶内。治疗前曾服用其他降糖药物者，停服原降糖药1个月，每日餐前半小时用，黄连瓜蒂滴鼻液滴鼻3滴，两侧鼻腔交替给药，30日为1个疗程，治疗期间所有患者均严格执行糖尿病饮食。[张立培．实用中医药杂志，1998（9）：28]

（5）治疗慢性鼻炎　瓜蒂粉3g，黄连粉0.9g，冰片0.3g，研细，混合均匀。用喷粉器将药粉喷入鼻腔，每日1次，3次为1个疗程。[中国人民解放军85医院五官科．上海赤脚医生杂志，1987（4）：8]

【用量用法】　水煎服，2.5～5g。入丸、散剂，每次0.3～1g。外用0.1g，研末吹鼻，待鼻中流出黄水即停药。

【使用注意】　由于本品致呕吐作用剧烈，易导致体虚患者虚脱，故一般情况下不用瓜蒂涌吐。研末吹鼻，剂量不宜大。体虚、吐血、咯血、胃弱、孕妇及上部无实邪者忌用。

常　山

【基源】　为虎耳草科植物常山的干燥根。

【性味归经】　苦、辛，寒；有毒。归肺、肝、心经。

【功效主治】　涌吐痰涎，截疟。用于胸中痰饮证，疟疾。

【配伍应用】

（1）用于截疟

常山配柴胡　除痰截疟，疏解少阳。可治各种疟疾，症见寒战、壮热、头痛、汗出、休作有时，舌红，苔薄白或黄腻，脉弦。如柴胡截疟饮（《医宗金鉴》）。

常山配鳖甲　除痰截疟，软坚散结。用于疟久不愈而成疟母。

常山配黄芪　除痰截疟，补气升阳固表。用于虚人久疟不止。

（2）用于涌吐痰涎

常山配甘草　涌吐痰涎，止咳化痰。用于痰饮停聚，胸膈壅塞，不欲饮食，欲吐而不能吐者（《补辑肘后方》）。

现代研究认为，常山用于涌吐痰涎，与甘草配伍最佳用量之比为1∶1；若常山用量大，甘草用量过小，则催吐不明显。

【鉴别应用】

（1）生常山、酒常山　传统习惯认为，生常山可涌吐，截疟宜酒炒用。但现代实验研究发现，常山经酒制或炒制后虽然毒性降低了，但亦降低了抗疟有效成分含量和疗效，生常山的毒性虽然较其炮制品大5～7倍，但用其炮制品1/7～1/5剂量时，疗效却显著高于炮制品。故减少生常山用量以降低毒性，比用炮制减毒的方法更可取。

（2）常山、草果　二者均有燥湿祛痰、截疟的作用。配伍同用，可减少呕吐副作用。但常山性寒，适用于热疟、湿疟；草果性温，适用于痰饮痞满，脘腹冷痛。草果尚能消食化积，治疗食积；亦可止呕补胃下气。

【单方验方】

治疗疟疾，气管炎　常山根或叶6～9g，水煎服；用治外伤蓄瘀，可用鲜叶捣烂敷患处。（《广西本草选编》）

【用量用法】　水煎服，5～9g。

【使用注意】　用量不宜过大，体虚及孕妇忌服。本品煎剂宜凉服，服药前后1h禁食热饮料，以防过度呕吐。

藜　芦

【基源】　为百合科植物黑藜芦的干燥根茎。

【性味归经】　苦、辛，寒；有大毒。归肝、胃经。

【功效主治】　涌吐风痰，杀虫攻毒。用于痰涎壅盛之中风、癫痫、躁狂，喉痹不通；疟疾；皮肤疥癣、恶疮、白秃等。

【配伍应用】

（1）用于涌吐风痰

藜芦配郁金　涌吐风痰，化痰开窍。用于风痰壅盛之中风不语、癫痫等。如《经验方》治诸风痰饮方。

藜芦配防风　涌吐寒痰，宣散气壅。用于痰浊壅盛的癫狂，症见精神抑郁，表情淡漠，神志痴呆，语无伦次，胸膈满闷，口多痰涎，脉滑大有力。如三圣散（《儒门事亲》）。

（2）用于杀虫攻毒

藜芦配黄连　杀虫疗癣，清热燥湿。用于疥癣秃疮、瘙痒难忍等。

【鉴别应用】

藜芦、胆矾　皆有涌吐风痰的功效，用于痰涎壅盛，喉痹肿痛。胆矾有强烈的涌吐痰涎作用，又有解毒收湿、去腐蚀疮的功效，故又可用于风眼赤烂、口疮牙疳、肿毒不溃等。而藜芦善吐风痰，多用于中风闭证脉滑实、癫痫痰浊壅塞胸中、误食毒物停于上脘者及咽喉肿痛、喉痹不通等；且能杀虫疗癣止痒，可用于疥癣秃疮，瘙痒难忍。

【单方验方】

（1）治诸风痰饮　藜芦10份，郁金1份，共为末，每用0.5g，温浆水200ml和服，探吐。（《经验方》）

（2）治中风不语，喉中如拽锯，口中涎沫　藜芦0.4g，天南星1个，同捣，再研细末，用生面为丸，如赤豆大，每服3丸，温开水冲服。（《经验后方》）

（3）治疗疥疮　取藜芦乙醇提取总成分，再配成25%（含生药）藜芦乳膏。外涂周身皮肤（除头、颈部），每日2次，早晚各1次。3日为1个疗程，最短1个疗程，最长2个疗程，平均4.5天。[杨素华，等. 辽宁中医杂志，2002，29（2）：664]

【用量用法】　内服，研末0.3～0.6g，温开水冲服，或入丸、散。外用：适量，搐鼻或调敷。

【使用注意】　体虚者及孕妇忌服。反细辛、芍药、人参、沙参、玄参、丹参，恶大黄。

胆 矾

【基源】 为硫酸盐类矿物胆矾的晶体，主含含水硫酸铜（$CuSO_4 \cdot 5H_2O$）。

【性味归经】 酸、辛，寒；有毒。归肝、胆经。

【功效主治】 催吐，解毒收湿，去腐蚀疮。用于风痰壅塞，喉痹，癫痫，误食毒物；风眼赤烂，口疮，牙疳；肿毒不溃，胬肉疼痛。

【配伍应用】

（1）用于涌吐痰涎

胆矾配僵蚕 涌吐痰涎，化痰散结。用于风热痰涎壅盛，喉痹肿痛等。

（2）用于清热解毒

胆矾配胡黄连 清热解毒，收湿敛疮。用于口疮牙疳。

【鉴别应用】

胆矾、瓜蒂 二者均为苦寒药，有涌吐痰涎的作用，可用于风痰壅塞、喉痹、癫痫之证。但胆矾的涌吐作用强于瓜蒂。二者均可外用，不同处是胆矾研末撒或调敷患处，有解毒收湿、蚀疮去腐之功，可用于风眼赤烂、牙疳和肿毒不溃、胬肉疼痛等。瓜蒂研末主要吹鼻取涕，可祛湿热，治疗因湿热引起的黄疸和湿家头痛。

【单方验方】

（1）治疗沙眼 取胆矾 1g，加水 120ml，煮沸 10min，澄清或过滤，点眼，每日 3～4 次，每次 1～2 滴。(《常见病验方选编》)

（2）治疗拔牙术后出血 胆矾按 1.5% 的浓度加水溶解，煮沸 15min，冷却，过滤，以容积为 250ml 的瓶灌装，100℃ 30min 灭菌备用。临用时将消毒纱布浸于胆矾液中浸透，以药液不会滴下为度，即为止血纱布，将止血纱布置于拔牙创面渗血点即可。[余清华，等．湖南中医杂志，1998，14（4）：34]

【用量用法】 温水化服，0.3～0.6g。外用适量，研末撒或调敷，或以水溶化后外洗。

【使用注意】 内服或外用均应严格控制剂量，不宜过量或久服，体虚者忌服。

第二十章　外用药

硫　黄

【基源】　为自然元素类矿物硫族自然硫，采挖后，加热熔化，除去杂质，或用含硫矿物经加工制得。

【性味归经】　酸，温；有毒。归肾、大肠经。

【功效主治】　外用解毒杀虫止痒，治疥癣，秃疮，湿疹，阴疽疮疡；内服补火助阳通便。治阳痿，虚喘冷哮，虚寒便秘。

【配伍应用】

（1）用于解毒杀虫

硫黄配石灰　解毒敛疮，燥湿止痒。常用于治疗癣疮，疥疮。如硫黄散（《圣济总录》）。

硫黄配白矾　收湿杀虫止痒。常用于疥癣或湿疮瘙痒流水之证。

硫黄配大黄　杀虫敛疮。用于肺风粉刺，面鼻疙瘩，赤肿疼痛。如颠倒散（《医宗金鉴》）。

硫黄配荞麦粉　解毒敛疮。研末水调敷，治痈疽发背。如真君妙贴散（《仙传外科集验方》）。

（2）用于补火助阳通便

硫黄配阳起石　壮肾阳，补肾火。用于治疗命门火衰，阴寒内盛而致之阳痿遗精、腰膝酸软冷痛等。

硫黄配半夏　补火助阳，降浊通便。用于老年肾阳虚衰，浊阴不降之虚冷便秘。如半硫丸（《太平惠民和剂局方》）。

硫黄配附子、肉桂、沉香　补肾纳气。用于肾不纳气之喘促等。如黑锡丹（《太平惠民和剂局方》）。

【鉴别应用】

（1）生硫黄、制硫黄　生硫黄以外用为主，取其解毒杀虫疗疮之功，多用于疥癣、湿疹、湿疮、癣疮、阴疽恶疮。内服需用豆腐制，以降低其毒性。制硫黄能补火助阳通便，多用于阳痿足冷、虚喘冷哮、虚寒便秘。

（2）硫黄、雄黄　二者均为性温有毒之品，能解毒杀虫，用于治疗疥癣、痈疽疮毒。但硫黄杀虫止痒力强，为治疗疥疮要药，多用于治疗疥癣、湿疹、湿疮、癣疮及皮肤瘙痒。雄黄毒性强烈，解毒疗疮作用较佳，善治痈疽疔疮、虫蛇咬伤，为外科之要药。硫黄内服能补火助阳通便，多用于阳痿足冷、虚喘冷哮、虚寒便秘。雄黄内服有燥湿祛痰、驱杀蛔虫的作用，可用于治疗虫积腹痛、痰热惊搐、小儿惊痫等病症。

【单方验方】

（1）治疗疥疮　以硫黄、石灰按1∶1的比例放入容器内加水适量，煎熬1h左右，待硫黄与石灰混合成橘黄色液体，过滤冷却，滤液装瓶。每用该滤液200ml加热水混合淋洗全身，对疥疮处重点淋洗，每日一次，严重者每日2次。硫黄外用有软化表皮，杀死疥虫和真菌的作用。［吴仲安．中国中药杂志，1990，15（9）：569］

（2）治疗溃疡久不收口　以新鲜鸡蛋一个，用筷子捣一口，搅匀蛋内蛋清与蛋黄，边搅边下硫黄末30g，然后用黄胶泥包裹严密，投入黄豆秆烧熟，取出研极细末，外敷创面，敷料和胶布包扎固定，每日或隔日换药一次。此法治疗溃疡久不收口数十例，均获良效。［李留记．浙江中医杂志，1987，22（11）：499］

（3）治疗鹅掌风　以硫黄霜和徐长卿细末按10∶1调和均匀，涂在患部，以电吹风吹热风于其上，间隔5min左右，再涂药，每次吹烘15min左右，2～3日治疗1次。以此法治疗鹅掌风，结果总有效率达85%以上。［褚国维，等．新中医，1993（7）：41］

（4）治疗酒渣鼻　以硫黄洗剂100ml，加甲硝唑2.6g，振匀后涂患处，每日2次，6周为1个疗程。［金淑艳．铁道医学，1990（3）：13］

（5）治疗蛲虫病　以硫黄研细与麻油混匀涂肛门，每晚睡前一次。大多用药7～10天痊愈。［金万斌．黑龙江中医药，1988（2）：38］

（6）治疗扁平疣　硫黄0.5g加入鲜鸭蛋（绿皮）中蒸熟（方法是：将绿皮鸭蛋凿一小孔，把硫黄放入，用胶布封住小孔，蒸熟后去皮吃。在蒸煮过程中大部分硫黄粘在蛋皮内层，仅少量被食用），每日1次，7日为1个疗程；薏苡仁30g加适量水煎服，每日2次。若1个疗程效果不满意者，

可 5～7 日后再用 1 个疗程。［侯永红，等．中国民间疗法，2006，14（3）：29］

（7）治疗小儿遗尿 用硫黄 30g，2cm 长连须葱白 3 支，共捣如泥。临睡前敷于患儿脐上，外用纱布覆盖，胶布固定。8～10 天后除掉。接连敷药 2～3 次。［邓德卿．中医杂志，1982，23（12）：63］

（8）治疗脂溢性皮炎 硫黄 10g，冰片、硼砂各 5g，共研细末，用75％乙醇 200ml 调匀涂患处，每日 2 次。［时立泽．中国初级卫生保健，1989（2）：12］

（9）治疗圆形脱发（斑秃） 复方硫黄软膏：20％硫黄软膏 100g，生半夏粉 15g，加适量松节油调制成。涂患处，每日 2 次。连涂 1 周后可见新发生长出来。［成自强．新医药学杂志，1976（2）：40］

【用量用法】 外用适量，研末，油调涂敷患处。内服 1.5～3g，炮制后入丸、散服。

【使用注意】 本品有毒，内服宜慎，并须炮制后用。硫黄经炮制后，混杂其中的砷含量降低，其中又以豆腐炮制品降低最为显著。阴虚火旺者及孕妇忌服。

雄 黄

【基源】 为硫化物类矿物雄黄族雄黄，主含二硫化二砷（As_2S_2）。

【性味归经】 辛，温；有毒。归肝、大肠经。

【功效主治】 解毒杀虫，燥湿祛痰。用于痈肿疔疮，湿疹疥癣，蛇虫咬伤，虫积腹痛，惊痫痰迷。

【配伍应用】

（1）用于解毒杀虫

雄黄配蛇床子 解毒杀虫止痒。用于疥癣遍身瘙痒。

雄黄配乳香、没药 活血消痈。用于痈疽肿毒，疔疮。如醒消丸（《外科全生集》）。

雄黄配白矾 解毒收湿止痒。用于湿疹疥癣瘙痒。如二味拔毒散（《医宗金鉴》）。

雄黄配牵牛子、槟榔 驱虫止痛。用于虫积腹痛。如牵牛丸（《沈氏尊生书》）。

（2）用于燥湿祛痰

雄黄配黄柏　清热燥湿，解毒杀虫。适用于湿热留滞肌肤所致的皮肤湿疮、瘙痒等。

雄黄配杏仁、巴豆　劫痰止咳。用于小儿喘满咳嗽。如雄黄丹（《证治准绳》）。

【单方验方】

（1）治疗带状疱疹　取雄黄 1～2g，研极细末，以 75％乙醇适量将雄黄调成糊状，以鸡（鹅）毛蘸药涂患处，每日 2 次，不需包扎，结痂后停用，适用于带状疱疹初、中期。切忌内服，用后密闭备用。[牛余森．山东中医杂志，1983（3）：29]

（2）治疗胆道蛔虫病　取雄黄 50～100g，研细与 2 个鲜鸡蛋调匀，以猪油煎成薄饼，用布包好敷于疼痛区，外加热水袋续热。[管中华．山东中医杂志，1984（6）：45]

（3）治疗脓疱疮　取适量 75％乙醇，加入雄黄末适量，调成稀糊状，放置阴凉处备用。先常规消毒病损处，已成脓疱者，剪去疱壁除去脓液，已结痂者，去痂用生理盐水冲洗糜烂面，然后用棉签蘸药涂患处。每日 1 次，至痊愈为止。[孙平周．四川中医，1984（3）：45]

（4）治疗儿童流行性腮腺炎　取雄黄、冰片研末，凡士林调匀局部外敷，治疗流行性腮腺炎。[韩宏妮，等．吉林中医药，1992（6）：16]

（5）治疗阴痒　将雄黄 5g，桃仁适量，混合，捣烂如泥，摊于纱布上，敷于外阴部固定。每 3 日为 1 个疗程。[张平仁，等．中国民间疗法，2003，11（3）：35]

（6）治疗神经性皮炎　雄黄 3g，巴豆（去外壳）30g。捣碎拌和，用四层纱布包后擦患部，每日 3～4 次，每次 1～2min。[上海中医药杂志，1982（6）：31]

【用量用法】　内服入丸散用，每次 0.05～0.1g。外用适量，研末撒敷，或麻油调敷。

【使用注意】　本品有毒，内服宜慎，不可多用或久服。外用涂搽面积不可过大或长期持续使用，以免皮肤吸收蓄积中毒。入药须经水飞炮制处理。切忌火煅，烧煅后生成三氧化二砷（As_2O_3），即砒霜，有剧毒。阴虚血亏及孕妇、哺乳期妇女忌服。目前中成药有 20 多个品种中含有雄黄，临床应用也同样不可多服、久服。在服用含有雄黄的中成药时，不宜同时服用亚铁类、亚硫酸盐，以免在胃酸作用下生成硫化砷酸盐而降低疗效，增加毒性。也不宜与链霉素、新霉素等合用，以免上述药物硫酸盐分解产生的少量硫酸与雄黄中硫化砷剂发生氧化，增强雄黄毒性。

硼　砂

【基源】　为天然硼砂经精制而成的结晶。

【性味归经】　甘、咸，凉。归肺、胃经。

【功效主治】　外用解毒防腐，治咽喉肿痛，口舌生疮，目赤翳障胬肉，阴部溃疡。内服清热化痰，治痰热咳嗽，痰黄黏稠，咳吐不利。

【配伍应用】

（1）外用解毒防腐

硼砂配冰片、朱砂　清热解毒，消肿防腐。用于咽喉肿痛、口舌糜烂等。如冰硼散（《外科正宗》）。

硼砂配炉甘石、玄明粉　解毒防腐，明目去翳。用于目赤肿痛或目生翳障。如白龙丹（《证治准绳》）。

硼砂配珍珠、熊胆　清热解毒，明目祛翳。用于火眼及目翳。如八宝眼药（《全国中药成药处方集》）。

（2）内服清热化痰

硼砂配瓜蒌、黄芩　清热化痰。用治痰热蕴肺，咳嗽痰黏，咳吐不利者。

【鉴别应用】

（1）生品硼砂、煅硼砂　硼砂性凉，大多生用。外用，可清热消肿防腐，治口舌生疮；内服能清肺化痰，治咽喉肿痛，目赤翳障，咳嗽痰稠。煅硼砂性平，具有解毒消肿、燥湿敛疮的作用，能促进溃疡愈合，常作为辅助之品用于吸湿剂中，治溃疡创面有渗出物者，可吸收局部渗出物，减少刺激性，用于喉科。

（2）硼砂、炉甘石　二者对皮肤、黏膜刺激性小，常用于治疗眼病。硼砂以清热消痰、消肿防腐为主，除内服用于痰热咳嗽及痰结喉痹之外，外用主要用于黏膜性炎症（包括口腔炎症、咽喉炎症、目疾、妇科炎症等）。炉甘石只供外用，以收湿敛疮为主，凡疮疹多脓水而不收口者，用之最宜。

【单方验方】

（1）治复发性口疮　以2%～3%的硼砂溶液饭后漱口或刷牙，每日至

少 2 次。[蒋昌福. 广西中医药，1991，14（1）：13]

（2）治腰扭伤　将硼砂粉煅至干枯状，制成颗粒备用。用时将硼砂粒放入患者睛明穴内，若单侧腰扭伤只需放入患侧睛明穴，若双侧腰扭伤，则放双侧睛明穴内，上药后让患者左右旋转 10°～12°，一般 10min 即可见效。[李文银. 辽宁中医杂志，1990（1）：42]

（3）治皮肤汗斑　硼砂研细末，过 100 目筛，取 20g 硼砂末，加入 75％乙醇 100ml，封闭浸泡 2 日，常规消毒皮肤部位，按皮损面积用软毛笔蘸取药液涂于患处，每日 4 次，搽后勿用水洗去。[杨占江. 中医外治杂志，2003，12（4）：50]

（4）治疗氟骨症　每日口服硼砂 4.5g，分 3 次服。连服 3 个月。[赵富阳，等. 河北中医，1990（5）：8]

【用量用法】　内服，入丸、散剂，每次 1.5～3g。外用适量，研细末撒布或调敷患处，或沸水溶解，待温后，冲洗创面；或配制眼科药剂外用。

【使用注意】　大多作外用，内服宜慎。

炉甘石

【基源】　为碳酸盐类矿物方解石族菱锌矿，主含碳酸锌（$ZnCO_3$）。

【性味归经】　甘，平。归肝、脾经。

【功效主治】　解毒明目退翳，收湿止痒敛疮。用于目赤肿痛，眼缘赤烂，翳膜胬肉，溃疡不敛，脓水淋漓，皮肤湿疮、瘙痒。

【配伍应用】

（1）用于解毒明目退翳

炉甘石配玄明粉　明目退翳，清热泻火。用于治疗目赤肿痛，胬肉攀睛。如白龙丹（《证治准绳》）。

（2）用于收湿敛疮

炉甘石配枯矾　收湿敛疮。用于溃疡不敛、脓水淋漓及皮肤湿疹等。

【鉴别应用】

炉甘石、白矾　二者均有收湿敛疮之效，用于疮疡疥癣、湿疮湿疹、皮肤瘙痒，为皮肤科疾病的常用药。但炉甘石尚有明目退翳的作用，可用于治疗目赤翳障、烂弦风眼之疾；白矾则兼解毒杀虫消痰之效，可用治虫蛇咬伤及癫狂等症。此外，炉甘石基本为外用，而白矾外用、内服均可。

【单方验方】

（1）治疗婴儿湿疹　煅炉甘石 30g，轻粉 3g。研匀，用煮熟鸡蛋黄炼油，调敷患处。(《疮疡外用本草》)

（2）治疗乳头皲裂　炉甘石、花蕊石、寒水石各 10g。研极细末，加冰片少许，和匀，以菜油调敷患处，每日 2～3 次。[王宏海．新中医，1974（6）：55]

（3）治疗脓疱疮　以炉甘石与土霉素配制成洗剂，用纱布湿敷患处。[陈中春．新医学，1993（9）：483]

（4）治疗肛门瘙痒　以炉甘石粉 30g、青黛 3g 混匀，双层纱布包之，外扑患处，每日 3～5 次。[贾美华．广西中医药，1983，6（1）：26]

【用量用法】　外用适量。水飞点眼，研末撒或调敷。

【使用注意】　本品宜炮制后使用，专作外用，不作内服。

白　矾

【基源】　为硫酸盐类矿物明矾石经加工提炼制成。主含含水硫酸铝钾 $[KAl(SO_4)_2 \cdot 12H_2O]$。

【性味归经】　酸、涩，寒。归肺、脾、肝、大肠经。

【功效主治】　外用解毒杀虫，燥湿止痒，治湿疹瘙痒，疮疡疥癣，聤耳流脓。内服止血，止泻，祛痰，治久泻久痢，便血、吐血、崩漏，痰厥癫狂痫证。

【配伍应用】

（1）外用解毒杀虫

白矾配雄黄　解毒杀虫，收湿敛疮。用于治疗疥癣、湿疮瘙痒及痈肿疮毒。如二味拔毒散（《医宗金鉴》）。

（2）用于祛除风痰

白矾配郁金　燥湿祛痰，解郁开窍。用于痰阻心窍之癫狂或癫痫。如白金丸（《外科全生集》）。

白矾配猪牙皂　涤除顽痰，开闭催吐。用于中风闭证，痰涎壅盛者。如救急稀涎散（《圣济总录》）。

（3）用于止泻

白矾配诃子　收敛固涩，涩肠止泻。用于久泻久痢之证。如诃黎勒丸

（《太平惠民和剂局方》）。

【鉴别应用】

（1）生白矾、枯矾　　白矾经煅制后结晶水脱失即为枯矾。枯矾酸寒之性降低，增强了收涩敛疮、生肌、止血化腐作用，多用于湿疹湿疮，聤耳流脓，阴痒带下，久泻，便血，崩漏，鼻衄，鼻息肉。生白矾长于解毒杀虫、消痰、燥湿止痒，用于湿疹、疥癣、癫痫、中风、喉痹；外用可解毒、止痒，用于胬肉、痔、脱肛。

（2）白矾、胆矾　　二者均为矿物药，味酸性寒，有燥湿、祛痰作用，可外用治疗口疮，恶疮及癫痫。但胆矾为硫酸盐类矿物胆矾的晶体，或为人工制成的含水硫酸铜，有毒，有强烈的涌吐作用，用于风痰壅塞、喉痹、误食毒物等；又有蚀疮去腐作用，治疗肿毒不破或胬肉疼痛。而白矾无毒，有解毒杀虫、燥湿止痒作用，外治用于湿疹、疥癣、聤耳流脓；内服用于久泻不止，便血，崩漏，癫痫发狂。

【单方验方】

（1）治疗腮腺炎　　将白矾20g研成极细粉末置于碗中，然后取新鲜鸡蛋2枚，分别用消毒器械击破一小孔，让蛋清流入碗中，与白矾末混合均匀即成。用前将患处用淡盐水清洗干净，再将混合液涂上，涂敷面积大于患部，不需包扎，干则再涂，每日不少于10次，一般敷后1～2日内红肿消退，少则2～3日痊愈，多则4～7日痊愈。[吴成，杨喜雅．中国农村医学，1990（8）：50]

（2）治疗口疮　　取白矾10g，加凉开水200ml使其溶解，每次取15～20ml，漱口2～3min，每日3～5次，一般3～7日即可痊愈。[宋淑卿．浙江中医杂志，1994（4）：179]

（3）治疗鼻中隔糜烂　　将白矾粉碎成细末，用麻油调成糊状，高压消毒备用。将调成糊状的白矾均匀地涂于鼻中隔糜烂面，每天1次，5天为1个疗程。[罗兆义，等．安徽中医临床杂志，1999，11（2）：140]

（4）治疗腰椎骨质增生　　白矾250g，醋1000g，用砂锅文火煮化后外敷患处，温度适中，每日2次，每次25～30min，局部外敷时避免烫伤患处，15日为1个疗程。[田宁智，等．中医外治杂志，1998，7（8）：7]

（5）治疗小儿流涎　　适量白矾加入热水中，一般5000ml热水加白矾200g。每天早、晚各1次频洗两足，7天为1个疗程。[覃秋．云南中医杂志，1990，11（6）：24]

（6）治疗重度静脉炎　　根据静脉炎范围大小取仙人掌1～2块，去刺捣烂，加入白矾适量，调制成糊状，外敷静脉炎部位，以无菌干纱布覆盖，

每日更换 2 次。［张爱华，等．中国民间疗法，2007，15（7）：9］

　　【用量用法】　外用适量，研末敷或化水洗患处。内服入丸、散，每次0.6～1.5g。

　　【使用注意】　内服不宜过量，每次不超过 3g。体虚胃弱及肾功能不佳者忌服。

轻　粉

　　【基源】　为水银、白矾、食盐等用升华法制成的氯化亚汞（Hg_2Cl_2）结晶性粉末。

　　【性味归经】　辛，寒；有毒。归大肠、小肠经。

　　【功效主治】　外用杀虫，攻毒，敛疮，治疮疡溃烂，疥癣瘙痒，顽癣，湿疹，梅毒下疳。内服祛痰消积，逐水通便，治痰涎积滞，水肿胀满，二便不利。

　　【配伍应用】

　　（1）用于杀虫敛疮

　　轻粉配大风子　攻毒杀虫。为治疗麻风及梅毒的常用药对。

　　轻粉配黄连　解毒去腐，生肌敛疮。用于臁疮溃烂不愈。

　　（2）用于逐水通便

　　轻粉配牵牛子　逐水消肿。用于水邪盛而正气尚能耐受攻伐。如舟车丸（《景岳全书》）。

　　（3）用于敛疮

　　轻粉配当归、血竭　去腐生肌，活血镇痛。用于痈疽疮疡溃后脓水将尽，疮口欲敛但肉芽生长缓慢者。如生肌玉红膏（《外科正宗》）。

　　【鉴别应用】

　　轻粉、砒石　均为外用攻毒蚀疮之品，可用治瘰疬、恶疮、疥癣等。轻粉内服还可祛痰消积，逐水通便。用于痰涎积滞，水肿臌胀，二便不利。砒石内服能祛痰平喘，用于冷哮痰喘，久治不愈。二者皆有大毒，主要用作外治，内服宜慎。

　　【单方验方】

　　（1）治狐臭　取轻粉 5g 置乳钵中研细，通过 180～200 目筛后与滑石粉 5g 混匀，即成腋臭散，开始每晚涂腋窝 1 次，1 个月后即数日 1 次。［孙

长新，等．中成药研究，1982（7）：47]

（2）治汗斑　取轻粉、海螵蛸各等份。先将海螵蛸置瓦片上焙干研粉，再入轻粉和匀，即成汗斑散，装瓶备用。用时先洗净局部，再扑搽汗斑散适量（若微汗后擦之效果更好）。[陈华．新中医，1988（10）：11]

（3）治疗牙痛　疼痛泛化，无法确定痛牙者，先针双侧牙痛穴，使疼痛集中于患牙。取轻粉少许，独头蒜一小片，共同捣成蒜泥，取如高粱米粒般大小蒜泥，置于患牙对侧手腕部的阳溪穴上，用废链霉素瓶胶盖扣上，再用医用胶条固定，24h 后取下。[耿凤兰，等．轻粉蒜泥灸阳溪治疗牙痛．中国针灸，1995（1）：57]

（4）治疗神经性皮炎　用轻粉 15g，冰片 9g，密陀僧 15g。分别研成细末，再混合研匀，用生菜油调成糊状，涂患处。[朱润衡．贵州医药，1980（1）：35]

【用量用法】　外用适量，研末掺敷患处。内服每次 0.1～0.2g，每日 1～2 次，入丸剂或胶囊服，服后漱口。

【使用注意】　以外用为主，内服宜慎。外用也不可过量和久用。内服则于服完后及时漱口，以免口腔糜烂及损伤牙齿。轻粉用其利尿，适用于心源性水肿。对肝硬化水肿效果不确切，对肾源性水肿因其损害肾脏，故禁用。孕妇、小儿及体弱者忌服。

升　药

【基源】　为水银、火硝、白矾各等份混合升华而成。主要成分为氧化汞（HgO）。

【性味归经】　辛，热；有大毒。归肺、脾经。

【功效主治】　拔毒提脓，去腐生肌，燥湿杀虫。用于痈疽疔疮，脓出不畅，腐肉不去，新肉难生；湿疮，黄水疮，顽癣及梅毒。

【配伍应用】

升药配煅石膏　化腐生肌，收湿敛疮。用于痈疽疮疡，腐肉不去。如九一丹（《医宗金鉴》）。升药与煅石膏用量之比为 1∶9 者称九一丹，拔毒力较轻而收湿生肌力较强；2∶8 者称八二丹，3∶7 者称七三丹，1∶1 者称五五丹，9∶1 者称九转丹，则拔毒提脓之力逐步增强。

【单方验方】

（1）治疗体表急慢性溃疡　对于创面较小，有脓苔及坏死组织者，可将升药直接撒于患处，每日换药 1 次；有窦道且脓水淋漓者，用药线蘸少许八二丹（煅石膏 8 份，升药 2 份组成）插入底部，不宜太深，免伤筋骨；创面大，剧痛者用消炎止痛膏（由升药、罂粟壳、黄蜡等配制而成）外涂，每日 2～3 次；慢性久不愈合的溃疡，用生肌收敛散（由升药、煅龙骨、煅牡蛎、炮象皮组成）局敷，隔日换药 1 次。[阎念斌．新中医，1991（9）：30]

（2）治疗高位肛瘘术后　创面二宝丹（升药 2 份，煅石膏 8 份）适量均匀地敷在瘘管深部及内口处，余创面用红油膏（升药 1 份，煅石膏 9 份，铅丹、凡士林各适量），3 天后深部创面及内口处改用九一丹（升药 1 份，煅石膏 9 份），6 天后整个创面用红油膏或红油膏纱条换药。[姚崝方，等．浙江中医杂志，2002（3）：112]

（3）治疗肛周脓肿　黄升药条挂线治疗。[陈新静．河南中医，2000（3）：48]

【用量用法】　外用适量，研极细末，大多配伍煅石膏外用，干掺或调敷，或以捻蘸药粉用。

【使用注意】　本品有大毒，只可外用，不可内服。外用亦不可大量持续使用。本品拔毒化腐作用强烈，故外疡腐肉已去或脓水已尽者不宜用。

皂 矾

【基源】　本品为硫酸盐类矿物水绿矾的矿石，主含含水硫酸亚铁（$FeSO_4 \cdot 7H_2O$）。

【性味归经】　酸，凉。归肝、脾经。

【功效主治】　外用解毒杀虫，燥湿止痒，治疮疡肿毒，湿疹，疥癣。内服杀虫消积，补血疗虚，治血虚萎黄、小儿疳积、虫积腹痛等。

【配伍应用】

（1）外用解毒燥湿止痒

皂矾配雄黄、硼砂　解毒疗疮。用于治疗喉疮毒盛。

（2）内服杀虫补血

皂矾配苍术　燥湿行气，补血疗虚。用于中满腹胀，黄胖虚肿。

【鉴别应用】

皂矾、白矾　二者外用均可解毒杀虫、燥湿止痒，治疗疮毒疥癣。但皂矾内服尚可消积杀虫、补血疗虚，用于治疗黄胖虚肿及虫积腹痛等。而白矾内服主要为止血止泻，祛风痰，用于久泻不止、便血、崩漏、癫痫发狂等。

【单方验方】

（1）治疗胆囊炎及胆石症　取芒硝、皂矾各等量，制成片剂，每次服 6～9g，每日 2～3 次，15～20 天为 1 个疗程。[张天．上海中医药杂志，1981（2）：8]

（2）治疗内痔　用皂矾 2g，甘油 10ml，枸橼酸 0.2g，蒸馏水加至 100ml 制成皂矾注射液，用法：以该液与等量的 1% 普鲁卡因混匀，于痔核内局部给药，一般单个痔核注射约 1ml，1 次注射总量不得超过 3ml。每次间隔 5～7 天。[杨文彪，等．湖南中医学院学报，1985（4）：17]

【用量用法】　外用适量，研末撒或调敷，或为溶液涂洗。内服宜煅用，每次 0.8～1.6g，或入丸、散。

【使用注意】　本品有一定的腐蚀性，内服过量或服用过久，会刺激胃肠壁黏膜而引起胃中不适、胃痛、呕吐、腹痛等。胃弱者慎服。

斑　蝥

【基源】　为芫青科昆虫南方大斑蝥或黄黑小斑蝥的干燥体。

【性味归经】　辛，热；有大毒。归肝、胃、肾经。

【功效主治】　破血消癥，攻毒蚀疮。用于癥瘕肿块，积年顽癣，瘰疬，赘疣，痈疽不溃，恶疮死肌。

【配伍应用】

（1）用于破血消

斑蝥配桃仁　破血通经，消癥散结。用于血瘀癥瘕、经闭。

（2）用于攻毒蚀疮

斑蝥配白矾　攻毒蚀疮，收湿生肌。用于瘰疬瘘疮，脓水淋漓者。

【鉴别应用】

（1）生斑蝥、炒斑蝥　斑蝥生品不作内服，只供外用，以攻毒散结蚀疮为主，用治痈疽恶疮、顽癣、瘰疬等。斑蝥米炒后，降低其毒性，矫正其气味，可内服，以破血逐瘀消癥为主，用治癥瘕积聚、血瘀经闭、瘰疬等。

（2）马钱子、斑蝥　皆有大毒，能攻毒散结消肿，用治痈疽肿痛。但斑蝥辛热，又善于破血逐瘀消癥，常用治癥瘕积聚、血瘀经闭以及顽癣、瘰疬等。马钱子苦温，善于通络止痛，常用治跌打损伤、风湿顽痹、麻木瘫痪等。

【单方验方】

（1）治疗面神经麻痹　取斑蝥6～7个与去皮巴豆7～9瓣一起砸碎混匀，再取去皮鲜姜20g，捣烂呈糊状，与上述备好的药末混合调匀成糊，摊在纱布上，药糊直径为3～4cm（小儿酌减），厚3mm，患者局部皮肤消毒后，将药敷贴于患侧的前进穴（从鬓角垂直向下与耳垂最下端向前水平线的交点），用胶布粘牢固定，敷贴2.5～4h。［陈世琴．山东医药，1992（8）：63］

（2）治疗轮状病毒性肠炎　以每1g含斑蝥素25mg的乳膏，每日0.03～0.04mg/kg体重，6个月左右的患儿每日用乳膏1g，1岁左右1.5g，2岁左右2g，1日量分成2次均匀涂布于半侧肢体或躯干，左右侧轮换，避开破损皮肤、脐凹等皱褶部位，以防止药物堆积产生局部刺激，并给予胃蛋白酶合剂，有脱水者给予口服补液或静脉补液。［王晓茵，等．中医杂志，1992（7）：16］

（3）治疗鼻炎　生斑蝥研细末，取粉适量以水、醋或蜂蜜调为糊状，贴于印堂穴，24h后去掉，一次不愈者，1周后重复使用。［叶长青，等．上海中医药杂志，1990（2）：18］

（4）治疗鼻渊性眼痛　将斑蝥去头、足、翅，研成粉末放瓶内备用，剪直径1cm大的胶布，中央剪一直径0.5cm的圆孔，把此胶布贴在印堂穴处，以小刮匙盛绿豆粉大的斑蝥粉放在小孔处，然后盖上同样大的一块胶布。［陈秀荣．山东医药，1991（1）：2］

（5）治疗尖锐湿疣　患者在治疗前用温水和肥皂洗净擦干患处后，在疣体边缘涂一薄层红霉素眼膏以保护正常皮肤和黏膜。用"上药棒"在疣体上均匀涂药一薄层斑蝥素乳膏（1g乳膏涂布面积应为200～300cm^2），涂药后暴露患处20min，待水分蒸发，1日1次，10次为1个疗程。［陈佐龙，等．中医药学报，2002（4）：28］

（6）治疗斑秃　选用5～10个斑蝥放到75％的乙醇50～100ml中，封闭浸泡7天，再根据患病时间的长短配合梅花针治疗，发病1周以内者，只单用斑蝥液涂抹患处，每日涂药1次，待药液干后，用干棉球揉搓患处，令患处潮红发热为止；发病2周以上者，用梅花针轻轻叩打局部，使局部出现小的渗血点用干棉球擦去血渍后，涂上斑蝥药液，每日早晚各1次，1

个月为 1 个疗程。［周庆．中医药学报，2003（1）：58］

（7）治疗顽癣、神经性皮炎　斑蝥、肉桂、细辛、白芷各 15g，樟脑 10g。共研粗末，加二甲基亚砜 1000ml，75％酒精 3000ml，密闭浸泡 2 日，过滤去渣。涂患处。（《全国中草药汇编》）

【用量用法】　内服，炒炙研末，每服 0.03～0.06g；或入丸、散用。外用适量，研末或浸酒、醋，或制油膏涂敷患处，不宜大面积用。

【使用注意】　本品有大毒，内服必须先经炮炙。体质虚弱者，心、肾功能不全者，消化道溃疡者及孕妇均忌服。外用时间不可过久，涂布面积不宜过大，以防皮肤过多吸收而致中毒。切勿入目，五官及会阴部禁止外用涂敷。

木鳖子

【基源】　为葫芦科植物木鳖的干燥成熟种子。

【性味归经】　苦、微甘，凉；有毒。归肝、脾、胃经。

【功效主治】　攻毒疗疮，消肿散结。用于疮疡肿毒，瘰疬，乳痈，痔瘘，干癣，秃疮。

【配伍应用】

木鳖子配草乌　消肿散结解毒。用于一切诸毒，红肿赤晕不消者。如乌龙膏（《医宗金鉴》）。

木鳖子配赤小豆、大黄　清热止痛。用于两耳卒肿热痛（《太平圣惠方》）。

【鉴别应用】

木鳖子、马钱子　马钱子别名番木鳖，不能与木鳖子相混淆。二者皆为有毒之品，能消肿散结、通络止痛，用治疮痈肿痛、跌打损伤等。但马钱子有大毒，内服宜慎，必须经炮制后入药，可通经络、消肿结、止疼痛，用于风湿顽痹、麻木不遂、跌打伤痛等，止痛作用强于木鳖子。木鳖子长于攻毒疗疮，多用于恶疮肿毒、瘰疬、乳痈、痔等。

【单方验方】

（1）治疗面神经麻痹　取木鳖子 10 枚，去壳，捣烂，加适量蜂蜜或陈醋成泥糊状为药。

外敷于面部麻痹一侧，每日 2 次，病情较重者，加用蜈蚣（去头、尾）

1 条，同捣为泥，10 天为 1 疗程。［孙文献，等．白求恩医科大学学报，1981，7（2）：114］

（2）治疗脱肛　木鳖子 15g，研极细末备用。先用升麻、乌梅、枳壳各 30g 煎水洗患处，洗后擦干，再用上述药液将木鳖子末调成糊状涂于患处，送入复位，躺 30min 即可。［王福兴．木鳖子治脱肛．山东中医杂志，1985（1）：48］

（3）治疗扁平疣　取木鳖子 1 个，放在食用醋 1ml 中研磨成糊状，药液点涂疣体，每日 3 次，两星期为 1 疗程。［张好生，等．中国皮肤性病学杂志，1999，13（2）：114］

（4）治疗泻痢　木鳖子 5 克（研面）备用；在治疗中如属寒湿者加生姜、葱白；属湿热者加绿豆；脾肾阳虚者加黑附子、吴茱萸、丁香、肉桂等。均研细末，用时将药面与米醋适量调和如泥，敷于脐部（即神厥穴），外以胶布固定，然后将暖水袋放于脐部热敷半小时以上，水冷可换，每日 1 次，一般 1～2 次即可见效。［申广亮．中医外治杂志，1995（3）：30］

（5）治疗急慢软组织挫伤　先把木鳖子去壳，再用麻油炸黄，把油挤出，然后用米醋磨成软膏备用。把药膏摊在纱布上，外敷于患者损伤部位，2 天换药 1 次。［焦红波，等．中医外治杂志，2005，14（1）：56］

【用量用法】　外用适量，研末，用油或醋调涂患处。内服，每次 0.9～1.2g，多入丸、散用。

【使用注意】　孕妇及体弱者忌服。

土荆皮

【基源】　为松科植物金钱松的干燥根皮或近根树皮。又名土槿皮。

【性味归经】　辛，温；有毒。归肺、脾经。

【功效主治】　杀虫，止痒。用于体癣，手足癣，头癣，湿疹，皮炎，皮肤瘙痒。

【配伍应用】

土荆皮配雄黄　解毒杀虫止痒。用于疥癣。

土荆皮配苦参、黄柏　清利湿热，杀虫止痒。用于湿热所致湿疹，皮炎，皮肤瘙痒。

【鉴别应用】

土荆皮、木槿皮　二者外用均有杀虫止痒的功效，治疗皮肤疥癣。木槿皮为锦葵科植物木槿的茎皮或根皮，又名川槿皮。味甘、苦，性凉，除杀虫止痒外，还可清热利湿，既可外用治疗皮肤疥癣，还可内服治疗带下、泻痢。水煎服，3～9g。外用，酒、醋浸汁外擦或研末调敷，或煎水熏洗。土荆皮辛温有毒，功专杀虫止痒，专治皮肤疥癣，多不内服。

【单方验方】

（1）治疗顽癣　土荆皮末60g，醋120ml，调和搽患处。（《中草药学》）

（2）治疗癣及神经性皮炎　土荆皮粉200g，水350ml，乙醇适量，制成1000ml，外搽患处。（《中草药制剂资料选编》）

（3）治疗阴囊湿疹　土荆皮6g，白酒30ml。将土荆皮在白酒内浸泡1～2天，取液外搽患处。（《全国中草药汇编》）

【用量用法】　外用适量，酒浸制成酊剂涂擦，或研末醋调涂患处。

【使用注意】　本品有毒，仅供外用，不可内服。外用谨防入眼，以免损伤角膜，造成角膜上皮脱落，溃疡，结膜坏死。

蜂　房

【基源】　为胡蜂科昆虫果马蜂、日本长脚胡蜂，或异腹胡蜂的巢。别名露蜂房。

【性味归经】　甘，平。归胃经。

【功效主治】　攻毒杀虫，祛风止痛。用于疮疡肿毒，乳痈，瘰疬，皮肤顽癣，鹅掌风，牙痛，风湿痹痛。

【配伍应用】

（1）用于祛风止痛

蜂房配蝉蜕　祛风止痒，用于治疗白癜风久治无法者。如蜂房散（《古今医鉴》）。

（2）用于攻毒杀虫

蜂房配全蝎、僵蚕、山慈菇　抗癌止痛，解毒散结，用于治疗多种癌肿疼痛。

蜂房配玄参、黄芪、蛇蜕　解毒排脓生肌。熬膏外敷，用于治疗瘰疬溃后，脓水不尽之症。如蜂房膏（《太平圣惠方》）。

【单方验方】

(1) 治疗流行性腮腺炎　取蜂房 1 个，将蜂房撕碎，久火焙至焦黄（忌焦黑），研细末，每次 1.5～3g（5 岁以下 1.5g，6～10 岁 2g，11 岁以上 3g），加入 1 个鸡蛋内搅匀炒食（5 岁以下儿童只取蛋黄炒食），食后多喝开水，盖被发汗，1 日 2 次。同时，取蜂房末，醋调敷患处，每日 1 次。[崔雪艳，等.中国民间疗法，2006，14（6）：25]

(2) 治疗脱疽　蜂房膏由蜂房、黄蜡、香油组成。将蜂房放在香油中浸泡 3～4 天，泡后将药熬枯去渣，再以文火熬油加黄蜡，待蜡熔化后点水成珠离火，待凉成软膏即可使用。患肢创面局部常规消毒，用蜂房膏油纱条局部外敷，每天 1 次，30 天为 1 个疗程。[马鸿鹦.中国社区医师，2008（15）：44]

(3) 治疗顽固性外伤感染　将 50g 蜂房置于 2000ml 水中，于瓷盆中煮沸 5min，温度降至 37～40℃，用以冲洗感染灶 20～30min，每日 2 次。经治 172 例，全部患者经上法治疗 10～18 日后渗出明显减少，创面长出新鲜肉芽。[张新，等.中国民间疗法，2003，11（4）：28]

(4) 治疗关节痛　用蜂房 500g、松香 500g、苍术 250g、食醋 500g，先将蜂房连外壳搓揉成粗末，再将松香去除泥沙、树皮及松针等杂质，与苍术共碾成粗末。将三药共入锅内，以文火炒至松香熔化后，迅速投入食醋（边拌炒边喷醋）至湿润状态（手握可成团，手松开时即散），趁热装入已备好的布袋内。立即用以熨帖痛处。每次 30min 左右，每日 2～3 次。药物可以反复多次应用，再熨帖时先行炒热。[谭力.中国民间疗法，2004，12（2）：25]

【用量用法】　外用，适量，研末用油调敷或煎水漱口，或熏洗患处。内服，3～5g，水煎服。

【使用注意】　气血虚弱者内服宜慎。

大风子

【基源】　为大风子科植物大风子的干燥成熟种仁。

【性味归经】　辛，热；有毒。归肝、脾经。

【功效主治】　祛风燥湿，攻毒杀虫。用于麻风，恶疮，疥癣，梅毒。

【配伍应用】

大风子配防风、川芎　祛风解毒。用治麻风病。如大风丸（《解围元薮》)。

大风子配雄黄、硫黄　攻毒杀虫，用于治疗疥癣。如大风丹（《血证论》)。

【鉴别应用】

大风子、轻粉　二者均为外用攻毒杀虫之品，治疗疥癣、梅毒等。但大风子是治疗瘤型麻风的有效药物。轻粉内服还可祛痰消积、逐水通便，用于痰涎积滞、水肿臌胀、二便不利。两者皆有大毒，内服宜慎，主要外用。

【单方验方】

（1）治疗麻风病及梅毒恶疮　大风子油配轻粉研末，麻油调涂。（《中医百症用药配伍指南》)

（2）治疗荨麻疹　大风子 30g，大蒜 15g，捣烂，加水 100ml，煮沸 5min，将药液涂患部。［黄文湖．江西中医药，1960（11）：28］

（3）治疗疥疮　大风子制成 20％软膏，均匀涂于疥疮患处，每日 2 次，连用 14 天。每隔 4 天淋洗全身，换下衣服，彻底蒸煮洗涤。［刘子文，等．中华皮肤病性学杂志，1993，7（1）：60］

【用量用法】 外用适量，捣敷或炒炭去油，研末调敷。内服宜慎，须经炮制去油用霜，每次 0.3～1g，多入丸剂。

【使用注意】 本品有毒，内服宜慎，须经炮制，一般去油用霜，不可过量（＜1.5g）或持续服用，以免中毒。孕妇、体虚及肝肾功能不全者忌用。

索　引

常用中药 配伍与鉴别应用 速查手册